现代中医

辨证诊治与疾病康复

主编 李垒 胡德志 沙莎 乔九星

席蕊珠 李媛 韩超 萧峰

U0190247

中国海洋大学出版社

·青岛·

图书在版编目（CIP）数据

现代中医辨证诊治与疾病康复 / 李垒等主编. —青岛：中国海洋大学出版社，2023.9

ISBN 978-7-5670-3414-3

Ⅰ. ①现… Ⅱ. ①李… Ⅲ. ①辨证论治 ②中医学－康复医学 Ⅳ.①R241②R247.9

中国国家版本馆CIP数据核字（2023）第172165号

出版发行	中国海洋大学出版社		
社　　址	青岛市香港东路23号	邮政编码	266071
出 版 人	刘文菁		
网　　址	http://pub.ouc.edu.cn		
电子信箱	369839221@qq.com		
订购电话	0532-82032573（传真）		
责任编辑	韩玉堂	电　　话	0532-85902349
印　　制	日照报业印刷有限公司		
版　　次	2023年9月第1版		
印　　次	2023年9月第1次印刷		
成品尺寸	185 mm×260 mm		
印　　张	26.5		
字　　数	672千		
印　　数	1～1000		
定　　价	158.00元		

前 言
FOREWORD

中医学是中国的传统医学,有着悠久的历史和丰富的理论与实践经验,是用中医理论阐述病证的病因病机及其诊治规律的一门学科。这门古老而神奇的医学以其浓郁的民族特色、系统的理论体系、浩瀚的文献史料、独特的诊疗方法及显著的疗效屹立于世界医学之林,成为人类医学宝库的共同财富。

中医学有其独特的理论体系,这一理论体系指导着其后的中医实践,不仅在几千年的临床应用中卓有成效,形成了"简、便、验、廉"等的优势,还造就了历代无数个中医药名家及传世之作。作为新时代的中医专业工作者,不仅要继承发扬传统中医学中的宝贵经验,还应掌握现代科技赋予中医学的新内涵,更好地为患者服务。为此,我们组织相关专家编写了《现代中医辨证诊治与疾病康复》一书。

本书首先介绍了中医学基础内容,涉及中医病因与病机、中医诊断方法、中医治则与治法、针灸治疗技术、推拿治疗技术;其次针对常见病证的辨证治疗进行了详细论述;接着介绍了常见骨伤科病证的针灸、推拿治疗;最后就临床常见病证的康复治疗展开论述。本书旨在介绍和总结现代中医学的最新理论和技术成果,通过对中医治疗临床常见病证的深入剖析和系统阐述,拓展中医工作者在疾病治疗过程中的新思路,提高其技术水平,从而达到更好地治疗疾病的目的。本书适合中医专业工作者参考使用。

由于本书编者较多,每位编者的撰稿风格不尽一致且水平有限,因此在编写的过程中难免存在遗漏和不妥之处,恳请广大读者给予批评指正,以便进一步修订,共同促进中医学的发展。

《现代中医辨证诊治与疾病康复》编委会
2023 年 6 月

目 录
CONTENTS

第一章　中医病因与病机

第一节　病　因

病因是指能影响和破坏人体阴阳相对平衡协调状态,导致疾病发生的各种原因,又称致病因素。病因学说是研究致病因素的致病性质和特点,以及引起疾病后的典型临床表现的学说。病因学说的特点是辨证求因和审因论治。

在中医学术发展过程中,历代医家从不同的角度,对病因提出了不同的分类方法。

"淫生六疾"。秦国名医医和提出的"六气致病"说,被称为病因理论的创始。如《左传·昭公六年》:"六气,曰阴、阳、风、雨、晦、明也……阴淫寒疾,阳淫热疾,风淫末疾,雨淫腹疾,晦淫惑疾,明淫心疾。"

阴阳分类。《内经》以阴阳为总纲,对病因进行分类。《素问·调经论》:"夫邪之生也,或生于阴,或生于阳。其生于阳者,得之风雨寒暑;其生于阴者,得之饮食居处,阴阳喜怒。"《内经》将病因明确分为阴阳两大类,将来自自然界气候异常变化,多伤人外部肌表的,归属于阳;将饮食不节,居处失宜,起居无常,房事失度,情志过极,多伤人内在脏腑精气的,归属于阴。

三种致病途径。东汉时期张仲景以外感六淫为病因,脏腑经络分内外,将病因与发病途径相结合进行研究。《金匮要略·脏腑经络先后病脉证》:"千般疢难,不越三条:一者,经络受邪入脏腑,为内所因也;二者,四肢九窍,血脉相传,壅塞不通,为外所中也;三者,房室、金刃、虫兽所伤。以此详之,病由都尽。"张仲景的病因分类法,对后世影响极大,并沿用了相当长的时间。如晋代葛洪《肘后备急方·三因论》:"一为内疾,二为外发,三为它犯。"

三因分类。宋代陈无择在《金匮要略》的基础上明确提出了"三因学说"。认为六淫邪气侵犯为外所因,七情所伤为内所因,饮食劳倦、跌仆金刃及虫兽所伤等为不内外因。由于陈氏比较全面地概括了各种致病因素,分类也比较合理,故对宋以后的病因研究起到了很大的推动作用。《三因极一病证方论》:"六淫,天之常气,冒之则先自经络流入,内合于脏腑,为外所因;七情,人之常性,动之则先自脏腑郁发,外形于肢体,为内所因;其如饮食饥饱,叫呼伤气,尽神度量,疲极筋力,阴阳违逆,乃至虎狼毒虫,金疮踒折,疰忤附着,畏压溢溺,有悖常理,为不内外因。"

致病因素多种多样,诸如气候异常、疠气传染、七情内伤、饮食失宜、劳逸失度、持重努伤、跌仆金刃、外伤及虫兽所伤等,均可成为病因而导致疾病的发生。

在疾病发展过程中,原因和结果是相互作用的,某一病理阶段中的结果,可能会成为下一个

1

阶段的致病因素,即病理产物可成为病因。如痰饮、瘀血是脏腑气血机能失调所形成的病理产物,当其形成后,又可导致新的病理变化而成为新的病因。

一、六淫

(一)六淫的基本概念

1.六淫

六淫是指风、寒、暑、湿、燥、火六种外感性致病因素的总称。"淫",有太过和浸淫之意。六淫可以理解为六气太过,或是令人发病的六气。六淫之名,首见于《三因极一病证方论》,可能是由医和的"淫生六疾"和《素问·至真要大论》的"风淫于内""热淫于内""湿淫于内""火淫于内""燥淫于内""寒淫于内"概括而来。

2.六气

六气是指风、寒、暑、湿、燥、火六种正常的气候变化。《素问·至真要大论》的"六气分治",是指一岁之内,六气分治于四时。六气是万物生长变化的最基本条件,也是人体赖以生存的必要条件。六气对人体是无害的,六气一般不致病。《素问·宝命全形论》:"人以天地之气生,四时之法成。"

3.六气转化为六淫的条件

六气异常变化:六气太过或不及,六气变化过于急骤,非其时而有其气,或"至而不至",或"至而太过",或"至而不及"等。正气不足:六气异常,若逢人体正气不足,抵抗力下降,就会侵犯人体,引起疾病发生而成为致病因素。

(二)六淫致病的共同特点

(1)六淫致病多与季节气候和居处环境有关。六淫为六气的太过或不及,而六气变化,有一定的季节性,所以,六淫致病与季节有关。如春季多风病,夏季多暑病,长夏多湿病,秋季多燥病,冬季多寒病。因六淫致病与时令气候变化有关,故又称"时令病"。此外,久居湿地或长期水中作业,则易患湿病;而长期高温环境下作业,则易患燥热或火邪为病。

(2)六淫邪气既可单独侵袭人体而致病,也可两种或两种以上共同侵犯人体而致病。如风寒感冒、湿热泄泻、暑湿感冒等为两种邪气共同致病,痹证则为风寒湿三邪相并侵犯人体而致病。

(3)六淫邪气侵犯人体后,病证的性质可随病情的发展和体质的不同,而发生转化。如病情发展,寒邪入里化热,湿郁化火,暑湿日久化燥伤阴等。而体质不同,病性也可从阳化热,或从阴化寒。

(4)六淫邪气侵犯人体的途径为肌表或口鼻,因邪从外来,多形成外感病,故六淫又有"外感六淫"之称。

(三)六淫邪气各自的性质和致病特点

1.风

风虽为春季主气,但四季皆可有风,故风邪引起的疾病虽以春季为多,但其他季节亦均可发生。风邪的性质和致病特点如下。

(1)风为阳邪,其性开泄,易袭阳位:风性主动,具有升发向上的特性,所以风属于阳邪。其性开泄,是指风邪侵犯人体,留滞体内,易引起腠理疏泄开张,表现出汗出恶风的症状。阳位是指头面部,因风邪具有升发向上的特性,所以风邪侵袭,常伤及人体的头面部,出现头昏头沉、鼻塞流涕、咽痒咳嗽等症状。

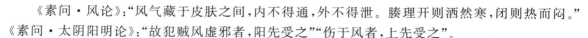

《素问·风论》:"风气藏于皮肤之间,内不得通,外不得泄。腠理开则洒然寒,闭则热而闷。"《素问·太阴阳明论》:"故犯贼风虚邪者,阳先受之""伤于风者,上先受之"。

(2)风性善行而数变:"善行",是指风邪致病具有病位游移、行无定处的特性。例如,风邪偏盛所致的痹证,以游走性关节疼痛,痛无定处为特点,风邪为主引起的痹证又称为"行痹"或"风痹"。"数变",是指风邪致病具有变幻无常和发病迅速的特性,如风疹就有皮肤红斑发无定处,此起彼伏,瘙痒难忍的特点。另外,由风邪所致的外感疾病,一般也多有发病急、传变快的特点。

《素问·风论》:"风者,善行而数变。"《景岳全书·卷十二》:"风气胜者为行痹。盖风者善行而数变,故其为痹,则走注历节,无有定所,是为行痹。此阳邪也。"

(3)风为百病之长:是指风邪为六淫病邪中最主要和最常见的致病因素。寒、暑、湿、燥、火诸邪多依附于风而侵犯人体,风邪为外邪致病的先导。另外,风邪致病可以全兼其他五邪,如兼寒为风寒,兼暑为暑风,兼湿为风湿,兼燥为风燥,兼火为风火,而其他五邪则不可全兼。

《素问·风论》:"风者,百病之长也。至其变化,乃为他病也。无常方,然致有风气也。"

《临证指南医案·卷五》:"盖六气之中,惟风能全兼五邪,如兼寒曰风寒,兼暑曰暑风,兼湿曰风湿,兼燥曰风燥,兼火曰风火。盖因风能鼓荡此五气而伤人,故曰百病之长也。其余五气,则不能互相全兼。"

2.寒

寒为冬季主气,寒邪致病多见于严冬。但盛夏之时人们贪凉饮冷,所以也容易受到寒邪侵袭。

寒邪为病有内寒与外寒之分。内寒是指阳气不足,温煦功能减退,寒由内生的病理变化。外寒指寒邪侵犯人体,寒从外来的病理变化。外寒又分为伤寒和中寒。伤寒是指寒邪损伤肌表,郁遏卫阳的病理变化;中寒是指寒邪直接侵犯脏腑,伤及脏腑阳气的病理变化。外寒与内寒既有区别,又有联系。阳虚内寒之体,容易感受外寒;而外来寒邪侵入机体,日久不散,又能损伤阳气,导致内寒。

寒邪的性质及致病特点如下。

(1)寒为阴邪,易伤阳气:寒为自然界阴气盛的表现,故其性属阴。阴阳之间存在着对立制约的关系,若阴阳处于正常状态,能够相互制约,则机体阴阳平衡。

若阴寒偏盛,对阳气的制约加强,就会损伤阳气,引起阳气不足。故《素问·阴阳应象大论》说"阴胜则阳病"。例如,外寒侵袭肌表,卫阳被遏,就会出现恶寒;寒邪直中脾胃,损伤脾胃阳气,就会出现脘腹冷痛,呕吐,腹泻等症;若心肾阳虚,寒邪直中少阴,就会出现恶寒,手足厥冷,下利清谷,小便清长,精神萎靡,脉微细等症。

(2)寒性凝滞:凝滞,凝结、阻滞之意。气血津液之所以能运行不息,通畅无阻,全赖一身阳和之气的温煦推动。阴寒之邪侵袭人体,损伤阳气,就会影响气血运行,导致气血阻滞不通,不通则痛,故寒邪伤人多见疼痛症状。例如,寒邪偏盛所致的痹证,以关节剧烈疼痛为特点,寒邪为主引起的痹证又称为"痛痹""寒痹"。

《素问·痹论》:"寒气胜者为痛痹。"寒邪侵犯肌表会出现全身疼痛,寒邪直中脾胃会出现脘腹冷痛。

《素问·举痛论》:"经脉流行不止,环周不休。寒气入经而稽迟,泣(通涩)而不行,客于脉外则血少,客于脉中则气不通,故卒然而痛。"《素问·痹论》:"痛者,寒气多也,有寒故痛也。"

(3)寒性收引:收引,收缩牵引之意。寒性收引是指寒邪侵袭人体,会引起气机收敛,腠理、经络、筋脉收缩挛急。

《素问·举痛论》：“寒则气收。”例如，寒邪侵袭肌表，腠理闭塞，卫阳被遏不得宣泄，就会出现无汗发热；寒客血脉，则气血凝滞，血脉挛缩，可见头身疼痛，脉紧；寒客经络关节，经脉拘急收引，则可使肢体屈伸不利，或冷厥不仁。

3.暑

暑为夏季的主气，为火热之气所化。《素问·五运行大论》：“在天为热，在地为火，其性为暑。”

暑邪致病有明显的季节性，《素问·热论》：“先夏至日者为病温，后夏至日者为病暑。”

暑邪的性质及致病特点如下。

（1）暑为阳邪，其性炎热：暑为火热之气所化，具有酷热之性，火热属阳，故暑为阳邪。炎热是指温热上炎，所以暑邪伤人，多出现一系列阳热症状，如壮热、脉象洪大等。暑邪上扰于面，出现面赤；扰乱心神，出现心烦，甚则神昏。

（2）暑性升散，耗气伤津：暑为阳邪，阳性升发，暑邪侵犯人体，直入气分，可致腠理开泄，迫津外泄，所以暑邪侵犯人体可引起大汗出。汗为津液所化，汗出过多，则耗伤津液，津液亏损，可出现口渴喜饮、尿赤短少等。由于津能载气，在大量汗出的同时，气随汗泄，引起气虚，可出现气短乏力、声低懒言等。

（3）暑多夹湿：是指暑邪侵犯人体容易兼夹湿邪。盛夏之季，气候炎热，雨水较多，热蒸湿动，湿邪弥漫，故暑邪为病，常兼夹湿邪侵犯人体。其临床表现，除发热、心烦、口渴喜饮等暑邪致病的症状外，常兼见四肢困倦，胸闷呕恶，脘痞腹胀，大便溏泻不爽等湿阻症状。

4.湿

湿为长夏主气。夏秋之交，阳热下降，水气上腾，氤氲熏蒸，潮湿弥漫，故湿邪致病多见于长夏季节。另外，久居湿地、涉水淋雨或长期水下作业，也易罹患湿病。

湿邪为病，有内湿与外湿之分。内湿是指脾失健运，水湿停聚，湿由内生所形成的病理变化。外湿则多由气候潮湿，居处潮湿，湿邪侵袭人体，湿从外来所致的病理变化。

外湿和内湿虽有不同，但在发病过程中常相互影响。伤于外湿，湿邪困脾，健运失职则易形成内湿；而脾阳虚损，水湿不化，也易招致外湿的侵袭。

湿邪的性质及致病特点如下。

（1）湿为阴邪，易阻遏气机，损伤阳气：湿性类水，水为阴之征兆，故湿为阴邪。湿为有形之邪，侵及人体，留滞于脏腑经络，最易阻遏气机，使气机升降失常，经络阻滞不畅。湿邪侵犯人体，弥漫三焦。上焦气机不畅，可出现胸闷不适；中焦气机不畅，则见恶心呕吐，脘痞腹胀；下焦气机不畅，则见小便短涩，大便不爽等。由于湿为阴邪，阴胜则阳病，故其侵犯人体，最易损伤阳气。脾为阴土，喜燥而恶湿，故湿邪外感，留滞体内，常先困脾，而使脾阳不振，运化无权，水湿停聚，发为腹泻、尿少、水肿、腹水等。

（2）湿性重浊：重，沉重或重着之意。湿性重是指湿邪侵犯人体，可引起带有沉重感的症状。如头重如裹，周身困重，四肢酸懒沉重等。湿邪偏盛所致的痹证，以关节疼痛重着为特点，湿邪为主引起的痹证又称为“着痹”或“湿痹”。浊，秽浊或混浊之意。湿性浊是指湿病患者的分泌物、排泄物多秽浊不清。如面垢眵多、大便溏泻、下痢黏液脓血、小便浑浊、妇女白带过多、湿疹浸淫流水等。

（3）湿性黏滞：黏滞即黏腻停滞。湿性黏滞主要表现在两个方面：一是指湿病患者分泌物、排泄物的排出多黏滞不爽,如小便不畅,大便不爽等。二是指湿邪为病多缠绵难愈,病程较长或反复发作,如湿痹、湿疹、湿温等。

(4)湿性趋下,易袭阴位:阴位是指二阴和下肢。湿性类水,水曰润下,湿邪有趋下的特性,故湿邪为病多见下部的症状。如淋浊、带下、泻痢等病证,多由湿邪下注所致。

5.燥

燥为秋季主气。秋气当令,天气敛肃,空气中缺乏水分濡润,因而出现秋凉而劲急干燥的气候。

由于燥邪兼夹的邪气不同,所以燥病有温燥、凉燥之分。初秋之时,有夏末之余热,燥与温热相合侵犯人体,则多见温燥病证;深秋之季,有近冬之寒气,燥与寒邪相合侵犯人体,故多见凉燥病证。

燥邪的性质及致病特点如下。

(1)燥性干涩,易伤津液:燥邪为干涩之邪,故外感燥邪最易耗伤人体的津液,造成阴津亏虚的病变。津液受损,滋润濡养功能减退,肌表孔窍失养,可见口鼻干燥,咽干口渴,皮肤干涩,毛发不荣,小便短少,大便干结等症。

(2)燥易伤肺:肺外合皮毛,开窍于鼻;肺为娇脏,喜润而恶燥。燥邪伤人,多从口鼻而入,燥与肺又同属金令,故燥邪袭人最易伤及肺脏,出现干咳少痰,或痰液胶黏难咯,或痰中带血,以及喘息胸痛等症。

6.火

火、热、温三者均为阳盛所生,故火热温经常并称。

火、热、温性质相同,程度有别。热为温之渐,火为热之极;热多属外淫,如风热、暑热、湿热之类;火多由内生,如心火上炎、肝火亢盛、胃火上炎之类。火热为病亦有内外之分,属外感者,多是直接感受温热邪气之侵袭;属内生者,多由脏腑阴阳气血失调,阳气亢盛而成。

火热邪气的性质和致病特点如下。

(1)火热为阳邪,其性炎上:火热之性,燔灼焚焰,升腾向上,故属于阳邪。火热伤人,多见高热、恶热、汗出、脉洪数等症。因其炎上,故火热阳邪常可上炎扰乱神明,出现心烦失眠,狂躁妄动,神昏谵语等症。火热病证,也多表现在人体的头面部位,如心火上炎出现口舌生疮,肝火上炎出现目赤肿痛,胃火上炎出现齿龈肿痛。

(2)火热易伤津耗气:伤津是指损伤津液。火热之邪,侵袭人体,迫津外泄,消灼阴液,使人体阴津耗伤,出现口渴喜饮,咽干舌燥,小便短赤,大便秘结等津伤之症。耗气是指损伤气。火热之邪,侵袭人体,阳热亢盛,"壮火食气",所以火热之邪易于损伤气,出现气短乏力,懒言声低。

(3)火热易生风动血:生风又称动风,是指以动摇不定症状为主要临床表现的病理变化。火热之邪侵袭人体,燔灼肝经,劫耗阴液,筋脉失养,致肝风内动,称为"热极生风",临床表现为高热,神昏谵语,四肢抽搐,目睛上视,颈项强直,角弓反张等。动血是指引起出血,火热之邪侵入血中,迫血妄行,灼伤脉络,可引起各种出血,如吐血、衄血、便血、尿血、皮肤发斑及妇女月经过多、崩漏等。

(4)火热易致肿疡:火热之邪入于血分,聚于局部,腐蚀血肉,致血腐肉烂,可发为痈肿疮疡。《医宗金鉴·外科心法要诀》:"痈疽原是火毒生。"

(5)火热易扰心神:火热与心相应,心藏神,故火热邪气侵犯人体,易扰乱心神,引起神志不安,烦躁,或谵妄发狂,或昏迷等。

二、疠气

(一)疠气的概念
疠气是一类具有强烈传染性的外感病邪。疠气又称瘟疫之气、戾气、乖戾之气等。

(二)疠气的致病特点
发病急骤、病情较重、症状相似,传染性强、易于流行。

(三)疫疠发生与流行的因素
(1)气候因素:自然气候的反常变化,如久旱、酷热、湿雾瘴气等。

(2)环境和饮食:如空气、水源,或食物受到污染。

(3)没有及时做好预防隔离工作。

(4)社会影响。

三、内伤七情

(一)内伤七情的概念
七情是指喜、怒、忧、思、悲、恐、惊七种情志活动,是人体对客观事物的反映。正常的情志活动一般不会引起疾病,而突然、剧烈或长期持久的情志刺激,超过了人体的正常生理活动范围,使人体气机紊乱,脏腑阴阳气血失调,就会导致疾病的发生,而成为致病因素。

七情致病首先影响内脏,引起内脏的病变,是造成内伤病的主要致病因素,故称内伤七情。

(二)七情与内脏气血的关系
人体的情志活动与内脏有密切的关系,情志活动是以五脏精气为物质基础的。《素问·阴阳应象大论》说:"人有五脏化五气,以生喜怒悲忧恐。"心在志为喜,肝在志为怒,脾在志为思,肺在志为忧,肾在志为恐。所以,五脏功能正常,情志活动就正常,五脏功能异常,情志活动就出现异常。当情志变化成为致病因素时,便会直接损伤内脏,引起内脏的病变。如"怒伤肝""喜伤心""思伤脾""忧伤肺""恐伤肾"。

气血是情志活动的物质基础,气血正常,情志活动就正常,气血异常,情志活动也会异常。如《素问·调经论》说:"血有余则怒,不足则恐。"当情志变化成为致病因素时,就会影响气血,导致气血失常。

(三)内伤七情致病特点
1.直接伤及内脏

七情与五脏有着密切的关系,所以七情内伤致病便会直接损伤内脏,影响脏腑功能。如《素问·明阳应象大论》所说的"怒伤肝""喜伤心""思伤脾""忧伤肺""恐伤肾"等。

尽管不同的情志刺激对内脏有不同的影响,但人体是一个有机的整体,各种情志刺激都与心有关,心是五脏六腑之大主,为精神之所舍,为七情发生之处,所以情志刺激首先伤及心神,心神受损可涉及其他脏腑。

心主血脉,心主藏神;肝主藏血,肝主疏泄,促进气血运行,调畅情志活动;脾主运化,是气机升降的枢纽,为气血生化之源,故情志所伤的病证,以心、肝、脾三脏为多见。

2.影响脏腑气机

(1)怒则气上:是指过度愤怒可使肝气横逆上冲。临床见面红目赤,头胀头痛,呕血咯血,甚则昏厥卒倒。

（2）喜则气缓：包括缓和紧张情绪和引起心气涣散两个方面。在正常情况下，喜能缓和紧张情绪，使营卫通利，心情舒畅。当暴喜过度，成为病因时，可使心气涣散，神不守舍，出现精神不集中，甚则失神狂乱等症状。

（3）悲则气消：是指过度悲伤，可使肺气耗伤出现气短神疲，乏力声低懒言等。

（4）恐则气下：是指恐惧过度，可引起肾气不固，气泄以下，可见二便失禁，骨酸痿软，手足厥冷，遗精等。

（5）惊则气乱：是指突然受惊，可导致心无所倚，神无所归，虑无所定，惊慌失措。

（6）思则气结：是指思虑、焦虑过度，可伤神损脾导致气机郁结。思发于脾而成于心，故思虑过度既可耗伤心血，也会影响脾气，引起心脾两虚，出现心悸、健忘、失眠、多梦、纳呆、乏力、脘腹胀满、便溏等。

3.情志异常波动

情志异常波动可使病情加重，或使病情恶化。

四、饮食劳逸

（一）饮食失宜

饮食是人类生存和维持健康的必要条件。若饮食失宜，饥饱失常，饮食不洁，或饮食偏嗜便会影响人体生理功能，使气机紊乱或正气损伤，从而引起疾病的发生。饮食物的消化吸收主要与脾胃的功能有关，所以饮食失宜主要损伤脾胃，导致脾胃升降失常，又可聚湿、生痰、化热或变生他病。

1.饥饱失常

饮食应以适量为宜，长期的饥饱失常可引起疾病发生。过饥则摄食不足，气血生化之源匮乏，久之则气血衰少，正气虚弱，抵抗力降低，易于产生疾病。过饱则饮食摄入过量，超过了脾胃的消化、吸收和运化能力，可导致饮食物阻滞，脾胃损伤，出现脘腹胀满，嗳腐泛酸，厌食，吐泻等食伤脾胃病证。因小儿脏腑娇嫩，脾胃之气较成人为弱，故过饱引起的病证，更多见于小儿。婴幼儿食滞日久还可以酿成疳积，出现手足心热、心烦易哭、脘腹胀满、面黄肌瘦等症。经常饮食过量，还可影响气血流通，使筋脉瘀滞，引起痢疾或痔疮。过食肥甘厚味，易于化生内热，甚至引起痈疽疮毒等病证。

2.饮食不洁

进食不洁，可引起多种疾病，出现腹痛、吐泻、痢疾等。

3.饮食偏嗜

饮食适宜，才能使人体获得较为全面的营养。若有所偏嗜，过寒过热，或五味偏嗜，则可导致阴阳失调而发生疾病。

（1）饮食偏寒偏热：如多食生冷寒凉，可损伤脾胃阳气，导致寒湿内生，引起腹痛泄泻等症；若偏食辛温燥热，引起胃肠积热，可引起口渴、腹满胀痛、便秘或酿成痔疮。

（2）饮食五味偏嗜：五味与五脏，各有其亲和性。《素问·至真要大论》说："夫五味入胃，各归所喜攻，酸先入肝，苦先入心，甘先入脾，辛先入肺，咸先入肾。"

如果偏嗜某种食物，日久使该脏机能偏盛，损伤内脏，便可发生多种病变。《素问·至真要大论》："久而增气，物化之常也。气增而久，夭之由也。"《素问·生气通天论》："味过于酸，肝气以津，脾气乃绝；味过于咸，大骨气劳，短肌，心气抑；味过于甘，心气喘满，色黑，肾气不衡；味过于苦,脾气不濡,胃气乃厚;味过于辛,筋脉沮弛,精神乃央。"

《素问·五藏生成篇》:"多食咸,则脉凝泣而变色;多食苦,则皮槁而毛拔;多食辛,则筋急而爪枯;多食酸,则肉胝皱而唇揭;多食甘,则骨痛而发落。"

(二)劳逸所伤

适度的劳动和锻炼有助于气血流通和脾胃的运化,有增强体质、强身去病的作用。必要的休息,可以消除疲劳,恢复体力,有利于健康。所以,《素问》提出了既要"不妄作劳",又要"常欲小劳"的养生之道。若长时间的过度劳累,或过度安逸,影响脏腑功能和气血运行,就会成为致病因素而使人发病。

1.过劳

过劳是指过度劳累,包括劳力过度、劳神过度和房劳过度三个方面。

(1)劳力过度是指较长时间的体力劳动太过。劳力过度则伤气,久之则气少力衰,神疲消瘦。《素问·举痛论》的"劳则气耗"和《素问·宣明五气篇》的"久立伤骨,久行伤筋",即指此而言。

(2)劳神过度是指较长时间的脑力劳动太过。由于脾在志为思,而心主血藏神,所以劳神过度,可耗伤心血,损伤脾气,引起心脾两虚,出现心神失养的心悸,健忘,失眠,多梦及脾不健运的纳呆,乏力,腹胀,便溏等。

(3)房劳过度是指较长时间的性生活不节,房事过度。由于肾为封藏之本,主藏精,主生殖,所以房劳过度会耗泄肾精,引起腰膝酸软,眩晕耳鸣,精神萎靡,性功能减退,遗精,早泄,或阳痿等。

2.过逸

过逸是指长时间不进行身体活动,过度安闲。适当的身体活动,可以增强脾胃运化功能,使气血生化有源,并促进气血运行。若长期不从事体育锻炼,不仅影响脾胃运化,导致气血乏源,还可影响气血运行,使气血郁滞不畅。气血是构成人体和维持生命活动的基本物质,气血失和,便可继发多种疾病。

五、痰饮瘀血

(一)痰饮

1.痰饮的概念

痰饮是水液代谢障碍形成的病理产物。一般是以较稠浊的为痰,清稀的为饮。痰可分为有形之痰和无形之痰。有形之痰是指咯吐出来有形可见的痰液。无形之痰是指瘰疬、痰核和停滞在脏腑经络等组织中而未见咯吐痰液的病证。饮形成后停留于人体的局部,因其停留的部位及症状不同而有不同的名称,如《金匮要略》的"痰饮""悬饮""溢饮""支饮"等。

2.痰饮的形成

痰饮是水液代谢障碍形成的病理产物,水液代谢是一个复杂的生理过程,与肺、脾、肾、三焦以及肝、膀胱等脏腑的功能活动有关。由于肺主宣降,通调水道,敷布津液;脾主运化,运化水液;肾阳主水液蒸化;三焦为水液代谢之道路,所以水液代谢与肺、脾、肾及三焦的关系尤为密切。若外感六淫、内伤七情或饮食劳逸等致病因素侵犯人体,使肺、脾、肾及三焦等脏腑气化功能失常,影响及水液代谢,引起水液代谢障碍,便可形成痰饮。

3.痰饮的病证特点

痰饮形成之后,由于停滞的部位不同,病证特点也各不相同。阻滞于经脉的,可影响气血运行和经络的生理功能。停滞于脏腑的,可影响脏腑的功能和气的升降。

痰的病证特点:痰滞在肺,可见喘咳咳痰;痰阻于心,影响及心血,则心血不畅,可见胸闷胸痛;影响及心神,若痰迷心窍,则可见神昏、痴呆;若痰火扰心,则可见狂乱;痰停于胃,胃失和降,可见恶心呕吐,胃脘痞满;痰在经络筋骨,则可致瘰疬痰核,肢体麻木,或半身不遂,或成阴疽流注等;痰浊上犯于头,可致头晕目眩;痰气交阻于咽,则形成咽中如有物阻,吐之不出,咽之不下的"梅核气"。

饮的病证特点:饮在肠间,则肠鸣沥沥有声;饮在胸胁,则胸胁胀满,咳唾引痛;饮在胸膈,则胸闷、咳喘,不能平卧,其形如肿;饮溢肌肤,则见肌肤水肿,无汗,身体疼重。

(二)瘀血

1.瘀血的概念

瘀血是指血行不畅,或停滞于局部,或离经之血积存体内不能及时消散所形成的病理产物。

2.瘀血的形成

由于血液运行与五脏、气、津液、温度等很多因素有关,所以引起瘀血的原因也是较为复杂的。主要有以下五个方面。

(1)气虚引起血瘀:气为血帅,血液的运行必须依赖着气的推动作用。气虚行血无力,血行迟缓而瘀滞。

(2)气滞引起血瘀:气停留阻滞于局部,不能行血,血液因之而停滞,从而形成瘀血。

(3)血寒引起血瘀:血液得温则行,遇寒则凝。寒性凝滞,侵入血中,则血行迟缓或停滞于局部,形成瘀血。

(4)血热引起血瘀:热入血中,灼伤津液,使得血行迟缓,形成瘀血。或热邪损伤血络,迫血妄行,引起出血,而形成瘀血。

(5)外伤引起血瘀跌扑损伤:造成血离经脉,积存于体内不得消散而形成瘀血。

3.瘀血病证的共同特点

(1)疼痛:其性质多为刺痛,痛处固定不移,拒按,夜间痛甚。

(2)肿块:外伤肌肤局部,可见青紫肿胀;淤积于体内,久聚不散,则可形成癥积,按之有痞块,固定不移。

(3)出血:血色多呈紫黯色,并夹有血块。

(4)望诊方面:久瘀可见面色黧黑,肌肤甲错,唇甲青紫,舌质暗紫,舌边尖部有瘀点、瘀斑。

(5)脉象多见细涩、沉弦或结代等。

4.瘀血的病证特点

瘀血的病证特点因瘀阻的部位和形成瘀血的原因不同而异。常见者为瘀阻于心,影响心主血脉,可见心悸,胸闷胸痛,口唇指甲青紫;瘀血攻心,影响心神,可致发狂;瘀阻于肺,可见胸痛,咳血;瘀阻胃肠,可见呕血,大便色黑如漆;瘀阻于肝,可见胁痛痞块;瘀阻胞宫,可见少腹疼痛,月经不调,痛经,闭经,经色紫黯成块,或见崩漏;瘀阻肢体末端,可成脱骨疽;瘀于肢体肌肤局部,可见局部肿痛青紫。

(李　垒)

第二节　病　机

　　病机即疾病发生、发展与变化的机制。疾病过程极其复杂,牵涉局部和全身的各个层次,对病机的研究也可以从不同的层面和角度进行,从而形成多层次的病机理论。

　　第一层次为基本病机。包括邪正盛衰、阴阳失调、精气血津液失常。第二层次是从脏腑、经络等某一系统来研究疾病的发生、发展、变化和结局的基本规律。如脏腑病机、经络病机等。第三层次是研究某一类疾病的发生、发展、变化和结局的基本规律,如六经病机、卫气营血病机和三焦病机等。第四层次是研究某一种病证的发生、发展、变化和结局的基本规律。如感冒的病机、哮证的病机、痰饮的病机、疟疾的病机等。第五层次是研究某一种症状的发生、发展、变化的病机。如疼痛的病机、发热的病机、健忘的病机等。本节仅讨论基本病机。

一、基本病机

　　基本病机是指机体对于致病因素侵袭所产生的最基本的病理变化,是病机变化的一般规律。基本病机主要包括邪正盛衰、阴阳失调和精气血津液的病理变化,内生"五邪"是在上述病变基础上产生的常见病理状态,有重要临床意义,故一并介绍。

(一)邪正盛衰

　　邪正盛衰是指在疾病过程中,机体的抗病能力与致病邪气之间相互斗争中所发生的盛衰变化。

　　邪气侵犯人体后,正气和邪气即相互发生作用。一方面是邪气对机体的正气起着损害作用;另一方面是正气对邪气的抗御、驱除作用,以及正气的康复功能。邪、正双方不断斗争的态势和结果,不仅关系着疾病的发生,而且直接影响着疾病的发展和转归,同时也决定病证的虚实变化。从一定意义上来说,疾病过程就是邪正斗争及其盛衰变化的过程。

　　1.邪正盛衰与虚实变化

　　在疾病过程中,正气和邪气这两种力量不是固定不变的,而是在其不断斗争的过程中,发生力量对比的消长盛衰变化。一般地说,正气增长而旺盛,则促使邪气消退;反之,邪气增长而亢盛,则会损耗正气。随着体内邪正的消长盛衰变化,形成了疾病的虚实病机变化。

　　(1)虚实病机。《素问·通评虚实论》说:"邪气盛则实,精气夺则虚。"虚和实是相比较而言的一对病机概念。

　　实指邪气盛,是以邪气亢盛为矛盾主要方面的一种病理状态。虽然邪气强盛,而正气未衰,能积极与邪抗争,故正邪相搏,斗争剧烈,反应明显,临床上出现一系列病理性反映比较剧烈的、有余的证候,并表现相应的典型的症状,称为实证。

　　实证常见于体质壮实的患者外感六淫和疠气致病的初期和中期,或由于湿、痰、水饮、食积、气滞、瘀血等引起的内伤证病。常见壮热、狂躁、声高气粗、腹痛拒按、二便不通、脉实有力、舌苔厚腻等;而内伤病实证则表现为痰涎壅盛、食积不化、水湿泛滥、气滞瘀血等各种病变。

　　虚指正气不足,是以正气虚损为矛盾主要方面的一种病理反映。亦即机体的正气虚弱,防御能力和调节能力低下,对于致病邪气的斗争无力,而邪气已退或不明显,故难以出现邪正斗争剧烈的病理反映,临床上表现一系列虚弱、衰退和不足的证候,称为虚证。

虚证多见于素体虚弱,精气不充;或外感病的后期,以及各种慢性病证日久,耗伤人体的精血津液,正气化生无源;或因暴病吐利、大汗、亡血等使正气随津血而脱失,以致正气虚弱,或阴阳偏衰。临床上,虚证常见神疲体倦、面色无华、气短、自汗、盗汗,或五心烦热,或畏寒肢冷,脉虚无力等表现。

(2)虚实变化:邪正的消长盛衰,不仅可以产生比较单纯的虚或实的病理变化,而且在某些病程较长、病情复杂的疾病中,还会出现虚实之间的多种变化,主要有虚实错杂、虚实转化及虚实真假。

虚实错杂:是指在疾病过程中,邪盛和正虚同时存在的病理状态。邪盛正伤,或疾病失治、误治,以致病邪久留,损伤人体正气;或因虚体受邪,正气无力祛邪外出;或本已正虚,又兼内生水湿、痰饮、瘀血等病理产物凝结阻滞,都可形成正虚邪实的虚实错杂病变。细分之下,虚实错杂又有虚中夹实和实中夹虚两种情况。

虚中夹实:是指病理变化以正虚为主,又兼有实邪为患的病理状态。如临床上的脾虚湿滞证,由于脾气不足,运化无权,而致湿邪内生,阻滞中焦。临床上既有属脾气虚弱的神疲肢倦、饮食少思、食后腹胀、大便不实等症状,又兼见属湿滞病变的口黏、脘痞、舌苔厚腻等表现。

实中夹虚:是指病理变化以邪实为主,又兼有正气虚损的病理状态。如在外感热病发展过程中,由于热邪伤阴,可形成邪热炽盛、阴气受伤的病证。临床表现既有高热气粗、心烦不安、面红目赤、尿赤便秘、苔黄脉数等实热见症,又兼见口渴引饮、气短心悸、舌燥少津等阴气不足症。

另外,从病位来分析虚实错杂的病机,尚有表里、上下等虚实不同的错杂证候,如表实里虚、里实表虚、上实下虚、下实上虚等。

虚实转化:是指在疾病过程中,由于邪气伤正,或正虚而邪气积聚,发生病机性质由实转虚或因虚致实的变化。

虚实真假:是指在某些特殊情况下,疾病的临床表现可见与其病机的虚实本质不符的假象,主要有真实假虚和真虚假实两种情况。

真实假虚:是指病机的本质为“实”,但表现出“虚”的临床假象。一般是由于邪气亢盛,结聚体内,阻滞经络,气血不能外达所致,故真实假虚又称为“大实有羸状”。如热结胃肠的里热炽盛证,一方面有大便秘结、腹痛硬满、谵语等实热症状,同时因阳气被郁,不能四布,而见面色苍白、四肢逆冷、精神委顿等状似虚寒的假象。再如小儿食积而出现的腹泻,妇科瘀血内阻而出现的崩漏下血等,也属此类。

真虚假实:是指病机的本质为“虚”,但表现出“实”的临床假象。一般是由于正气虚弱,脏腑经络之气不足,推动、激发功能减退所致,故真虚假实证又称为“至虚有盛候”。如脾气虚弱,运化无力,可见脘腹胀满、疼痛(但时作时减)等假实征象。再如老年或大病久病,因气虚推动无力而出现的便秘(大便不干不硬,但排泄无力),也属此类。

总之,在疾病的发生和发展过程中,病机的虚和实是相对的。由实转虚、因虚致实和虚实夹杂,常常是疾病发展过程中的必然趋势。因此,在临床上不能以静止的、绝对的观点来对待虚和实的病机变化,而应以动态的、相对的观点来分析虚和实的病机。特别是在有虚实真假的特殊情况时,必须透过现象看本质,才能不被假象所迷惑,真正把握住疾病的虚实变化。

2.邪正盛衰与疾病转归

在疾病的发生、发展过程中,由于邪正双方的斗争,其力量对比不断发生消长盛衰的变化,这种变化对疾病转归起着决定性的作用。一般而论,正胜邪退,疾病趋向于好转和痊愈;邪胜正衰,则疾病趋向于恶化,甚则导致死亡;若邪正力量相持不下,则疾病趋向迁延或慢性化。

(1)正胜邪退:是指在疾病过程中,正气奋起抗邪,正气渐趋强盛,而邪气渐趋衰减,疾病向好转和痊愈方向发展的一种病理变化,也是在许多疾病中最常见的一种转归。这是由于患者的正气比较充盛,抗御病邪的能力较强,或因为邪气较弱,或因及时、正确的治疗,邪气难以进一步发展,进而促使病邪对机体的侵害作用消失或终止,精气血津液等的耗伤和机体的脏腑、经络等组织的病理性损害逐渐得到康复,机体的阴阳两个方面在新的基础上又获得了相对平衡,疾病即告痊愈。

(2)邪胜正衰:是指在疾病过程中,邪气亢盛,正气虚弱,机体抗邪无力,疾病向恶化、危重,甚至向死亡方面转归的一种病理变化。这是由于机体的正气虚弱,或由于邪气的炽盛,或因失于治疗,或治疗不当,机体抗御病邪的能力日趋低下,不能制止邪气的侵害作用,邪气进一步发展,机体受到的病理性损害日趋严重,则病情因而趋向恶化和加剧。若正气衰竭,邪气独盛,脏腑经络及精血津液的生理功能衰惫,阴阳离决,则机体的生命活动亦告终止。例如,在外感病过程中,"亡阴""亡阳"等证候的出现,即是正不敌邪、邪胜正衰的典型表现。

(3)邪正相持:是指在疾病过程中,机体正气不甚虚弱,而邪气亦不亢盛,则邪正双方势均力敌,相持不下,病势处于迁延状态的一种病理过程。此时,由于正气不能完全祛邪外出,因而邪气可以稽留于一定的部位,病邪既不能消散,亦不能深入传变,故又称为"邪留"或"邪结"。一般说来,邪气留结之处,即是邪正相搏,病理表现明显之所。疾病随邪留部位的不同而有不同的临床表现。

若正气大虚,余邪未尽,或邪气深伏伤正,正气无力驱尽病邪,致使疾病处于缠绵难愈的病理过程,称为正虚邪恋。正虚邪恋,可视为邪正相持的一种特殊病机,一般多见于疾病后期,且是多种疾病由急性转为慢性,或慢性病久治不愈,或遗留某些后遗症的主要原因之一。

(二)阴阳失调

阴阳失调是由于邪气侵犯人体导致阴阳失去平衡协调而出现的阴阳偏胜、偏衰、互损、格拒、亡失等一系列病理变化。同时,阴阳失调又是脏腑、经络、营卫等相互关系失调及气机升降出入运动失常的概括。本节着重讨论阴阳失调的阴阳偏胜、阴阳偏衰、阴阳互损、阴阳格拒、阴阳亡失机制。

1.阴阳偏胜

阴阳偏胜是指人体阴阳双方中的某一方的病理性亢盛状态,属"邪气盛则实"的实证。

阳邪侵入人体,机体阴气与之相搏,邪胜则病成,可形成阳偏胜;阴邪侵入人体,机体阳气与之抗争,邪胜则病成,可形成阴偏胜。机体的精气血津液代谢失常,"邪"自内生,亦可分阴阳两类,如内寒内湿属阴而内火内热属阳,从而表现为阴偏胜或阳偏胜的病理变化。《素问·阴阳应象大论》说:"阳胜则热,阴胜则寒。"明确地指出了阳偏胜和阴偏胜病机的临床表现特点。

阴阳是相互制约的,一方偏胜必然制约另一方而使之虚衰。阳偏胜伤阴可引起阳盛兼阴虚,进而发展为阴虚的病变;阴偏胜伤阳可导致阴盛兼阳虚,进而发展为阳虚的病变。所以《素问·阴阳应象大论》又说"阳胜则阴病,阴胜则阳病",指出了阳偏胜或阴偏胜的必然发展趋势。

(1)阳偏胜:即是阳盛,是指机体在疾病过程中所出现的一种阳气病理性偏盛,功能亢奋,机体反应性增强,热量过剩的病理状态。一般地说,其病机特点多表现为阳盛而阴未虚的实热证。

形成阳偏胜的主要原因:多由于感受温热阳邪,或虽感受阴邪,但从阳化热,也可由于情志内伤,五志过极而化火;或因气滞、血瘀、食积等郁而化热所致。总之,邪从外来则多因感受阳邪;"邪"自内生,则多与气机郁结化火有关。

阳气的病理性亢盛,则以热、动、燥为其特点,故阳气偏胜可见壮热、烦渴、面红、目赤、尿黄、便干、苔黄、脉数等症。如果病情发展,阳热亢盛且明显耗伤机体阴气,病则从实热证转化为实热兼阴亏证,若阴气大伤,病可由实转虚而发展为虚热证。

(2)阴偏胜:即是阴盛,是指机体在疾病过程中所出现的一种阴气病理性偏盛,功能抑制,热量耗伤过多,病理性代谢产物积聚的病理状态。一般地说,其病机特点多表现为阴盛而阳未虚的实寒证。

形成阴偏胜的主要原因:多由于感受寒湿阴邪,或过食生冷,寒邪中阻等,机体阳气难以与之抗争而致阴气的病理性亢盛。阴气的病理性亢盛,则以寒、静、湿为其特点,如形寒、肢冷、蜷卧、舌淡而润、脉迟等,即是阴气偏胜的具体表现。由于阴寒内盛多伤阳气,故在阴偏胜时,常同时伴有程度不同的阳气不足,形成实寒兼阳虚证,若阳气伤甚,病可由实转虚,发展为虚寒证。

2.阴阳偏衰

阴阳偏衰是指人体阴阳双方中的一方虚衰不足的病理状态,属"精气夺则虚"的虚证。

阴气或阳气的某一方减少或功能减退时,则不能制约对方而引起对方的相对亢盛,形成"阳虚则阴盛""阳虚则寒"(虚寒)"阴虚则阳亢""阴虚则热"(虚热)的病理变化。

(1)阳偏衰:即是阳虚,是指机体阳气虚损,功能减退或衰弱,代谢减缓,产热不足的病理状态。一般地说,其病机特点多表现为机体阳气不足,阳不制阴,阴气相对偏亢的虚寒证。

形成阳偏衰的主要原因:多由于先天禀赋不足,或后天失养,或劳倦内伤,或久病损伤阳气所致。人体阳气虚衰,突出地表现为温煦、推动和兴奋功能减退。

由于阳气的温煦功能减弱,因而人体热量不足,难以温暖全身而出现寒象,见畏寒肢冷等症。由于阳气的推动作用不足,经络、脏腑等组织器官的某些功能活动也因之而减退,加之温煦不足,则血液凝滞,脉络缩蜷,津液停滞而成水湿痰饮。由于兴奋作用减弱,可见精神不振,喜静萎靡症状。以上便是"阳虚则寒"的主要机制。阳虚则寒,虽也可见到面色㿠白、畏寒肢冷、脘腹冷痛、舌淡、脉迟等寒象,但还有喜静蜷卧、小便清长、下利清谷、脉微细等虚象。所以,阳虚则寒与阴胜则寒,不仅在病机上有区别,而且在临床表现方面也有不同:前者是虚而有寒;后者是以寒为主,虚象不明显。

阳气不足一般以脾肾阳虚衰常见,亦可发于五脏六腑,如心阳、肺阳、肝阳、脾阳、胃阳和肾阳等,皆可出现虚衰病变。肾阳为诸阳之本,"五脏之阳气,非此不能发",所以肾阳虚衰(命门之火不足)在阳气偏衰的病机中占有极其重要的地位。阳气一般由精血津液中属阳的部分化生,尤其以精血为主要化生之源;故精血大伤,可致阳气化生无源而虚衰,阳不制阴,发为虚寒性病证。

(2)阴偏衰:即是阴虚,是指机体阴气不足,阴不制阳,导致阳气相对偏盛,功能虚性亢奋的病理状态。一般地说,其病机特点多表现为阴气不足,阳气相对偏盛的虚热证。

形成阴偏衰的主要原因:多由于阳邪伤阴,或因五志过极,化火伤阴,或因久病伤阴所致。阴偏衰时,主要表现为凉润、抑制与宁静的功能减退,从而出现虚热、失润及虚性亢奋的症状。所谓阴虚则热,即是指阴气不足,不能制阳,阳气相对亢盛,从而形成阴虚内热、阴虚火旺和阴虚阳亢等多种表现。如五心烦热、骨蒸潮热、面红升火、消瘦、盗汗、咽干口燥、舌红少苔、脉细数等,即是阴虚则热的表现。阴虚则热与阳胜则热的病机不同,其临床表现也有所区别:前者是虚而有热;后者是以热为主,虚象并不明显。

阴气不足一般是以肾阴亏虚为主,亦可见于五脏六腑,如肺阴、脾阴、胃阴、心阴、肝阴和肾阴,皆可发生亏虚的病变。肾阴为诸阴之本,"五脏之阴气,非此不能滋",所以肾阴不足在阴偏衰的病机中占有极其重要的地位。阴气一般是由精血津液中属阴的部分化生,尤其是以津液为主要化生之源,故阳热亢盛,必耗津液而致阴气不足,而津液大伤,又可致阴气化生无源而亏虚,阴不制阳,发为虚热性病证。

3.阴阳互损

阴阳互损是指在阴或阳任何一方虚损的前提下,病变发展影响及相对的一方,形成阴阳两虚的病机。在阴虚的基础上,继而导致阳虚,称为阴损及阳;在阳虚的基础上,继而导致阴虚,称为阳损及阴。阴阳双方之间本来就存在着相互依存、相互资生、互为化源和相互为用的关系,一方亏虚或功能减退,不能资助另一方或促进另一方的化生,必然导致另一方的虚衰或功能减退。如唐代王冰注《素问·四气调神大论》说:"阳气根于阴,阴气根于阳,无阴则阳无以生,无阳则阴无以化。"

(1)阴损及阳:是指由于阴精或阴气亏损,累及阳气生化不足或无所依附而耗散,从而在阴虚的基础上又导致了阳虚,形成了以阴虚为主的阴阳两虚病理状态。例如肝阳上亢一证,其病机主要为肝肾阴虚,水不涵木,阴不制阳的阴虚阳亢,但病情发展,亦可进一步耗伤肝肾精血,影响肾阳化生,继而出现畏寒、肢冷、面色㿠白、脉沉细等肾阳虚衰症状,转化为阴损及阳的阴阳两虚证。

(2)阳损及阳:是指由于阳气虚损,无阳则阴无以生,从而在阳虚的基础上又导致了阴虚,形成以阳虚为主的阴阳两虚病理状态。例如肾阳亏虚、水泛为肿一证,其病机主要为阳气不足,气化失司,水液代谢障碍,津液停聚而水湿内生,溢于肌肤所致。但其病变发展,则又可因阳气不足而导致阴气化生无源而亏虚,出现日益消瘦,烦躁升火,甚则阳升风动而抽搐等肾阴亏虚之征象,转化为阳损及阴的阴阳两虚证。

4.阴阳格拒

阴阳格拒是在阴阳偏盛基础上由阴阳双方相互排斥而出现寒热真假病变的一类病机,包括阴盛格阳和阳盛格阴两方面。阴阳相互格拒的机制,在于阴阳双方的对立排斥,即阴或阳的一方偏盛至极,壅遏于内,将另一方排斥格拒于外,迫使阴阳之间不相维系,从而出现真寒假热或真热假寒的复杂病变。如明代虞抟《医学正传》说:"假热者,水极似火,阴证似阳也……此皆阴盛格阳,即非热也。""至若假寒者,火极似水,阳证似阴也……亦曰阳盛格阴也。"

(1)阴盛格阳:又称格阳,是指阴寒偏盛至极,壅闭于内,逼迫阳气浮越于外一而相互格拒的一种病理状态。阴寒内盛是疾病的本质,由于排斥阳气于外,可在原有面色苍白、四肢逆冷、精神萎靡、畏寒蜷卧、脉微欲绝的阴气壅盛于内表现的基础上,又出现面红、烦热、口渴、脉大无根等假热之象,故称其为真寒假热证。

(2)阳盛格阴:又称格阴,是指阳热偏盛至极,深伏于里,阳气被遏,郁闭于内,不能外达于肢体而将阴气排斥于外的一种病理状态。阳盛于内是疾病的本质,但由于格阴于外,可在原有壮热、面红、气粗、烦躁、舌红、脉数大有力等邪热内盛表现的基础上,又现四肢厥冷、脉象沉伏等假寒之象,故称为真热假寒证。

5.阴阳亡失

阴阳的亡失包括亡阴和亡阳两类,是指机体的阴气或阳气突然大量地亡失,导致生命垂危的一种病理状态。

(1)亡阳是指机体的阳气发生突然大量脱失,而致全身功能严重衰竭的一种病理状态。

一般地说,亡阳多由于邪气太盛,正不敌邪,阳气突然脱失所致;也可因汗出过多,吐、利无度,津液过耗,阳随阴泄,阳气外脱;或由于素体阳虚,劳伤过度,阳气消耗过多所致;亦可因慢性疾病,长期大量耗散阳气,终至阳气亏损殆尽,而出现亡阳。

阳气暴脱,多见大汗淋漓、心悸气喘、面色苍白、四肢逆冷、畏寒蜷卧、精神萎靡、脉微欲绝等生命垂危的临床征象。

(2)亡阴是指由于机体阴气发生突然大量消耗或丢失,而致全身功能严重衰竭的一种病理状态。

一般地说,亡阴多由于热邪炽盛,或邪热久留,大量煎灼津液,或逼迫津液大量外泄而为汗,以致阴气随之大量消耗而突然脱失。也可由于长期大量耗损津液和阴气,日久导致亡阴者。

阴气脱失多见手足虽温而大汗不止、烦躁不安、心悸气喘、体倦无力、脉数疾躁动等危重征象。

亡阴和亡阳,在病机和临床征象等方面,虽然有所不同,但由于机体的阴和阳存在着互根互用的关系。阴亡,则阳无所依附而散越;阳亡,则阴无以化生而耗竭。故亡阴可以迅速导致亡阳,亡阳也可继而出现亡阴,最终导致"阴阳离决,精气乃绝",生命活动终止而死亡。

综上所述,阴阳失调的病机,是以阴阳的属性,阴和阳之间所存在着的对立制约、互根互用以及相互消长、转化等理论,来阐释、分析、综合机体病变的机制。因此,阴阳失调的各种病机,并不是固定不变的,而是随着病情的进退和邪正盛衰等情况的改变而变化,在阴阳的偏胜和偏衰之间,亡阴和亡阳之间,都存在着内在的密切联系。

(三)气血失常

1.气的失常

气的失常主要包括两个方面:一是气的生化不足或耗散太过,形成"气虚"的病理状态。二是气的运动失常,出现气滞、气逆、气陷、气闭或气脱等"气机失调"的病理变化。

(1)气虚是指一身之气不足及其功能低下的病理状态。

气虚的原因:主要是由于先天禀赋不足,或后天失养,或肺脾肾的功能失调而致气的生成不足。也可因劳倦内伤,久病不复等,使气过多消耗而致。

气虚的共同症状特点:劳累后加重,休息后减轻。气虚的常见临床表现:精神委顿、倦怠乏力、眩晕、自汗、易于感冒、面色㿠白、舌淡、脉虚等症状。偏于元气虚者,可见生长发育迟缓,生殖功能低下等症;偏于宗气虚者,可见动则心悸、呼吸气短等症。营卫气虚和脏腑、经络气虚的病机,则各有特点,临床表现亦各有不同。

(2)气机失调是指气的升降出入失常而引起的气滞、气逆、气陷、气闭、气脱等病理变化。

气滞:指气的流通不畅,郁滞不通的病理状态。

气滞主要由于情志抑郁,或痰、湿、食积、热郁、瘀血等的阻滞,影响到气的流通;或因脏腑功能失调,如肝气失于疏泄、大肠失于传导等,皆可形成局部或全身的气机不畅或郁滞,从而导致某些脏腑、经络的功能障碍。气滞一般属于邪实为患,但亦有因气虚推动无力而滞者。

气滞的共同特点不外闷、胀、疼痛。气滞的病理表现有多个方面:气滞于某一经络或局部,可出现相应部位的胀满、疼痛。气滞则血行不利,津液输布不畅,故气滞甚者可引起血瘀、津停,形成瘀血、痰饮水湿等病理产物。由于肝升肺降、脾升胃降,在调整全身气机中起着极其重要的作用,故脏腑气滞以肺、肝、脾胃为多见。肺气壅塞,见胸闷、咳喘;肝郁气滞,见情志不畅、胁肋或少腹胀痛;脾胃气滞,见脘腹胀痛,休作有时,大便秘结等。因气虚而滞者,一般是在闷、胀、痛方面不如实证明显,并兼见相应的气虚征象。

气逆:指气升之太过,或降之不及,以脏腑之气逆上为特征的一种病理状态。

气逆多由情志所伤,或因饮食不当,或因外邪侵犯,或因痰浊壅阻所致,气逆于上,以实为主,亦有因虚而气机上逆者。

气逆最常见于肺、胃和肝等脏腑。在肺,则肺失肃降,肺气上逆,发为咳逆上气。在胃,则胃失和降,胃气上逆,发为恶心、呕吐、嗳气、呃逆。在肝,则肝气上逆,发为头痛头胀,面红目赤,易怒等症。由于肝为刚脏,主动主升,而又为藏血之脏,因此,在肝气上逆时,甚则可导致血随气逆,或为咯血、吐血,乃至壅遏清窍而致昏厥。

气陷:指气的上升不足或下降太过,以气虚升举无力而下陷为特征的一种病理状态。

气陷多由气虚病变发展而来,尤与脾气的关系最为密切。若素体虚弱,或病久耗伤,致脾气虚损,清阳不升,或中气下陷,从而形成气虚下陷的病变。

气陷的病理变化,主要有"上气不足"与"中气下陷"两方面。①"上气不足",主要是指上部之气不足,头目失养的病变。一般由于脾气虚损,升清之力不足,无力将水谷精微上输于头目,致头目失养,可见头晕、目眩、耳鸣等症。②"中气下陷",指脾气虚损,升举无力,气机趋下,内脏位置维系无力,而发生某些内脏的位置下移,形成胃下垂、肾下垂、子宫脱垂、脱肛等病变。

气闭:即气机闭阻,外出严重障碍,以致清窍闭塞,出现昏厥的一种病理状态。

气闭多由情志刺激,或外邪、痰浊等闭塞气机,使气不得外出而闭塞清窍所致。

气闭的临床所见,有因触冒秽浊之气所致的闭厥,突然精神刺激所致的气厥,剧痛所致的痛厥,痰闭气道之痰厥等,其病机都属于气的外出突然严重受阻,而陷于清窍闭塞,神失所主的病理状态。气闭发生急骤,以突然昏厥,不省人事为特点,多可自行缓解,亦有因闭不复而亡者。其临床表现,除昏厥外,随原因不同而伴相应症状。

气脱:即气不内守,大量向外亡失,以致功能突然衰竭的一种病理状态。

气脱多由于正不敌邪,或慢性疾病,正气长期消耗而衰竭,以致气不内守而外脱;或因大出血、大汗等气随血脱或气随津泄而致气脱,从而出现功能突然衰竭的病理状态。气脱可见面色苍白、汗出不止、目闭口开、全身瘫软、手撒、二便失禁、脉微欲绝或虚大无根等症状。

2.血的失常

血的失常,一是因血液的生成不足或耗损太过,致血的濡养功能减弱而引起的血虚;二是血液运行失常而出现的血瘀、出血等病理变化。

(1)血虚是指血液不足,血的濡养功能减退的病理状态。

失血过多,新血不能生成补充;或因脾胃虚弱,饮食营养不足,血液生化乏源;或因血液的化生功能障碍;或因久病不愈,慢性消耗等因素而致营血暗耗等,均可导致血虚。脾胃为气血生化之源;肾主骨生髓,输精于肝,皆可化生血液,故血虚的成因与脾胃、肾的关系较为密切。

全身各脏腑、经络等组织器官,都依赖于血的濡养而维持其正常的生理功能,所以血虚就会出现全身或局部的失荣失养,功能活动逐渐衰退等虚弱证候。血虚者气亦弱,故血虚除见失于滋荣的证候外,多伴气虚症状,常见面色淡白或萎黄、唇舌爪甲色淡无华、神疲乏力、头目眩晕、心悸不宁、脉细等临床表现。

心主血、肝藏血,血虚时心、肝两脏的症状比较多见。心血不足常见惊悸怔忡、失眠多梦、健忘、脉细涩或歇止等心失血养的症状。肝血亏虚见两目干涩、视物昏花,或手足麻木、关节屈伸不利等症。若肝血不足,导致冲任失调,又可出现妇女经少,月经愆期,闭经诸症。

(2)血运失常:血液运行失常出现的病理变化,主要有血瘀和出血。

血瘀:是指血液的循行迟缓,流行不畅,甚则血液停滞的病理状态。

血瘀主要表现为血液运行郁滞不畅,或形成淤积,可以为全身性病变,亦可瘀阻于脏腑、经络、形体、官窍的某一局部,从而产生不同的临床表现。但无论病在何处,均易见疼痛,且痛有定处,甚则局部形成肿块,触之较硬,位置比较固定,如肿块生于腹内,称为"癥积"。另外,唇舌紫黯以及舌有瘀点、瘀斑,皮肤赤丝红缕或青紫,肌肤甲错,面色黧黑等,也是血液瘀滞的征象。

导致血瘀的病机,主要有气虚、气滞、痰浊、瘀血、血寒、血热等,此处只介绍血寒。

血寒是指血脉受寒、血流滞缓乃至停止不行的病理状态。多因外感寒邪,侵犯血分,形成血寒;亦可因阳气失于温煦所致。

血寒的临床表现除见一般的阴寒证候外,常见血脉瘀阻而引起的疼痛,和手足、爪甲、皮肤及舌色青紫等表现。若寒凝心脉,心脉血气痹阻,可发生真心痛;寒凝肝脉,肝经血气瘀滞,可见胁下、少腹、阴部冷痛,或妇女痛经、闭经等。寒阻肌肤血脉,则见冻伤等症。寒瘀互结酿毒于内,可生癥积。

出血:是指血液逸出血脉的病理状态。逸出血脉的血液,称为离经之血。若此离经之血不能及时消散或排出,蓄积于体内,则称为瘀血。瘀血停积体内,又可引起多种病理变化。若突然大量出血,可致气随血脱而引起全身功能衰竭。

导致出血的病机主要有血热、气虚、外伤及瘀血内阻等。此处仅叙述血热。

血热,即热入血脉之中,使血行加速,脉络扩张,或迫血妄行而致出血的病理状态。血热多由于热入血分所致,如温邪、疠气入于血分,或其他外感病邪入里化热,伤及血分。另外,情志郁结,五志过极化火,内火炽盛郁于血分,或阴虚火旺,亦致血热。

血热病变,除一般热盛的证候外,由于血行加速,脉络扩张,可见面红目赤,肤色发红,舌色红绛,经脉异常搏动等症状。血热炽盛,灼伤脉络,迫血妄行,常可引起各种出血,如吐血、衄血、尿血、皮肤斑疹、月经提前量多等。心主血脉而藏神,血热则心神不安,可见心烦,或躁扰不安,甚则神昏、谵语、发狂等症。血热的临床表现,以既有热象,又有动血为其特征。

因为血液主要由营气和津液组成,热入血脉不仅可以耗伤营气、津液而致血虚,而且可由热灼津伤,使其失去润泽流动之性,变得浓稠,乃至干涸不能充盈脉道,血液运行不畅而为瘀。

3.气血失调

(1)气滞血瘀:指因气的运行郁滞不畅,导致血液运行障碍,继而出现血瘀的病理状态。

气滞血瘀的形成多因情志内伤、抑郁不遂、气机阻滞而致血瘀。肝主疏泄而藏血,肝气的疏泄作用在气机调畅中起着关键作用,因而气滞血瘀多与肝失疏泄密切相关,与心肺也有关。

临床上多见胸胁胀满疼痛,瘕聚、癥积等病证。肺主气,调节全身气机,辅心运血,若邪阻肺气,宣降失司,日久可致心、肺气滞血瘀,而见咳喘、心悸、胸痹、唇舌青紫等表现。

气滞可导致血瘀,血瘀必兼气滞。由于气滞和血瘀互为因果,多同时并存,常难以明确区分孰先孰后。如闪挫外伤等因素,就是气滞和血瘀同时形成。但无论何种原因所致的气滞血瘀,辨别气滞与血瘀的主次则是必要的。

(2)气虚血瘀:指因气对血的推动无力而致血行不畅,甚至瘀阻不行的病理状态。

气虚血瘀的形成较多见于心气不足、运血无力而致的血行不畅,甚至瘀阻不行的病理状态。

临床表现常见于惊悸怔忡、喘促、水肿及气虚血滞的肢体瘫痪、痿废。另外,老年人多血瘀,且多气虚,故气虚血瘀病机在老年病中具有重要意义。

(3)气不摄血:指由于气虚不足,统摄血液的生理功能减弱,血不循经,逸出脉外,而导致各种出血的病理状态。

气不摄血的形成主要由于脾主统血功能失司,和心、肝、肺、肾、胃等脏腑功能不足有关。

临床表现见于咯血、吐血、紫斑、便血、尿血、崩漏等症,兼见面色不华、疲乏倦怠、脉虚无力、舌淡等气虚的表现。

(4)气随血脱:指在大量出血的同时,气也随着血液的流失而急剧散脱,从而形成气血并脱的危重病理状态。

各种大失血皆可导致气随血脱,较常见的有外伤失血、呕血和便血,或妇女崩中,产后大出血等因素。血为气之载体,血脱则气失去依附,故气亦随之散脱而亡失。

临床上此症多表现为精神萎靡、眩晕或晕厥、冷汗淋漓、四末不温,或有抽搐,或见口干,脉芤或微细。

(5)气血两虚:即气虚和血虚同时存在的病理状态。

气血两虚多因久病消耗,气血两伤所致;或先有失血,气随血耗;或先因气虚,血化障碍而日渐衰少,从而形成气血两虚。气血两虚,则脏腑经络、形体官窍失之濡养,各种功能失之推动及调节,故可出现不荣或不用的病证。

临床上主要表现为肌体失养及感觉运动失常的病理征象,如面色淡白或萎黄、少气懒言、疲乏无力、形体瘦怯、心悸失眠、肌肤干燥、肢体麻木,甚至感觉障碍、肢体萎废不用等。

(四)津液代谢失常

津液代谢是一个复杂的生理过程,必须由多个脏腑的相互协调才能维持正常,诸如肺的宣发和肃降,脾的运化转输,肾与膀胱的蒸腾汽化,三焦的通调,以及肝的疏泄功能都参与其中,以肺、脾、肾三脏的作用尤为重要,而其核心是气对津液的作用。因此,气的运动及其维持的气化过程,调节着全身的津液代谢。

因此,如果肺、脾、肾等有关脏腑生理功能异常,气的升降出入运动失去平衡,气化功能失常,均能导致津液生成、输布或排泄的失常,包括津液不足及津液在体内滞留的病理变化。

1.津液不足

津液不足,是指津液在数量上的亏少,进而导致内则脏腑,外而孔窍、皮毛,失于濡润、滋养,而产生一系列干燥枯涩的病理状态。

导致津液不足的原因主要有三方面。一是热邪伤津,如外感燥热之邪,灼伤津液;或邪热内生,如阳亢生热、五志化火等耗伤津液。二是丢失过多,如吐泻、大汗、多尿及大面积烧伤等,均可损失大量津液。三是生成不足,如体虚久病,脏腑气化功能减退,可见津液生成不足。另外,慢性疾病耗伤津液,亦致津液亏耗。

伤津常见于吐、泻之后。如夏秋季节,多有饮食伤中而致呕吐、泄泻或吐泻交作,损失大量津液者,如不及时补充,可出现目陷、螺瘪、尿少、口干舌燥、皮肤干涩而失去弹性;甚则见目眶深陷、啼哭无泪、小便全无、精神委顿、转筋等症。严重者,因血中津少而失其滑润流动之性,气随津泄而推动无力,血液运行不畅,而见面色苍白、四肢不温、脉微欲绝的危象。另外,炎夏、高热、多汗也易伤津,常见口渴引饮、大便燥结、小便短少色黄;气候干燥季节,常见口、鼻、皮肤干燥等均属于伤津为主的临床表现。

伤液见于热病后期或久病伤阴,所见到的形瘦骨立,大肉尽脱,肌肤毛发枯槁,或手足震颤、

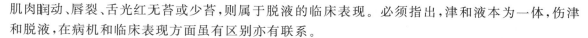

肌肉眴动、唇裂、舌光红无苔或少苔,则属于脱液的临床表现。必须指出,津和液本为一体,伤津和脱液,在病机和临床表现方面虽有区别亦有联系。

一般而论,伤津主要是丢失水分,伤津未必脱液;脱液不但丧失水分,更损失精微营养物质,故脱液必兼津伤。从病情轻重而论,脱液重于伤津,可以说津伤乃液脱之渐;液脱乃津伤之甚。津易伤亦易补充,而液一般不易损耗,一旦亏损则较难恢复。但津伤可暴急发生而突然陷于气随津泄,甚至气脱的重危证候,则又非脱液可比。

2.津液输布排泄障碍

津液的输布和排泄是津液代谢中的两个重要环节。二者虽有不同,但其结果都能导致津液在体内不正常的停滞,成为内生水湿痰饮等病理产物的根本原因。

(1)津液的输布障碍:是指津液得不到正常的转输和布散,导致津液在体内环流迟缓,或在体内某一局部发生滞留。因而津液不化,可致水湿内生,酿痰成饮。引起津液输布障碍的原因很多,如肺失宣发和肃降,津液不得正常布散;脾失健运,运化水液功能减退,可致水饮不化;肝失疏泄,气机不畅,气滞津停;三焦的水道不利,不仅直接影响津液的环流,而且影响津液的排泄,凡此均致津液输布障碍而生痰饮水湿之患。上述多种成因中,以脾气的运化功能障碍具有特殊意义。因脾主运化,不仅对津液的输布起重要作用,而且在津液的生成方面具主导作用。脾失健运不但使津液的输布障碍,而且水液不归正化,变生痰湿为患。故《素问·至真要大论》说:"诸湿肿满,皆属于脾。"

(2)津液的排泄障碍:主要是指津液转化为汗液和尿液的功能减退,而致水液潴留体内,外溢于肌肤而为水肿。津液化为汗液,有赖肺气的宣发功能;津液化为尿液,有赖肾气的蒸化功能。肺和肾的功能减弱,虽然均可引起水液潴留,发为水肿,但肾气的蒸化作用失常则起着主导作用。这是因为,肾阳肾阴为五脏阴阳之本,能推动和调节各脏腑的输布和排泄水液功能,而且水液主要是通过尿液而排泄的。

湿浊困阻:多由脾虚运化功能减退,津液不能转输布散,聚为湿浊。湿性重浊黏滞,易于阻遏中焦气机,而见胸闷、脘痞、呕恶、腹胀、便溏、苔腻等症。

痰饮凝聚:多因脾、肺等脏腑功能失调,津液停而为饮,饮凝成痰。痰随气的升降,无处不到,病及脏腑经络,滞留于机体的不同部位而有多种的病理变化和多变的临床表现。饮停之部位比较局限,如停于胸胁的"悬饮",饮留于肺的"支饮"等。

水液潴留:多由肺、脾、肾、肝等脏腑功能失调,气不行津,津不化气,津液代谢障碍,潴留于肌肤或体内,发为水肿或腹水。

3.津液与气血关系失调

(1)水停气阻:指津液代谢障碍,水湿痰饮停留导致气机阻滞的病理状态。

因水湿痰饮皆有形之邪,易阻碍气的运行,即导致了水停气阻的形成。

其临床表现因水液停蓄的部位不同而异。如水饮阻肺,肺气壅滞,宣降失职,可见胸满咳嗽,喘促不能平卧;水饮凌心,阻遏心气,则可见心悸、心痛;水饮停滞中焦,阻遏脾胃气机,可致清气不升,浊气不降,而见头昏困倦,脘腹胀满,纳化呆滞;水饮停于四肢,则可使经脉气血阻滞,故除见水肿外,尚可见肢体沉重胀痛等临床表现。

(2)气随津脱:主要指津液大量丢失,气失其依附而随津液之外泄出现暴脱亡失的病理状态。

气随津脱多由高热伤津,或大汗伤津,或严重吐泻耗伤津液等所致。吐下之余,定无完气。

频繁而大量的呕吐、泄泻,皆可使气随津液的耗伤而脱失,出现面色苍白,神昏晕厥,汗出不止,目闭口开手撒,甚则二便失禁,脉微欲绝等症。

(3)津枯血燥:主要是指津液亏乏枯竭,导致血燥虚热内生或血燥生风的病理状态。

因高热伤津,或烧伤引起津液损耗,或阴虚痨热,津液暗耗,均会导致津枯血燥。

临床表现为心烦、鼻咽干燥、肌肉消瘦,皮肤干燥,或肌肤甲错、皮肤瘙痒或皮屑过多、舌红少津等临床表现。

(4)津亏血瘀:主要是指津液耗损导致血行瘀滞不畅的病理状态。

因高热、烧伤,或吐泻、大汗出等因素,致使津液大量亏耗,则血量减少,血液循行滞涩不畅,从而发生血瘀之病变。

临床表现除见原有津液不足的表现外,还出现舌质紫绛,或有瘀点、瘀斑,或见斑疹显露等症。

(5)血瘀水停:指因血脉瘀阻导致津液输布障碍而水液停聚的病理状态。

血中有津、脉外之津液可从脉络渗入血中,血瘀则津液环流不利。另外,血瘀必致气滞,也导致津停为水,故血瘀常伴水停。

临床上表现为心阳亏虚、运血无力、血脉瘀阻,除见心悸、气喘、口唇爪甲青紫、舌有瘀点或瘀斑,甚则胁下痞块等症外,亦见下肢、面目水肿,即属此候。

(五)内生"五邪"

内生"五邪"是指在疾病的发展过程中,由于脏腑经络及精气血津液的功能失常而产生的化风、化寒、化湿、化燥、化火等病理变化。因病起于内,又与风、寒、湿、燥、火外邪所致病证的临床征象类似,故分别称为"内风""内寒""内湿""内燥"和"内火",统称为内生"五邪"。

1.风气内动

(1)概念:风气内动即是"内风"。由于"内风"与肝的关系较为密切,故又称肝风内动或肝风。

(2)形成和表现:内风是指疾病发展过程中,主要因为阳盛,或阴虚不能制阳,阳升无制,出现动摇、眩晕、抽搐、震颤等类似风动的病理状态。《素问·至真要大论》说:"诸暴强直,皆属于风。""诸风掉眩,皆属于肝。"即指明了内风的临床表现,不仅与外风为病相类似,而且指出了与肝的密切关系。

风气内动:主要是体内阳气亢逆变动所致。《临证指南医案》指出,"内风乃身中阳气之变动"。内风的病机,主要有肝阳化风、热极生风、阴虚风动、血虚生风等。

肝阳化风:多由于情志所伤,肝气郁结,郁久化火而亢逆,或暴怒伤肝,肝气亢逆,或操劳过度,耗伤肝肾之阴,阴虚不能制阳,水亏不得涵木,肝阳因之浮动不潜,升而无制,亢逆之阳气化风,形成风气内动。在肝阳上亢表现的基础上,可见筋惕肉瞤、肢麻震颤、眩晕欲仆,甚则口眼㖞斜、半身不遂。严重者,则因血随气升而发卒然厥仆。

热极生风:又称热甚动风。多见于热性病的极期,由于火热亢盛,化而为风,并因邪热煎灼津液,伤及营血,燔灼肝经,筋脉失其柔顺之性,而出现痉厥、抽搐、鼻翼翕动、目睛上吊等临床表现,常伴有高热、神昏、谵语。

阴虚风动:多见于热病后期,津液和阴气大量亏损,或由于久病耗伤,津液及阴气亏虚所致。主要病机是津液枯竭,阴气大伤,失其凉润柔和之能,既对筋脉失之滋润,又不能制阳而致阳气相对亢盛,因而产生筋挛肉瞤、手足蠕动等动风症状,并见低热起伏、舌光少津、脉细如丝等阴竭表现。

血虚生风:多由于生血不足或失血过多,或久病耗伤营血,肝血不足,筋脉失养,或血不荣络,则虚风内动。临床见肢体麻木不仁,筋肉跳动,甚则手足拘挛不伸等症。

另外,并非所有内风病证的病位皆为肝,如小儿慢脾风,其病机主要在于脾土虚败。

2.寒从中生

(1)概念:寒从中生又称"内寒",是指机体阳气虚衰,温煦气化功能减退,虚寒内生,或阴寒之气弥漫的病理状态。

(2)形成及表现:因先天禀赋不足,阳气素虚,或久病伤阳,或外感寒邪,过食生冷,损伤阳气,以致阳气虚衰。阳气虚衰,不能制阴祛寒,故阴寒内盛。一般表现为阳热不足,温煦失职,虚寒内生,可见面色苍白,畏寒喜热,肢末不温,舌质淡胖,苔白滑润,脉沉迟弱或筋脉拘挛,肢节痹痛等症。内寒的病机主要与脾肾阳虚有关。脾为气血生化之源,脾阳能达于肌肉四肢。肾阳为人身阳气之根,能温煦全身脏腑形体。故脾肾阳气虚衰,则温煦失职,最易表现虚寒之象,而尤以肾阳虚衰为关键。故《素问·至真要大论》说:"诸寒收引,皆属于肾。"阳气虚衰,则蒸化水液的功能减退或失司,水液代谢障碍,从而导致病理产物的积聚或停滞,形成水湿、痰饮等。故《素问·至真要大论》说:"诸病水液,澄彻清冷,皆属于寒。"临床多见尿频清长,涕唾痰涎稀薄清冷,或大便泄泻,或水肿等,多由阳气不足,蒸化无权,津液不能正常输布代谢所致。

阳气虚衰,不能温煦血脉,反生内寒以收引血脉,血脉收缩则血流迟缓不畅,重者可致血液停积于血脉和脏腑之中,形成瘀血。临床可见痛处固定,遇寒加重。

"内寒"与"外寒"之间区别:"内寒"的临床特点主要是虚而有寒,以虚为主;"外寒"的临床特点是以寒为主,亦可因寒邪伤阳而兼虚象。两者之间的主要联系:寒邪侵犯人体,必然会损伤机体阳气,而最终导致阳虚;而阳气素虚之体,则又因抗御外邪能力低下,易感寒邪而致病。

3.湿浊内生

(1)概念:湿浊内生又称"内湿",是指由于脾的运化功能和输布津液的功能障碍,从而引起湿浊蓄积停滞的病理状态。由于内生之湿多因脾虚,故又称为脾虚生湿。

(2)形成及表现:内湿的产生,多因过食肥甘,嗜烟好酒,恣食生冷,内伤脾胃,致使脾失健运不能为胃行其津液,或喜静少动,素体肥胖,情志抑郁,致气机不利,津液输布障碍,聚而成湿所致。因此,脾的运化失职是湿浊内生的关键。

脾主运化有赖于肾阳的温煦气化。因此,内湿不仅是脾阳虚津液不化而形成的病理产物,在肾阳虚衰时,亦必然影响及脾之运化而导致湿浊内生。反之,由于湿为阴邪,湿胜则可损伤阳气,故湿浊内困,久之必损及脾阳肾阳,而致阳虚湿盛之证。另外,湿浊可以聚而为痰,留而为饮,积而成水,变生多种病患。

湿性重浊黏滞,多阻遏气机,故其临床表现常可随湿邪阻滞部位的不同而异。如湿邪留滞经脉之间,则见头闷重如裹,肢体重着或屈伸不利,故《素问·至真要大论》说:"诸痉项强,皆属于湿。"湿犯上焦,则胸闷咳嗽;湿阻中焦,则脘腹胀满、食欲缺乏、口腻或口甜、舌苔厚腻;湿滞下焦,则腹胀便溏、小便不利;水湿泛溢于皮肤肌腠,则发为水肿。故《素问·六元正纪大论》说:"湿胜则濡泄,甚则水闭胕肿。"湿浊虽可阻滞于机体上、中、下三焦的任何部位,但仍以湿阻中焦脾胃为多。

此外,外感湿邪与内生湿浊在其形成方面虽然有所区别,但二者亦常相互影响。湿邪外袭每易伤脾,脾失健运又滋生内湿。故临床所见,脾失健运,内湿素盛之体,易外感湿邪而发病。

4.津伤化燥

(1)概念:津伤化燥又称"内燥",是指机体津液不足,人体各组织器官和孔窍失其濡润,而出

21

现干燥枯涩的病理状态。

（2）形成及表现：因久病伤阴耗液，或大汗、大吐、大下，或亡血失精导致阴亏津少，以及某些热性病过程中的热盛伤阴耗津等所致。由于津液亏少，不足以内溉脏腑，外润腠理孔窍，从而燥邪便由内而生，故临床多见干燥不润等病变。所以《素问·阴阳应象大论》说："燥胜则干。"

内燥病变可发生于各脏腑组织，以肺、胃及大肠为多见。内燥因津液枯涸，失去滋润濡养作用所致。津液枯涸则阴气化生无源而虚衰，阴虚则阳相对偏亢则生内热，故内燥常伴虚热证的表现。临床常见肌肤干燥不泽，起皮脱屑，甚则皲裂，口燥咽干唇焦，舌上无津，甚或光红龟裂，鼻干目涩少泪，爪甲脆折，大便燥结，小便短赤等症。如以肺燥为主，还兼见干咳无痰、甚则咯血；以胃燥为主时，可见食少、舌光红无苔；若系肠燥，则兼见便秘等症。故金代刘完素《素问玄机原病式·六气为病》说："诸涩枯涸，干劲皲揭，皆属于燥。"

5.火热内生

（1）概念：火热内生又称"内火"或"内热"，是指由于阳盛有余，或阴虚阳亢，或由于气血郁滞，或由于病邪郁结而产生的火热内扰，功能亢奋的病理状态。

（2）形成：主要包括阳气过盛化火、邪郁化火、五志过极化火、阴虚火旺四个方面的因素形成的。

阳气过盛化火：阳气过盛，功能亢奋，必然使物质的消耗增加，以致伤阴耗津。此种病理性的阳气过亢则称为"壮火"，中医学又称为"气有余便是火"。

邪郁化火。邪郁化火包括两方面的内容：一是外感六淫病邪，在疾病过程中，皆可郁滞而从阳化热化火，如寒郁化热、湿郁化火等。二是体内的病理性代谢产物（如痰、瘀血、结石等）和食积、虫积等，亦能郁而化火。邪郁化火的主要机制，实质上是由于这些因素导致人体之气的郁滞，气郁则生热化火。

五志过极化火：又称为"五志之火"。多指由于情志刺激，影响了脏腑精气阴阳的协调平衡，造成气机郁结或亢逆。气郁日久则可化热，气逆自可化火，因之火热内生。如情志内伤，抑郁不畅，则常能导致肝郁气滞，气郁化火，发为肝火；而大怒伤肝，肝气亢逆化火，亦可发为肝火。

阴虚火旺：此属虚火。多由于津液亏虚，阴气大伤，阴虚不能制阳，阳气相对亢盛，阳亢化热化火，虚热虚火内生。

（3）表现：内生火热，主要有心火、肝火、相火（肾火）及胃火等证，其临床表现则随其发病机制和病位的差异而各有不同。凡阳盛、邪郁化热化火及五志化火，多为实热实火，可见高热，烦渴，面红目赤，尿赤，便干，唇舌生疮等。若阴虚内热多见全身性的虚热征象，如五心烦热、骨蒸潮热、面部烘热、消瘦、盗汗、咽干口燥、舌红少苔、脉细数无力等；阴虚火旺，多集中于机体某一部位的火热征象，如虚火上炎所致的牙痛、齿衄、咽痛、升火颧红等。

二、疾病传变

传变是指疾病在机体脏腑经络组织中的传移和变化。从本质上讲，即是疾病在其发展过程中的不同时间和不同层次上人体脏腑经络及精气血津液等各种病理改变的复杂联系和变化。疾病传变，就是阐明疾病过程中各种病理变化的演变、发展规律。

（一）疾病传变的形式

疾病传变，不外两种形式：一是病位的传移，二是病性的变化。

1.病位传变

病位即疾病所在的部位。人是一个有机的整体,机体的表里之间、内脏之间,均有经络相互沟通联络,气血津液循环贯通。因此,某一部位的病变,可以向其他部位波及扩展,从而引起该部位发生病变,这就是病位的传变。常见的病位传变包括表里之间与内脏之间的传变,而外感病和内伤病的传变又各有特点。

《素问·阴阳应象大论》说:"邪风之至,疾如风雨,故善治者治皮毛,其次治肌肤,其次治筋脉,其次治六腑,其次治五脏。治五脏者半死半生也。"说明了掌握疾病传变规律,实施早期治疗的重要性。

(1)表里出入:表与里是一个相对的概念,所指的病变部位并不是固定的。以整体而言,则病在皮肤、毛窍、肌肉、经络等为外属表,在脏腑、骨髓等组织器官为内属里。如以皮毛与经络相对而言,则皮毛属表,经络属里;以三阴三阳经而言,则三阳经为表,三阴经为里;以脏与腑相对而言,则腑为表,脏为里。

由于疾病表里的传变,意味着病邪的表里出入变化,故疾病的表里传变,亦称邪之表里出入。

表病入里:亦即表邪入里,指外邪侵袭人体,首先停留于机体的肌肤卫表层次,而后内传入里,病及脏腑的病理传变过程。常见于外感疾病的初期或中期,是疾病向纵深发展的反映。多由于机体正气受损,抗病能力减退,正气不能制止病邪的致病作用,病邪得以向里发展,或因邪气过盛,或因失治、误治等因素,以致表邪不解,迅速传变入里而成。如外感风寒证,可出现恶寒、发热、无汗等寒邪在表病变。若在表的风寒之邪不解,可由肌表而内传入里,影响肺、胃功能,发展为高热、口渴、喘咳、便秘等症,此即由表寒证转化成了里热病变。

里病出表:是指病邪原本位于脏腑等在里层次,而后由于正邪斗争,病邪由里透达于外的病理传变过程。如温热病变,内热炽盛,见高热、烦渴、胸闷、咳逆等症,继则汗出而热邪外解,脉静身凉,症状缓解,或热病疹等透发于外,以及伤寒三阴病变转化为三阳病变等,均属里病出表之病理过程。

人体表里是相对的,而且是多层次的。所以,病变在表里出入的传变中,可以有介于表里之间的阶段,即半表半里。伤寒的少阳病机,温病的邪伏募原病机,都称为半表半里,皆出现介于表与里之间的见证,其发展趋势既可达表也可入里,此为其特点。

(2)外感病传变:一般而论,外感病发于表,发展变化过程是自表入里、由浅而深的传变。故外感病基本是表里传变,但内传入里后,亦见脏腑间的传变。不同的外感病,其病位传变的形式又有所区别,主要有六经传变、卫气营血和三焦传变。

六经传变:六经指三阴、三阳,实即十二经脉。六经传变是指疾病的病位在六经之间的相对转移。东汉张机的《伤寒杂病论》,在《内经》所论外感热病的传变规律的基础上,创立了"六经传变"理论。六经传变,实际上是对伤寒热病六个不同发展阶段的病变规律和本质的概括。

经脉是运行气血的通路,能"内属于腑脏,外络于肢节",把人体各部的组织器官联结成一个有机的整体。因而也成为病邪传播转移的通路和病理变化反应的部位。特别是十二经脉,是经络系统的主干、核心部分,也成为外感病传变的重要途径。

六经由表入里传变的基本形式是由阳入阴,即先太阳、阳明、少阳,而后太阴,少阴、厥阴的六个层次,说明阳气由盛而衰,疾病由轻到重的发展过程。反之,由阴出阳,则说明正气由衰而盛,疾病由重到轻的好转过程。若正气不支,邪气亢盛,也可不经阳经而直接侵犯阴经,称为直中三阴,其中以直中少阴为多。六经的具体传变形式尚有阴阳经传变、表里经传变、手足经传变等。

另外,由于经脉与脏腑有属络关系,所以六经病变实际上与相应的脏腑功能失常有关。

三焦传变:是指病变部位循上、中、下三焦而发生传移变化。此三焦是人体上、中、下部位的划分,也是诸气与水液上下运行的通路,因而也可作为病位转移的途径。温病的三焦传变,是对温热病三个不同发展阶段的病变规律和本质的阐释,由部位三焦的概念延伸而来。

三焦传变是温病的主要传变形式。温热病邪,多自口鼻而入,首先侵犯上焦肺卫。病邪深入,则从上焦传入中焦脾胃,再入下焦肝肾。这是疾病由浅入深,由轻而重的一般发展过程,故称为顺传。如果病邪从肺卫直接传入心包,病情发展恶化,超越了一般传变规律,故称为逆传。即如吴瑭所说:"肺病逆传,则为心包。上焦病不治,则传中焦,胃与脾也;中焦病不治,即传下焦,肝与肾也。始上焦,终下焦"(《温病条辨·卷二》)。疾病之所以顺传和逆传,主要取决于正邪双方力量的对比和病邪的性质。若疾病好转向愈,则可由下焦向上焦传变。

卫气营血传变:是指温热病过程中,病变部位在卫、气、营、血四个阶段的传移变化。卫分是温病的初期阶段,病位在肺卫;气分为温病的中期,病位在胃、肠、脾及肺、胆;营分是温病的严重阶段,病位在心包及心;血分属温病的晚期,病位在肝、肾及心。

卫气营血传变,一般从卫分开始,发展传为气分,再入营分,而血分。反映病邪由浅入深,病势由轻而重的发展过程,称为"顺传"。若邪入卫分后,不经过气分阶段,而直接深入营分或血分,称为"逆传",反映了传变过程渐进与暴发之不同。

此外,卫气营血传变,还有初起即不见卫分阶段,而径入气分、营分者;亦有卫分证未罢,又兼见气分证而致"卫气同病"者;或气分证尚存,同时出现营分、血分证而成"气营两燔""气血两燔"者;更有严重者为邪热充斥表里,遍及内外,出现卫气营血同时累及的局面。

(3)内伤病传变:内伤病是内脏遭到某些病因损伤所导致的一类疾病。因此,内伤病的基本病位在脏腑。

人体是以脏腑为核心的有机整体,脏腑之间在生理上密切相关,在病理上则可通过经络、精气血津液等的相互影响,以及位置相邻,而在脏腑之间发生传变。所以,内伤病的基本传变形式是脏腑传变。另外,脏腑与形体官窍之间,在生理上相互联系,在病理上亦相互影响,故内伤病也可在脏腑与形体官窍之间传变。

脏与脏传变:即指病位传变发生于五脏之间,这是内伤病最主要的病位传变形式。

五脏之间通过经络相互联系,在生理功能上密切相关而又协调平衡,在精气血津液的生化、贮藏、运行、输布等方面存在相互依存、相互为用又相互制约的关系。因而,某一脏的病变,常常影响到他脏而发生传变。例如心与肺、心与脾、心与肝、心与肾之间,其病变都可以相互影响。心与肺同居上焦胸中,心主血脉,肺主气,而宗气"贯心脉而行呼吸"。所以,疾病在心与肺的两脏之间的传变,主要是心血与肺气病变的相互影响。临床上,心运血功能失常,可以导致肺气郁滞,宣降失司,而见咳喘不得平卧。肺病日久,吸清呼浊功能异常,气病及血,可致肺气胀满,心血瘀阻,发生心悸、胸闷、口唇爪甲青紫等症。另外,心与脾之间,主要是心血、心神与脾气运化病变的相互影响;心与肝之间,主要是心血与肝血、心神与肝失疏泄情志病变的相互影响;心与肾之间,主要是心肾阴阳不交与精血亏损病变的相互影响。于此可知,由于两脏之间生理功能的联系各不相同,所以其病理传变情况也各不一样。

脏与腑传变:是指病位传变发生于脏与腑之间,或脏病及腑,或腑病及脏。其具体传变形式则是按脏腑之间表里关系而传。如《素问·咳论》说:"五脏之久咳,乃移予六腑。脾咳不已,则胃受之……肺咳不已,则大肠受之。"这是由于心与小肠、肝与胆、脾与胃、肺与大肠、肾与膀胱等表里相合脏腑之间,有经脉直接属络,从而使病气得以相互移易。如肺与大肠表里相合,脏腑气化相通,大肠得肺肃降之气而后传导排便。若肺气壅滞于上,肃降失职,则可致大肠腑气不通而发生便秘;而大肠实热,积滞不通,亦反过来影响肺气的肃降,从而发生气逆喘咳。故肺病可传至大肠。大肠病又可累及于肺。如心火移热于小肠;小肠有热,循经上熏于心;脾运失职,影响胃的受纳与和降;食滞于胃,导致脾失健运等,均为脏腑表里相传的疾病传变。

应当指出,脏腑表里相合关系的传变,并不是脏与腑之间病位传变的唯一形式,如肝气横逆犯胃;寒凝肝脉导致小肠气滞等,虽是由脏传腑,但不属于表里相合传变。

腑与腑传变:即是指病变部位在六腑之间发生传移变化。六腑生理功能各有不同,但都参与饮食物的受纳、消化、传导和排泄,以及水液的输送与排泄,并始终维持着虚实更替的动态变化。若其中某一腑发生病变,则势必影响及另一腑,导致其功能失常。如大肠传导失常,腑气不通,下游闭塞,则可导致胃气上逆,出现嗳气、呕恶等症状;若胃中湿热蕴结,熏蒸于胆,则又可引起"胆热液泄",而出现口苦、黄疸等症。可以看出,任何一腑的气滞或气逆,均可破坏六腑整体"实而不能满""通而不宜滞"的生理特性,从而使病变部位在六腑中发生相应的传变。

形脏内外传变:包括病邪通过形体而内传相关之脏腑,以及脏腑病变影响形体。

外感病邪侵袭肌表形体,由经脉传至脏腑,是内伤病发作、加重的重要原因。如风寒之邪侵袭肌表,客于皮毛,然后内合于肺。至于其内合于肺的机制,则是"外内合邪"。因已有过食寒凉生冷饮食,损伤脾胃阳气,手太阴肺经起于中焦(相当于胃的中脘部),胃寒阳衰,可通过经脉影响于肺,而致肺阳不足,宣发失职。若再有风寒之邪外袭,则因肺阳虚衰,卫外功能减退,因而客肺而发生咳嗽、喘促等病变。

某些形体组织的病变,久则可按五脏所合关系,从病变组织传入于本脏,而发展为内伤病证。反之,病变可由脏腑传至经脉,亦可反映于体表。如《灵枢·邪客》说:"肺心有邪,其气留于两肘。"说明心肺有病亦会通过其所属经脉,并在其循行的形体肌表部位反映出来,而出现胸痛、两臂内痛等症。临床上,五脏病变通过经络和精气血津液等影响及五体和官窍,亦是常见现象。

2.病性转化

(1)寒热转化:指疾病过程中,病机性质由寒转化为热,或由热转化为寒的病理变化,实际是由阴阳的消长和转化所致。

由寒化热是指病证的性质本来属寒,继而又转变成热性的病理过程。

寒证有实寒证与虚寒证,而热证亦有实热证与虚热证。临床所见,由寒化热主要有两种形式:一是实寒证转为实热证,以寒邪化热入里为常见。如太阳表寒证,疾病初起恶寒重,发热轻,脉浮紧,以后继则出现阳明里热证,而见壮热,不恶寒反恶热,心烦口渴,脉数。另外,阴邪内聚,也可从热而化,转化为实热证。如哮喘病开始不发热,咳嗽,痰稀而白;继则转见发热,咳嗽,胸痛,痰黄而黏稠,即表示病性已由寒而化热。二是虚寒证转化为虚热证。这是基于"阳损及阴"的道理,在阴阳互损病机中已有论及。

至于实寒证转化为虚热证,因为寒邪难以直接伤阴,则少有直接转化者。但若实寒证化热,日久亦可伤阴而转化为虚热证。虚寒证转化为实热证,亦有所见,可因重感于邪、邪郁化热、过用辛热药物等因素所致。

由热转寒是指病证的性质本来属热,继而转变成为寒性的病理过程。

由热转寒主要有以下三种形式。一是实热证转化为虚寒证,一般因伤阳所致。如外感高热患者,由于大汗不止,阳从汗脱;或因吐泻过度,阳随津脱,病机就由实热转为虚寒的亡阳危证,出现冷汗淋漓、体温骤降、四肢厥冷、面色苍白、脉细微欲绝等症。又如内伤便血患者,初起便血鲜红,肛门灼热,口干舌燥,大便秘结或不爽。若日久不愈;血去正伤,阳气虚衰,继则转见血色紫黯或色淡,脘腹隐痛,痛时喜按喜温,并见畏寒肢冷,大便清溏,则表明其病性已由热而转寒。二是实热证转化为实寒证。比如风湿热邪痹阻肢体关节的热痹证,或因治疗用药,或素体阳虚,可热去而从寒化为风寒湿邪痹阻的寒痹证。三是虚热证转化为虚寒证,机制为"阴损及阳",见阴阳互损病机。

至于虚热证转化为实寒证,则较为少见。如果虚热证转化为虚寒证,因阴邪内聚,或感受寒邪,亦可发展为实寒证。

(2)虚实转化:疾病过程中,正邪双方处于不断的斗争和消长之中,当正邪双方力量对比发生变化,则疾病的虚实性质亦会发生转变,或由实而转虚,或因虚而致实。

由实转虚:指疾病或病证本来是以邪气盛为矛盾主要方面的实性病变,继而转化为以正气虚损为矛盾主要方面的虚性病变的过程。

由实转虚的机制,主要在于邪气过于强盛,正不敌邪,正气耗损所致。此外,因失治、误治等原因,致使病程迁延,虽邪气渐去,然正已伤,则亦可由实转虚。如外感暑热病邪,可因迫津外泄而大汗,气随津泄而脱失,病从暑热内盛证较快地转为实热兼阴虚证,进而发展为阴虚证,再为亡阴证,出现面色淡白、精神萎靡、汗出肤温、口渴喜饮、脉细而数等症。若出现冷汗淋漓、四肢发凉、脉微欲绝,则为亡阳证。又如,肝火上炎证的眩晕,日久则火盛伤阴而发展为肝肾阴虚的病变。

因虚致实:指病证本来是以正气亏损为矛盾主要方面的虚性病变,转变为邪气盛较突出的病变过程。

因虚致实的机制,多由于脏腑功能减退,气化不行,以致全身气血津液等代谢障碍,从而产生气滞、水饮、痰浊、瘀血等病理变化;或因正虚病证,复感外邪,邪盛则实。如心肾阳气亏虚的心悸气喘,可因病情突然变化而发生水饮泛溢,上凌心肺,肺气闭塞,出现怔忡不宁、端坐喘息、胸中憋闷欲死的危急证候。又如肺肾两虚的哮证,肺卫不固,复感风寒,哮喘复发,而见寒邪束表、痰涎壅肺的实证。因虚致实的转变,正虚方面仍然存在,只不过实性病机占突出地位而已。

(二)影响疾病传变的因素

1.体质因素

体质主要是从两方面对疾病的传变发生作用。一是在较大程度上影响正气之强弱,从而影响发病与传变的迟速。如素体盛者,一般不易感受病邪,一旦感邪则发病急速,但传变较少,病程亦较短暂;素体虚者,则易于感邪,且易深入,病势较缓,病程缠绵而多传变。二是在邪正相争过程中,对病邪的"从化"具有重要的决定作用。一般而论,素体阳盛者,则邪多从火化,疾病多向阳热实证演变;素体阴盛者,则邪多从寒化,疾病多向寒实或虚寒等证演变。例如,同为湿邪,阳热之体得之,则湿从阳而化热,形成"湿热";若阴寒之体得之,则湿从阴而寒化,成为"寒湿"。

2.病邪因素

病邪是影响疾病传变的重要因素,在传变的迟速及病位、病性的传变方面都受到邪气的影响。传变的迟速与邪气的性质直接相关。如外感六淫病邪,一般阳邪传变较快,特别是火(热)邪、风邪、暑邪;阴邪传变较慢,特别是湿邪黏滞而较少传变。疠气则传变急速。湿、痰、水饮及瘀血内生,传变一般迟于外邪。另外,邪盛则传变较快,邪微则传变缓慢。

各种不同的病邪,其伤人的途径不同,病位传变的路径亦有较大的差异。外感病因以表里传变为主,伤寒多六经传变,而温病多卫气营血、三焦传变。内伤病因主要是脏腑传变,亦可表里相及。疠气致病力强,则各有相对特殊的传变途径。外伤对疾病的传变也有重要影响。病邪从化主要由体质因素决定,但病性的变化与病邪的属性亦有一定联系。如燥为阳邪,较易从热而化;湿为阴邪,较易从寒而化。

3.地域因素和气候因素

地域因素的长期作用,形成不同地理环境人群的体质特征和疾病谱的差异,同时亦影响疾病的传变。比如,居处高燥地域的人群,感邪后较易化热、化燥,伤阴耗津;而居处卑湿之地者,病变较易化湿,伤气伤阳。时令气候对疾病的影响颇大,其中包括对疾病传变的影响。比如,在冬春寒冷季节,寒哮一证,容易出现外寒入里引动内饮而发病,发生表里的传变;而阳盛之躯,则可因寒邪外束腠理,阳气不得发越而暴亢,乃至化火生风,发生厥仆之变,此又属脏腑经络的传变。

4.生活因素

主要包括情志、饮食、劳逸等,主要是通过对正气发生作用而影响疾病的传变进程。概而言之,良好的心情,合理的饮食,劳逸得当使疾病趋向好转康复。相反,恶劣的心境,饮食不当以及劳逸失度则使疾病发展生变。如狂证患者,可因情志刺激,导致气郁化火,挟痰上蒙心窍,使病情加重或引起复发;肾气本亏的患者,可因惊恐重伤精气而发生阳痿等病变。饮食对脾胃、胆、大小肠病证传变的关系尤为密切,且通过对水谷运化、气血生化的影响而对疾病传变发生作用。

此外,正确的治疗、护理,则可及时阻断、中止疾病的发展和传变,或使疾病转危为安,以至痊愈。反之,若用药不当,或失治、误治,护理不当则可损伤人体正气,并助长邪气,以至变证叠起,坏证丛生,甚至预后不良。

（李　垒）

第二章 中医诊断方法

第一节 望 诊

望诊是医师运用视觉观察患者的神色形态、局部表现,通过舌象、分泌物和排泄物色质的变化来诊察病情的方法。望诊应在充足的光线下进行,以自然光线为佳。

一、全身望诊

全身望诊主要是望患者的精神、面色、形体、姿态等,从而对病性的寒热虚实,病情的轻重缓急,形成总体的认识。

(一)望神

神,广义是指高度概括的人体生命活动的外在表现,狭义是指神志、意识、思维活动。望神即是通过观察人体生命活动的整体表现来判断病情。

1.得神

得神多见精力充沛,神志清楚,表情自然,言语正常,反应灵敏,面色明润含蓄,两目灵活明亮,呼吸顺畅,形体壮实,肌肉丰满等。

2.少神

少神多见于神气不足,精神倦怠,动作迟缓,气短懒言,反应迟钝,面色少华等。

3.失神

失神多见于神志昏迷,或烦躁狂乱,或精神萎靡;目睛呆滞或晦暗无光,转动迟钝;形体消瘦,或全身水肿;面色晦暗或鲜明外露;还可见到呼吸微弱,或喘促鼻翼翕动,甚则猝然仆倒,目闭口开,手撒遗尿,或撮空理线,寻衣摸床等。

4.假神

假神多见大病、久病、重病之人,精神萎靡,面色晦暗,声低气弱,懒言少食,病未好转,突然见精神转佳,两颧色红如妆,语声清亮,喋喋多言,思食索食等。也称"回光返照""残灯复明"。

(二)望色

望色是指通过观察皮肤色泽变化以了解病情的方法。能了解脏腑功能状态和气血盛衰、病邪的性质及邪气部位。

1.常色

正常的面色与皮肤色,包括主色与客色。

(1)主色:终身不变的色泽。

(2)客色:受季节、气候、生活和工作环境、情绪及运动的因素影响所致气色的短暂性改变。

2.病色

病色包括五色善恶与五色变化。五色善恶主要通过色泽变化反映出来,明润光泽而含蓄为善色;晦暗枯槁而显露为恶色。五色变化主要表现有青、赤、黄、白、黑五色,主要反映主病、病位、病邪性质和病机。

(1)青色:主寒证、痛证、惊风、血瘀。

(2)赤色:主热。

(3)黄色:主湿、虚、黄疸。

(4)白色:主虚、寒、失血。

(5)黑色:主肾虚、水饮、瘀血。

(三)望形体

形体指患者的外形和体质。

1.胖瘦

胖瘦主要反映阴阳气血的偏盛偏衰的状态。

2.水肿

面浮肢肿而腹胀为水肿证;腹胀大如裹水,脐突、腹部有青筋是臌胀之证。

3.瘦瘪

大肉消瘦,肌肤干瘪,形肉已脱,为病情危重之恶病质。小儿发育迟缓,面黄肌瘦,或兼有胸廓畸形,前囟迟闭等,多为疳积之证。

(四)望动态

动态指患者的行、走、坐、卧、立等体态。

1.动静

阳证、热证、实证者多以动为主;阴证、寒证、虚证者多以静为主。

2.咳喘

呼吸气粗,咳嗽喘促,难于平卧,坐而仰首者,是肺有痰热,肺气上逆之实证;喘促气短,坐而俯首,动则喘甚,是肺虚或肾不纳气;身肿心悸,气短咳喘,喉中痰鸣,多为肾虚水泛,水气凌心射肺之证。

3.抽搐

抽搐多为动风之象。手足拘挛,面颊牵动,伴有高热烦渴者,为热盛动风;伴有面色萎黄,精神萎靡者,为血虚风动;手指震颤蠕动者,多为肝肾阴虚,虚风内动。

4.偏瘫

猝然昏仆,不省人事,偏侧手足麻木,运动不灵,口眼㖞斜,为中风偏枯。

5.痿痹

关节肿痛,屈伸不利,沉重麻木或疼痛者,多是痹证;四肢痿软无力,行动困难,多是痿证。

二、局部望诊

局部望诊是对患者的某些局部进行细致的观察以了解病情的方法。

（一）望头面

头部过大过小均为异常，多由先天不足而致；囟门陷下或迟闭，多为先天不足或津伤髓虚；面肿者，或为水湿泛溢，或为风邪热毒；腮肿者，多为风温毒邪，郁阻少阳；口眼㖞斜者，或为风邪中络，或为风痰阻络，或为中风。

（二）望五官

1.望眼

眼部内应五脏，可反映五脏的情况。其中目眦血络属心，白睛属肺，黑睛属肝，瞳子属肾，眼胞属脾。望眼主要包括望眼神、色泽、形态的变化以了解人体气血盛衰的变化。

2.望耳

耳主要反映肾与肝胆情况。

3.望鼻

鼻主要反映肺与脾胃的情况。

4.望口唇

口唇主要反映脾胃的情况。

5.望齿龈

齿龈主要反映肾与胃的情况。

（三）望躯体

见瘿瘤者，为肝气郁结，气结痰凝；见瘰疬者，为肺肾阴虚，虚火灼津，或感受风火时毒，郁滞气血；颈项强直者，为风寒外袭，经气不利，或为热极生风；鸡胸者，多为先天不足，或为后天失养；腹部深陷，多为久病虚弱，或为新病津脱；腹壁青筋暴露者，多属肝郁血瘀。

（四）望皮肤

主要观察皮肤的外形变化及斑疹、痘疮、痈疽、疔疖等情况。

（五）望毛发

主要为色泽、分布及有无脱落等情况。

三、望排出物

望排出物包括望排泄物和分泌物。如痰、涎、涕、唾，呕吐物，大小便等，通过观察性状、色泽、量的多少等辨别疾病的寒热虚实，脏腑的盛衰和邪气的性质。

四、望小儿指纹

望小儿指纹适用于3岁以内的小儿，与成人诊寸口脉具有相同的诊断意义。小儿指纹是手太阴肺经的分支，按部位可分为风、气、命三关。示指第一节为风关，第二节为气关，第三节为命关。正常指纹为红黄隐隐于示指风关之内。其临床意义可概括为纹色辨寒热，即红紫多为热证，青色主惊风或疼痛，淡白多为虚证；淡滞定虚实，即色浅淡者为虚证，色浓滞者为实证；浮沉分表里，即指纹浮显者多为表证，指纹深沉者多为里证；三关测轻重，即指纹突破风关，显至气关，甚至显于命关，表明病情渐重，若直达指端称为"透关射甲"，为临床危象。

五、望舌

舌诊对了解疾病本质,指导辨证论治有重要意义。

望舌时应注意光线充足,以自然光线为佳。患者应自然伸舌,不可太过用力。并注意辨别染苔。正常舌象可概括为淡红舌,薄白苔,即舌质淡红明润,胖瘦适中,柔软灵活;舌苔薄白均匀,干湿适中,不黏不腻,揩之不去。

(一)望舌质

1.舌色

(1)淡白舌:舌色红少白多,色泽浅淡,多为阳气衰弱或气血不足,为血不盈舌,舌失所养而致。主虚证、寒证。

(2)红舌:舌色鲜红或正红,多由热邪炽盛,迫动血行,舌之血脉充盈所致。主热证。

(3)绛舌:舌色红深,甚于红舌。主邪热炽盛,主瘀。

(4)青紫舌:色淡紫无红者为青舌,色深绛而暗是紫舌,二者常常并见。青舌主阴寒,瘀血;紫舌主气血壅滞,瘀血。

2.舌形

(1)老嫩:舌质粗糙,坚敛苍老,主实证或热证,多见于热病极期;浮胖娇嫩,或边有齿痕,主虚证或寒证,多见于疾病后期。

(2)胖瘦:舌体肥大肿胀为胖肿舌,舌体瘦小薄瘪为瘦瘪舌。

(3)芒刺:舌乳头增生、肥大高起,状如草莓星点,为热盛之象。

(4)裂纹:舌面有裂沟,深浅不一,浅如划痕,深如刀割,常见于舌面的前半部及舌尖侧,多因阴液耗伤。

(5)齿印:舌边有齿痕印记称为齿痕舌,多属气虚或脾虚。

(6)舌疮:以舌边或舌尖为多,形如粟粒,或为溃疡,局部红痛,多因心经热毒壅盛而成。

(7)舌下络脉:舌尖上卷,可见舌底两侧络脉,呈青紫色。若粗大迂曲,兼见舌有瘀斑瘀点,多为有瘀血之象。

3.舌态

(1)痿软:舌体痿软无力,伸卷不灵,多为病情较重。

(2)强硬:舌体板硬强直,活动不利,言语不清,称舌强。

(3)震颤:舌体震颤抖动,不能自主。常因热极生风或虚风内动所致。

(4)喎斜:舌体伸出时,舌尖向左或向右偏斜,多为风中经络,或风痰阻络而致。

(5)卷缩:舌体卷缩,不能伸出,多为危重之证。

(6)吐弄:舌体伸出,久不回缩为吐舌。舌体反复伸出舐唇,旋即缩回为弄舌,为心脾经有热所致。

(7)麻痹:舌体麻木,转动不灵称舌麻痹。常见于血虚风动或肝风挟痰等证。

(8)舌纵:舌体伸出,难以收回称为舌纵,多属危重凶兆。

(二)望舌苔

1.苔质

(1)厚薄:透过舌苔能隐约见到舌质者为薄,不见舌质者为厚。苔质的厚薄可反映病邪的浅深和轻重。苔薄者多邪气在表,病轻邪浅;苔厚者多邪入脏腑,病较深重。由薄渐厚,为病势渐增;由厚变薄,为正气渐复。

(2)润燥:反映津液之存亡。苔润表示津液未伤;太过湿润,水滴欲出者为滑苔,主脾虚湿盛或阳虚水泛。苔燥多为津液耗伤,或热盛伤津,或阴液亏虚。舌质淡白,口干不渴,或渴不欲饮,多为阳虚不运,津不上承。

(3)腐腻:主要反映中焦湿浊及胃气的盛衰情况。颗粒粗大,疏松而厚,易于刮脱者,称为腐苔,多为实热蒸化脾胃湿浊所致;颗粒细小,状如豆腐渣,边缘致密而黏,中厚或糜点如渣,多为湿热或痰热所致;苔厚,刮之不脱者,称为腻苔,多为湿浊内蕴,阳气被遏所致。

2.苔色

(1)白苔:多主表证、寒证、湿证。

(2)黄苔:多主里证、热证。黄色越深,热邪越重。

(3)灰苔:多主痰湿、里证。

(4)黑苔:主里证,多见于病情较重者。苔黑干焦而舌红,多为实热内炽;苔黑燥裂,舌绛芒刺,为热极津枯;苔薄黑润滑,多为阳虚或寒盛。

3.苔形

舌苔布满全舌者为全苔,分布于局部者为偏苔,部分剥脱者为剥苔。全苔主痰湿阻滞;偏苔,多属肝胆病证;苔剥多处而不规则称为花剥苔,主胃阴不足;小儿苔剥,状如地图者,多见于虫积;舌苔光剥,舌质绛如镜面,为肝肾阴虚或热邪内陷。

(沙 莎)

第二节 闻 诊

闻诊是通过听声音和嗅气味来诊察疾病的方法。

一、听声音

(一)声音

实证和热证,声音重浊而粗、高亢洪亮,烦躁多言;虚证和寒证,声音轻清、细小低弱,静默懒言。

(二)语言

1.谵语

神志不清,语无伦次,语意数变,声音高亢。多为热扰心神之实证。

2.郑声

神志不清,声音细微,语多重复,时断时续。为心气大伤,精神散乱之虚证。

3.独语

喃喃自语,喋喋不休,逢人则止。属心气不足之虚证,或痰气郁结清窍阻蔽所致。

4.狂言

精神错乱,语无伦次,不避亲疏。多为痰火扰心。

5.言謇

舌强语謇,言语不清。多为中风。

(三)呼吸

1.呼吸

呼吸主要与肺肾病变有关。呼吸声高气粗而促,多为实证和热证;呼吸声低气微而慢,多为虚证和寒证。呼吸急促而气息微弱,为元气大伤的危重证候。

2.气喘

呼吸急促,甚则鼻翼翕动,张口抬肩,难以平卧,多为肺有实邪或肺肾两虚所致。

3.哮

呼吸时喉中有哮鸣音。哮证有冷热之别,多时发时止,反复难愈,多为缩痰内状,或外邪所诱发。

4.上气

气促咳嗽,气逆呕呃。多为痰饮内停,或阴虚火旺,气道壅塞而致。

5.太息

时发长吁短叹,以呼气为主。多为情志抑郁,肝不疏泄。

(四)咳嗽

有声无痰为咳,有痰无声为嗽,有痰有声为咳嗽。暴咳声哑为肺实;咳声低弱而少气,或久咳暗哑,多为虚证。

(五)呕吐

胃气上逆,有声有物自口而出为呕吐,有声无物为干呕,有物无声为吐。虚证或寒证,呕吐来势徐缓,呕声低微无力;实证或热证,呕吐来势较猛,呕声响亮有力。

(六)呃逆

气逆于上,自咽喉出,其声呃呃,不能自主,俗称"打呃"。虚寒者,呃声低沉而长,气弱无力;实热者,呃声频发,高亢而短,响而有力。

二、嗅气味

(一)口气

酸馊者是胃有宿食;臭秽者,是脾胃有热,或消化不良;腐臭者,可为牙疳或内痈。

(二)汗气

汗有腥膻味为湿热蕴蒸;腋下汗臭者,多为狐臭。

(三)痰涕气味

咳唾浊痰脓血,味腥臭者为肺脓肿;鼻流浊涕,黄稠有腥臭为肺热鼻渊。

(四)二便气味

大便酸臭为肠有积热;大便溏薄味腥为肠寒;失气奇臭为宿食积滞;小便臭秽黄赤为湿热;小便清长色白为虚寒。

(五)经带气味

白带气味臭秽,多为湿热;带下清稀腥臊,多为虚寒。

(沙　莎)

第三节 问 诊

问诊包括询问一般情况、主诉、既往史、个人生活史、家族史,并围绕主诉重点询问现在证候等。

一、问寒热

(一)恶寒发热
恶寒与发热同时出现,多为外感病初期,是表证的特征。

(二)但寒不热
多为里寒证。新病畏寒为寒邪直中;久病畏寒为阳气虚衰。

(三)但热不寒
高热不退,为壮热,多为里热炽盛;按时发热,或按时热盛为潮热(日晡潮热者,为阳明腑实证;午后潮热,入夜加重,或骨蒸痨热者,为阴虚)。

(四)寒热往来
恶寒与发热交替而发,为正邪交争于半表半里,见于少阳病和疟疾。

二、问汗

主要诊察是否汗出,汗出部位、时间、性质、多少等。

(一)表证辨汗
表实无汗,多为外感风寒;表证有汗,为表虚证或表热证。

(二)里证辨汗
汗出不已,动则加重者为自汗,多因阳气虚损,卫阳不固;睡时汗出,醒则汗止为盗汗,为阴虚内热;身大热大汗出,为里热炽盛,迫津外泄;汗热味咸,脉细数无力,为亡阴证;汗凉味淡,脉微欲绝者,为亡阳证。

(三)局部辨汗
头汗可因阳热或湿热;半身汗出者,多无汗部位为病侧,可因痰湿或风湿阻滞,或中风偏枯;手足心汗出甚者,多因脾胃湿热,或阴经郁热而致。

三、问疼痛

(一)疼痛的性质
新病疼痛,痛势剧烈,持续不解而拒按者为实证;久病疼痛,痛势较轻,时痛时止而喜按者为虚证。

(二)疼痛的部位
头痛,痛连项背,病在太阳经;痛在前额或连及眉棱骨,病在阳明经;痛在两颞或太阳穴附近,为少阳经病;头痛而重,腹满自汗,为太阴经病;头痛连及脑齿,指甲微青,为少阴经病;痛在巅顶,牵引头额、额角,气逆上冲,甚则作呕,为厥阴经病。胸痛多为心肺之病。常见于热邪壅肺,痰浊阻肺,气滞血瘀,肺阴不足及肺结核、肺脓肿、胸痹等证。胁痛,多与肝胆病关系密切,可见于肝郁气滞、肝胆湿热、肝胆火盛、瘀血阻络及水饮内停等病证。脘腹痛,其病多在脾胃。可因寒凝、热结、气滞、血瘀、食积、虫积、气虚、血虚、阳虚所致。喜暖为寒,喜凉为热,拒按为实,喜按为虚。腰痛,或为寒湿痹证,或为湿热阻络,或为瘀血阻络,或为肾虚所致。四肢痛,多见于痹证。疼痛游走者,为行痹;剧痛喜暖者,为寒痹;重着而痛者,为湿痹;红肿疼痛者,为热痹。足跟或胫膝酸痛为气血亏虚,经气不利常见。

四、问饮食口味

主要问食欲好坏,食量多少,口渴饮水,口味偏嗜,冷热喜恶,呕吐与否等情况,以判断胃气有无及脏腑虚实寒热。

五、问睡眠

主要有失眠与嗜睡。不易入睡,或睡而易醒不能再睡,或睡而不酣,易于惊醒,甚至彻夜不眠者为失眠,为阳不入阴,神不守舍所致。时时欲睡,眠而不醒,精神不振,头沉困倦者为嗜睡,多见于痰湿内盛、困阻清阳、阳虚阴盛或气血不足。

六、问二便

主要了解二便的次数、便量、性状、颜色、气味,以及便时有无疼痛、出血等。

七、问小儿及妇女

(一)问小儿

主要应了解出生前后的情况,及预防接种和传染病史与传染病接触史,小儿常见致病因素有易感外邪、易伤饮食、易受惊吓等。

(二)问妇女

应了解月经的初潮、月经周期、行经天数、经量、经色、经质、末次月经,或痛经、带下、妊娠、产育,以及有无经闭或绝经年龄等情况。

(沙 莎)

第四节 切 诊

一、脉诊的部位和方法

脉诊的常用部位是手腕部的寸口脉,并分为寸、关、尺三部。通常以腕后高骨为标记,其内侧为关,关前(腕侧)为寸,关后(肘侧)为尺。其临床意义大致为左手寸候心、关候肝胆,右手寸候肺、关候脾胃,两手尺候肾。

以中指定关位,示指切寸位,环指(无名指)切尺位。诊脉时用轻力切在皮肤上称为浮取或轻取;用力不轻不重称中取;用重力切按筋骨间称为沉取或重取。诊脉时,医师的呼吸要自然均匀,以医师正常的一呼一吸的时间去计算患者的脉搏数。切脉的时间必须在 50 s 以上。

二、正常脉象

正常脉象:三部有脉,沉取不绝,一息四至(每分钟 70～80 次),不浮不沉,不大不小,从容和缓,流畅有力。临床所见斜飞脉、反关脉均为脉道位置的变异,不属于病脉。

三、常见病脉及主病

(一)浮脉

1.脉象

轻取即得,重按反减;举之有余,按之稍弱而不空。

2.主病

主表证,为卫阳与邪气交争,脉气鼓动于外而致。也见于虚证,多因精血亏损,阴不敛阳或气虚不能内守,脉气浮散于外而致。内伤里虚见浮脉,为虚象严重。

(二)洪脉

1.脉象

脉形宽大,状如波涛,来盛去衰。

2.主病

气分热盛,证属实证,乃邪热炽盛,正气抗邪有力,气盛血涌,脉道扩张而致。

(三)大脉

1.脉象

脉体阔大,但无汹涌之势。

2.主病

邪盛病进,又主正虚。根据脉之有力与无力,辨别邪正的盛衰。

(四)沉脉

1.脉象

轻取不应,重按始得。

2.主病

里证:里实证可见于气滞血瘀、积聚等,为邪气内郁,气血困阻,阳气被遏,不能浮应于外而致,多脉沉而有力,按之不衰。里虚证,为气血不足,阳气衰微,不能运行营气于脉外所致,多脉沉无力。

(五)弱脉

1.脉象

轻取不应,重按应指细软无力。

2.主病

气血不足,元气耗损。阳气衰微,鼓动无力而脉沉。阴血亏虚,脉道空豁而脉细无力。

(六)迟脉

1.脉象

脉来缓慢,一息脉动不足四至。

2.主病

寒证:脉迟无力,为阳气衰微的里虚寒证;脉迟有力,为里实寒证。

(七)缓脉

1.脉象

一息四至,应指徐缓。

2.主病

湿证、脾虚,亦可见正常人。

(八)结脉

1.脉象

脉来缓中时止,止无定数。

2.主病

主阴盛气结,寒痰瘀血,气血虚衰。实证者脉实有力,迟中有止,为实邪郁遏,心阳被抑,脉气阻滞而致。虚证者脉虚无力,迟中有止,为气虚血衰,脉气不相顺接所致。

(九)数脉

1.脉象

脉来急促,一息五至以上(每分钟90次以上)。

2.主病

热证:若数而有力,多因邪热鼓动,气盛血涌,血行加速而致。数而无力,多因精血亏虚,虚阳外越,致血行加速,脉搏加快。

(十)促脉

1.脉象

往来急促,数而时止,止无定数。

2.主病

实证多为阳盛热实或邪实阻滞,见脉促有力。前者因阳热亢盛,迫动血行而脉数,热灼阴津,津血衰少,致急行血气不相接续,故脉有歇止。后者由气滞、血瘀、痰饮、食积等有形之邪阻闭气机,脉气不相接续而致;虚证多为脏气衰败,可见脉促无力。多因阴液亏耗,真元衰惫,气血不相接续而致。

(十一)虚脉

1.脉象

举之无力,按之空虚,应指软弱。

2.主病

虚证,多见于气血两虚。因气虚则血行无力,血少则脉道空虚而致。

(十二)细脉

1.脉象

脉细如线,应指明显,按之不绝。

2.主病

主气血两虚,诸虚劳损;又主伤寒、痛甚及湿证。虚证因营血亏虚,脉道不充,血运无力而致。实证因暴受寒冷或疼痛,则脉道拘急收缩,细而弦紧。湿邪阻遏脉道,则见脉象细缓。

(十三)代脉

1.脉象

脉来迟缓力弱,时发歇止,止有定数。

2.主病

虚证多脉代而无力,良久不能自还,为脏气衰微,脉气不复所致。实证多脉代而有力,多为痹证、痛证、七情内伤、跌打损伤等邪气阻遏脉道,血行涩滞而致。

(十四)实脉

1.脉象

脉来坚实,三部有力,来去俱盛。

2.主病

实证:乃邪气亢盛,正气不衰,正邪剧烈交争,气血涌盛,脉道坚满而致。若虚证见实脉则为真气外越之险候。

(十五)滑脉

1.脉象

往来流利,应指圆滑,如盘走珠。

2.主病

痰饮、食积、实热。为邪正交争,气血涌盛,脉行通畅所致。脉滑和缓者,可见于青壮年的常脉和妇人的孕脉。

(十六)弦脉

1.脉象

形直体长,如按琴弦。

2.主病

肝胆病、诸痛、痰饮、疟疾。弦为肝脉,以上诸因致使肝失疏泄,气机失常,经脉拘急而致;老年人脉象多弦硬,为精血亏虚,脉失濡养而致。此外,春令平脉亦见弦象。

(十七)紧脉

1.脉象

脉来绷紧有力,屈曲不平,左右弹指,如牵绳转索。

2.主病

寒证、痛证、宿食。乃邪气内扰,气机阻滞,脉道拘急紧张而致。

(十八)濡脉

1.脉象

浮而细软。

2.主病

主诸虚,又主湿。

(十九)涩脉

1.脉象

脉细行迟,往来艰涩不畅,如轻刀刮竹。

2.主病

气滞血瘀,伤精血少,痰食内停。

四、按诊

按诊是医师用手直接触摸或按压患者某些部位,以了解局部冷热、润燥、软硬、压痛、肿块或其他异常变化,从而推断疾病部位、性质和病情轻重等情况的一种诊病方法。

(一)按胸胁

主要了解心、肺、肝的病变。

(二)按虚里

虚里位于左乳下心尖冲动处,反映宗气的盛衰。

(三)按脘腹

主要检查有无压痛及包块。腹部疼痛,按之痛减,局部柔软者为虚证;按之痛剧,局部坚硬者为实证。

(四)按肌肤

主要了解寒热、润燥、肿胀等内容。肌肤灼热为热证,清冷为寒证。

(五)按手足

诊手足的冷暖,可判断阳气的盛衰。

(六)按俞穴

通过按压某些特定俞穴以判断脏腑的病变。

（沙　莎）

第三章　中医治则与治法

第一节　治疗原则

　　治疗原则就是治疗疾病的法则，或者叫作原则，它是临床治疗疾病时具体治疗方法的原则，它与具体治疗方法是不同的，例如"虚则补之，实则泻之""寒者热之，热者寒之"等，都是指的治则。其中虚证中的血虚补血，气虚补气、阴虚滋阴、阳虚壮阳等治疗方法，就是在"虚则补之"这一治疗原则下的具体治疗方法。又如前述脏腑各证候中的治疗方法、卫气营血辨证中的"在卫汗之可也；到气才可清气；入营犹可透热转气；入血就恐耗血动血，直须凉血散血"，以及六经辨证的太阳宜汗，阳明宜清，少阳宜和，三阴宜扶正等，都属于治疗原则。由此说明，治则是长期临床实践总结出来的治疗规律，它直接指导临床具体立法处方。

一、治病求本

　　本，指疾病的本质。治病求本，就是透过疾病的现象，找出疾病的本质，针对疾病的本质进行治疗。所谓现象，就是疾病反映出来的各种症状。治疗时，将四诊所搜集的各种症状，进行综合分析，从这些现象中，找出它的本质，即根本原因，从而确立相应治疗方法。治病求本，是治疗的原则，也是解决疾病根本矛盾的方法，应用时要结合具体情况，也可以标本同治，即在治本的原则下，适当用一些对症药来增强效果。具体包括正治与反治、治标与治本两种情况。

（一）正治与反治

　　疾病的变化是很复杂的，在一般情况下，疾病的本质和反映出来的现象是一致的。例如里寒证，表现为身寒、手足不温、喜热恶寒等寒性症状；里热证，表现为身热大汗，口渴喜冷饮等热性症状。但在某些情况下，也常能出现疾病的本质与现象不一致的情况。所谓正治、反治，是指所用药物性质的寒热、补泻，与疾病本质和现象之间的逆、从关系而言的。

　　1.正治

　　正治即指药物的寒、热、补、泻性能，逆其病证而治的一种方法。因为这种治法是以寒（药）治热（证），以热（药）治寒（证），称为正治。又因为药物性能与病证相逆，所以正治又叫逆治。《黄帝内经》中有"逆者正治"。正治法是常用治法，"虚则补之，实则泻之"及"寒者热之，热者寒之"等都属于正治。

2.反治

反治是指药物性能与疾病所表现的现象相一致的治疗方法,但它与疾病的本质仍然是相逆的,所以反治主要适用于疾病本质与现象不一致的病证,包括寒热真假,虚实真假等证候的治法。因为这种治法,是顺从病证的现象而治,故称"反治法",或称"从治法"。《黄帝内经》中有"从者反治"。反治法的具体应用,分为"热因热用""寒因寒用""塞因塞用""通因通用"四种情况。

(1)热因热用:即以热治热,适用于内真寒外假热之证。例如《伤寒论》第 317 条曰:"少阴病,下利清谷,里寒外热,手足厥逆,脉微欲绝,身反不恶寒,其人面色赤……通脉四逆汤主之。"少阴病阴寒内盛,阳气衰竭于里,故里见下利清谷,外见手足厥逆。阳虚脉气衰微,故脉微欲绝,这是里真寒。但阴盛于内,格阳于外,致使虚阳外浮,故见身反不恶寒,面色赤等内真寒外假热(戴阳证)的本质与现象不一致的症状。治以通脉四逆汤(附子、干姜、炙甘草),温其少阴真寒,但方中附子、干姜大辛大热,对其假象来说,则是以热治热的反治法。

(2)寒因寒用:即以寒治寒,适用于内真热外假寒之证。例如《伤寒论》第 350 条曰:"伤寒脉滑而厥者,里有热,白虎汤主之。"邪热郁结在内,里有热,故见脉滑。内热郁闭,格阴于外,故反见四肢厥逆等本质与现象不一致的内真热外假寒,即所谓"热厥"证。治用清热生津的白虎汤,清其气分之热,但方中石膏、知母对假寒象来说,则是以寒治寒的反治法。

(3)塞因塞用:即用滋腻补塞的药物,治疗闭塞壅滞的病证。主要适用于因虚而出现的壅滞,瘀结等假实症状的病证。例如,因脾虚不运的腹胀,用补中益气汤或参苓白术散等方健脾益气,脾气健运,则腹胀自消。又如气虚血枯引起的闭经,用八珍汤等补益气血的方法,气血旺盛,则月经自然按时而下。上述腹胀、闭经都是闭塞不通的病证,治用滋腻补塞的药物,即塞因塞用。

(4)通因通用:即用通利的方法,治疗通泄的病证。适用于邪实结聚而出现通利症状的病证。例如,因瘀血所致的崩漏,用活血化瘀(可用四物汤合失笑散)的方法;因食积所致的腹泻,用消积导滞通下(可用枳实导滞丸)的方法;因湿热积滞所致的痢疾,用行气导滞、泄热通便的方法等。

从上述反治法来看,反治法之所以不同于正治法,仅是指药物性能与疾病现象之间的顺从关系而言的,对于疾病的本质来说,必须是相逆,所以它与治病求本的原则仍然是相一致的。

此外,还有所谓"反佐法",适用于大寒大热,用正治法服药抗拒,药物下咽即吐的病证。具体应用有两种情况:一是在方剂组成中,使用反佐的药物,即在温热方剂中少佐苦寒药,或苦寒方剂中少佐温热药;二是服药方法上,即热证用寒药热服,或寒证用热药冷服的方法。

(二)治标与治本

标和本是一组相对的概念,主要是用以说明病变过程中各种矛盾的主次关系。一般来说,在邪正双方来说,则正气为本,邪气是标;在病因与症状关系上,病因是本,症状是标;在疾病的部位上,内脏是本,体表是标;在先后疾病上,则旧病是本,新病是标,原发病是本,继发病是标。标本主要是用以说明疾病矛盾双方的主次关系,从而确定治疗的先后缓急。

疾病中存在着的矛盾关系,随着疾病的发展而变化,有时非主要矛盾上升为主要矛盾,或者旧的矛盾未解决,又出现了新的矛盾,因而治疗时就有"急则治标""缓则治本""标本同治"等原则。

1.急则治其标

急则治标是在标病紧急,原来非主要矛盾上升为主要矛盾时所采用的一种应急的治疗法则。此时,如不先治其标,可能危及患者生命或影响本病的治疗。急则治其标仅是权宜救急之法,一待危象消除,病势缓解,仍应治本,以拔除根。

2.缓则治其本

缓,指病势不急而言。在一般情况下,病势缓而不急的,皆须治疗疾病的本病,本拔则标除。例如:肺结核患者的阴虚肺燥证,出现低烧、咳嗽等症状,治疗时不应把退热、止咳治标作为重点,而应着重于滋阴润肺以治其本。解决了阴虚肺燥,提高机体抗病能力,发热、咳嗽等症状自然会消失。所以缓则治其本,是治疗疾病的常法,这与上述治病求本的原则是一致的。

3.标本同治

标本同治适用于标病和本病均不太急,可以标本兼顾;或标本均急,二者均不可缓;或治本防标,治标防本,必须标本兼治的情况下所采用的法则。如气虚患者又患感冒,先病气虚为本,后病感冒为标。此时始治本益气,则使表邪滞留,表证不解,拖延病程,甚则引起他变;如只解表治标,则汗出更伤阳气,引起气虚愈甚,所以只有用益气解表的方法,标本同治。

总之,在辨证论治中,分清疾病的标本缓急,是抓住主要矛盾,解决主要矛盾的一个重要原则。如果标本不明,治无主次,势必影响疗效,延误病情。

二、扶正祛邪

疾病是正气与邪气斗争的表现,因此,治疗作用,就在于改变正、邪力量的对比,或者是扶助正气,或者是祛除邪气,从而使疾病向痊愈方面转化。所以,在治疗法则上,不外乎"扶正"和"祛邪"两个原则。

"扶正"就是用滋补强壮的药物及营养、锻炼等方法来扶助正气,增强体质,提高机体的抗病能力,达到战胜疾病,恢复健康的目的。所以"扶正"适用于正气虚损不足为主要矛盾的病证,例如益气、养血、滋阴、壮阳等就是扶正的具体治疗方法。

"祛邪"就是使用祛除邪气的药物,或其他治疗方法,以祛除病邪,达到邪去正复,恢复健康的目的。所以"祛邪"适用于以邪盛为主要矛盾的病证,例如发汗、攻下、消导、清热等都是祛邪的具体治疗方法。

扶正和祛邪,是相互联系着的两个方面,扶正,正是为了祛邪,而祛邪也正是为了恢复正气。另一方面,扶正又往往能留邪,祛邪又易损伤正气。因此,临床运用扶正祛邪的原则时,就必须根据具体情况,权衡正邪的盛衰,或扶正以祛邪,或祛邪以复正,或扶正与祛邪同用(即攻补兼施),正确处理好扶正与祛邪的关系。

(一)扶正以祛邪

在正邪斗争过程中,如正气已虚不耐攻伐时,就应以扶正为主。通过扶助正气来战胜邪气,扶正以祛邪。此时如不考虑正气,妄用攻伐,就会导致正气愈伤的不良后果。例如,脾虚运化不健的患者,常因饮食不能运化而引起脘腹胀满,若单用攻积、消导等祛邪的方法,就会更伤脾气。此时必须采用益气健脾扶正的方法,扶助脾气,加强运化功能,就能消除腹胀。

(二)祛邪以复正

在病变过程中,如果邪气亢盛,正气虽伤而未衰,这时如先扶正,妄用滋补,则反会助长邪气,导致邪气滞留难去。故应以祛邪为主,邪去则正气自然恢复。例如伤寒阳明经证或腑证,邪热内结,前者用白虎汤清阳明气分之热,后者用大承气攻下里实,邪热既去,则正气自复。

(三)攻补兼施

邪实正虚之证,如果出现了攻邪则更伤正气,扶正又留邪气,攻补都不能单独施治的情况下,就必须采用祛邪与扶正兼顾,攻补兼施的原则。如虚人感冒所用的益气解表法,养阴解表法等,都是正邪兼顾,攻补兼施的原则。攻补兼施在应用时,可根据正邪消长的具体情况,或以扶正为主,兼顾祛邪,或以祛邪为主,兼予扶正;也可先扶正后祛邪,或先祛邪后扶正,可根据病情,灵活运用。

三、调整阴阳

"阴阳离决,精气乃绝",说明了疾病的发生和发展,是阴阳相互关系失去了协调所致。因此,疾病的发生,就是阴阳的相对平衡遭到破坏的结果。所以调整阴阳,也是临床治疗的根本法则之一。阴阳的失调,就表现为阴阳的偏胜偏衰。由于阴阳的相互依存、相互制约和相互消长的关系,所以阴阳偏胜或偏衰所反映出来的病理变化,各不相同,其治疗法则,也相应而异。

(一)阴偏胜或阳偏胜

阴偏胜或阳偏胜即"阳盛则热,阴盛则寒"。如阴或阳的过盛,未损及其相对的一方,或已损及相对的一方,但并不严重,当其过盛消除后,其对方的偏衰能自然恢复的情况下,治疗的原则,只要直折其过盛,亦即所谓"损其有余"。如阴或阳偏盛,已损及其相对的一方,出现其对立面的偏衰,治疗必须照顾时,就应在"损其有余"的原则下,配合扶阳或益阴的方法,来阴阳兼顾。

(二)阴偏衰或阳偏衰

阴偏衰或阳偏衰即"阴虚则热,阳虚则寒"。阴虚则热,因其为虚热,病本在阴虚,故治法应当是"阳病治阴",滋阴以抑阳,亦即所谓"壮水之主,以制阳光"。阳虚则寒,因其为虚寒,病本在阳虚,故治法应当是"阴病治阳",补阳以制阴,亦即所谓"益火之源,以消阴翳"。

(三)阴阳两虚

由于阴阳是相互为根,相互依存的,所以在某些病变中,阴虚及阳,阳虚及阴,可以出现阴阳两虚的证候。治疗的原则,应当是阴阳两补。

(四)阴中求阳,阳中求阴

正因为阴阳是互根用的,所以在阴虚补阴,阳虚补阳的原则中,还包括"阴中求阳,阳中求阴"的原则。阳中求阴,即在大量补阴药中,适当配合一些补阳药;阴中求阳,即在大量补阳药中,配合适当的补阴药,从而使得"阳得阴助而生化无穷,阴得阳升而泉源不竭"。

四、因时、因地、因人制宜

疾病的发生和发展,与气候变化、地理环境及人体体质有密切关系。因而治疗时,就必须与这几方面结合起来考虑,这就是因时、因地、因人制宜。

(一)因时制宜

春温、夏热、秋凉、冬寒四时气候变化,与人体生理、病理变化都有密切关系。例如人体夏季多汗,冬季少汗而尿多,这就是人体对气候变化作出的生理性调节。又如春季多温病,夏秋季多中暑、痢疾、疟疾等病。而反常气候的变化,则更是诱发疾病的重要条件。根据不同季节气候变化的特点,来考虑用药的原则,就是"因时制宜"。

季节气候变化不同,人体病变的特点也有所不同,因而治疗用药,也应有所区别。例如春夏气候温热,阳气升发,人体腠理开泄,疏松多汗,阳气容易外泄;秋冬气候寒冷,阴气隆盛,人体腠理致密少汗,阳气内藏。如果同样发生感冒,夏季就不宜过用辛温,如麻黄、桂枝之类,以免助阳伤阴;冬季就不宜过用寒凉,如黄连、黄芩之类,以防助阴伤阳。又如夏秋季节,气候温热,患病每多夹湿浊,治疗时就应适当加入一些芳香化浊、甘淡渗湿的药物,如藿香、苍术、蔻仁、茯苓等。

（二）因地制宜

根据不同地区地理环境的特点，来考虑治疗用药，就是"因地制宜"。不同地区，由于地理环境、生活习惯不同，人体的生理活动和病变特点也不尽相同，因而治疗用药，也有所区别。例如同样是风寒感冒，西北地区温热药宜偏重，东南地区温热药宜偏轻，这是因为西北地区地势高而气候较寒，人体腠理开少而闭多，东南地区，地势低平而气候温热，人体腠理开多而闭少的缘故。一般对麻黄、细辛等温药的用量，北方常重于南方，也是这个道理。又如南方地区气候温热而潮湿，故多用清热化湿之品；北方地区气候寒凉而干燥，温热药用量就可稍重，也说明了地区不同，用药也有所区别。

（三）因人制宜

治疗疾病，根据患者年龄、性别、生活习惯及体质强弱等不同特点，来考虑用药，就是"因人制宜"。例如儿童用药量就比成人轻；又如在同一条件下，不同体质的人患同样的病证，用药量也有差别。一般体质强壮则耐药力强，体质弱则耐药力弱，所以强壮人的用药量常稍重于体弱的人。再如阳热体质的患者，应慎用温热药，以防助阳伤阴；阳虚体质的患者，应慎用苦寒药，以防助阴伤阳。此外，妇女有经、带、胎、产的生理特点，在治疗时亦应考虑。

总的来说，因人制宜，是说治疗时，不能只孤立地看病证，还要看到人的整体和不同人的特性；因时、因地制宜，是说治疗时不仅要看到人，还要看到人与自然不可分割的关系。只有全面地看问题，把人的整体与自然环境结合起来考虑治疗用药，才能取得好的效果。

（胡德志）

第二节　治疗方法

治疗方法是治疗疾病的基本方法，是中医理、法、方、药的重要环节，是诊断、辨证明确后指导处方用药的纲领和原则，是联结基础理论和临床的纽带。常用的治病八法如下。

八法即汗、吐、下、和、温、清、消、补八种治疗方法的简称。其理论源于《黄帝内经》，经历代医家的补充完善和发展，逐渐形成体系。清代程钟龄根据历代医家的治法研究结果，结合自己的临床实践，明确提出八法一词。程氏在《医学心悟》中说："论病之源，从内伤、外感四字括之；论病之情，则以寒热虚实表里阴阳八字统之；而治病之方，则又以汗、和、下、消、吐、清、温、补八法尽之。"其内容的高度概括性和临床实用性，有效地指导着临床实践。

一、汗法

汗法又称解表法，它是通过宣发肺气、开泄腠理、调和营卫等作用，通过汗出，使在肌表的外感六淫之邪随汗而解的一种治法。《素问·阴阳应象大论》说："其在皮者，汗而发之。"就是汗法的理论依据之一。

（一）汗法的作用

汗法不是以人汗出为目的，主要是汗出标志着腠理开、营卫和、肺气畅、血脉通，从而能祛邪外出。汗法不仅能发汗，凡欲祛邪外出、透邪于表、畅通气血、调和营卫，皆可酌情用之。临床上常用于解表、透疹、祛湿、消肿。

1.解表

通过发散,以祛除表邪,解除恶寒发热、鼻塞流涕、头项强痛、肢体酸痛、脉浮等表证。由于表证有表寒、表热之分,因而汗法又有辛温、辛凉之别。辛温用于表寒,以麻黄汤、桂枝汤、荆防败毒散为代表方;辛凉用于表热证,以桑菊饮、银翘散等为代表方。

2.透疹

通过发散,以透发疹毒。如麻疹初起、疹未透发,或难出而透发不畅,均可用汗法透之,使疹毒随汗而透之于外,以缓解病势。透疹之汗法,一般多用辛凉,少用辛温,且宜选用具有解表作用的药物组成。另外,麻疹虽为热毒,宜于辛凉清解,但在初起阶段,应避免过早使用苦寒沉降之品,以免疹毒冰伏,不能透达而致变证百出。

3.祛湿

通过发散,以祛风除湿。放外感风寒而兼有湿邪,以及风湿痹证,均可酌用汗法。素有脾虚蕴湿,又感风寒湿邪,内外相合,风湿相搏,发为身体烦痛,并见恶寒发热、脉浮紧等表证,法当发汗以祛风湿,兼以燥湿健脾;如有湿郁化热之象,证见一身尽疼,发热,日晡加剧者,则当宣肺祛风,渗湿除痹。

4.消肿

通过发散,既可逐水外出而消肿,更能宣肺利水以消肿。故汗法可用于水肿实证而兼有表证者。对于风水恶风、脉浮、一身悉肿、口渴、不断汗出而表有热者,为风水夹热,法当发汗退肿,兼以清热,宜越婢汤或越婢加术汤,如与五皮饮合方。疗效更高。对于身面水肿,恶寒无汗,脉沉小者,则属阴虚而兼表证,法当发汗退肿,兼以温阳,宜以麻黄附子甘草汤加减。

(二)汗法的注意事项

汗法终属祛邪之法,用之不当,不但不能祛病,有时还会致害,因此,使用时必须注意患者体质与适应证,严格掌握用药剂量、时机及用药时间。

1.发汗不可太过

运用汗法治疗热病,要求达到汗出热退,脉静身凉,以周身微汗为度,不可过汗和久用。发汗过多,甚则大汗淋漓则耗散津液,可致伤阴或亡阳。张仲景在《伤寒论》中说:"温服令一时许,遍身漐漐微似有汗者益佳,不可令如水流漓,病必不除。"可见汗法应中病即止,不必尽剂,同时对助汗之理也甚重视。凡方中要求用桂枝发汗者,要求啜热粥或温服以助药力;若与麻黄、葛根同用者,则一般不需要温服或啜热粥。即药轻则需助,药重则不助,其意仍在使发汗适度。

2.注意用药缓峻

使用汗法,必须根据病情的轻重与正气的强弱而定用药之剂量及缓峻,一般说来,表虚用桂枝汤调和营卫,属于轻汗法;表实用麻黄汤发泄郁阳,则属于峻汗法。此外,尚有麻桂各半汤之小汗法等。使用汗法,还应根据时令及体质而定峻缓轻重。暑天炎热,汗之宜轻,宜配用香薷饮之类;冬令严寒,汗之宜重,酌选麻黄汤之类;体质弱者,汗之宜缓,用药宜轻;体壮实,汗之可峻,用药宜重。

3.注意兼夹病证

由于表证多有兼夹证候,因而在汗法时又当配以其他治法。兼气滞者当理气以解表,用香苏散;兼痰饮者,当化饮解表,以小青龙汤;对于虚人外感,务必照顾正气,采用扶正解表;兼气虚者,益气解表,以参苏散,人参败毒散;兼阳虚者,当助阳解表,如麻黄附子细辛汤;兼血虚者,当养血解表,以葱白七味饮;兼阳虚者,当滋阴解表,以加减葳蕤汤。

4.注意禁忌证,不可妄汗

《伤寒论》中论述不可汗的条文很多,一言以蔽之,就是汗家、淋家、疮家、衄家、亡血家、咽喉干燥、尺中脉微、尺中脉迟及病在里者,均不可发汗。究其原因,或是津亏,或是血虚,或是阳弱,或兼热毒,或兼湿热,或种种原因兼而有之,尽管有表证,仍不可随便使用辛温发汗,必须酌情兼用扶正或清热等法。此外,对于非外感风热导致的头痛,亦不可妄汗。

二、吐法

吐法是通过涌吐,使停留在咽喉、胸膈、胃脘等部位的痰涎、宿食或毒物从口中吐出的一种治法。《素问·至真要大论》说:"其高者,因而越之。"就是吐法的理论依据之一。

凡是痰涎窒塞在咽喉,或顽痰蓄积在胸膈,或宿食停滞在胃脘,或误食毒物停留在胃中而未下等,都可及时使用吐法使之涌吐而出。由于吐法能引邪上越,宣壅塞而导正气,所以在吐出有形实邪的同时,往往汗出,使在肌表的外感病邪随之而解,正如程钟龄在《医学心悟》中说:"吐法之中,汗法存焉。"

(一)吐法分类

吐法大体上可分为峻吐法、缓吐法、外探法3种。

1.峻吐法

峻吐法用于体壮邪实,痰食留在胸膈、咽喉之间的病证。如证胸中痞硬,心中烦躁或懊恼,气上冲咽喉不得息,寸脉浮,按之紧者,是痰涎壅于胸中,或宿食停于上脘之证,宜涌吐痰食。如痰涎壅塞胸中导致的癫痫,以及误食毒物,尚在胃脘者,宜涌吐风痰。如中风痰闭,内窍被阻,人事不省,不能言语,或喉闭紧急,宜斩关开闭。

峻吐法属于用于实证的吐法,如属中风脱证者当禁之。

2.缓吐法

缓吐法用于虚证催吐,虚证本无吐法但痰涎壅塞,非吐难以祛邪,只有用缓和的吐法,祛邪扶正兼顾以吐之。

3.探吐法

以鹅翎、压舌板或手指探喉以催吐,或助吐势,称为探吐法,它属于中医外治法的范畴。多用于开通肺气而通癃闭,或助催吐方药以达到迅速致吐的目的。对于误食毒物的患者,探吐法尤为首选。

(二)注意事项

吐法是祛邪外出的一种治法,易损胃气,所以多用于实邪壅塞、病情急剧的患者。若病情虽急,却有体虚气弱,尤其是孕产妇,尤当慎用。如果情势危急,非吐法不可以祛邪者,可酌情选用缓吐法或探吐法。吐法是一种祛邪之法,不可过用滥用,中病即止,以防伤正;催吐之后,要注意调理胃气,糜粥以自养,不可恣食油腻、煎炸、生冷等不易消化之物,以免更伤胃气。

三、下法

下法是通过荡涤胃肠,泻出肠中积滞或积水、衄血,使停留于胃肠的宿食、燥屎、冷积、瘀血、结痰、停水等从下窍而出,而达到祛邪除病邪的一种治疗方法。《素问·至真要大论》中有"其下者,引而竭之""中满者,泻之于内",就是下法的理论依据之一。

（一）下法分类

凡邪在胃肠而致大便不通，燥屎内结，或热结旁流，以及停痰留饮，瘀血积水等邪正俱实之证，均可使用下法。由于病情有寒热，正气有虚实，病邪有兼夹，所以，下法又有寒下、温下、润下、逐水、攻补兼施之别。

1.寒下

里热实证，大便燥结，腹满疼痛，高热烦渴；或积滞日久化热，腹满胀痛；或肠痈为患，腑气不通；或湿热下痢，里急后重特别严重；或血热妄行，吐血衄血或风火眼痛、牙龈红肿焮痛，均宜寒下之。

2.温下

脾胃虚寒，脐下硬结，大便不通，腹痛隐隐，四肢逆冷，脉沉迟；或阴寒内结，腹胀水肿，便秘不畅，皆可用温下法。

3.润下

热盛伤津，或便后津亏，或年老津涸，或产后血虚而便秘，或长期便结而无明显兼证者，均可使用润下法。

4.逐水

水饮停聚体内，或胸胁有水气，或腹肿胀满，或水饮内停，腑气不通，凡脉证俱实者，皆可逐水。

5.攻补兼施

适用于里实正虚而大便秘结者。此时不攻则不能祛实，攻实则正气更虚；不补则无以救其虚，补虚则里实愈壅，唯有用攻补兼施之剂，使攻不伤正，补不助邪，才为两全之策。

（二）注意事项

1.严格把握泻下时机

使用下法，意在祛邪，既不宜迟，也不宜过早，总以及时为要。如伤寒表证未罢，病在阳也，下之则会转为结胸；或邪虽入里，而散漫于三阴经络之间，尚未结实，若攻下之，可成痞气。但临床若"下不厌迟""结粪方下"，致邪已入里成实，医者仍失时不下，从而使津液枯竭，攻补两难，势难挽回。故吴又可又在《温疫论》中强调："大凡客邪，贵乎早逐，乘人气血未乱，肌肉未消，津液未耗，患者不至危殆，投剂不至掣肘，愈后易于平复……勿拘于下不厌迟之说。"他又说："承气本为逐邪，而非专为结粪而设也。如必俟其粪结，血液为热所搏，变证迭起，是犹酿痈贻害，医之过也。"

2.严格注意用药峻缓

使用下法，当度邪之轻重，察病之缓急，以此确定峻下、缓下。如泻实热多用承气汤，但因热邪之微甚而有所选择。大承气汤用于痞、满、燥、实俱全；小承气汤用于痞、满、燥而实轻者；调胃承气汤则用于燥、实而痞、满轻者，所用泻之剂量也与峻缓有关。一般量多剂大常峻猛，量少剂小则和缓。

此外，泻下之峻缓尚与剂型有关，攻下之力，汤剂胜于丸散，如需峻下，反用丸剂，亦可误事；如欲缓下，则宜丸剂，如麻仁丸之用于脾约证等，若用汤剂，则津血更伤。

3.必须分清病证虚实

实证当下，已如前述。虚人虚证慎下禁下，古人早有明示。如患者阳气素微者不可下，下之则呃；患者平素胃弱，亦不可下，下则变证百出。对于虚弱之人患病，非下不可时，则当酌选轻下之法,或选润导之法,或选和下之法。也可采取先补后攻,可暂攻而随后补。此皆辨虚人之下,下之得法之需也。

四、和法

和法是通过和解或调和的作用,以祛除病邪为目的的一种攻邪方法,主要适用于半表半里证。

和法是中医学中一种比较特殊的治疗方法,它不同于汗、吐、下三法的专事攻邪,又不同于补法的专事扶正。《伤寒明理论》说:"伤寒邪在表者,必渍形以为汗;邪气在里者,必荡涤以为利。其为不内不外,半表半里,既非发汗之所宜,又非吐下之所对,是当和解则可以矣。"可见和法专治病邪在半表半里之证。如邪在少阳,当和解少阳;邪伏膜原,当和解以透达膜原之邪;肝脾不和,当调和肝脾;肠寒胃热,当以半夏泻心汤类调和肠胃;气血失调,当调和气血;营卫不和,当调和营卫。

(一)功效

祛除寒热、调其偏性、扶其不足,使病邪去而人体安是和法的主要功效,其中最常用的有和解少阳、透达膜原、调和肝脾(胃)、调和胆胃、调和肠胃等。

1.和解少阳

外感之邪,伏于半表半里之间,邪正相争,证见往来寒热,胸胁苦闷,心烦喜呕,口苦咽干,苔薄脉弦等,法当和解少阳,以扶正祛邪,清里达表的小柴胡汤为代表方。

2.透达膜原

膜原外通肌腠、内近肠胃,为三焦之门户,居一身半表半里之处,痰湿之邪阻于膜原,证见胸膈痞满,心烦懊恢,头眩口腻,咳痰不爽,间日发疟,舌苔白如积粉,扪之粗糙,脉弦而滑。治当宣湿化痰、透达膜原。

3.调和肝脾(胃)

情志抑郁、肝脾失调,证见两胁作痛,寒热往来。头痛目眩,口燥咽干,神疲食少,月经不调,乳房作胀,脉弦而细者,宜疏肝解郁、健脾和营;传经热邪,阳气内郁,而致手足厥逆,或脘腹疼痛,或泻痢下重者,宜疏肝理脾、和解表里;如胁肋痛甚者,当首选柴胡疏肝散;若因肝木乘脾,证见肠鸣腹痛,痛则泄泻,脉弦而缓者,宜泻肝补脾。

4.调和胆胃

胆气犯胃,胃失和降,证见胸胁胀满,恶心呕吐,心下痞满,时或发热,心烦少寐,或寒热如疟,寒轻热重,口苦吐酸。舌红苔白,脉弦而数者。法当调和胆胃。

5.调和肠胃

邪在胃肠,寒热失调。腹痛欲呕,心下痞硬者,治宜寒温并用,调和肠胃;胃气不调,心下痞硬,但满不痛,或干呕,或呕吐,肠鸣下利者,宜和胃降逆,开结除痞;伤寒胸中有热,胃中有寒,升降失常,腹中痛,欲呕吐者,宜平调寒热、和胃降逆。

(二)注意事项

和解剂方药虽然比较平和,且常与扶正之品相配,但终是祛邪之剂,因此,临床应用也应该有所禁忌。

1.辨清偏表偏里

邪入少阳,病在半表半里,固当用小柴胡汤和解之,但有偏表偏里,偏寒偏热之不同,又当适

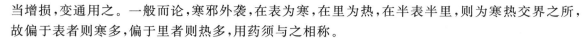

当增损,变通用之。一般而论,寒邪外袭,在表为寒,在里为热,在半表半里,则为寒热交界之所,故偏于表者则寒多,偏于里者则热多,用药须与之相称。

2.兼顾偏虚偏实

邪不盛而正渐虚者,固宜用和法解之,但有偏于邪盛和偏于正虚之不同,治宜适当变通用之。如小柴胡用人参,所以补正气,使正气旺,则邪无所容,自然得汗而解;亦有表邪失汗,腠理致密,邪无出路,由此而传入少阳,热气渐盛,此非正气之虚,故有不用人参而和解自愈者,是病有虚实不同,则法有所变通。仲景有小柴胡汤之加减法,对出现渴的,去半夏,加人参、瓜蒌根;若不渴而外有微热者,去人参,加桂枝,即是以渴与不渴辨是否伤津,从而增减药物,变通用法。

3.不可滥用和法

由于和法适应证广,用之得当,疗效甚佳,且药性和平,用之平稳,常为医者所采用,但又不可滥用。如邪已入里,燥渴、谵语诸证丛集,而仅以柴胡汤主之,则病不解;温病在表,病未入少阳,误用柴胡汤,则变证迭生。

此外,内伤劳倦、气虚血虚、痈肿瘀血诸证,皆可出现寒热往来、似疟非疟,均非柴胡汤所能去之。但柴胡汤也并非不可用于内伤杂病,若能适当化裁,斟酌用之,也常能收到良效。如此审证加减,则不属于滥用之列。

五、温法

温法是通过温中、祛寒、回阳、通络等作用,使寒邪祛、阳气复、经络通、血脉和,适用于脏腑经络因寒邪为病的一种治法。《素问·阴阳应象大论》所说的"寒者热之""治寒以热"就是温法的理论依据。《医学心悟》中也有:"温者,温其中也。脏受寒侵,必用温剂(法)。"

(一)温法分类

寒病的成因有外感、内伤的不同,或由寒邪直中于里,或因治不如法而误伤人体阳气,或人阳气素弱,以致寒从中生。寒病部位有在脏、在腑、在经、在络的不同,因此,温法又有温中祛寒、温经散寒、回阳救逆的不同。

1.温中祛寒

由于寒邪直中脏腑,或阳虚内寒,症见身寒肢冷,脘腹冷痛,呕吐泄泻,舌淡苔润,脉沉迟而弱,此时当温中散寒。若见腰痛水肿,夜尿频繁,则属脾肾虚寒,阳不化水,水湿泛滥,当温肾祛寒,温阳利水。

2.温经散寒

由于寒邪凝滞于经络,血脉不畅,症见四肢冷痛,肤色紫黯,面青舌瘀,脉细而涩等,法当温经散寒,养血通脉;如寒湿浸淫,四肢拘急,发为痛痹,亦当温散。

3.回阳救逆

阳虚内寒可进而导致阳气虚衰,症见四肢厥逆,畏寒蜷卧,下利清谷,冷汗淋漓,气短难续,口鼻气冷,面色青灰,苔黑而润,脉微欲绝等。急当回阳救逆,并辅以益气固脱。

(二)注意事项

由于寒证有其共性,亦有其个性,故而在治疗时当区别病位、病性及病之新久,或以温补,或以温下,或以温渗,以切中病机,利于病体之康复。

1.温补法

寒常兼虚,虚寒相因而生,此时,若纯用滋补之法常不能运化,若加入温药,更好地发挥作用。

十全大补汤中加入肉桂即含温补之意。

2.温下法

若沉寒痼疾日久,单纯下法不能奏效时,加入温药,可促进药物下行。《伤寒绪论》说:"近世但知寒下一途,绝不知有温下等法,盖暴感之热邪可以寒下,若久积之寒结亦可寒下乎?"三物备急丸中之用巴豆,即温下之意。

3.温渗法

当虚寒性水肿,单纯渗利无效时,可加入温性药,如五苓散、猪苓汤内加入附子、黄芪等药以助药力,即温渗之意。

六、清法

清法是通过清热泻火,以清除火热之邪,适用于里热证的一种治法。《素问·至真要大论》所说的"热者寒之""温者清之""治热以寒"是清法的理论依据。

(一)清法分类

由于里热证有热在气分、营分、血分,热甚成毒,热在某一脏腑之分。因而清法有清气分热、清营分热、气血两清、清热解毒、清脏腑热等的不同。清法应用范围很广,在温热病治疗中尤为常用。火邪最易伤津耗液,大热又能耗气,故而清法中常和生津、益气之品为伍。若温病后期,热灼阴伤,或久病阴虚而热伏于里,又当清法与滋阴并用;若苦寒直折,热必不除。常用清法有以下几种。

1.清热生津

温病而见高热烦躁,汗出蒸蒸,渴喜冷饮,舌红苔黄,脉洪大等证,是热在气分,法当清热生津,常用白虎汤之类;若正气虚弱,或汗出伤津,则用白虎加人参汤;温病后期,余热未尽,津液已伤,胃气未复,当用竹叶石膏汤,以清热生津,益气和胃。

2.清热凉血

温病热入营血,证见高热烦躁,神昏谵语,全身发斑,舌绛少苔,脉细数;或因血热妄行,引起咯血、衄血及皮下出血等,宜清热凉血;营分热甚者用清营汤;血分热甚用犀角地黄汤。

3.清热养阴

温病后期,阴亏津伤,夜热早凉,热退无汗;或阴虚,午后潮热,盗汗咯血,宜清热养阴。若温病后期、阴虚发热,当以青蒿鳖甲煎养阴清热;虚劳骨蒸发热,当用秦艽鳖甲煎。

4.清热解暑

暑热证,发热汗出,心烦口渴,气短神疲,倦怠乏力,舌红脉虚;或小儿疰夏,久热不退,治宜清热解暑。

5.清热解毒

丹毒、疔疮、肿痈、喉痹、痄腮、各种温疫、内痈等热毒之证,治疗时均应清热解毒。

6.清热除湿

古人形容湿与热结如油之入面,难于清利。由于湿热所结部位之不同,治疗亦有所不同。如肝胆湿热之龙胆泻肝汤;湿热黄疸用茵陈蒿汤;湿热下痢用香连丸或白头翁汤;湿热痹证用桑枝汤等。

7.清泻脏腑热

脏腑诸热,均当清泻。心火炽盛,烦躁失眠,口舌生疮,小便短赤,大便秘结,舌红苔黄脉数者,用大黄泻心汤;心火移热于小肠,兼见尿赤涩痛者,用导赤散;肝胆火旺,面红目赤,头痛失眠,烦躁易怒者,用龙胆泻肝汤;胃火炽盛,口舌生疮,用清胃散;肺热咳嗽,用泻白散;肾阴虚、阴虚火旺者,用知柏地黄丸。

(二)注意事项

清法临床应用时多无明显的禁忌证,主要在于辨明寒热真假及虚实。

1.辨明寒热真假

使用清法,必须针对实热证而用,临床必须辨明真寒假热之象,勿为假象所迷惑。若寒证误用清法,会造成严重后果。

2.辨明虚火实火

使用清法,必须辨明外感与内伤,虚火与实火一般而言,外感多实,内伤多虚。外感之火,当散而清之;湿热之火,当渗而泻之;燥热之火当清润等,必须辨明。

3.因人而异

体虚者不可过用寒凉;体壮者,可用重剂。

4.中病即止

患实热证之患者,应用清法,中病即止,不可过服,否则治热未已,寒证已生,变生他证。

5.审明证型,适可而止

药轻病重,难以取效;药重病轻,易生变证。大热之证而用轻剂则热不除;微热证而用重剂清之,则寒证生,故而当辨明。

七、消法

消法是通过消食导滞和软坚散结作用,对气、血、痰、食、水、虫等积聚而形成的有形之结,使之渐缓消散的一种治法。《素问·至真要大论》所说的"坚者削之""结者散之"是消法的理论依据之一。

(一)消法分类

由于消法的病证较多,病因也各不相同,故而消法又分为消积导滞、消痞化癥、消痰、利水、活血化瘀等。现代也有专家认为,活血化瘀法也应该属于消法的范畴。

1.消积导滞

用消食化滞的方药以消积导滞。适用于饮食不节,食滞肠胃,食欲缺乏厌食,上腹胀满,嗳腐吞酸,舌苔厚腻等证,保和丸为常用方剂。若病情较重,腹痛泄泻,泻下不畅,可清热利湿。

2.消痞化癥

气积宜行气,用良附丸,兼火郁用越鞠丸;肝郁气滞用柴胡疏肝散;兼血瘀者用丹参饮子;血积宜活血;寒凝血瘀之痛经用温经汤;热入营血而有瘀滞,用清营汤加味;瘀血、蓄血、癥块用血府逐瘀汤、桃核承气汤、大黄䗪虫丸等。

3.消痰

风寒犯肺,痰湿停滞,宜祛风化痰;痰热壅肺,宜清肺化痰;痰湿内滞,肺气上逆,则祛痰平喘。

4.利水

阳水宜清利;阴水宜温散;水肿者宜淡渗利水,湿热宜清而散之等。

5.活血化瘀

活血化瘀是指用具有消散作用的、或能攻逐体内瘀血的药物,治疗瘀血病证的方法。本法有通畅血脉、消散瘀滞、调经止痛的作用。

消法与下法虽是治疗蓄积有邪之方法,但在具体应用时却有所不同。下法所治病证,大抵病热急迫,形证俱实,邪在脏腑之间,必须速除,并可从下窍而出。消法所治,主要是病在脏腑、经络、肌肉之间,病邪坚固而来势较缓,且多虚实夹杂,尤其是气血积滞而成之癥瘕痞块,不能迅速消除,必须渐缓消散。

(二)注意要点

1.注意病位

由于病邪郁积部位有在脏、在腑、在经络、在气血的不同,消法亦当按其所在部位而论治,用药应使其达病所,收效快而不伤正。

2.注意虚实

消法虽不及下法剧烈,但总属祛邪之法,治疗时务必分清虚实,以免贻误病情。如脾虚所致水肿,皆由脾虚不能运水所致,不补土而一味消之,脾土愈虚而水肿愈重,水肿难愈。

八、补法

通过补养人体气血阴阳,适用于人体某一脏腑或几个脏腑,或气、血、阴、阳的部分或全部虚弱的一种治疗方法。《素问·三部九候论》:"虚则补之。"《素问·至真要大论》:"损者益之。"《素问·阴阳应象大论》:"形不足者温之以气,精不足者补之以味。"都是补法的理论依据。

(一)补法分类

补法的目的,在于通过药物的补益作用,使人体脏腑、气血之间的失调重归于平衡,同时,在正气虚弱,不能祛邪时,也可借助补法扶助正气,或配合其他治法,达到扶正祛邪的目的。常用补法有补气、补血、滋阴、温阳。

1.补气

气虚为虚证中常见的证候,但有五脏偏重之不同,故补气亦有补心气、补脾气、补肺气、补肾气等不同。因少火生气,故在补气时,酌加补阳药则收效更佳。

2.补血

临床常见血虚证的临床表现是头晕目眩,心悸怔忡,月经量少、色淡,面唇指甲色淡失荣,舌淡脉细等,当用补血之法。由于气为血帅,阳生阴长,故补血时勿忘补气。

3.滋阴

阴虚为虚证中的常见证候,表现复杂,故补阴时要分清部位,方能药证相对,收效显著。若不分清阴虚之所在,没有针对性,临床疗效不会很好。

4.温阳

阳虚表现为畏寒肢冷,冷汗虚喘,腰膝酸软,腹泻水肿,舌胖而淡,脉沉而迟。常用右归丸治肾阳虚,理中丸治脾阳虚,甘草桂枝汤治心阳虚。

(二)注意要点

1.补益时兼顾气血

气血都是人体重要的生命物质,气为血之帅,血为气之母,气虚可致血虚,血虚可导致气虚。故补气当兼顾补血,如补中益气汤之用当归;当归补血汤用黄芪等都是此意。

2.注意调补阴阳

阴阳相互依存,一方虚损常可以导致对方的失衡。肾阴虚会损及肾阳,肾阳虚也会累及肾阴,因此,在治疗时,诚如《景岳全书》所说:"善补阳者,必于阴中求阳,则阳得阴助而生化无穷;善补阴者,必于阳中求阴,则阴得阳生而源泉不竭。"

3.分补五脏

每一脏各有其生理功能,其虚损亦各其特点。如脾为后天之本,肾为先天之本,补脾补肾,根据情况各得所宜。

4.注意补之缓急

补法有缓有急,应量证使用。若阳气暴衰,其气骤脱,血崩气脱,津枯液涸,法当峻补;若邪气未消,宜用缓补之法,不可求速效。如若求补,亦当以平补为主,只宜缓图,不可速求。

5.不可乱用补法

虚证用补无可非议,但大凡补阳药易伤阴,补阴药易碍胃,故临床应用补法时,必须辨明证型,因病施补;若无虚之证,妄加以补,不仅无益,而且有害。此外,若迎合患者心理,一味乱补,为害尤甚。

总之,八法各有特点,在理解八法时,要在掌握各法的基础上,进一步灵活运用,所谓"运用之妙,存乎一心",又要反对孤立地、片面地对待每一种治法。正如《医学心悟》所说:"一法之中,八法备焉;八法之中,百法备焉。病变虽多,而法归于一。"诚能精思熟虑,自然会融会贯通,临床上收到满意效果。

（胡德志）

第四章 针灸治疗技术

第一节 耳 针 疗 法

耳针是指在相应的耳穴上采用针刺或其他方法进行刺激以防治疾病的方法。耳穴是指分布在耳郭上与脏腑经络、组织器官、四肢躯干相互沟通的特定区域。当人体发生疾病时,常会在耳穴出现"阳性反应",如压痛、变形、变色、结节、丘疹、凹陷、脱屑、电阻降低等。这些反应点是耳针防治疾病的刺激点。耳针治疗范围广泛,操作方便,且对疾病诊断有一定的参考意义。

一、耳与经络脏腑的联系

耳与经络之间有着密切的联系。《阴阳十一脉灸经》记载了"耳脉",《黄帝内经》对耳与经脉、经别、经筋的关系做了较详细的阐述。手太阳、手足少阳、手阳明等经脉、络脉、经别均入耳中,足阳明、足太阳的经脉则分别上耳前、至耳上角。六阴经虽不直接入耳,但也通过经别与阳经相合,而与耳相联系。因此,十二经脉均直接或间接上达于耳。奇经八脉中阴跷、阳跷脉并入耳后,阳维脉循头入耳。故《灵枢·口问》曰:"耳者,宗脉之所聚也。"

耳与脏腑之间也有着密切的联系。《灵枢·脉度》曰:"肾气通于耳,肾和则耳能闻五音矣。"《难经·四十难》曰:"肺主声,故令耳闻声。"《证治准绳·杂病》曰:"肾为耳窍之主,心为耳窍之客。"《厘正按摩要术》曰:"耳珠属肾,耳轮属脾,耳上轮属心,耳皮肉属肺,耳背玉楼属肝""耳上属心……耳下属肾……耳后耳里属肺……耳后耳外属肝……耳后中间属脾"。进一步将耳郭分为心、肝、脾、肺、肾五部,说明耳与脏腑在生理、病理上是息息相关的。

二、耳郭表面解剖

耳郭:分为凹面的耳前和凸面的耳背,其表面解剖如图4-1、图4-2所示。

耳轮:耳郭卷曲的游离部分。

耳轮结节:耳轮后上部的膨大部分。

耳轮尾:耳轮向下移行于耳垂的部分。

轮垂切迹:耳轮和耳垂后缘之间的凹陷处。

耳轮脚:耳轮深入耳甲的部分。

耳轮脚棘:耳轮脚和耳轮之间的软骨隆起。

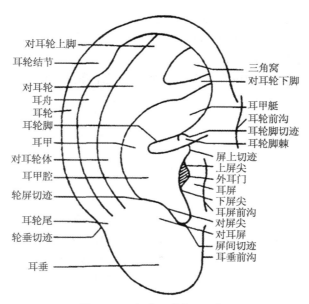

图 4-1　耳郭表面的解剖（前）

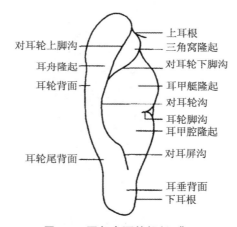

图 4-2　耳郭表面的解剖（背）

耳轮脚切迹：耳轮脚棘前方的凹陷处。

对耳轮：与耳轮相对呈"Y"字型的隆起部，由对耳轮体、对耳轮上脚和对耳轮下脚 3 部分组成。

对耳轮体：对耳轮下部呈上下走向的主体部分。

对耳轮上脚：对耳轮向前上分支的部分。

对耳轮下脚：对耳轮向前下分支的部分。

三角窝：对耳轮上、下脚与相应耳轮之间的三角形凹窝。

耳舟：耳轮与对耳轮之间的凹沟。

耳屏：耳郭前方呈瓣状的隆起。

屏上切迹：耳屏与耳轮之间的凹陷处。

对耳屏：耳垂上方、与耳屏相对的瓣状隆起。

屏间切迹：耳屏与对耳屏之间的凹陷处。

轮屏切迹：对耳轮与对耳屏之间的凹陷处。

耳垂：耳郭下部无软骨的部分。

耳甲：部分耳轮和对耳轮、对耳屏、耳屏及外耳门之间的凹窝。由耳甲艇、耳甲腔两部分组成。

耳甲腔：耳轮脚以下的耳甲部。

耳甲艇：耳轮脚以上的耳甲部。

外耳门：耳甲腔前方的孔窍。

三、耳穴的分布特点

耳穴是指分布在耳郭上的一些特定区域。耳穴在耳郭的分布犹如一个倒置在子宫内的胎儿，头部朝下臀部朝上。分布规律：与头面相应的耳穴在耳垂和对耳屏；与上肢相应的耳穴在耳舟；与躯干和下肢相应的耳穴在对耳轮体部和对耳轮上、下脚；与内脏相应的耳穴集中在耳甲，其中与腹腔脏器相应的耳穴多在耳甲艇，与胸腔脏器相应的耳穴多在耳甲腔，与消化道相应的耳穴多在耳轮脚周围（图4-3）。

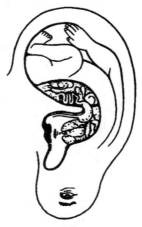

图 4-3　耳穴形象分布规律

四、耳穴的定位和主治

为了方便准确取穴，《耳穴名称与部位的国家标准方案》按耳的解剖将每个部位划分成若干个区，并依区定穴，共计91个穴位（图4-4、图4-5）。

（一）耳轮穴位

耳轮分为12个区。耳轮脚为耳轮1区；将耳轮脚切迹到对耳轮下脚上缘之间的耳轮分为3等份，自下向上依次为耳轮2区、3区、4区；对耳轮下脚上缘到对耳轮上脚前缘之间的耳轮为耳轮5区；对耳轮上脚前缘到耳尖之间的耳轮为耳轮6区；耳尖到耳轮结节上缘为耳轮7区；耳轮结节上缘到耳轮结节下缘为耳轮8区；耳轮结节下缘到轮垂切迹之间的耳轮分为4等份，自上而下依次为耳轮9区、10区、11区和12区。耳轮的穴位定位及主治见表4-1。

（二）耳舟穴位

将耳舟分为6等份，自上而下依次为耳舟1区、2区、3区、4区、5区、6区，耳舟的穴位定位及主治见表 4-2。

（三）对耳轮穴位

对耳轮分为 13 个区。将对耳轮上脚分为上、中、下 3 等份，下 1/3 为对耳轮 5 区，中 1/3 为对耳轮 4 区；再将上 1/3 分为上、下 2 等份，下 1/2 为对耳轮 3 区；再将上 1/2 分为前后 2 等份，后 1/2 为对耳轮 2 区，前 1/2 为对耳轮 1 区。将对耳轮下脚分为前、中、后 3 等份，中、前 2/3 为对耳轮 6 区，后 1/3 为对耳轮 7 区。将对耳轮体从对耳轮上、下脚分叉处至轮屏切迹分为 5 等份，再沿对耳轮耳甲缘将对耳轮体分为前 1/4 和后 3/4 两部分，前上 2/5 为对耳轮 8 区，后上 2/5 为对耳轮 9 区，前中 2/5 为对耳轮 10 区，后中 2/5 为对耳轮 11 区，前下 1/5 为对耳轮 12 区，后下 1/5 为对耳轮 13 区。对耳轮的穴位定位及主治见表 4-3。

（四）三角窝穴位

将三角窝由耳轮内缘至对耳轮上、下脚分叉处分为前、中、后 3 等份，中 1/3 为三角窝 3 区；再将前 1/3 分为上、中、下 3 等份，上 1/3 为三角窝 1 区，中、下 2/3 为三角窝 2 区；再将后 1/3 分为上、下 2 等份，上 1/2 为三角窝 4 区，下 1/2 为三角窝 5 区。三角窝穴位定位及主治见表 4-4。

（五）耳屏穴位

耳屏分成 4 区。将耳屏外侧面分为上、下 2 等份，上部为耳屏 1 区，下部为耳屏 2 区；将耳屏内侧面分为上、下 2 等份，上部为耳屏 3 区，下部为耳屏 4 区。耳屏的穴位定位及主治见表 4-5。

（六）对耳屏穴位

对耳屏分为 4 区。由对屏尖及对屏尖至轮屏切迹连线的中点，分别向耳垂上线做两条垂线，将对耳屏外侧面及其后部分成前、中、后 3 区，前为对耳屏 1 区、中为对耳屏 2 区、后为对耳屏 3 区；对耳屏内侧面为对耳屏 4 区。对耳屏的穴位定位及主治见表 4-6。

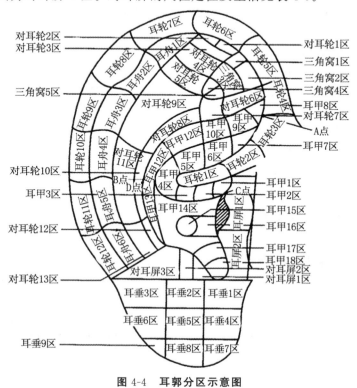

图 4-4　耳郭分区示意图

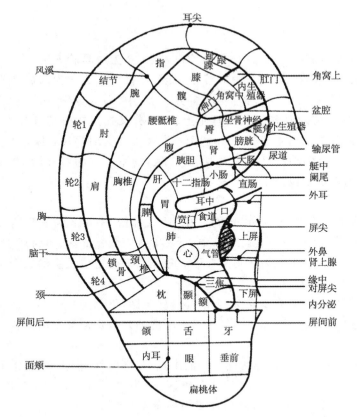
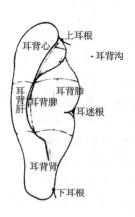

图 4-5　耳穴定位示意图

表 4-1　耳轮穴位定位及主治

穴名	部位	主治
耳中	在耳轮脚处,即耳轮 1 区	呃逆、荨麻疹、皮肤瘙痒症、小儿遗尿、咯血、出血性疾病
直肠	在耳轮脚棘前上方的耳轮处,即耳轮 2 区	便秘、腹泻、脱肛、痔疮
尿道	在直肠上方的耳轮处,即耳轮 3 区	尿频、尿急、尿痛、尿潴留
外生殖器	在对耳轮下脚前方的耳轮处,即耳轮 4 区	睾丸炎、附睾炎、阴道炎、外阴瘙痒症
肛门	在三角窝前方的耳轮处,即耳轮 5 区	痔疮、肛裂
耳尖	在耳郭向前对折的上部尖端处,即耳轮 6 区、7 区交界处	发热、高血压病、急性结膜炎、睑腺炎、牙痛、失眠
结节	在耳轮结节处,即耳轮 8 区	头晕、头痛、高血压病
轮 1	在耳轮结节下方的耳轮处,即耳轮 9 区	发热、扁桃体炎、上呼吸道感染
轮 2	在轮 1 下方的耳轮处,即耳轮 10 区	发热、扁桃体炎、上呼吸道感染
轮 3	在轮 2 下方的耳轮处,即耳轮 11 区	发热、扁桃体炎、上呼吸道感染
轮 4	在轮 3 下方的耳轮处,即耳轮 12 区	发热、扁桃体炎、上呼吸道感染

表 4-2 耳舟穴位定位及主治

穴名	部位	主治
指	在耳舟上方处,即耳舟 1 区	甲沟炎、手指麻木和疼痛
腕	在指区的下方处,即耳舟 2 区	腕部疼痛
风溪	在耳轮结节前方,指区与腕区之间,即耳舟 1 区、2 区交界处	荨麻疹、皮肤瘙痒症、变应性鼻炎
肘	在腕区的下方处,即耳舟 3 区	肱骨外上髁炎、肘部疼痛
肩	在肘区的下方处,即耳舟 4 区、5 区	肩关节周围炎、肩部疼痛
锁骨	在肩区的下方处,即耳舟 6 区	肩关节周围炎

表 4-3 对耳轮穴位定位及主治

穴名	部位	主治
跟	在对耳轮上脚前上部,即对耳轮 1 区	足跟痛
趾	在耳尖下方的对耳轮上脚后上部,即对耳轮 2 区	甲沟炎、趾部疼痛
踝	在趾、跟区下方处,即对耳轮 3 区	踝关节扭伤
膝	在对耳轮上脚的中 1/3 处,即对耳轮 4 区	膝关节疼痛、坐骨神经痛
髋	在对耳轮上脚的下 1/3 处,即对耳轮 5 区	髋关节疼痛、坐骨神经痛、腰骶部疼痛
坐骨神经	在对耳轮下脚的前 2/3 处,即对耳轮 6 区	坐骨神经痛、下肢瘫痪
交感	在对耳轮下脚末端与耳轮内缘相交处,即对耳轮 6 区前端	胃肠痉挛、心绞痛、胆绞痛、输尿管结石、自主神经功能紊乱
臀	在对耳轮下脚的后 1/3 处,即对耳轮 7 区	坐骨神经痛、臀筋膜炎
腹	在对耳轮体前部上 2/5 处,即对耳轮 8 区	腹痛、腹胀、腹泻、急性腰扭伤、痛经、产后宫缩痛
腰骶椎	在腹区后方,即对耳轮 9 区	腰骶部疼痛
胸	在对耳轮体前部中 2/5 处,即对耳轮 10 区	胸胁疼痛、肋间神经痛、胸闷、乳腺炎
胸椎	在胸区后方,即对耳轮 11 区	胸痛、经前乳房胀痛、乳腺炎、产后泌乳不足
颈	在对耳轮体前部下 1/5 处,即对耳轮 12 区	颈肌痉挛、颈项疼痛
颈椎	在颈区后方,即对耳轮 13 区	颈肌痉挛、颈椎综合征

表 4-4 三角窝穴位定位及主治

穴名	部位	主治
角窝前	在三角窝前 1/3 的上部,即三角窝 1 区	高血压病
内生殖器	在三角窝前 1/3 的下部,即三角窝 2 区	痛经、月经不调、白带过多、功能失调性子宫出血、阳痿、遗精、早泄
角窝中	在三角窝中 1/3 处,即三角窝 3 区	哮喘
神门	在三角窝后 1/3 的上部,即三角窝 4 区	失眠、多梦、戒断综合征、癫痫、高血压病、神经衰弱、痛证
盆腔	在三角窝后 1/3 的下部,即三角窝 5 区	盆腔炎、附件炎

表 4-5　耳屏穴位定位及主治

穴名	部位	主治
上屏	在耳屏外侧面上 1/2 处,即耳屏 1 区	咽炎、鼻炎
下屏	在耳屏外侧面下 1/2 处,即耳屏 2 区	鼻炎、鼻塞
外耳	在屏上切迹前方近耳轮部,即耳屏 1 区上缘处	外耳道炎、中耳炎、耳鸣
屏尖	在耳屏游离缘上部尖端,即耳屏 1 区后缘处	发热、牙痛、斜视
外鼻	在耳屏外侧面中部,即耳屏 1、2 区之间	鼻前庭炎、鼻炎
肾上腺	在耳屏游离缘下部尖端,即耳屏 2 区后缘处	低血压、风湿性关节炎、腮腺炎、链霉素中毒、眩晕、哮喘、休克
咽喉	在耳屏内侧面上 1/2 处,即耳屏 3 区	声音嘶哑、咽炎、扁桃体炎、失语、哮喘
内鼻	在耳屏内侧面下 1/2 处,即耳屏 4 区	鼻炎、上颌窦炎、鼻衄
屏间前	在屏间切迹前方耳屏最下部,即耳屏 2 区下缘处	咽炎、口腔炎

表 4-6　对耳屏穴位定位及主治

穴名	部位	主治
额	在对耳屏外侧面的前部,即对耳屏 1 区	偏头痛、头晕
屏间后	屏间切迹后方对耳屏前下部,即对耳屏 1 区下缘处	额窦炎
颞	在对耳屏外侧面的中部,即对耳屏 2 区	偏头痛、头晕
枕	在对耳屏外侧面的后部,即对耳屏 3 区	头晕、头痛、癫痫、哮喘、神经衰弱
皮质下	在对耳屏内侧面,即对耳屏 4 区	痛证、间日疟、神经衰弱、假性近视、失眠
对屏尖	在对耳屏游离缘的尖端,即对耳屏 1、2、4 区交点处	哮喘、腮腺炎、睾丸炎、附睾炎、神经性皮炎
缘中	在对耳屏游离缘上,对屏尖与轮屏切迹的中点处,即对耳屏 2、3、4 区交点处	遗尿、内耳性眩晕、尿崩症、功能失调性子宫出血
脑干	在轮屏切迹处,即对耳屏 3、4 区之间	眩晕、后头痛、假性近视

(七)耳甲穴位

将耳甲用标志点、线分为 18 个区。在耳轮的内缘上,设耳轮脚切迹至对耳轮下脚间中、上 1/3 交界处为 A 点;在耳甲内,由耳轮脚消失处向后做一水平线与对耳轮耳甲缘相交,设交点为 D 点;设耳轮脚消失处至 D 点连线的中、后 1/3 交界处为 B 点;设外耳道口后缘上 1/4 与下 3/4 交界处为 C 点。从 A 点向 B 点做一条与对耳轮耳甲艇缘弧度大体相仿的曲线;从 B 点向 C 点做一条与耳轮脚下缘弧度大体相仿的曲线。

将 BC 线前段与耳轮脚下缘间分成三等份,前 1/3 为耳甲 1 区,中 1/3 为耳甲 2 区,后 1/3 为耳甲 3 区。ABC 线前方,耳轮脚消失处为耳甲 4 区。将 AB 线前段与耳轮脚上缘及部分耳轮内缘间分成 3 等份,后 1/3 为 5 区,中 1/3 为 6 区,前 1/3 为 7 区。将对耳轮下脚下缘前、中 1/3 交界处与 A 点连线,该线前方的耳甲艇部为耳甲 8 区。将 AB 线前段与对耳轮下脚下缘间耳甲 8 区以后的部分,分为前、后 2 等份,前 1/2 为耳甲 9 区,后 1/2 为耳甲 10 区。在 AB 线后段上方的耳甲艇部,将耳甲 10 区后缘与 BD 线之间分成上、下二等份,上 1/2 为耳甲 11 区,下 1/2 为耳甲 12 区。由轮屏切迹至 B 点做连线,该线后方、BD 线下方的耳甲腔部为耳甲 13 区。以耳甲腔中央为圆心,圆心与 BC 线间距离的 1/2 为半径做圆,该圆形区域为耳甲 15 区。过 15 区最高点及最低点分别向外耳门后壁做两条切线,切线间为耳甲 16 区。15、16 区周围为耳甲 14 区。将外耳门的最低点与对耳屏耳甲缘中点相连,再将该线以下的耳甲腔部分为上、下二等份,上 1/2 为耳甲 17 区,下 1/2 为耳甲 18 区。耳甲的穴位定位及主治见表 4-7。

表 4-7　耳甲穴位定位及主治

穴名	部位	主治
口	在耳轮脚下方前 1/3 处,即耳甲 1 区	面神经麻痹、口腔炎、胆囊炎、胆石症、戒断综合征、牙周炎、舌炎
食道	在耳轮脚下方中 1/3 处,即耳甲 2 区	食管炎、食管痉挛
贲门	在耳轮脚下方后 1/3 处,即耳甲 3 区	贲门痉挛、神经性呕吐
胃	在耳轮脚消失处,即耳甲 4 区	胃痉挛、胃炎、胃溃疡、消化不良、恶心呕吐、前额痛、牙痛、失眠
十二指肠	在耳轮脚及耳轮与 AB 线之间的后 1/3 处,即耳甲 5 区	十二指肠溃疡、胆囊炎、胆石症、幽门痉挛
小肠	在耳轮脚及部分耳轮与 AB 线之间的中 1/3 处,即耳甲 6 区	消化不良、腹痛、腹胀、心动过速、心律不齐
大肠	在耳轮脚及部分耳轮与 AB 线之间的前 1/3 处,即耳甲 7 区	腹泻、便秘、咳嗽、牙痛、痤疮
阑尾	在小肠区与大肠区之间,即耳甲 6、7 区交界处	单纯性阑尾炎、腹泻
艇角	在对耳轮下脚下方前部,即耳甲 8 区	前列腺炎、尿道炎
膀胱	在对耳轮下脚下方中部,即耳甲 9 区	膀胱炎、遗尿、尿潴留、腰痛、坐骨神经痛
肾	在对耳轮下脚下方后部,即耳甲 10 区	腰痛、耳鸣、神经衰弱、肾盂肾炎、遗尿、遗精、阳痿、早泄、哮喘、月经不调
输尿管	在肾区与膀胱区之间,即耳甲 9、10 区交界处	输尿管结石绞痛
胰胆	在耳甲艇的后上部,即耳甲 11 区	胆囊炎、胆石症、胆管蛔虫症、偏头痛、带状疱疹、中耳炎、耳鸣、急性胰腺炎
肝	在耳甲艇的后下部,即耳甲 12 区	胁痛、眩晕、经前期综合征、月经不调、更年期综合征、高血压病、假性近视、单纯性青光眼
艇中	在小肠区与肾区之间,即耳甲 6、10 区交界处	腹痛、腹胀、胆管蛔虫症
脾	在 BD 线下方,耳甲腔的后上部,即耳甲 13 区	腹胀、腹泻、便秘、食欲缺乏、功能失调性子宫出血、白带过多、内耳眩晕症
心	在耳甲腔正中凹陷处,即耳甲 15 区	心动过速、心律不齐、心绞痛、无脉症、神经衰弱、癔症、口舌生疮
气管	在心区与外耳门之间,即耳甲 16 区	哮喘、支气管炎
肺	在心、气管区周围处,即耳甲 14 区	咳嗽、胸闷、声音嘶哑、皮肤瘙痒症、荨麻疹、便秘、戒断综合征
三焦	在外耳门后下,肺与内分泌区之间,即耳甲 17 区	便秘、腹胀、上肢外侧疼痛、水肿、耳鸣
内分泌	在屏间切迹内,耳甲腔的前下部,即耳甲 18 区	痛经、月经不调、更年期综合征、痤疮、间日疟、甲状腺功能减退或亢进

(八)耳垂穴位

将耳垂分为 9 区。在耳垂上线至耳垂下缘最低点之间做两条等距离平行线,于上平行线上引两条垂直等分线,将耳垂分为 9 个区,上部由前到后依次为耳垂 1 区、2 区、3 区;中部由前到后依次为耳垂 4 区、5 区、6 区;下部由前到后依次为耳垂 7 区、8 区、9 区。耳垂的穴位定位及主治见表 4-8。

表 4-8　耳垂穴位定位及主治

穴名	部位	主治
牙	在耳垂正面前上部,即耳垂 1 区	牙痛、牙周炎、低血压
舌	在耳垂正面中上部,即耳垂 2 区	舌炎、口腔炎
颌	在耳垂正面后上部,即耳垂 3 区	牙痛、颞下颌关节炎
垂前	在耳垂正面前中部,即耳垂 4 区	神经衰弱、牙痛
眼	在耳垂正面中央部,即耳垂 5 区	急性结膜炎、电光性眼炎、睑腺炎、假性近视
内耳	在耳垂后面正中部,即耳垂 6 区	内耳性眩晕症、耳鸣、听力减退、中耳炎
面颊	在耳垂正面,眼区与内耳区之间,即耳垂 5、6 区交界处	周围性面神经麻痹、三叉神经痛、痤疮、扁平疣、面肌痉挛、腮腺炎
扁桃体	在耳垂正面中部,即耳垂 7、8、9 区	扁桃体炎、咽炎

(九)耳背穴位

将耳背分为 5 区。分别过对耳轮上、下脚分叉处耳背对应点和轮屏切迹耳背对应点做两条水平线,将耳背分为上、中、下三部,上部为耳背 1 区,下部为耳背 5 区;再将中部分为内、中、外三等份,内 1/3 为耳背 2 区,中 1/3 为耳背 3 区,外 1/3 为耳背 4 区。耳背的穴位定位及主治见表 4-9。

表 4-9　耳背穴位定位及主治

穴名	部位	主治
耳背心	在耳背上部,即耳背 1 区	心悸、失眠、多梦
耳背肺	在耳背中内部,即耳背 2 区	哮喘、皮肤瘙痒症
耳背脾	在耳背中央部,即耳背 3 区	胃痛、消化不良、食欲缺乏
耳背肝	在耳背中外部,即耳背 4 区	胆囊炎、胆石症、胁痛
耳背肾	在耳背下部,即耳背 5 区	头痛、头晕、神经衰弱
耳背沟	在对耳轮沟和对耳轮上、下脚沟处	高血压病、皮肤瘙痒症

(十)耳根穴位

将耳根分为上、中、下 3 区。耳根穴位定位及主治见表 4-10。

表 4-10　耳根穴位定位及主治

穴名	部位	主治
上耳根	在耳根最上处	鼻衄
耳迷根	在耳轮脚后沟的耳根处	胆囊炎、胆石症、胆管蛔虫症、腹痛、腹泻、鼻塞、心动过速
耳根下	在耳根最下处	低血压、下肢瘫痪、小儿麻痹后遗症

五、临床应用

(一)适用范围

耳针在临床上应用十分广泛,不仅用于许多功能性疾病,而且对一部分器质性疾病也有一定的疗效。

1.疼痛性疾病

如各种扭挫伤、头痛和神经性疼痛等。

2.炎性疾病及传染病

如急性和慢性牙周炎、咽喉炎、扁桃体炎、胆囊炎、肠炎、流感、百日咳、菌痢、腮腺炎等。

3.功能紊乱及内分泌代谢紊乱性疾病

如胃肠神经症、心脏神经症、心律不齐、高血压病、眩晕症、多汗症、月经不调、遗尿、神经衰弱、癔症、甲状腺功能亢进或减退、糖尿病、肥胖症、围绝经期综合征等。

4.过敏及变态反应性疾病

如荨麻疹、哮喘、变应性鼻炎、过敏性结肠炎、过敏性紫癜等。

5.其他

耳穴还有催乳、催产,防治输血、输液反应,美容、戒烟、戒毒、延缓衰老、防病保健等作用。

(二)选穴原则

耳针处方选穴具有一定的原则,通常有按相应部位选穴、中医辨证选穴、西医学理论选穴和临床经验选穴等四种原则,可以单独使用,亦可配合使用。

1.按相应部位选穴

当机体患病时,在耳郭的相应部位上有一定的敏感点,它便是本病的首选穴位,如胃痛取"胃"穴,眼病取"眼"穴,腰痛取"腰"穴等。

2.按中医辨证选穴

根据脏腑学说的理论,按各脏腑的生理功能和病理反应进行辨证取穴,如耳鸣选肾穴,因"肾开窍于耳";皮肤病选肺穴,因"肺主皮毛"等。根据十二经脉循行和其病候选取穴位,如坐骨神经痛取"膀胱"或"胰胆"穴,牙痛取"大肠"穴等。

3.按西医学理论选穴

耳穴中一些穴名是根据西医学理论命名的,如"交感""肾上腺""内分泌"等。这些穴位的功能基本上与西医学理论一致,故在选穴时应考虑其功能,如炎性疾病取"肾上腺"穴,月经不调取"内分泌"穴,内脏痉挛取"交感"等。

4.按临床经验选穴

如"神门"穴有较明显的止痛镇静作用;"耳尖"穴对外感发热血压偏高者有较好的退热降压效果。另外,临床实践还发现,有些耳穴具有治疗本部位以外疾病的作用,如"外生殖器"穴可以治疗腰腿痛等。

(三)耳穴探查方法

当人体发生疾病时,常会在耳穴出现"阳性反应"点,如压痛、变形、变色、结节、丘疹、凹陷、脱屑、电阻降低等,这些"阳性反应"点是诊断和治疗疾病的重要部位。耳郭上的这些反应点通常需要仔细探查后确定,临床常用的耳穴探查方法有以下 3 种。

1.直接观察法

在未刺激耳郭之前,用肉眼或借助于放大镜在自然光线下,由上而下、从内至外观察耳郭上有无变形、变色等征象,如脱屑、水疱、丘疹、充血、硬结、疣赘、软骨增生、色素沉着,以及血管的形状、颜色的变异等。

2.压痛点探查法

这是目前临床最为常用的探查方法。临床上可用较圆钝的弹簧探棒、毫针柄或火柴棒等以均匀的压力,在与疾病相应的耳郭部从周围逐渐向中心探压;或自上而下、自外而内对整个耳郭进行普查,耐心寻找压痛点。当探棒压迫痛点时,患者会发现皱眉、眨眼、呼痛或躲闪等反应。探查时手法必须轻、慢、均匀。少数患者耳郭上一时测不到压痛点,可用手指按摩一下该区域,而后再测。

3.电测定法

医者根据耳郭反应点的电阻低、导电性高的原理,制成各种小型晶体管良导电测定器,测定耳穴皮肤电阻、电位、电容等变化。探测时,患者手握电极,医者手执探测头,在患者的耳郭上进行探查,当电棒触及电阻低的敏感点(良导点)时,可以通过指示信号、音响或仪表数据等反映出来。电测定法具有操作简便、准确性较高等优点。

(四)耳穴的刺激方法

耳穴的刺激方法较多,目前临床常用压丸法、毫针法、皮内针法。此外,还可用艾灸、放血、穴位注射、皮肤针叩刺等方法。

1.压丸法

在耳穴表面贴敷王不留行籽、油菜籽、小米、绿豆、白芥子及特制的磁珠等,并间歇揉按的一种简易疗法。由于本法既能持续刺激穴位,又安全方便,是目前临床上最常用的耳穴刺激方法。现应用最多的是王不留行籽压丸法,可先将王不留行籽贴附在 0.6 cm×0.6 cm 大小的胶布中央,用镊子夹住,贴敷在选用的耳穴上(图4-6)。每天自行按压 3～5 次,每次每穴按压 30～60 s,以局部微痛发热为度,3～7 d 更换 1 次,双耳交替。

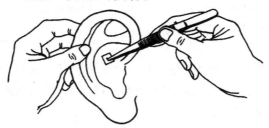

图 4-6　耳穴压丸法

2.毫针法

毫针法是利用毫针针刺耳穴,治疗疾病的一种较常用的方法。操作步骤:首先定准耳穴,然后先用 2.5% 碘伏,再用 75% 的乙醇脱碘进行严格消毒,待乙醇干后施术。针具选用 26～30 号粗细的 0.3～0.5 寸长的不锈钢针。进针时,医者左手拇、示二指固定耳郭,中指托着针刺部的耳背,然后用右手拇、示二指持针,用快速插入的速刺法或慢慢捻入的慢刺法进针均可。刺入深度应视患者耳郭局部的厚薄灵活掌握,一般以刺入皮肤 2～3 分,以达软骨后毫针直立不摇晃为准。刺入耳穴后,如局部感应强烈,患者症状往往有即刻减轻感;如局部无针感,应调整针刺的方向、深度和角度。刺激强度和手法依病情、体质、证型、耐受度等综合考虑。耳毫针的留针时间一般为 15～30 min,慢性病、疼痛性疾病留针时间适当延长。出针时,医者左手托住耳郭,右手迅速将毫针垂直拔出,再用消毒干棉球压迫针眼,以免出血。也可在针刺获得针感后,接上电针仪,采用电针法。通电时间一般以 10～20 min 为宜。

3.皮内针法

皮内针法是将皮内针埋入耳穴以治疗疾病的方法,适用于慢性和疼痛性疾病,起到持续刺激、巩固疗效和防止复发的作用。使用时左手固定常规消毒后的耳部,右手用镊子夹住皮内针针柄,轻轻刺入所选耳穴,再用胶布封盖固定(图 4-7)。一般埋患侧耳穴,必要时埋双耳,每天自行按压 3 次,每次留针 3～5 d,5 次为一个疗程。

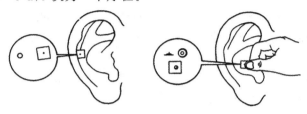

图 4-7 耳穴皮内针法

(五)注意事项

(1)严格消毒,防止感染。因耳郭表面凹凸不平、血管丰富、结构特殊,针刺前必须严格消毒,有创面或炎症部位禁针。针刺后如针孔发红、肿胀,应及时涂 2.5％碘伏,防止化脓性软骨膜炎的发生。

(2)耳针刺激比较疼痛,治疗时应注意防止发生晕针,一旦发生应及时处理。

(3)对扭伤和运动障碍的患者,进针后应嘱其适当活动患部,有助于提高疗效。

(4)有习惯性流产的孕妇应禁针。

(5)患有严重器质性病变和伴有严重贫血者不宜针刺,对严重心脏病、高血压病患者不宜行强刺激法。

(郑永万)

第二节 头 针 疗 法

头针又称头皮针,是指在头皮部特定的穴线进行针刺以防治疾病的方法。

头针的理论依据主要有二。一是根据传统的脏腑经络理论。手、足六阳经皆上循于头面,六阴经中手少阴与足厥阴经直接循行于头面部,其他阴经则通过各自的经别与阳经相合后上达于头面。因此,头面部是脏腑经络之气汇集的重要部位。《素问·脉要精微论篇》曰:“头者精明之府。”二是根据大脑皮质功能定位在头皮的投影,确立相应的头穴线。

头针因其疗效独特、适应证广泛而成为临床医师常用的针灸治疗方法之一。为了适应国际上头针疗法的推广与交流,中国针灸学会根据分区定经、经上选穴、穴点连线及古代透刺方法等拟定了《头皮针穴名标准化国际方案》,并于 1984 年在日本召开的世界卫生组织西太区会议上正式通过。本节标准头针线的名称、定位等均依据该方案。

一、标准头针线的定位和主治

标准头穴线共25条,分别位于额区、顶区、颞区、枕区4个区域的头皮部。标准化头针线见图4-8～图4-12。各区定位及主治如下。

(一)额区

1.额中线

(1)部位:在头前部,从督脉神庭穴向下引一直线,长1寸(3 cm)(图4-8)。

(2)主治:癫痫、精神失常、鼻病等。

2.额旁1线

(1)部位:在头前部,从膀胱经眉冲穴向前引一直线,长1寸(3 cm)(图4-8)。

(2)主治:冠心病、心绞痛、支气管哮喘、支气管炎、失眠。

3.额旁2线

(1)部位:在头前部,从胆经头临泣穴向前引一直线,长1寸(3 cm)(图4-8)。

(2)主治:急性和慢性胃炎、胃十二指肠溃疡、肝胆疾病等。

4.额旁3线

(1)部位:在头前部,从胃经头维穴内侧0.75寸起向下引一直线,长1寸(3 cm)(图4-8)。

(2)主治:功能失调性子宫出血、子宫脱垂、阳痿、遗精、尿频、尿急等。

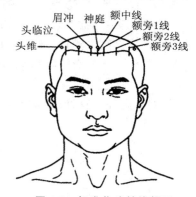

图4-8 标准化头针线额区

(二)顶区

1.顶中线

(1)部位:在头顶部,即从督脉百会穴至前顶穴连线(图4-9)。

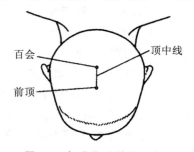

图4-9 标准化头针线顶区

（2）主治：腰腿足等病证，如瘫痪、麻木、疼痛，以及皮质性多尿、脱肛、小儿夜尿、高血压病、头顶痛等。

2.顶旁1线

（1）部位：在头顶部，督脉旁1.5寸，从膀胱经通天穴向后引一直线，长1.5寸（图4-10）。

（2）主治：腰腿足等病证，如瘫痪、麻木、疼痛等。

3.顶旁2线

（1）部位：在头顶部，督脉旁开2.25寸，从胆经正营穴向后引一直线，长1.5寸到承灵穴（图4-10）。

（2）主治：头痛、偏头痛，以及肩、臂、手等病证，如瘫痪、麻木、疼痛等。

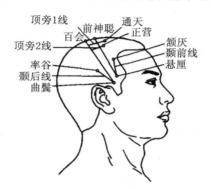

图 4-10 标准化头针线顶颞区

（三）颞区（包括顶颞区）

1.顶颞前斜线

（1）部位：在头顶部、头侧部，头部经外奇穴前神聪（百会前1寸）与颞部胆经悬厘穴引一斜线（图4-11）。

（2）主治：将该线分为5等份，上1/5治疗对侧下肢和躯干瘫痪，中2/5治疗上肢瘫痪，下2/5治疗中枢性面神经麻痹、运动性失语、流涎、脑动脉粥样硬化等。

2.顶颞后斜线

（1）部位：在头顶部、头侧部，顶颞前斜线之后1寸，与其平行的线。即从督脉百会穴至颞部胆经曲鬓穴引一斜线（图4-11）。

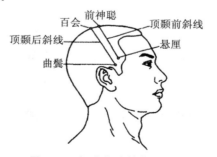

图 4-11 标准化头针线颞区

（2）主治：将该线分为5等份，上1/5治疗对侧下肢和躯干感觉异常，中2/5治疗上肢感觉异常，下2/5治疗头面部感觉异常等。

3.颞前线

(1)部位:在头的颞部,从胆经颔厌穴至悬厘穴连一直线。

(2)主治:偏头痛、运动性失语、周围性面神经麻痹和口腔疾病。

4.颞后线

(1)部位:在头的颞部,从胆经率谷穴向下至曲鬓穴连一直线。

(2)主治:偏头痛、耳鸣、耳聋、眩晕等。

(四)枕区

1.枕上正中线

(1)部位:在后头部,即从督脉强间穴至脑户穴的连线(图4-12)。

(2)主治:眼病、颈项强痛、癫狂、痫证。

2.枕上旁线

(1)部位:在后头部,由枕外隆凸督脉脑户穴旁开0.5寸(1.5 cm)起,向上引一直线,长1.5寸(4.5 cm)(图4-12)。

(2)主治:皮质性视力障碍、白内障、近视等。

3.枕下旁线

(1)部位:在后头部,从膀胱经玉枕穴向下引一直线,长2寸(图4-12)。

(2)主治:小脑疾病引起的平衡障碍、后头痛等。

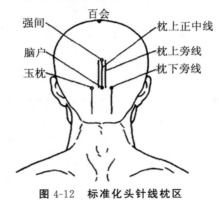

图4-12 标准化头针线枕区

二、适用范围

(一)脑源性疾病

脑源性疾病如脑血管意外后遗症、皮质性视力障碍、小脑性平衡障碍、皮质性多尿、遗尿、帕金森病等。

(二)非脑源性疾病

非脑源性疾病如腰腿痛、神经痛、哮喘、呃逆、耳源性眩晕、耳鸣、听力障碍、胃脘痛、子宫脱垂等。

(三)其他

外科手术的针刺麻醉。

三、操作方法

(一)穴位选择

单侧肢体疾病,选用对侧头针线;双侧肢体疾病,选用双侧头针线;内脏全身疾病或不易区别左右的疾病,可双侧取穴。一般根据具体的病情选用相应的头针线,如下肢瘫痪,可选顶旁1线配顶颞前斜线、顶颞后斜线的上1/5。

(二)进针方法

患者多取坐位或卧位,局部常规消毒。一般选用28～30号长为1.5～3寸的毫针,针尖与头皮成30°左右夹角,快速将针刺入头皮下,当针尖抵达帽状腱膜下层时,指下感到阻力减小,然后使针与头皮平行,继续捻转进针,刺入相应深度(线段的长度)。若进针角度不当,患者痛甚且医者手下有抵抗感,应调整进针角度(图4-13)。

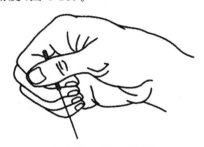

图4-13 头针进针法

(三)针刺手法

头针的行针多捻转不提插。一般以拇指掌面和示指桡侧面夹持针柄,以示指的掌指关节快速连续屈伸,使针体左右旋转,捻转速度每分钟200次左右(图4-14)。进针后持续捻转2～3 min,留针20～30 min,留针期间间歇操作2～3次即可。一般经3～5 min刺激后,部分患者在病变部位会出现热、麻、胀、抽动等感觉。按病情需要可适当延长留针时间。偏瘫患者留针期间嘱其活动肢体(重症患者可做被动活动),有助于提高疗效。亦可用电针仪在主要穴线通电,以代替手法捻针,频率多选用200～300次/分钟。

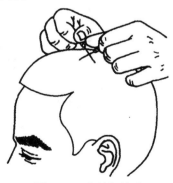

图4-14 头针行针法

(四)出针

刺手夹持针柄轻轻捻转松动针体,押手固定穴区周围头皮,如针下无紧涩感,可快速出针。出针后需用消毒干棉球按压针孔片刻,以防出血。

(五)疗程

每天或隔天针1次,一般10次为一个疗程,休息5～7 d再进行第二个疗程。

四、注意事项

(1)因为头部有毛发,故必须严格消毒,以防感染。

(2)由于头针的刺激较强,刺激时间较长,医者必须注意观察患者表情,以防晕针。

(3)婴儿由于颅骨缝的骨化不完全,不宜采用头针疗法。

(4)中风患者急性期如因脑出血引起昏迷、血压过高或不稳定时,不宜用头针疗法,需待血压和病情稳定后应用;如因脑血栓形成引起偏瘫的患者,宜及早采用头针疗法。凡有高热、急性炎症和心力衰竭时,一般慎用头针疗法。

(5)由于头皮血管丰富,容易出血,故出针时必须用干棉球按压针孔1～2 min。如有出血或皮下血肿,可轻轻揉按,促使其消散。

(李 艳)

第三节 三棱针疗法

三棱针疗法是用三棱针刺破血络或腧穴,放出适量血液,或挤出少量液体,或挑断皮下纤维组织,以治疗疾病的方法。《灵枢·官针》篇称为络刺、赞刺等。

三棱针古称锋针,是一种"泻热出血"的常用工具。现三棱针多由不锈钢材料制成,针长约6 cm,针柄稍粗呈圆柱体,针体呈三棱状,尖端三面有刃,针尖锋利(图4-15)。

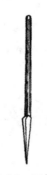

图 4-15 三棱针

一、操作方法

(一)持针方法

一般医者右手持针,用拇、示二指捏住针柄,中指指腹紧靠针体下端,针尖露出3～5 mm(图4-16)。

(二)刺法

三棱针的针刺方法一般分为点刺法、散刺法、刺络法、挑刺法4种。

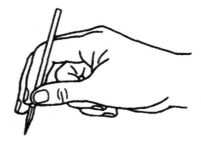

图 4-16 三棱针持针法

1.点刺法

点刺法是点刺腧穴放出少量血液或挤出少量液体的方法。此法多用于四肢末端及肌肉浅薄处的部位。如十宣穴、十二井穴,以及耳尖、头面部的攒竹、上星、太阳、印堂等穴。

操作时,医者先在点刺穴位的上下用手指向点刺处推按,使血液积聚于点刺部位,继而常规消毒,再用左手固定点刺部位,右手持针对准已消毒的部位点刺,轻轻挤压针孔周围,使出血少许,然后用消毒干棉球按压针孔(图 4-17)。

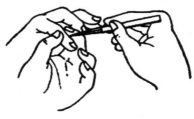

图 4-17 点刺法

2.散刺法

散刺法是在病变局部及其周围进行连续点刺以治疗疾病的方法。此法多用于局部瘀血、血肿或水肿、顽癣等。

操作时,根据病变部位大小的不同,可点刺 10～20 针,由病变外缘呈环形向中心点刺(图 4-18),点刺后可配合挤压或拔罐等方法,以促使瘀血或水肿的排除,达到祛瘀生新、通经活络的目的。

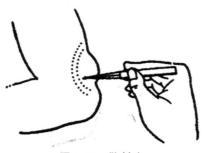

图 4-18 散刺法

3.刺络法

该法是刺入浅表血络或静脉放出适量血液的方法。此法多用于曲泽、委中等肘膝关节附近等有较明显浅表血络或静脉的部位。此法用于治疗急性吐泻、中暑、发热等。

操作时,先用松紧带或橡皮带结扎针刺部位上端(近心端),然后常规消毒,针刺时,左手拇指压在被针刺部位下端,右手持三棱针对准针刺部位的静脉,斜向上刺入脉中 2～3 mm,立即出针,使其流出一定量的血液,待出血停止后,再用消毒干棉球按压针孔。当出血时,也可轻轻按压静脉上端,以助瘀血排出、毒邪得泻(图 4-19)。

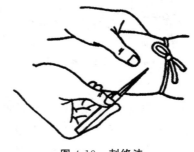

图 4-19　刺络法

4.挑刺法

挑刺法是用三棱针挑断穴位皮下纤维样组织以治疗疾病的方法。此法常用于比较平坦的利于挑提牵拉的部位,如背俞穴。该法多用于治疗肩关节周围炎、胃痛、颈椎病、失眠、支气管哮喘、血管神经性头痛等较顽固的反复发作性疾病。

操作时,医者用左手按压施术部位两侧,或捏起皮肤,使皮肤固定,右手持针迅速刺入皮肤 1～2 mm,随即将针体倾斜挑破表皮,再刺入 5 mm 左右,将针体倾斜并使针尖轻轻挑起,挑断皮下白色纤维样组织,尽量将施术部位的纤维样组织挑断,然后出针,覆盖消毒敷料。由于挑提牵拉伴有疼痛,可根据情况配合局部表浅麻醉。

(三)出血量及疗程

每天或隔天治疗 1 次,1～3 次为一个疗程,出血量多者,每周 1～2 次。一般每次出血量以数滴至 3～5 mL 为宜。

二、适用范围

三棱针法具有通经活络、开窍泻热、调和气血、消肿止痛等作用。临床上适用范围广泛,多用于实证、热证、瘀血、疼痛等,如高热、中暑、中风闭证、咽喉肿痛、目赤肿痛、顽癣、痈疖初起、扭挫伤、疳证、痔疮、顽痹、头痛、丹毒、指(趾)麻木等。

三、注意事项

(1)严格消毒,防止感染。

(2)点刺时手法宜轻、稳、准、快,不可用力过猛,防止刺入过深,创伤过大,损害其他组织。一般出血不宜过多,切勿伤及动脉。

(3)三棱针刺激较强,治疗过程中需注意患者体位要舒适,防止晕针。

(4)体质虚弱、孕妇、产后及有自发性出血倾向者,不宜使用本法。

(李　艳)

第四节　毫 针 疗 法

一、毫针的构造、规格、检查

(一)毫针的构造

毫针分为针尖、针体、针根、针柄、针尾 5 个部分(图 4-20)。

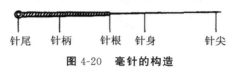

针尾　针柄　　针根　针身　　　　针尖

图 4-20　毫针的构造

针尖,是针体的尖端锋锐部分;针体,是针尖至针柄间的主体部分;针根是针体与针柄连接的部分;针柄是针根至针尾的部分;针尾,是针柄的末端部分。

(二)毫针的规格

毫针的规格是以针体的直径和长度区分的。

毫针的长度规格见表 4-11。

毫针的粗细规格见表 4-12。

表 4-11　毫针的长度规格

规格(寸)		0.3	1	1.5	2	2.5	3	4	4.5	5	6
针体长度(mm)		15	25	40	50	65	75	100	115	125	150
针柄长	长柄(mm)	25	35	40	40	40	40	55	55	55	56
	中柄(mm)	—	30	35	35	—	—	—	—	—	—
	短柄(mm)	20	25	25	30	30	30	40	40	40	40

表 4-12　毫针的粗细规格

号数	26	27	28	29	30	31	32	33	34	35
直径(mm)	0.45	0.42	0.38	0.34	0.32	0.30	0.28	0.26	0.24	0.22

一般临床以粗细为 28～32 号(0.38～0.28 mm),长短为 1～3 寸(25～75 mm)的毫针最为常用。

(三)毫针的检查

1.检查针尖

主要检查针尖有无卷毛或钩曲现象。

2.检查针体

主要检查针体有无弯曲或斑驳现象。

二、针刺法的练习

针刺法的练习主要包括指力练习、手法练习和实体练习。

（一）指力练习

用松软的纸张折叠成长约 8 cm、宽约 5 cm、厚为 2～3 cm 的纸块，用线如"井"字形扎紧，做成纸垫。练针时，左手平执纸垫，右手拇、示、中 3 指持针柄，如持笔状地持 1～1.5 寸毫针，使针尖垂直地抵在纸块上，然后右手拇指与示、中指交替捻动针柄，并逐渐加一定的压力，待针穿透纸垫后另换一处，反复练习。纸垫练习主要是锻炼指力和捻转的基本手法（图 4-21）。

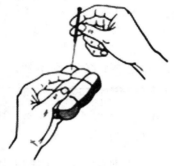

图 4-21　纸垫练习法

（二）手法练习

手法的练习主要是在棉团上进行。

取棉团，用棉线缠绕，外紧内松，做成直径为 6～7 cm 的圆球，外包白布一层缝制即可练针。可练习提插、捻转、进针、出针等各种毫针操作手法。做提插练针时，以执笔式持针，将针刺入棉球，在原处做上提下插的动作，要求深浅适宜、幅度均匀、针体垂直。在此基础上，可将提插与捻转动作配合练习，要求提插幅度上下一致，捻转角度来回一致，操作频率快慢一致，达到动作协调、得心应手、运用自如、手法熟练的程度（图 4-22）。

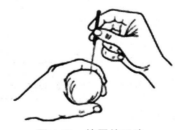

图 4-22　棉团练习法

（三）实体练习

通过纸垫、棉团练针掌握了一定的指力和手法后，可以在自己身上进行试针练习，亲身体会指力的强弱、针刺的感觉、行针的手法等。自身练针时，要求能逐渐做到进针无痛或微痛，针体挺直不弯，刺入顺利，提插、捻转自如，指力均匀，手法熟练。同时仔细体会指力与进针、手法与得气的关系，以及持针手指的感觉和受刺部位的感觉。

三、针刺前的准备

（一）针具选择

选择针具时，应根据患者的性别、年龄、形体的肥瘦、体质的强弱、病情的虚实、病变部位的表里深浅和腧穴所在的部位，选择长短、粗细适宜的针具。《灵枢·官针》曰："九针之宜，各有所为，长短大小,各有所施也。"

(二)体位选择

针刺时,患者体位的选择原则是要有利于腧穴的正确定位,便于针灸的施术操作和较长时间的留针而不致疲劳。临床常用体位主要有以下几种。

1.仰卧位

仰卧位指患者身体平卧于床,头面、胸腹朝上的体位。适宜于取头、面、胸、腹部腧穴和上、下肢部腧穴(图 4-23)。

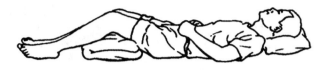

图 4-23 仰卧位

2.侧卧位

侧卧位指患者身体一侧着床,头面、胸腹朝向一侧的体位。适宜于取身体侧面少阳经腧穴和上、下肢部分腧穴(图 4-24)。

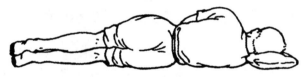

图 4-24 侧卧位

3.俯卧位

俯卧位指患者身体俯伏于床,头面、胸腹朝下的体位。适宜于取头、项、脊背、腰骶部腧穴和下肢背侧及上肢部分腧穴(图 4-25)。

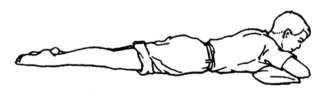

图 4-25 俯卧位

4.仰靠坐位

仰靠坐位指患者身体正坐,背靠于椅,头后仰,面朝上的体位。适宜于取前头、颜面和颈前等部位的腧穴(图 4-26)。

5.俯伏坐位

俯伏坐位指患者身体正坐,两臂屈伏于案上,头前倾或伏于臂上,面部朝下的体位。适宜于取后头和项、背部的腧穴(图 4-27)。

6.侧伏坐位

侧伏坐位指患者身体正坐,两臂侧屈伏于案上,头侧伏于臂,面部朝向一侧的体位。适宜于取头部的一侧、面颊及耳前后部位的腧穴(图 4-28)。

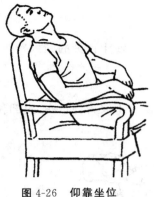

图 4-26　仰靠坐位

图 4-27　俯伏坐位

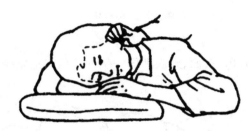

图 4-28　侧伏坐位

在临床上除上述常用体位外,对某些腧穴则应根据腧穴的具体不同要求采取不同的体位。同时也应注意根据处方所取腧穴的位置,尽可能用同一种体位针刺取穴。如因治疗要求和某些腧穴定位的特点而必须采用两种不同体位时,应根据患者的体质、病情等具体情况灵活掌握。对初诊、精神紧张或年老、体弱、病重的患者,有条件时应尽量采取卧位,以防患者感到疲劳或晕针等。

(三)消毒

针刺治疗要有严格的无菌观念,切实做好消毒工作。针刺前的消毒包括针具器械、医者的双手、患者的施术部位、治疗室用具等。

1.针具器械消毒

目前国内外在有条件的地区提倡使用一次性针具,对于普通针具、器械的消毒以高压蒸汽灭菌法较常用。

(1)高压蒸汽灭菌法:将毫针等针具用布包好,放在密闭的高压蒸汽锅内灭菌。一般是在 $1\sim1.4 \ kg/cm^2$ 的压力,115 ℃~123 ℃的高温下,保持 30 min 以上,可达到消毒灭菌的要求。

(2)药液浸泡消毒法:将针具放入 75％乙醇内浸泡 30～60 min,取出用消毒巾或消毒棉球擦干后使用。也可置于器械消毒液内浸泡,如 84 消毒液,可按规定浓度和时间进行浸泡消毒。直接和毫针接触的针盘、针管、针盒、镊子等可用 2％戊二醛溶液浸泡 15～20 min,达到消毒目的时才能使用。经过消毒的毫针必须放在消毒过的针盘内,并用消毒巾或消毒纱布遮盖好。

(3)环氧乙烷气体消毒法:根据国际标准化组织的标准,提倡使用环氧乙烷气体消毒。一般多采用小型环氧乙烷灭菌器。灭菌条件:温度为 55 ℃~60 ℃,相对湿度为 60％~80％,浓度为 800 mg/L为,时间为 6 h。

已消毒的毫针,应用时只能一针一穴,不能重复使用。

2.医者手指消毒

针刺前,医者应先用肥皂水将手洗刷干净,待干,再用75％乙醇棉球擦拭后,方可持针操作。持针施术时,医者应尽量避免手指直接接触针体,如某些刺法需要触及针体时,必须用消毒干棉球作为隔物,以确保针体无菌。

3.针刺部位消毒

在患者需要针刺的穴位皮肤上用75％乙醇棉球擦拭消毒,或先用2％碘伏涂擦,稍干后,再用75％乙醇棉球擦拭脱碘。擦拭时应从腧穴部位的中心点向外绕圈消毒。当穴位皮肤消毒后,切忌接触污物,保持洁净,防止重新污染。

4.治疗室内的消毒

针灸治疗室内的消毒包括治疗台上的床垫、枕巾、毛毯、垫席等物品,要按时换洗晾晒,如采用一人一用的消毒垫布、垫纸、枕巾则更好。治疗室也应定期消毒净化,保持空气流通、环境卫生洁净。

四、进针法

针刺操作时,一般应双手协同操作,紧密配合。《难经·七十八难》说:"知为针者信其左,不知为针信其右。"《标幽赋》更进一步阐述其义:"左手重而多按,欲令气散;右手轻而徐入,不痛之因。"临床上一般用右手持针操作,主要是拇、示、中指夹持针柄,其状如持笔(图4-29),故右手称为"刺手"。左手爪切按压所刺部位或辅助针体,故称左手为"押手"。

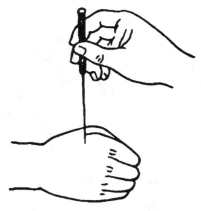

图 4-29　持针姿势

刺手的作用:主要是掌握针具,施行手法操作;进针时,运指力于针尖,而使针刺入皮肤,行针时便于左右捻转、上下提插和弹震刮搓,以及出针时的手法操作等。

押手的作用:主要是固定腧穴的位置,夹持针体协助刺手进针,使针体有所依附,保持针垂直,力达针尖,以利于进针、减少疼痛和协助调节、控制针感。

临床常用进针方法有以下几种。

(一)单手进针法

单手进针法多用于较短的毫针。右手拇、示指持针,中指端紧靠穴位,指腹抵住针体中部,当拇、示指向下用力时,中指也随之屈曲,将针刺入,直至所需的深度(图4-30)。此法三指并用,尤适宜于双穴同时进针。此外,还有用拇、示指夹持针体,中指尖抵触穴位,拇、示指所夹持的针沿中指尖端迅速刺入,不施捻转。针入穴位后,中指即离开应针之穴,此时拇、示、中指可随意配合,施行补泻。

(二)双手进针法

1.指切进针法

指切进针法又称爪切进针法,用左手拇指或示指端切按在腧穴位置的旁边,右手持针,紧靠左手指甲面将针刺入腧穴(图4-31)。此法适用于短针的进针。

2.夹持进针法

夹持进针法又称骈指进针法,即用左手拇、示二指持捏消毒干棉球,夹住针体下端,将针尖固定在所刺腧穴的皮肤表面,右手捻动针柄,将针刺入腧穴(图4-32)。此法适用于长针的进针。

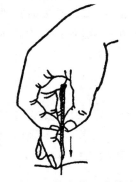

图 4-30 基本单手进针法

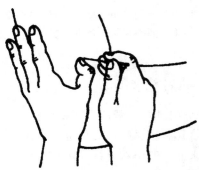

图 4-31 指切进针法

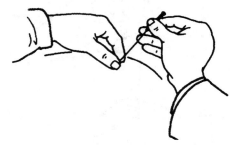

图 4-32 夹持进针法

临床上也有采用插刺进针的,即单用右手拇、示二指夹持消毒干棉球,夹住针体下端,使针尖露出 2～3 分,对准腧穴的位置,将针迅速刺入腧穴,然后将针捻转刺入一定深度,并根据需要适当配合押手行针。

3.舒张进针法

用左手拇、示二指将针刺入腧穴部位的皮肤向两侧撑开,使皮肤绷紧,右手持针,使针从左手拇、示二指的中间刺入。此法主要用于皮肤松弛部位的腧穴(图4-33)。

4.提捏进针法

用左手拇、示二指将针刺入腧穴部位的皮肤提起,右手持针,从捏起的上端将针刺入。此法主要用于皮肉浅薄部位的腧穴,如印堂穴(图4-34)。

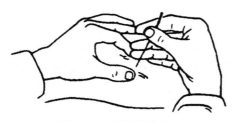

图 4-33　舒张进针法

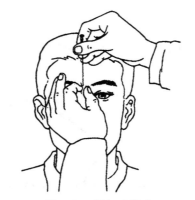

图 4-34　提捏进针法

(三)针管进针法

针管进针法即备好塑料、玻璃或金属制成的针管,针管长度比毫针短 2～3 分,以便露出针柄。针管的直径以能顺利通过针尾为宜。进针时左手持针管,将针装入管内,针尖与针管下端平齐,置于应刺的腧穴上,针管上端露出针柄 2～3 分,用右手示指叩打针尾或用中指弹击针尾,即可使针刺入,然后退出针管,再运用行针手法进行操作(图 4-35)。

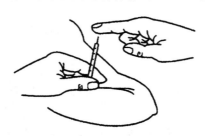

图 4-35　针管进针法

五、针刺的方向、角度和深度

(一)针刺的方向

针刺的方向是指进针时针尖对准的某一方向或部位,一般依经脉循行的方向、腧穴的部位特点和治疗的需要而定。

1.依循行定方向

依循行定方向即根据针刺补泻的需要,为达到"迎随补泻"的目的,在针刺时结合经脉循行的方向,或顺经而刺,或逆经而刺。一般认为,当行补法时,针尖与经脉循行的方向一致;行泻法时,针尖与经脉循行的方向相反。

2.依腧穴定方向

为保证针刺安全,根据腧穴所在部位的特点,某些部位必须朝向某一特定方向或部位。例如:针刺哑门穴时,针尖应朝向下颌方向缓慢刺入;针刺廉泉穴时,针尖应朝向舌根方向缓慢刺入;针刺背部的某些腧穴,针尖要朝向脊柱等。

3.依病情方向

依病情方向即根据病情的治疗需要,为使针刺的感应到达病变所在的部位,针刺时针尖应朝向病变所在的部位,以使"气至病所"。

(二)针刺的角度

针刺的角度是指进针时针体与皮肤表面所形成的夹角(图 4-36),一般分为以下 3 种。

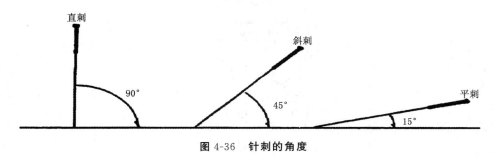

图 4-36　针刺的角度

1.直刺

针体与皮肤表面成 90°左右垂直刺入。此法适用于人体大部分腧穴。

2.斜刺

针体与皮肤表面成 45°左右倾斜刺入。此法适用于肌肉浅薄处或内有重要脏器,或不宜直刺、深刺的腧穴。

3.平刺

针体与皮肤表面成 15°左右沿皮刺入,又称横刺、沿皮刺。此法适用于皮薄肉少部位的腧穴,如头部腧穴等。

(三)针刺的深度

临床常根据患者的年龄、体质、病情、部位等方面确定进针的深度。

1.年龄

年老体弱,气血衰退;小儿娇嫩,稚阴稚阳,均不宜深刺。中青年身强体壮者,可适当深刺。

2.体质

形瘦体弱者宜浅刺;形盛体强者宜深刺。

3.病情

阳证、新病宜浅刺;阴证、久病宜深刺。

4.部位

头面、胸腹及皮薄肉少处的腧穴宜浅刺;四肢、臀、腹及肌肉丰满处的腧穴宜深刺。

六、行针与得气

毫针进针后,为使患者产生针刺感应,或进一步调整针感的强弱及使针感向某一方向扩散、传导而采取的操作方法,称为行针。行针手法包括基本手法和辅助手法两类。

(一)基本手法

行针的基本手法是毫针刺法的基本动作,古今临床常用的主要有提插法和捻转法两种。两种基本手法临床施术时既可单独应用,又可配合应用。

1.提插法

将针刺入腧穴一定深度后,施以上提下插的操作手法。针由浅层向下刺入深层的操作谓之插,从深层向上引退至浅层的操作谓之提,如此反复地上下纵向运动的行针手法,称为提插法(图 4-37)。提插幅度的大小、层次的变化、频率的快慢和操作时间的长短,应根据患者的体质、病情、腧穴部位和针刺目的等不同灵活掌握。使用提插法时,指力一定要均匀一致,幅度不宜过大,一般以 3~5 分为宜;频率不宜过快,每分钟 60 次左右,保持针体垂直,不改变针刺角度、方向和深度。一般认为行针时提插的幅度大、频率快,刺激量就大;反之,提插的幅度小、频率慢,刺激量就小。

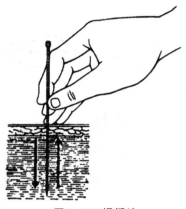

图 4-37　提插法

2.捻转法

将针刺入腧穴一定深度后,施以向前向后捻转动作的操作手法。这种使针在腧穴内反复前后来回旋转的行针手法,称为捻转法(图 4-38)。捻转角度的大小、频率的快慢、时间的长短等,需根据患者的体质、病情、腧穴的部位、针刺目的等具体情况而定。使用捻转法时,指力要均匀,角度要适当,一般应掌握在 180°左右,不能单向捻针,否则针体易被肌纤维等缠绕,引起局部疼痛和导致滞针而出针困难。一般认为捻转角度大、频率快,刺激量就大;捻转角度小、频率慢,刺激量就小。

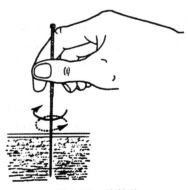

图 4-38　捻转法

(二)辅助手法

行针的辅助手法是行针基本手法的补充,是为了促使得气和加强针刺感应的操作手法。临床常用的行针辅助手法有以下几种。

1.循法

针刺不得气时,可以用循法催气。其法是医者用顺着经脉的循行径路,在腧穴的上下部轻柔地按揉或叩打(图4-39)。《针灸大成·三衢杨氏补泻》指出:"凡下针,若气不至,用指于所属部分经络之路,上下左右循之,使气血往来,上下均匀,针下自然气至沉紧。"说明此法能推动气血,激发经气,促使针后易于得气。

2.弹法

弹法是指在留针过程中,以手指轻弹针尾或针柄,使针体微微振动,以加强针感,助气运行的方法(图4-40)。《针灸问对》曰:"如气不行,将针轻弹之,使气速行。"本法有催气、行气的作用。

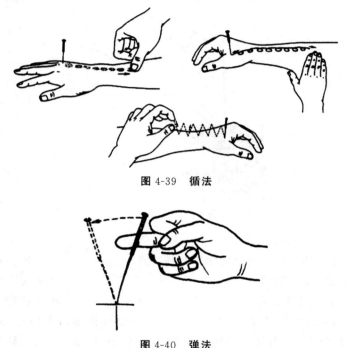

图4-39 循法

图4-40 弹法

3.刮法

刮法是指毫针刺入一定深度后,经气未至,以拇指或示指的指腹抵住针尾,用拇指或示指或中指指甲,由下而上或由上而下频频刮动针柄,促使得气的方法。本法在针刺不得气时用之可激发经气;如已得气,可以加强针刺感应的传导和扩散(图4-41)。

4.摇法

摇法是指毫针刺入一定深度后,手持针柄,将针轻轻摇动,以行经气的方法。《针灸问对》有"摇以行气"的记载。其法有二:一是直立针体而摇,以加强得气的感应;二是卧倒针体而摇,使经气向一定方向传导(图4-42)。

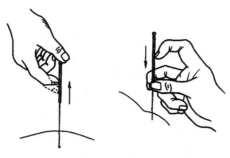

图 4-41　刮法

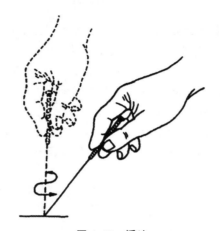

图 4-42　摇法

5.飞法

针后不得气者,用右手拇、示指执持针柄,细细捻搓数次,然后张开两指,一搓一放,反复数次,状如飞鸟展翅,故称飞法(图 4-43)。《医学入门·杂病穴法》中记载:"以大指次指捻针,连搓三下,如手颤之状,谓之飞。"本法的作用在于催气、行气,并使针刺感应增强。

6.震颤法

震颤法是指针刺入一定深度后,右手持针柄,用小幅度、快频率的提插手法,使针体轻微震颤的方法。本法可促使针下得气,增强针刺感应(图 4-44)。

(三)得气

得气是指毫针刺入腧穴一定深度后,施以提插或捻转等行针手法,使针刺部位获得"经气"感应。

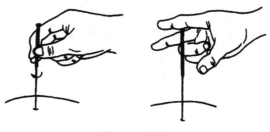

图 4-43　飞法

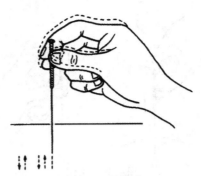

图 4-44　震颤法

　　针下是否得气,可以从两个方面分析判断。一是患者对针刺的感觉和反应,二是医者对刺手指下的感觉。针刺腧穴得气时,患者的针刺部位有酸胀、麻重等自觉反应,有时出现热、凉、痒、痛、抽搐、蚁行等感觉,或呈现沿着一定的方向和部位传导、扩散现象。少数患者还会出现循经性震颤等反应,有的还可见到针刺腧穴部位的循经性皮疹带或红、白线等现象。当患者有自觉反应的同时,医者的刺手亦能体会到针下沉紧、涩滞或针体颤动等反应。若针刺后未得气,患者无任何特殊感觉或反应,医者刺手亦感觉针下空松、虚滑。正如窦汉卿《标幽赋》所说,"轻滑慢而未来,沉涩紧而已至……气之至也,如鱼吞钩饵之浮沉;气未至也,如闲处幽堂之深邃。"这是对得气与否所作的最形象的描述。

　　得气与否及气至的迟速,不仅直接关系针刺的治疗效果,而且可以借此推测疾病的预后。《灵枢·九针十二原》说:"刺之要,气至而有效。"临床上一般是得气迅速时疗效较好,得气较慢时效果就差,若不得气就可能无治疗效果。《金针赋》也说:"气速效速,气迟效迟。"在临床上若刺之而不得气时,要分析经气不至的原因。或因取穴定位不准确,手法运用不当,或为针刺角度有误,深浅失度,对此就应重新调整腧穴的针刺部位、角度、深度,运用必要的针刺手法,以促使得气。如患者病久体虚,正气虚惫,以致经气不足;或因其他病理因素,感觉迟钝、丧失而不易得气时,可采用行针催气,或留针候气,或用温针灸,或加艾灸,以助经气的来复,而促使得气。若用上法而仍不得气者,多属正气衰竭,应考虑配合或改用其他治疗方法。临床上常可见到初诊时针刺得气较迟或不得气者,经过针灸等方法治疗后,逐渐出现得气较迅速或有气至现象,说明机体正气渐复,疾病向愈。

七、针刺补泻

　　《灵枢·九针十二原》说:"虚实之要,九针最妙,补泻之时,以针为之。"《备急千金要方·用针略例》指出:"凡用针之法,以补泻为先。"可见针刺补泻是针刺治疗的一个重要环节,也是毫针刺法的核心内容。

　　补法,泛指能鼓舞正气,使低下的功能恢复正常的针刺方法;泻法,泛指能疏泄邪气,使亢进的功能恢复正常的针刺方法。针刺补泻是通过针刺腧穴,采用适当的手法激发经气以补益正气、疏泄邪气,调节人体的脏腑经络功能,促使阴阳平衡而恢复健康的方法。古代医家在长期的医疗实践中,创造和总结出不少针刺补泻手法,现择要简述如下。

(一)单式补泻手法

1.捻转补泻

针下得气后,捻转角度小,用力轻,频率慢,操作时间短者为补法;捻转角度大,用力重,频率快,操作时间长者为泻法。也有以左转时角度大,用力重者为补法;右转时角度大,用力重者为泻法。

2.提插补泻

针下得气后,先浅后深,重插轻提,提插幅度小,频率慢,操作时间短者为补法;先深后浅,轻插重提,提插幅度大,频率快,操作时间长者为泻法。

3.疾徐补泻

进针时徐徐刺入,少捻转,疾速出针者为补法;进针时疾速刺入,多捻转,徐徐出针者为泻法。

4.迎随补泻

进针时针尖随着经脉循行去的方向刺入为补法;针尖迎着经脉循行来的方向刺入为泻法。

5.呼吸补泻

患者呼气时进针,吸气时出针为补法;吸气时进针,呼气时出针为泻法。

6.开阖补泻

出针后迅速揉按针孔为补法;出针时摇大针孔而不揉按为泻法。

7.平补平泻

进针得气后,施以均匀的提插、捻转手法,适用于虚实不明显或虚实夹杂的病证。

(二)复式补泻手法

1.烧山火法

将针刺入腧穴应刺深度的上 1/3(天部),得气后行捻转补法或紧按慢提九数;再将针刺入中 1/3(人部);然后将针刺入下 1/3(地部);继之退至浅层,称为一度。如此反复操作数度,使针下产生热感。在操作过程中,可配合呼吸补法。多用于治疗冷痹顽麻、虚寒性疾病等(图 4-45)。

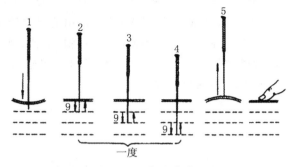

图 4-45　烧山火法

2.透天凉法

先将针刺入腧穴应刺深度的下 1/3(地部),得气后行捻转泻法或紧提慢按六数;再将针紧提至中 1/3(人部);然后将针紧提至上 1/3(天部),称为一度。如此反复操作数度,使针下产生凉感。在操作过程中,可配合呼吸泻法。多用于治疗热痹、急性痈肿等实热性疾病(图 4-46)。

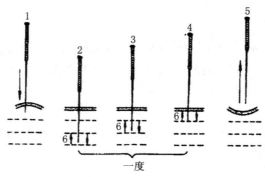

图 4-46 透天凉法

(三)影响针刺补泻效应的因素

1.机体所处的功能状态

在不同的病理状态下,针刺可以产生不同的调整作用(即补泻效果)。当机体处于虚惫状态而呈虚证时,针刺可以起到扶正补虚的作用。若机体处于虚脱状态时,针刺还可以起到回阳固脱的作用。当机体处于邪盛状态而呈实热、邪闭的实证时,针刺可以起到清热启闭、祛邪泻实的作用。例如,胃肠功能亢进而痉挛疼痛时,针刺可解痉止痛;胃肠功能抑制而蠕动缓慢、腹胀纳呆时,针刺可加强胃肠蠕动,提高消化功能,消除腹胀、增进食欲。大量的临床实践和实验研究表明,针刺当时的机体功能状态是产生针刺补泻效果的主要因素。

2.腧穴作用的相对特异性

腧穴的主治功能不仅具有普遍性,而且具有相对特异性。人体不少腧穴,如关元、气海、命门、膏肓、背俞穴等,都能鼓舞人体正气,促使功能旺盛,具有强壮作用,适宜于补虚益损。此外,很多腧穴,如水沟、委中、十二井、十宣等穴,都能疏泄病邪,抑制人体功能亢进,具有祛邪作用,适宜于祛邪泻实。当施行针刺补泻时,必须结合腧穴作用的相对特异性,才能产生针刺补泻的效果。

3.针具及手法轻重因素

影响针刺补泻因素与使用的针具粗细、长短,刺入的角度、深度,行针时的幅度、频率等有直接关系。一般来说,粗毫针用的指力要重,刺激量大;细毫针用的指力较轻,刺激量就小。毫针刺入腧穴的角度、深度不同,其刺激的轻重程度也不同,一般直刺、深刺的刺激量要大些,平刺、浅刺的刺激量要小些。行针时的幅度、频率不同,与针刺手法轻重密切相关。提插幅度大、捻转角度大、频率快者,其刺激量就大;反之,其刺激量就小。

八、留针与出针

(一)留针法

留针指将针刺入腧穴施术后,使针留置穴内。留针的目的是为了加强针刺的作用和便于继续行针施术。留针的方法有静留针和动留针两种。静留针法指在留针过程中不再行针;动留针法指在留针过程中间歇性行针。一般病证只要针下得气而施以适当的补泻手法后,即可出针或留针 10～20 min。但对一些特殊病证,如急性腹痛、破伤风、角弓反张、寒性疼痛、顽固性疼痛或痉挛性病证,需适当延长留针时间,有时留针可达数小时,以便在留针过程中间歇性行针,以增强、巩固疗效。在临床上留针与否或留针时间的长短,不可一概而论,应根据患者具体病情而定。

（二）出针法

出针又称起针、退针，指将针拔出的方法。在施行针刺手法或留针达到预定针刺目的和治疗要求后，即可出针。

出针的方法：一般以左手拇、示二指持消毒干棉球轻轻按压于针刺部位，右手持针做轻微地小幅度捻转，并将针缓慢提至皮下（不可单手用力过猛），静留片刻，然后出针。出针时，依补泻的不同要求，分别采取疾出或徐出、疾按针孔或摇大针孔的方法出针。出针后，除特殊需要外，都要用消毒棉球轻压针孔片刻，以防出血或针孔疼痛。

当针退出后，要仔细查看针孔是否出血，询问针刺部位有无不适感，检查核对针数有无遗漏，还应注意有无晕针延迟反应现象。

（萧　峰）

第五章 推拿治疗技术

第一节 补 法

补法是补益机体诸多不足的治法。补法适用于虚证。《黄帝内经》曰："虚则补之""损者益之。"补法能焕发或振奋人体各部器官组织,使其功能旺盛。推拿作为一种外治法,其补法的机制与中药内服之补法的补气、养血、滋阴、壮阳、益精有所不同。

一、整体调整脏腑

通过经络的整体调整作用和腧穴的特异性作用,起到益肾、健脾等振奋脏腑功能的作用。典型的推拿操作法有摩腹,摩丹田,掌振丹田,掌振心俞,按揉肾俞、脾俞、心俞、肺俞、肾俞、中脘、气海、关元等。一指禅推拿流派治疗劳倦内伤,内功推拿流派治疗虚劳、肺结核,都体现了扶正补虚的整体观。

二、局部流通气血

通过推拿手法的行气活血作用,使全身血液重新分配,解决局部血虚症状。《素问·调经论》曰:"神不足者,视其虚络,按而致之……按摩勿释,著针勿斥,移气于不足,神气乃得复。"《素问·举痛论》曰:"寒气客于背俞之脉则脉泣,脉泣则血虚,血虚则痛,其俞注于心,故相引而痛,按之则热气至,热气至则痛止矣。"针对"脉泣则血虚"的病机,推拿"虚络"或特定腧穴以补虚,即通过推拿治疗局部气血不足之虚证。清代吴师机《理瀹骈文》更进一步明确提出了"气血流通即是补,非必以参芪为补也"的观点。如颈项部的一指禅推法、拿法、拔伸法可改善脑部的血液供应,治疗椎-基底动脉供血不足之眩晕等。

三、借助药物外治

借助药物外治以达到补益的目的是推拿学的特色之一。选用具有补益作用的药物炼制成膏,以手法操作助药力渗透,使药物经皮吸收,起到补益作用,最典型的是膏摩法。如《圣济总录》的"大补益摩膏",《韩氏医通》的"外鹿髓丸"。《兰台轨范》亦有"有人专用丹溪摩腰方治形体之病,老人虚人极验"的记载。

实施补法,可以运用一指禅推法、缠法、摩法、擦法等推拿手法。

至于手法与补法的关系,《按摩十法》指出:"按摩诸术,与金针之迎随补泻无二理。"即与针灸的"迎随""九六"补泻法相同。而摸法、推法、剁法、敲法等均有补泻之分。如推法中的补法,就是顺经络方向推之为补,即《黄帝内经》"随而济之"之意。清代小儿推拿著作多强调"缓摩为补"。《一指禅推拿说明书》认为缠法属于补法。

(乔九星)

第二节 泻 法

《灵枢·经脉》的"盛则泻之"也称实则泻之,是广义的泻法,泛指祛邪外出之法。祛邪的途径有多种,发汗、催吐、排痰、通便、利尿均为泻法。《按摩十法》说:"补泻不明,则按摩不灵。"古人认为按摩推拿主要有泻的作用。《圣济总录》论述按摩的作用时指出:"大抵按摩法,每以开达抑遏为义。开达则壅蔽者以之发散,抑遏则剽悍者有所归宿。"《景岳全书》记载:"导引可逐客邪于关节,按摩可驱浮淫于肌肉。"

推拿之泻法,一些内容已包含在本节的汗法、散法、清法等治法中,这里重点介绍针对里实证的泻下(攻下)法,主要有通便法和利尿法。

一、通便法

通便法是一种通过增强肠蠕动,促进大便排出的治法。《素问·阴阳应象大论》曰:"中满者,泻之于内。"通便法针对胃肠实热积滞、燥屎内结、便秘不通、腹内结块、腹中疼痛、形体肥胖等里实之证,有通腑导滞、泄热排毒、减肥瘦身等功效。推拿通便主要通过两条途径:一是在腹部操作,直接刺激胃肠道,以顺时针方向摩揉腹部为主,重点在乙状结肠部操作,或选用抄腹等手法;二是刺激有通腑排便作用的腧穴,如足三里、支沟、天枢、八髎、大肠俞等,通过增强胃肠道的蠕动功能来实现大便排出。

二、利尿法

利尿法是通过手法刺激,促进排尿的治法。利尿法针对小便不畅、小便不通之证,如小儿癃闭、术后及产后尿潴留等,也可通过促进小便而祛邪排毒。推拿利尿主要通过3条途径。

(1)是在下腹部操作,揉摩小腹,按压关元、中极、水道、归来,从上往下推压腹部中线,直接刺激膀胱,以利膀胱收缩而排尿。

(2)是在骶部操作,按揉腰骶角,按揉八髎、小肠俞、膀胱俞、中膂俞,通过神经-经络反射作用,调节膀胱括约肌与逼尿肌的协同作用,来实现排尿。

(3)是按揉股内收肌群和手法刺激三阴交、阴陵泉、昆仑等腧穴,通过经络系统增强泌尿功能。

(乔九星)

第三节 散 法

《素问·至真要大论》有"抑者散之""结者散之"的记载。《素问·阴阳应象大论》曰："其实者,散而泻之"《景岳全书·论治》云："散者能驱散风邪暑湿之气,掳阴寒湿浊之毒,发散四肢之壅滞,除剪五脏(之)结伏,开肠和胃,行脉通经,莫过于散也。"

散,消散,发散也。散法既针对有形之结,如包块、瘰疬、积聚,为"结者散之";亦可治疗无形之结,如肝气郁结、忧郁症,所谓"抑者散之"。

一、散气血凝结

《修昆仑证验》有"揉积"专论,认为病之稍显者,如皮紧、面鼓、项粗,稍重者如手足麻木、瘫痪、瘰疬、噎膈、耳聋、目糊,以及头尖、背驼、肩耸、手足痿癖等衰老症状,其病根皆在于"气血凝结"之"积"。而消"积"之法,莫过于"揉"。"凡有积滞,无不宜揉","通则无积"。揉的部位主要是在头面部,尤以颊车为重点,其次有眉心、百会、目眦、耳门、山根、颧髎。另外也很重视海底(会阴部)。《医宗金鉴》云："气血郁滞,为肿为痛,宜用按摩法,按其经络,以通郁闭之气,摩其壅聚,以散瘀结之肿,其患可愈。"并提出了用"振梃"拍击治疗"受伤之处,气血凝结,疼痛肿硬"的具体方法。

二、散经筋之结

筋结主要是指肌肉、肌筋膜张力过高之肌紧张、肌痉挛。一般可用手法触摸确诊,可见僵硬、结节、条索、肿胀等。治疗主要在压痛点、反应点行按压、揉、拿、缠、拔伸、弹拨、拍打等法。除了严重的肌挛缩无法逆转外,大多数筋结可经推拿而软坚散结。

三、散脏腑癥结

《石室秘录》云："脏腑癥结之法,以一人按其小腹揉之,不可缓,不可急,不可重,不可轻,最难之事,总以中和为主。揉之数千下乃止,觉腹中滚热,乃自家心中注定病,口微微嗽津,送下丹田气海,七次乃止。如是七日,癥结可消。"

清代《按摩经》记载："脐下气海穴,按之如石,此寒结气聚,积而不散,令人身困肢弱,昼夜不安。用手法按、摩、揉、振之引腰痛、外肾紧,按切无度,觉气发散,有余热投四肢,病块消矣。"

四、散肝气郁结

针对无形之结,如肝气郁结,情志抑郁,其推拿治疗,亦宜散法主之。手法有拍打法、搓法、揉法、摩法、擦法、缠法等。

(乔九星)

第四节　汗　　法

汗法是指通过开泄腠理、调和营卫、发汗祛邪以解除表证的治疗方法,亦称解表法。汗法还有退热、透疹、祛风湿等作用。最初的汗法用于治疗外感表证。《厘正按摩要术》认为:"是法于风寒外感最宜。"随着适用范围不断扩大,凡一切病邪在肌表,腠理闭塞之证,皆可用汗法治之。

《素问》有"其在皮者,汗而发之""体若燔炭,汗出而散"的记载。《素问·热论》曰:"伤寒一日,巨阳受之,故头项痛,腰脊强。二日阳明受之,阳明主肉,其脉侠鼻络于目,故身热目疼而鼻干,不得卧也。三日少阳受之,少阳主胆,其脉循胁络于耳,故胸胁痛而耳聋。三阳经络皆受其病,而未入于脏者,故可汗而已""其未满三日者,可汗而已;其满三日者,可泄而已。"金元四大家之一的张从正力主攻邪,认为汗吐下三法可以赅尽治病之法,并将按摩、导引、针刺、灸、蒸、熏等有解表作用的疗法均列为汗法,扩大了汗法的范围。

汗法的适应病证主要是表实证(太阳表证),即脉浮紧无汗、恶寒发热、头项强痛、身疼腰痛。通过发汗,开泄腠理,疏通毛窍,可使病从表解。汗法还可以用于邪郁肌表的痱子、毛囊炎等皮肤病证。

推拿疗法中的汗法,常采用擦法、推法、点法、拿法、熨法等刺激较强的手法直接取汗,一般多在背部足太阳膀胱经、项部等部位操作,也采用膏摩的方法,或配合冬青膏、麻油、葱姜汁等介质推拿。汗法操作后腠理疏松,应注意温覆避风。

(乔九星)

第五节　通　　法

通法是推拿的特色治法。《素问·血气形志》曰:"形数惊恐,经络不通,病生于不仁,治之以按摩醪药。"《医宗金鉴·正骨心法要旨》曰:"按摩法:按者,谓以手往下抑之也。摩者,谓徐徐揉摩之也……按其经络,以通郁闭之气;摩其壅聚,以散瘀结之肿,其患可愈。"推拿应用通法主要针对的病机是经络之气不通、脏腑之气不通和诸窍闭塞不通。

一、通血脉

通血脉是针对血脉不通的治法。张志聪注《素问·金匮真言论》曰:"按跷者,按摩导引阳气之通畅于四肢也。"《石室秘录》在论述摩法的作用时指出:"法当以人手为之按摩,则气血流通,疾病易愈。"脉络瘀滞、血流不畅而致四肢肿胀者,以向心性手法通脉消肿,推而通之;经脉不畅,不能濡养脏腑、四肢,以按压动脉法、擦法、离心性手法,推而通之。

二、通经筋

通经筋是针对经筋不通的治法。《太素·经筋》曰:"筋自受病,通之为难,寒热自在于筋,病

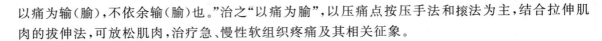

以痛为输(腧),不依余输(腧)也。"治之"以痛为腧",以压痛点按压手法和㨰法为主,结合拉伸肌肉的拔伸法,可放松肌肉,治疗急、慢性软组织疼痛及其相关征象。

三、通关节

通关节是针对关节不通的治法。邪侵关节、凝结不通、关节功能障碍、活动不利者,治宜通利关节。推拿治疗以摇法、屈伸法等被动运动手法为主,动而通之;或在做㨰法的同时配合有规律的关节被动运动;可运用拔伸法,拉伸关节周围的肌肉软组织,扩大关节间隙;可结合特殊的关节松动类手法,并指导患者做主动的关节活动锻炼。

四、通肺气

通肺气是针对肺气不通的治法。清代李用粹在《证治汇补》中指出:"哮即痰喘之久而常发者,因内有壅塞之气,外有非时之感,膈有胶固之痰,三者相合,闭拒气道,搏击有声,发为哮病。"老年慢性支气管炎等慢性阻塞性呼吸道疾病,有一个显著的特点,就是痰阻气道,肺气不畅。推拿在化痰、排痰方面有其他疗法所不及的特点,其以背部的掌振法、掌拍法为主,借以振荡气道内的分泌物。张锡纯的《医学衷中参西录》有治疗"痰厥"的"点天突穴法"和"捏结喉法"。《幼科铁镜》还有一种指抵气海穴治喉内痰壅的手法。

五、通腑气

通腑气是针对腑气不通的治法。用于饮食积滞、大便秘结、肥胖、口臭、苔黄腻等。腑以通为顺,推拿通腑气宜顺脏腑运动方向予以摩腹、抄腹等法,能消食导滞,运而通之。

六、通乳腺

通乳腺是针对乳腺不通的治法。产后乳汁不下或乳少,可用手法通络催乳。金代医家张从正已经采用梳法通乳。《儒门事亲》云:"用木梳梳乳,周回百余遍,则乳汁自下也。"通乳手法也适用于乳腺小叶增生、乳房发育不良、乳房松弛下垂。

七、通喉窍

通喉窍是针对喉窍不通的治法。推拿操作法中有一种特殊的喉科擒拿法,其模仿武术擒拿动作,拿捏患者的虎口、腋窝或锁骨上窝等处,并同时用力擎举上肢或做扩胸扳法,以减轻喉头水肿和疼痛,有利于呼吸、进药与饮食。主治急性乳蛾(腭扁桃体炎、水肿)等喉科急症。此法已濒于失传。

八、通鼻窍

通鼻窍是针对鼻窍不通的治法。传统推拿治疗鼻塞不通:一是局部取穴,按揉鼻和鼻窦附近的腧穴,如迎香、颧髎、睛明、山根、印堂、攒竹、神庭、上星等;二是采取摩顶法,《备急千金要方》和《外台秘要》均以摩顶、摩囟上治疗鼻塞流涕。《太平圣惠方》也以摩顶膏治疗成人和小儿的鼻塞。

九、通脑窍

通脑窍是针对清窍不通的治法。汉代张仲景的《金匮要略》就已记载以手法为主抢救自缢死。《肘后方》以掐人中(水沟穴)取醒抢救猝死尸厥。小儿推拿中抢救急惊风往往采用掐老龙、十宣、端正、威灵息风开窍。中医临床救治中风的实践,也证实早期推拿干预能醒脑开窍,对脑血管意外患者预后有重要作用。

十、通毛窍

通毛窍是针对腠理不通的治法。《万寿仙书》指出:"按摩法能疏通毛窍,能运旋荣卫。"皮肤毛窍是人体内外物质交换的途径之一,也是祛邪外出的通道。毛囊、皮脂腺堵塞不通,会引起粉刺、疮疖等皮肤疾病。推法、擦法、摩法、拍法、膏摩等法均有助于宣通腠理。

(乔九星)

第六节　清　　法

《素问·至真要大论》曰:"热者寒之、温者清之。"清者,清其热也。清法是针对热邪,通过清热泻火,以清除外感、内生之热邪的治法。清法适用于外感热邪入里;或风、寒、湿之邪入里化热;或七情过极,气机失调,郁而化火;或痰湿瘀血,饮食积滞,积蓄化热;或阴液不足,阴虚阳亢等所致的里热证。不同的里热证临床表现虽然不尽相同,但都常见有发热、口渴、面红目赤、烦躁不宁、小便短赤、大便干燥、舌红苔黄而干燥、脉数等症状。

推拿清热,无药物苦寒伤及脾胃之虞。手法多以摩擦类、挤压类为主。介质多取凉开水、葱汁、滑石粉等。《幼幼集成》有以手法为主治疗小儿里热的"清里法","一切诸热,皆能退去"。外感表证中表热证的推拿治法,参见汗法。

一、清营凉血

清营凉血适用于里热证中属于营血热盛者。推拿操作有逆经重推脊柱、退下六腑等。清代《按摩经》有一种特殊的按压动脉法,按压或踩踏股动脉、腋动脉等大动脉搏动处片刻后突然抬起,以引"邪热下行",患者可感觉"热气下降""邪热下行如风",以达到"止沸去薪"的目的。

二、清热祛暑

清热祛暑适用于伤寒、温病及暑病气分热盛之里热证。以大热、大汗、大渴、脉洪大为临床要点。推拿操作选用按揉风池、太阳、大椎、肩井、推天柱骨等穴。

三、清腑导滞

清腑导滞适用于脏腑及其经脉热盛之里热证,包括心肺热盛、肝胆湿热、胃肠实热等。推拿操作时,应根据病变脏腑选择性的按揉心俞、肺俞、肝俞、胆俞、胃俞、大肠俞,顺时针方向摩腹,按揉次髎,小儿推拿中的"清五经""退下六腑"等操作法,均可选用。

四、滋阴清热

滋阴清热适用于阴虚火旺之虚热证。虚热与劳倦内伤、气血虚弱有关。推拿治疗可借鉴一指禅推拿流派治疗劳倦内伤法和内功推拿法治疗,以肾经、脾经、任脉为主,取涌泉、太溪、气海、关元、丹田、背部五脏俞和膏肓俞等。小儿推拿中的"水底捞月""清天河水"亦可选用。

推拿治疗八法是推拿临床的总治法,每一治法各有其特定的含义,针对特定的病机。但推拿临床的病证是复杂多样的,病机的复杂性决定了绝大多数病证都不可能仅靠一法取效。通过法与法之间的关联配合,可以衍生出适应各种具体证候的治法。所以应用"推拿八法"必须灵活,而且往往需要组合为用。

(乔九星)

第七节　温　　法

《素问·至真要大论》提出"寒者热之""劳者温之""损者温之"。温法是指温散寒邪、回复阳气的治法。温法适用于一切寒证,主要指虚寒证、里寒证。如为表寒证,当以辛温解表的汗法治之。里寒证又可分为里实寒和里虚寒。里实寒证多因外寒循经络入里,客于脏腑或过食生冷而成,治宜温通、温散之法。里虚寒证每因素体阳虚,或久病伤阳所致,治宜温补、温振阳气。

适用于温法的手法,应选用产热效应高的手法,如擦法、摩法、振法、熨法、热敷法等。具体的治法有以下几种。

一、温经止痛

温经止痛是温经通络、发散经脉寒邪的治法。常用推拿操作法有按压压痛点法、擦四肢法等。适用于以手足厥冷、肢体麻木、疼痛为主症的经脉虚寒证。《圣济总录》云:"血气得温则宣通,得寒则凝泣。"《素问·举痛论》曰:"按之则热气至,热气至则痛止矣。"王冰注云:"手按之,则寒气散,小络缓,故痛止。"阐明了手法有温经散寒而止痛的作用。

二、温肺化痰

推拿操作可运用内功推拿流派的平推(擦)前胸后背法及按揉肺俞、定喘等。《幼幼集成》药物推熨胸背"暖痰法"亦可采用。主治咳嗽不止、痰涎稀白者。

三、温通心阳

推拿操作有按压心俞、掌振心俞、擦上背部等法。主治心律不齐、胸闷气短者。

四、温运脾胃

温运脾胃是温振脾胃阳气、祛除中焦寒邪的治法。治疗脾胃虚寒、胃寒痉挛、脘腹冷痛、呕吐溏泻、四肢不温等。推拿操作法有摩腹、摩中脘、擦脾俞、擦胃俞等。

五、温补肾阳

推拿操作法有擦八髎、擦命门、按揉肾俞、摩关元、推上三关等。主治子宫下垂、膀胱下垂、阳痿遗精、腰膝酸软、畏寒肢冷、性欲冷淡、耳鸣耳聋等。

六、温阳调经

推拿操作法有摩气海、关元,按曲骨、横骨,擦八髎、气海俞,热敷腰骶部等。主治女子痛经、月经不调、闭经、小腹冷痛。

(乔九星)

第八节　和　　法

和者,调和也。"和"是人体阴阳、气血、营卫、筋骨、脏腑、情志的动态平衡与和谐状态。《素问·生气通天论》云:"是以圣人陈阴阳,筋脉和同,骨髓坚固,气血皆从。如是则内外调和,邪不能害,耳目聪明,气立如故。"《灵枢·本脏》云:"血和则经脉流行,营覆阴阳,筋骨劲强,关节清利矣。卫气和则分肉解利,皮肤调柔,腠理致密矣。志意和则精神专注,魂魄不散,悔怒不起,五脏不受邪矣。寒温和则六腑化谷,风痹不作,经脉通利,肢节得安矣。此人之常平也。"

"常平"是生命的理想状态。人一旦脏腑功能失衡,气血阴阳不调,升降出入紊乱,即失去或偏离了"常平"状态,就是病态。其治疗大法就是"和法",即使偏离和谐功能状态的矛盾双方复归于"常平"。故《素问·至真要大论》曰:"谨察阴阳所在而调之,以平为期。"《素问·汤液醪醴论》曰:"平治于权衡。"也就是《汉书·艺文志》方技略经方类小序说的"以通闭解结,反之于平"。

广义的"和法"比较抽象。凡平衡阴阳、双向调节,均为和法。因推拿八法中已单列"补法""泻法",且有形之邪,可以温、通、汗、清诸法治之,所以这里的"和法"适用于既非正气虚损,又非邪气侵害,也无内生的痰浊、瘀血、食积之类,主要针对无形之邪,或单纯性脏腑功能失调性疾病,也可用于调整亚健康状态。和法的推拿手法,一般宜柔和、温和、平稳、均匀,先重后轻,由重入轻,轻重有度,徐疾适中,平补平泻。

一、调和气血

《素问·调经论》曰:"血气不和,百病乃变化而生。"《灵枢·终始》曰:"故泻者迎之,补者随之,知迎知随,气可令和。和气之方,必通阴阳。"《厘正按摩要术》云:"揉法,以手宛转回环,宜轻宜缓,绕于其上也。是从摩法生出者。可以和气血,可以活筋络,而脏腑无闭塞之虞矣。"常用调和气血的手法有推法、摩法、揉法、动脉按压法、摇法等。

二、和络舒筋

或久病入络,或劳损伤筋,而致筋急筋挛,筋翻筋短,牵掣作痛,甚则进一步引起内科、妇科等诸多病证。当以推拿手法舒而缓之,松以和之,恢复经筋的正常弹性和运动功能,达到《素问·生气通天论》所说的"筋脉和同"状态。推拿治疗肌肉痉挛疼痛等经筋病证,通常直接刺激病变肌群,有时也采用治疗拮抗肌的办法。常用的缓急舒筋手法有按压法、擦法、拔伸法、拿法、弹拨法、叩击法等。

三、整复骨缝

脊柱、关节因各种原因而偏离常位,其微小者中医称为骨错缝。其急性者可能由单纯性的外力所致,而慢性者多与椎管外软组织损害关系密切。这种错缝能产生急性和慢性疼痛,或刺激周围的神经而产生类似于内脏疾病的征象。而 X 线或 CT 检查无异常改变,临床可见局部的关节失和,更常见多关节、多脊柱节段的失和。推拿治疗之法,急性者可直接以关节复位手法或松动手法矫正,慢性者则往往需要治疗特定部位的软组织,达到筋柔骨正,动态平衡。

四、和解少阳

病在半表半里,寒热往来,古有和解少阳之法。推拿亦有类似小柴胡汤的功能。《推拿捷径》"推拿代药骈言"云:"往来寒热,分阴阳,则汤代柴胡。"《理瀹骈文》则有"疟用柴胡擦背"法。推拿操作可取手足少阳经和章门、期门、间使等腧穴,搓胁、擦胁肋,小儿推拿复合操作法中的按弦走搓摩亦可采用。

五、调和胃肠

调和胃肠适用于胃肠不和之证。《素问·逆调论》曰:"胃不和则卧不安。"推拿对于胃肠运动功能的作用,可用双向调节来概括。可使因胃肠蠕动亢进而便溏泄泻者止泻,亦可使胃肠蠕动抑制而便秘不通者通便。推拿对于消化腺的分泌也有双向调节作用。手法多取揉法、摩腹法、搓法、擦胁肋法。《石室秘录》主张摩腹"不可缓,不可急,不可重,不可轻,最难之事,总以中和为主"。

六、和气安神

推拿有很好的调和情志、宁心安神作用,对失眠证疗效颇佳。其治疗方法除了取具有宁心安神作用的腧穴,如神门、心俞等外,更重要的是通过放松全身肌肉来放松情绪,最后集中在头面部或腹部操作。手法宜由重到轻,平稳轻柔。

（乔九星）

第六章　神经内科病证

第一节　多　寐

多寐是指不分昼夜,时时欲睡,呼之能醒,醒后复睡的病证。西医的发作性睡病、神经官能症、精神病的某些患者,其症状与多寐类似者,可参考本证辨证论治。

一、诊断要点

(一)诊断

(1)不论白天黑夜,不分场合地点,随时可以入睡,但呼之能醒,但未多时入睡。

(2)某些热性或慢性疾病过程中出现嗜睡,每为病程严重的预兆,不属本证范围。

(3)应与昏迷、厥证等相鉴别。昏迷是神志不清,意识丧失;厥证是呼之不应,四肢厥冷等。

(二)辨证分析

多寐主要是由于脾虚湿胜、阳衰、瘀血阻窍所致,其病理主要是由于阴盛阳虚。因阳主动,阴主静,阴盛故多寐。临床辨证主要是区分虚实,脾虚、阳衰为虚证,湿胜、瘀阻者为实证。以健脾、温肾、祛湿、化瘀为主要治法。

二、辨证论治

(一)湿胜

1.证见

多发于雨湿之季,或丰肥之人。胸闷纳少,身重嗜睡,苔白腻,脉濡缓。

2.治法

燥湿健脾。

3.方药

(1)主方:平胃散(陈师文等《太平惠民和剂局方》)加味。

处方:苍术15 g,厚朴12 g,陈皮6 g,藿香12 g,薏苡仁18 g,法半夏12 g,布渣叶12 g,甘草6 g。水煎服。

(2)单方验方:藿香佩兰合剂(任达然验方)。

处方:藿香、佩兰、苍术、川朴各10 g,陈皮6 g,法半夏、茯苓、石菖蒲各10 g。水煎服。

(二)脾虚型

1.证见

精神倦怠,嗜睡,饭后尤甚,肢怠乏力,面色萎黄,纳少便溏。舌淡胖苔薄白,脉虚弱。

2.治法

健脾益气。

3.方药

(1)主方:六君子汤(虞抟《医学正传》)加减。

处方:党参 15 g,白术 12 g,茯苓 12 g,法半夏 12 g,陈皮 6 g,黄芪 15 g,神曲 10 g,麦芽 20 g,甘草 6 g。水煎服。

(2)中成药:补中益气丸,每次 9 g,每天 3 次。

(3)单方验方:黄芪升蒲汤(刘国普验方)。

处方:黄芪 30 g,升麻 9 g,茯苓 15 g,白术 12 g,石菖蒲 12 g。水煎服。

(三)阳虚型

1.证见

精神疲惫,整日嗜睡懒言,畏寒肢冷,健忘。舌淡苔薄,脉沉细无力。

2.治法

益气温阳。

3.方药

(1)主方:附子理中丸(陈师文等《太平惠民和剂局方》)加减。

处方:熟附子 12 g,干姜 10 g,党参 20 g,黄芪 18 g,巴戟天 12 g,升麻 6 g,淫羊藿 15 g,炙甘草 6 g。水煎服。

(2)中成药:附桂八味丸,每次 9 g,每天 3 次。

(3)单方验方:①附子细辛汤(何春水等《精选千家妙方》)。处方:熟附子 15 g(先煎 1 h),细辛、苍术、厚朴、陈皮各 10 g,麻黄 6 g。加水煎沸 15 min,滤出药液,再加水煎 20 min,去渣,两煎药液兑匀,分服,每天 1 剂。②嗜睡方(陈耀庭验方)。处方:红参 6 g(另煎),干姜、补骨脂各 10 g,附子 9 g,桂枝 8 g,吴茱萸 6 g,焦白术、炙甘草各 12 g。水煎服。

(四)瘀阻型

1.证见

头昏头痛,神倦嗜睡,病情较久,或有头部外伤病史。舌质紫暗或有瘀斑,脉涩。

2.治法

活血通络。

3.方药

(1)主方:通窍活血汤(王清任《医林改错》)加减。

处方:赤芍 15 g,川芎 10 g,桃仁 12 g,红花 10 g,白芷 10 g,丹参 20 g,生姜 10 g,葱白 3 条,大枣 5 枚。水煎服。

兼有气滞者,选加青皮 10 g,陈皮 6 g,枳壳 12 g,香附 10 g。兼有阴虚者,可选加生地黄 15 g,牡丹皮 10 g,麦冬 12 g。兼有气虚者,可选加黄芪 18 g,党参 15 g。兼有阳虚者,选加肉桂 6 g,熟附子 10 g。兼有痰浊者,选加法半夏 12 g,陈皮 6 g,白芥子 12 g。兼有热象者,可加黄芩、山栀各 12 g。

（2）中成药：①盐酸川芎嗪片，每次 2 片，每天 3 次。②复方丹参片，每次 3 片，每天 3 次。

（3）单方验方：当归五灵脂合剂（隋殿军《当代中国名医秘验方精粹》）。

处方：当归、五灵脂、茺蔚子各 12 g，黄芪 20 g，蒲黄、赤芍、延胡索、没药各 10 g，干姜 8 g，小茴香、升麻、甘草各 6 g。水煎服。

（李　媛）

第二节　不　寐

不寐是以经常不能获得正常睡眠为特征的一类病证，主要表现为睡眠时间、深度的不足，轻者入睡困难，或寐而不酣，时寐时醒，或醒后不能再寐，重则彻夜不寐，常影响人们的正常工作、生活、学习和健康。

不寐在《黄帝内经》称为"不得卧""目不瞑"。认为是邪气客于脏腑，卫气行于阳，不能入阴所得。《素问·逆调论》记载有"胃不和则卧不安"。后世医家引申为凡脾胃不和，痰湿、食滞内扰，以致寐寝不安者均属于此。

汉代张仲景《伤寒论》及《金匮要略》中将其病因分为外感和内伤两类，提出"虚劳虚烦不得眠"的论述，至今临床仍有应用价值。《景岳全书·不寐》中将不寐病机概括为有邪、无邪两种类型。"不寐证虽病有不一，然惟知邪正二字则尽之矣。盖寐本乎阴，神其主也，神安则寐，神不安则不寐。其所以不安者，一由邪气之扰，一由营气不足耳。有邪者多实证，无邪者皆虚证。"

明·李中梓结合自己的临床经验对不寐证的病因及治疗提出了卓有见识的论述："不寐之故，大约有五：一曰气虚，六君子汤加酸枣仁、黄芪；一曰阴虚，血少心烦，酸枣仁一两，生地黄五钱，米二合，煮粥食之；一曰痰滞，温胆汤加南星、酸枣仁、雄黄末；一曰水停，轻者六君子汤加菖蒲、远志、苍术，重者控涎丹；一曰胃不和，橘红、甘草、石斛、茯苓、半夏、神曲、山楂之类。大端虽五，虚实寒热，互有不齐，神而明之，存乎其人耳。"

明·戴元礼《证治要诀·虚损门》又提出"年高人阳衰不寐"之论。清代《冯氏锦囊·卷十二》。亦提出"壮年人肾阴强盛，则睡沉熟而长，老年人阴气衰弱，则睡轻微易知。"说明不寐的病因与肾阴盛衰及阳虚有关。

西医学的神经官能症、更年期综合征、慢性消化不良、贫血、动脉粥样硬化症等以不寐为主要临床表现时，可参考本节内容辨证论治。

一、病因病机

人之寤寐，由心神控制，而营卫阴阳的正常运作是保证心神调节寤寐的基础。每因饮食不节，情志失常，劳倦、思虑过度及病后、年迈体虚等因素，导致心神不安，神不守舍，不能由动转静而致不寐病证。

（一）病因

1.饮食不节

暴饮暴食，宿食停滞，脾胃受损，酿生痰热，壅遏于中，痰热上扰，胃气失和，而不得安寐。《张氏医通·不得卧》阐述其原因："脉滑数有力不得卧者，中有宿滞痰火，此为胃不和则卧不安也。"

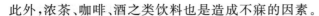

此外,浓茶、咖啡、酒之类饮料也是造成不寐的因素。

2.情志失常

喜怒哀乐等情志过极均可导致脏腑功能的失调,而发生不寐病证。或由情志不遂,暴怒伤肝,肝气郁结,肝郁化火,邪火扰动心神,神不安而不寐;或由五志过极,心火内炽,扰动心神而不寐;或由喜笑无度,心神激动,神魂不安而不寐;或由暴受惊恐,导致心虚胆怯,神魂不安,夜不能寐,如《沈氏尊生书·不寐》云:"心胆俱怯,触事易惊,梦多不祥,虚烦不眠。"

3.劳逸失调

劳倦太过则伤脾,过逸少动亦致脾虚气弱,运化不健,气血生化乏源,不能上奉于心,以致心神失养而失眠。或因思虑过度,伤及心脾,心伤则阴血暗耗,神不守舍;脾伤则食少,纳呆,生化之源不足,营血亏虚,不能上奉于心,而致心神不安。如《类证治裁·不寐》说:"思虑伤脾,脾血亏损,经年不寐"。《景岳全书·不寐》云:"劳倦、思虑太过者,必致血液耗亡,神魂无主,所以不眠。"可见,心脾不足造成血虚,会导致不寐。

4.病后体虚

久病血虚,年迈血少,引起心血不足,心失所养,心神不安而不寐,正如《景岳全书·不寐》中说:"无邪而不寐者,必营气不足也,营主血,血虚则无以养心,心虚则神不守舍。"亦可因年迈体虚,阴阳亏虚而致不寐。若素体阴虚,兼因房劳过度,肾阴耗伤,阴衰于下,不能上奉于心,水火不济,心火独亢,火盛神动,心肾失交而神志不宁。如《景岳全书·不寐》所说:"真阴精血不足,阴阳不交,而神有不安其室耳。"

(二)病机

不寐的病因虽多,但其病理变化,总属阳盛阴衰,阴阳失交。一为阴虚不能纳阳,一为阳盛不得入于阴。其病位主要在心,与肝、脾、肾密切相关。

因心主神明,神安则寐,神不安则不寐。而阴阳气血之来源,由水谷之精微所化,上奉于心,则心神得养;受藏于肝,则肝体柔和;统摄于脾,则生化不息;调节有度,化而为精,内藏于肾,肾精上承于心,心气下交于肾,则神志安宁。

若肝郁化火,或痰热内扰,神不安宅者以实证为主。心脾两虚,气血不足,或由心胆气虚,或由心肾不交,水火不济,心神失养,神不安宁,多属虚证,但久病可表现为虚实兼夹,或为瘀血所致。

不寐的预后,一般较好,但因病情不一,预后亦各异。病程短,病情单纯者,治疗收效较快;病程较长,病情复杂者,治疗难以速效。且病因不除或治疗不当,易产生情志病变,使病情更加复杂,治疗难度增加。

二、诊查要点

(一)诊断依据

(1)轻者入寐困难或寐而易醒,醒后不寐,连续3周以上,重者彻夜难眠。

(2)常伴有头痛、头昏、心悸、健忘、神疲乏力、心神不宁、多梦等症。

(3)本病证常有饮食不节,情志失常,劳倦、思虑过度,病后,体虚等病史。

(二)病证鉴别

不寐应与一时性失眠、生理性少寐、它病痛苦引起的失眠相区别。不寐是指单纯以失眠为主症,表现为持续的、严重的睡眠困难。若因一时性情志影响或生活环境改变引起的暂时性失眠不属病态。至于老年人少寐早醒,亦多属生理状态。若因其他疾病痛苦引起失眠者,则应以祛除有关病因为主。

(三)相关检查

临床可检测多导睡眠图:①测定其平均睡眠潜伏期时间延长(长于 50 min);②测定实际睡眠时间减少;③测定觉醒时间增多(每夜超过 30 min)。

三、辨证论治

(一)辨证要点

本病辨证首分虚实。虚证,多属阴血不足,心失所养,临床特点为体质瘦弱,面色无华,神疲懒言,心悸健忘。实证为邪热扰心,临床特点为心烦易怒,口苦咽干,便秘溲赤。次辨病位,病位主要在心。由于心神的失养或不安,神不守合而不寐,且与肝、胆、脾、胃、肾相关。如急躁易怒而不寐,多为肝火内扰;脘闷苔腻而不寐,多为胃腑宿食,痰热内盛;心烦心悸,头晕健忘而不寐,多为阴虚火旺,心肾不交;面色少华,肢倦神疲而不寐,多属脾虚不运,心神失养;心烦不寐,触事易惊,多属心胆气虚等。

(二)治疗原则

治疗当以补虚泻实,调整脏腑阴阳为原则。实证泻其有余,如疏肝泻火,清化痰热,消导和中;虚证补其不足,如益气养血,健脾补肝益肾。在此基础上安神定志,如养血安神,镇惊安神,清心安神。

(三)证治分类

1.肝火扰心证

不寐多梦,甚则彻夜不眠,急躁易怒,伴头晕头胀,目赤耳鸣,口干而苦,不思饮食,便秘溲赤,舌红苔黄,脉弦而数。

证机概要:肝郁化火,上扰心神。

治法:疏肝泻火,镇心安神。

代表方:龙胆泻肝汤加减。本方有泻肝胆实火,清下焦湿热之功效,适用于肝郁化火上炎所致的不寐多梦,头晕头胀,目赤耳鸣,口干便秘之症。

常用药:龙胆草、黄芩、栀子清肝泻火;泽泻、车前子清利湿热;当归、生地滋阴养血;柴胡疏畅肝胆之气;甘草和中;生龙骨、生牡蛎、灵磁石镇心安神。

胸闷胁胀,善太息者,加香附、郁金、佛手、绿萼梅以疏肝解郁;若头晕目眩,头痛欲裂,不寐躁怒,大便秘结者,可用当归龙荟丸。

2.痰热扰心证

心烦不寐,胸闷脘痞,泛恶嗳气,伴口苦,头重,目眩,舌偏红,苔黄腻,脉滑数。

证机概要:湿食生痰,郁痰生热,扰动心神。

治法:清化痰热,和中安神。

代表方:黄连温胆汤加减。本方清心降火,化痰安中,适用于痰热扰心,见虚烦不宁,不寐多梦等症状者。

常用药:半夏、陈皮、茯苓、枳实健脾化痰,理气和胃;黄连、竹茹清心降火化痰;龙齿、珍珠母、磁石镇惊安神。

不寐伴胸闷嗳气,脘腹胀满,大便不爽,苔腻脉滑,加用半夏秫米汤和胃健脾,交通阴阳,和胃降气;若饮食停滞,胃中不和,嗳腐吞酸,脘腹胀痛,再加神曲、焦山楂、莱菔子以消导和中。

3.心脾两虚证

不易入睡,多梦易醒,心悸健忘,神疲食少,伴头晕目眩,四肢倦怠,腹胀便溏,面色少华,舌淡苔薄,脉细无力。

证机概要:脾虚血亏,心神失养,神不安舍。

治法:补益心脾,养血安神。

代表方:归脾汤加减。本方益气补血,健脾养心,适用于不寐健忘,心悸怔忡,面黄食少等心脾两虚证。

常用药:人参、白术、甘草益气健脾;当归、黄芪补气生血;远志、酸枣仁、茯神、龙眼肉补心益脾安神;木香行气舒脾。

心血不足较甚者,加熟地、芍药、阿胶以养心血;不寐较重者,加五味子、夜交藤、合欢皮、柏子仁养心安神,或加生龙骨、生牡蛎、琥珀末以镇静安神;兼见脘闷纳呆,苔腻,重用白术,加苍术、半夏、陈皮、茯苓、厚朴以健脾燥湿,理气化痰。若产后虚烦不寐,或老人夜寐早醒而无虚烦者,多属气血不足,亦可用本方。

4.心肾不交证

心烦不寐,入睡困难,心悸多梦,伴头晕耳鸣,腰膝酸软,潮热盗汗,五心烦热,咽干少津,男子遗精,女子月经不调,舌红少苔,脉细数。

证机概要:肾水亏虚,不能上济于心,心火炽盛,不能下交于肾。

治法:滋阴降火,交通心肾。

代表方:六味地黄丸合交泰丸加减。前方以滋补肾阴为主,用于头晕耳鸣,腰膝酸软,潮热盗汗等肾阴不足证;后方以清心降火,引火归原,用于心烦不寐,梦遗失精等心火偏亢证。

常用药:熟地黄、山萸肉、山药滋补肝肾,填精益髓;泽泻、茯苓、牡丹皮健脾渗湿,清泄相火;黄连清心降火;肉桂引火归原。

心阴不足为主者,可用天王补心丹以滋阴养血,补心安神;心烦不寐,彻夜不眠者,加朱砂、磁石、龙骨、龙齿重镇安神。

5.心胆气虚证

虚烦不寐,触事易惊,终日惕惕,胆怯心悸,伴气短自汗,倦怠乏力,舌淡,脉弦细。

证机概要:心胆虚怯,心神失养,神魂不安。

治法:益气镇惊,安神定志。

代表方:安神定志丸合酸枣仁汤加减。前方重于镇惊安神,用于心烦不寐,气短自汗,倦怠乏力之症;后方偏于养血清热除烦,用于虚烦不寐,终日惕惕,触事易惊之症。

常用药:人参、茯苓、甘草益心胆之气;茯神、远志、龙齿、石菖蒲化痰宁心,镇惊安神;川芎、酸枣仁调血养心;知母清热除烦。

心肝血虚,惊悸汗出者,重用人参,加白芍、当归、黄芪以补养肝血;肝不疏土,胸闷,善太息,纳呆腹胀者,加柴胡、陈皮、山药、白术以疏肝健脾;心悸甚,惊惕不安者,加生龙骨、生牡蛎、朱砂以重镇安神。

四、预防调护

不寐属心神病变,重视精神调摄和讲究睡眠卫生具有实际的预防意义。《黄帝内经》云:"恬淡虚无,真气从之,精神内守,病安从来。"积极进行心理情志调整,克服过度的紧张、兴奋、焦虑、抑郁、惊恐、愤怒等不良情绪,做到喜怒有节,保持精神舒畅,尽量以放松的、顺其自然的心态对待睡眠,反而能较好地入睡。

睡眠卫生方面,首先帮助患者建立有规律的作息制度,从事适当的体力活动或体育锻炼,增强体质,持之以恒,促进身心健康。其次养成良好的睡眠习惯。晚餐要清淡,不宜过饱,更忌浓茶、咖啡及吸烟。睡前避免从事紧张和兴奋的活动,养成定时就寝的习惯。另外,要注意睡眠环境的安宁,床铺要舒适,卧室光线要柔和,并努力减少噪声,去除各种可能影响睡眠的外在因素。

(李　垒)

第三节　头　痛

头痛是指由于外感或内伤而引起,导致脉络不畅或失养,清窍不利,以患者自觉头部疼痛为特征的一种常见病证。本病可单独出现,也可见于多种急、慢性疾病过程中,有时亦是某些相关疾病加重或恶化的先兆。若头痛属某一疾病过程中所出现的兼症,则不属本节讨论范围。

头痛之记载源于《黄帝内经》,在《素问·风论》中称为"脑风""首风",提出外感内伤均可导致本病发生。比如:《素问·风论》曰:"新沐中风,则为首风。"《素问·五藏生成》云:"是以头痛巅疾,下虚上实。"并指出六经病变皆可导致头痛。

汉代张仲景在《伤寒论》中指出了太阳病、阳明病、少阳病、厥阴病头痛的见证,创立了不同头痛的治疗方药。李东垣在《东垣十书》中将头痛分为外感与内伤两类,根据病因和症状不同,指出头痛有湿热头痛、偏头痛、真头痛、气虚头痛、血虚头痛、厥逆头痛等,还在《黄帝内经》和《伤寒论》的基础上,补充了太阴头痛和少阴头痛,为头痛分经用药奠定了基础。

《丹溪心法·头痛》中又提出了痰厥头痛和气滞头痛,并指出头痛"如不愈各加引经药,太阳川芎,阳明白芷,少阳柴胡,太阴细辛,厥阴吴茱萸",至今对临床仍有指导意义。

部分医著中还有"头风"的记载,实际上仍属于头痛。如《证治准绳·头痛》说:"医书多分头痛、头风为二门,然一病也,但有新久去留之分耳。浅而近者名头痛,其痛猝然而至,易于解散速安也;深而远者为头风,其痛作止不常,愈后遇触复发也。皆当验其邪所从来而治之。"

清代医家王清任在《医林改错·头痛》中论述血府逐瘀汤证时说:"头痛无表证,无里证,无气虚、痰饮等证,忽犯忽好,百方不效,用此方一剂而愈。"提出了瘀血导致头痛的学说。至此,对头痛的辨证施治理论已基本完备。

头痛见于西医学之内、外、精神、神经、五官等各科疾病中。本节主要讨论内科范畴的头痛,如血管性头痛、紧张性头痛、三叉神经痛、外伤后头痛、神经官能症等,其他各科头痛也可参考本节内容辨证论治。

一、病因病机

头痛的发生是因外感或内伤导致邪扰清窍,或脉络失养而为病。外感者以风邪为主,内伤者与肝、脾、肾关系密切。

(一)感受外邪

多由起居不慎,感受风寒湿热之邪,邪壅经络,气血受阻而发为头痛。因风为百病之长,"伤于风者,上先受之""巅高之上,惟风可到",故六淫之中以风邪为主要病因。

若夹寒邪,寒凝血滞,脉络不畅,不通则痛;若夹热邪,风热上炎,侵扰清窍而为头痛;若夹湿邪,风伤于巅,湿困清阳,蒙蔽清空而为头痛。若感湿较重,湿邪困脾,尚可致痰湿内生,清窍蒙蔽,形成外感与内伤并存。

(二)情志内伤

情志不遂,忧郁恼怒,肝失疏泄,郁而化火,上扰清窍,可发为头痛;若火郁日久,火盛伤阴,肝失濡养,肾精被伐,肝肾精血不能上承,也可引发头痛。

(三)先天不足或房事不节

先天禀赋不足,或纵欲过度,可使肾精亏虚。肾主骨生髓,脑为髓海,肾精亏损日久,可致髓海空虚而为头痛。少数肾虚头痛与阴损及阳、清阳不升有关。

(四)饮食劳倦或久病体虚

饮食不节或劳倦过度可使中焦脾胃受伤,脾为气血生化之源,脾虚气血生化乏源,气血不能上荣脑髓脉络,则发为头痛。

久病、产后、失血等也可形成营血亏损,脑髓失充,脉络失荣而头痛。若脾失健运,痰湿内生,痰浊闭阻清窍,清阳不升,又可形成痰浊头痛。

(五)头部外伤或久病入络

跌仆闪挫,头部外伤,或久痛不解,均可导致气滞血瘀,脑络痹阻,不通则痛;久病瘀血不去,新血不生,常在瘀血之中夹有血虚,形成虚实错杂之证。

总之,头痛的病位虽在头,但病变涉及脾、肝、肾等脏腑,风、火、痰、瘀、虚为致病之主要因素,脉络阻闭、清窍失养为其主要病机。

二、诊断

(一)诊断要点

1.病史

常有感受外邪、情志不遂、劳倦过度、头部外伤等诱因,或有反复发作病史。疼痛持续时间、发作频率、疼痛轻重等常与病程有关。病程长者多发作频繁、持续时间长、疼痛重;病程短者多偶尔发作、持续时间短、疼痛轻。

2.临床特征

突然发病或反复发作,以前额、额颞、巅顶、顶枕部或全头部疼痛为主症,多表现为跳痛、胀痛、昏痛、刺痛、隐痛等。有突然而作,痛无休止者;也有反复发作,时痛时止者;头痛发作可持续数分钟、数小时、数天或数周不等。

(二)辅助检查

外感头痛可伴有血常规异常,内伤头痛常有血压改变,必要时作脑脊液、脑电图检查,有条件者可作经颅多普勒、颅脑 CT 和 MRI 等检查,以排除器质性疾病。

(三)类证鉴别

本病应与下列头痛症状突出的疾病鉴别。

1.真头痛

真头痛表现为突然剧烈头痛,或持续痛而阵发加重,甚至呈喷射状呕吐不已,以致肢厥、抽搐,是临床急重症之一。

2.眩晕

眩晕与头痛可单独出现。也可同时出现。眩晕以头晕眼花,站立不稳,甚则天旋地转为主要特征,多为虚证,以内伤为主要病因;头痛以头部疼痛为主,多为实证,其病因有外感和内伤之分。

三、辨证要点

(一)辨疼痛轻重

一般来说,以外感者疼痛较重,内伤者疼痛较轻;寒厥头痛、偏头痛较重,气虚、血虚、肝肾阴虚头痛较轻;气虚头痛早晨加重;血虚头痛午后加重。

(二)辨疼痛性质

痰湿头痛多重坠或胀;肝火头痛多跳痛;寒厥头痛刺痛伴有寒冷感;阳亢者头痛而胀;气血、肝肾阴虚者隐痛绵绵或空痛。

(三)辨部位

前额为阳明头痛,后部为太阳头痛,两侧为少阳头痛,巅顶为厥阴头痛。一般气血亏虚、肝肾阴虚以全头作痛为多;阳亢者痛在枕部,多连颈肌;寒厥者痛在巅顶;肝火者痛在两颞。

(四)辨影响因素

气虚头痛与过劳有关;肝火头痛因情志波动而加重;寒湿头痛常随天气变化而变化;肝阳上亢头痛常因饮酒或暴食而加重;肝肾阴虚者每随失眠加重而加重;偏头痛者常遇风寒则痛发。

(五)辨外感内伤

外感头痛起病急,一般疼痛较重,多表现为跳痛、灼痛、重痛、掣痛、胀痛,痛无休止,多有感邪病史,属实证;内伤头痛起病缓,一般疼痛较轻,多表现为隐痛、昏痛、空痛,痛势悠悠,时作时止,遇劳或情志刺激加重,属虚证或虚实错杂证。

四、中药治疗

本病的发生是因脉络痹阻或清窍失养而成,因此治疗时须以缓急止痛为基本原则。外感者宜祛邪活络,内伤者宜调理脏腑气血阴阳;实证者攻邪为主,虚证者补虚为要。

(一)外感头痛

1.风寒头痛

证候:起病较急,头痛剧烈,连及项背,恶风畏寒,遇风尤剧,口淡不渴;舌淡苔薄白,脉多浮紧。

证候分析:本证以风寒侵袭,脉络痹阻为主要病机。寒性收引凝滞,风寒袭表,脉络痹阻较甚,故头痛剧烈;风寒首犯太阳,太阳主一身之表,故见恶风畏寒、脉浮紧等表证;太阳经脉布于项背,故痛连项背;口淡不渴、脉浮紧均为风寒外袭之征。本证以头痛剧烈,连及项背,遇风尤剧,脉浮紧为辨证要点。

治法:疏风散寒。

方药:川芎茶调散加减。若风寒表证明显,重用川芎,加苏叶、生姜,减薄荷;鼻塞者加苍耳子、辛夷;素体阳虚,恶寒较重者,加制川乌、麻黄、桂枝。

若巅顶头痛,干呕,吐涎沫,甚则四肢厥冷,苔白,脉弦,为寒犯厥阴,治当温散厥阴寒邪,宜用吴茱萸汤加半夏、藁本、川芎。

若头痛、背冷、脉沉细或弦紧,为寒邪客于少阴,治当温散少阴寒邪,宜用麻黄附子细辛汤加白芷、川芎。

2.风热头痛

证候:头胀痛,甚则头痛如裂,发热或恶风,口渴喜饮,面红目赤,便秘溲黄;舌红苔黄,脉浮数。

证候分析:本证以风热上扰清窍,脑络失和为主要病机。风热上扰,故见头胀痛,甚则头痛如裂;风热袭表,故见发热或恶风,口渴喜饮;热伤津液,故见便秘溲黄;面红目赤、舌红苔黄、脉浮数均为风热袭表之象。本证以头胀痛,甚则头痛如裂,发热或恶风,舌红苔黄,脉浮数为辨证要点。

治法:疏风清热。

方药:芎芷石膏汤加减。热盛者去藁本,改用黄芩、薄荷、蔓荆子、山栀子辛凉清热;若热盛伤津,症见舌红少津,加知母、麦冬、石斛、天花粉清热生津;若大便秘结,口舌生疮,腑气不通者,合用黄连上清丸,以苦寒通腑泄热。

3.风湿头痛

证候:头痛如裹,肢体困重,胸闷纳呆,腹胀,或大便稀溏;苔白腻,脉濡滑。

证候分析:本证以风湿上蒙清窍,阻遏清阳为主要病机。湿性黏滞,易阻遏阳气,而头又为诸阳之会,故风湿最易致清阳不升而出现头痛如裹,肢体困重;湿邪最易困阻脾胃,故见胸闷纳呆,腹胀,便溏;苔白腻,脉濡滑均为湿象。本证以头痛如裹,肢体困重,苔白腻,脉濡滑为辨证要点。

治法:祛风胜湿。

方药:羌活胜湿汤加减。若症见胸闷纳呆、便溏,证属湿浊中阻,加苍术、厚朴、陈皮等燥湿宽中;若恶心呕吐者,加生姜、半夏、藿香等化浊降逆止呕;若身热汗出不畅,胸闷口渴,为暑湿所致,宜用黄连香薷饮加藿香、佩兰等清暑化湿。

(二)内伤头痛

1.肝阳头痛

证候:头胀痛,眩晕,心烦易怒,或兼胁痛,夜寐不宁,口干口苦;舌红苔薄黄,脉沉弦有力。

证候分析:本证的病机主要是肝阳上亢,风阳上扰。虚阳亢于上,气血并走于头面,故见头胀痛;阳亢生风,故见眩晕;阳热有余,故见心烦易怒,夜寐不宁,口干口苦;舌红苔薄黄、脉沉弦有力均属肝阳上亢之征。本证以头胀痛,眩晕,舌红苔薄黄,脉沉弦有力为辨证要点。

治法:平肝潜阳。

方药:天麻钩藤饮加减。眩晕重者加生龙牡以加强重镇潜阳之力;若头痛朝轻暮重,或遇劳加剧,脉弦细,舌红苔薄少津,属肝肾阴虚,酌加生地、何首乌、女贞子、枸杞子、旱莲草滋养肝肾;失眠重者,加枣仁、柏子仁,配合琥珀粉冲服。

2.痰浊头痛

证候:头痛昏蒙,胸脘痞闷,呕恶痰涎;苔白腻,脉沉弦或沉滑。

证候分析:本证的病机主要是痰浊中阻,上蒙清窍。痰为阴邪,易阻滞气机,并可随气升降,若痰浊内盛,既可阻滞清阳上升,又可占据阳位而上蒙清窍,故可引起头痛昏蒙;痰湿中阻脾胃,脾失健运,升降失和,故见胸脘痞闷,呕恶痰涎;苔白腻、脉滑均为痰浊内盛之征。本证以头痛昏蒙,胸脘痞闷,呕恶,苔白腻为辨证要点。

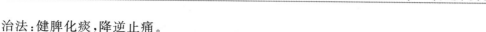

治法:健脾化痰,降逆止痛。

方药:半夏白术天麻汤加减。若痰郁化热显著,症见舌苔黄腻、口干苦,加竹茹、枳实、黄芩清热燥湿化痰;胸脘痞闷重,加厚朴、枳壳、瓜蒌;呕恶痰涎,加生姜、砂仁。

3.瘀血头痛

证候:头痛如刺,固定不移,经久不愈,或头部有外伤史;舌紫或有瘀斑、瘀点,苔薄白,脉沉细或细涩。

证候分析:本证的病机主要是瘀血阻窍,络脉不通,不通则痛。瘀血为有形之邪,阻滞经络较甚,故见头痛固定,痛如锥刺;瘀血化解较难,故多病势缠绵,经久不愈;舌紫脉涩均为瘀血之征。本证以头痛如刺,固定不移,舌紫或有瘀斑、瘀点,苔薄白,脉沉细或细涩为辨证要点。

治法:活血化瘀通窍。

方药:通窍活血汤加减。头痛日久酌加全蝎、蜈蚣等虫类药搜逐风邪、活络止痛;病久多伴气血两虚,可加四君子汤健脾益气,另加当归养血活血,以助活络化瘀之力;若因受风寒而头痛加重,可加细辛、桂枝,待痛缓再予调理。

4.血虚头痛

证候:头痛而晕,心悸不宁,失眠多梦,面色萎黄;舌淡苔薄白,脉沉细而弱。

证候分析:本证的病机主要是营血不足,脑络失养。"血主濡之",血对各脏腑组织具有营养作用,血虚头目失养则头痛而晕;心失所养则心悸失眠多梦;肌肤失养则面色萎黄;舌淡苔薄白、脉沉细而弱也是血虚之征。本证以头痛眩晕,心悸失眠多梦,舌淡苔薄白,脉沉细而弱为辨证要点。

治法:养血疏风止痛。

方药:加味四物汤加减。方以四物汤加菊花、蔓荆子组成,具有养血疏风之功,临证可酌加阿胶、龟板胶、鸡子黄等血肉有情之品;若心悸失眠,加龙眼肉、枣仁、远志、茯神;兼气虚者,加党参、黄芪,或以八珍汤加减;本证常有食少纳呆等脾虚见症,可酌加山楂、麦芽、神曲等助运化,以促气血化生。

5.气虚头痛

证候:头痛绵绵,遇劳则重,神疲乏力、面色㿠白、自汗、气短、畏风、食欲缺乏;舌淡苔薄,脉细无力。

证候分析:本证病机主要是气虚清阳不升,清窍失养。头为诸阳之会,清阳不升,头目失养,故头痛绵绵,面色㿠白;劳则气耗,故遇劳则重;气虚运化无力,故食欲缺乏;气虚鼓动无力,故神疲乏力,气短;气虚卫外不固,故自汗,畏风;舌淡苔薄、脉细无力亦气虚之象。本证以头痛绵绵,遇劳加重,神疲乏力,舌淡苔薄,脉细无力为辨证要点。

治法:益气升清。

方药:顺气和中汤加减。以补中益气汤加细辛、蔓荆子、川芎组成,有益气升清止痛之功,为气虚头痛的有效方剂。自汗、气短、畏风者加五味子、煅牡蛎,或配合玉屏风散常服;若心悸失眠,属气血两虚,可加龙眼肉、枣仁、茯神,待痛减以归脾丸善后。

6.肾虚头痛

证候:头空痛,眩晕,耳鸣少寐,腰痛酸软,遗精,带下,神疲乏力;舌红少苔,脉沉细无力。

证候分析:本证的病机主要是肾精亏虚,髓海不足,脑失所养。脑为髓海,肾主骨生髓,肾虚髓海空虚,故头空痛,眩晕;肾虚腰府失养,故腰痛酸软,耳鸣少寐;肾气亏虚,精关、带脉不固,故遗精、带下;舌红少苔、脉沉细无力均为肾虚之象。本证以头空痛,眩晕,耳鸣少寐,舌红少苔,脉沉细无力为辨证要点。

治法:补肾养阴。

方药:大补元煎加减。眩晕重者加菊花、枸杞子、钩藤;遗精或带下者加芡实、煅牡蛎、益智仁;耳鸣重者加磁石、生龙骨、珍珠母;待病情好转,可常服杞菊地黄丸或六味地黄丸补肾阴、潜肝阳以巩固疗效。

若肾虚头痛属肾阳不足者,多伴畏寒肢冷,小便清长,舌淡胖,脉沉细,可用右归丸加减以温补肾阳、填精补髓。若兼见外感寒邪者,可予麻黄附子细辛汤。

上述各证的治疗应根据头痛部位而选用不同的引经药。例如:太阳头痛选羌活、防风;少阳头痛选用川芎、柴胡;阳明头痛选白芷、葛根;太阴头痛选用苍术;少阴头痛选用细辛;厥阴头痛选用吴茱萸、藁本等。

此外,临床可见头痛如雷鸣,头面起核或憎寒壮热,名曰"雷头风",多为湿热夹痰所致,宜用清震汤加味以清宣升散、除湿化痰。

另外还有偏头风,其病暴发,痛势甚剧,或左或右,或连及眼、齿,痛止如常人,又称偏头痛,此多为肝经风火所致,治宜平肝息风为主,可予天麻钩藤饮或羚角钩藤汤。

五、其他疗法

(1)风热头痛用银翘解毒片(丸)、羚翘解毒片、桑菊感冒冲剂、维C银翘片等。

(2)风湿头痛用藿香正气丸(水、液、软胶囊)等。

(3)气虚头痛用补中益气丸等。

(4)肾虚头痛用六味地黄丸、肾气丸、左归丸、右归丸等。

(5)血虚头痛用归脾丸等。

六、预防与调护

(1)头痛在急性发作期应适当休息,保证睡眠,不宜食用烧烤辛辣等厚味生热助火食物,同时限制烟酒。

(2)若患者精神紧张,情绪不稳,宜疏导劝慰以稳定情绪。

(3)在头痛缓解后应注意情志、饮食及寒温等的调护,以防复发。

(4)可根据中医辨证运用食疗、气功等辅助治疗。

(李　坌)

第四节　眩　晕

一、概述

眩晕是目眩与头晕的总称。目眩即眼花或眼前发黑,视物模糊;头晕即感觉自身或外界景物旋转,站立不稳。两者常同时并见,故统称为眩晕。《医学心悟》:"眩,谓眼黑;晕者,头旋也,故称头旋眼花是也。"本病轻者闭目即止,重者如坐舟船,旋转不定,不能站立,或伴恶心、呕吐、汗出等;严重者可突然昏倒。眩晕多属肝的病变,可由风、火、痰、虚等多种原因引起。本病又可称为"头眩""头风眩""旋运"等。现代医学中的内耳性眩晕、脑动脉硬化、高血压、贫血等,以眩晕为主症时,可参照本篇进行辨证治疗。

二、病因病机

(一)肝阳上亢

肝为风木之脏,体阴而用阳,其性刚劲,主动主升,阳盛体质之人,阴阳平衡失其常度,阴亏于下,阳亢于上,则见眩晕;或忧郁、恼怒太过,肝失条达,肝气郁结,气郁化火伤阴,肝阴耗伤,风阳易动,上扰头目,发为眩晕;或肾阴素亏不能养肝,水不涵木,木少滋荣,阴不维阳,肝阳上亢,肝风内动,发为眩晕。

(二)肾精不足

肾为先天之本,藏精生髓,聚髓为脑,若先天不足,肾阴不充,或年老肾亏,或久病伤肾,或房劳过度,肾失封藏,导致肾精亏耗,不能生髓充脑,脑失所养,而生眩晕。

(三)气血亏虚

脾胃为后天之本,气血生化之源,如忧思劳倦或饮食失节,损伤脾胃;或先天禀赋不足,或年老阳气虚衰,而致脾胃虚弱,不能运化水谷,而生气血;或久病不愈,耗伤气血;或失血之后,气随血耗,气虚则清阳不振,清气不升;血虚则肝失所养,而虚风内动,皆能发生眩晕。

(四)痰浊中阻

饮食不节,肥甘厚味太过,损伤脾胃,或忧思、劳倦伤脾,以致脾阳不振,健运失职,水湿内停,积聚成痰;或肺气不足,宣降失司,水津不得通调输布,津液留聚而生痰;或肾虚不能化气行水,水泛而为痰;或肝气郁结,气郁湿滞而生痰。痰阻经络,清阳不升,清空之窍失其所养,所以头目眩晕。若痰浊中阻更兼内生之风、火作祟,则痰夹风、火,眩晕更甚;若痰湿中阻,更兼内寒,则有眩晕昏仆之虑。

(五)瘀血内阻

跌仆坠损,头脑外伤,瘀血停留,阻滞经脉,而致气血不能荣于头目;或瘀停胸中,迷闭心窍,心神飘摇不定;或妇人产时感寒,恶露不下,血瘀气逆,并走于上,迫乱心神,干扰清空,皆可发为眩晕。

总之,眩晕一证,以内伤为主,尤以肝阳上亢、气血虚损及痰浊中阻为常见。前人所谓"诸风掉眩,皆属于肝""无痰不作眩""无虚不作眩"等,均是临床实践经验的总结。眩晕多系本虚标实,实指风、火、痰、瘀,虚则指气血阴阳之虚;其病变脏腑以肝、脾、肾为重点,罢三者之中,又以肝为主。

三、诊断与鉴别诊断

(一)诊断

眩晕的诊断,主要依据目眩、头晕等临床表现,患者眼花或眼前发黑,视外界景物旋转动摇不定,或自觉头身动摇,如坐舟车,同时或兼见耳鸣、耳聋、恶心、呕吐、汗出、怠懈、肢体震颤等症状。

(二)鉴别诊断

1.厥证

厥证以突然昏倒,不省人事,或伴有四肢逆冷,发作后一般常在短时内逐渐苏醒,醒后无偏瘫、失语、口眼㖞斜等后遗症。但特别严重的,也可以一蹶不复而死亡为特点。眩晕发作严重者,有欲仆或晕旋扑倒的现象与厥证相似,但一般无昏迷及不省人事的表现。

2.中风

中风以猝然昏仆,不省人事,伴有口眼㖞斜,偏瘫,失语;或不经昏仆而仅以㖞僻不遂为特征。本证昏仆与眩晕之甚者似,但其昏仆则必昏迷不省人事,且伴㖞僻不遂,则与眩晕迥然不同。

3.痫证

痫证以突然仆倒,昏不知人,口吐涎沫,两目上视,四肢抽搐,或口中如作猪羊叫声,移时苏醒,醒后一如常人为特点。本证昏仆与眩晕之甚者似,且其发作前常有眩晕、乏力、胸闷等先兆,痫证发作日久之人,常有神疲乏力,眩晕时作等症状出现,故亦应与眩晕进行鉴别。鉴别要点在于痫证之昏仆,亦必昏迷不省人事,更伴口吐涎沫,两目上视,四肢抽搐,或口中如作猪羊叫声等表现。

四、辨证分析

眩晕虽病在清窍,但与肝、脾、肾三脏功能失常有密切关系。故辨证首先分清脏腑虚实。又因病因之不同,当分清风、火、痰、瘀、虚之变。

(一)肝阳上亢

1.症状

眩晕、耳鸣、头胀痛、易怒、失眠多梦、脉弦。或兼面红、目赤、口苦、便秘尿赤,舌红苔黄,脉弦数;或兼腰膝酸软、健忘、遗精、舌红少苔、脉弦细数;甚或眩晕欲仆、泛泛欲呕、头痛如掣、肢麻震颤、语言不利、步履不正。

2.病机分析

肝阳上亢,上冒巅顶,故眩晕、耳鸣、头痛且胀,脉见弦象;肝阳升发太过,故易怒;阳扰心神,故失眠多梦;若肝火偏盛,循经上炎,则兼见面红、目赤、口苦,脉弦且数;火热灼津,故便秘尿赤,舌红苔黄;若属肝肾阴亏,水不涵木,肝阳上亢者,则兼见腰膝酸软、健忘、遗精、舌红少苔,脉弦细数。若肝阳亢极化风,则可出现眩晕欲仆、泛泛欲呕、头痛如掣、肢麻震颤、语言不利、步履不正等风动之象。此乃中风之先兆,宜加防范。

(二)气血亏虚

1.症状

眩晕,动则加剧;劳累即发,神疲懒言,气短声低,面白少华、萎黄、面有垢色,心悸失眠,纳减体倦,舌色淡、质胖嫩、边有齿印,苔少或厚,脉细或虚大;或兼食后腹胀,大便溏薄;或兼畏寒肢冷,唇甲淡白;或兼诸失血证。

2.病机分析

气血不足,脑失所养,故头晕目眩,活动劳累后眩晕加剧,或劳累即发;气血不足,故神疲懒言,面白少华或萎黄;脾肺气虚,故气短声低;营血不足,心神失养,故心悸失眠;气虚脾失健运,故纳减体倦,舌色淡、质胖嫩、边有齿印,苔少或厚,脉细或虚大,均是气虚血少之象。若偏于脾虚气陷,则兼见食后腹胀,大便稀溏。若脾阳虚衰,气血生化不足,则兼见畏寒肢冷,唇甲淡白。

(三)肾精不足

1.症状

眩晕,精神萎靡,腰膝酸软,或遗精,滑泄,耳鸣,发落,齿摇,舌瘦嫩或嫩红,少苔或无苔,脉弦细或弱或细数。或兼见头痛颧红,咽干,形瘦,五心烦热,舌嫩红,苔少或光剥,脉细数,或兼见面色㿠白或黧黑,形寒肢冷,舌淡嫩、苔白或根部有浊苔,脉弱尺甚。

2.病机分析

肾精不足,无以生髓,脑髓失充,故眩晕,精神萎靡;肾主骨,腰为肾之府,齿为骨之余,精虚骨骼失养,故腰膝酸软,牙齿动摇;肾虚封藏固摄失职,故遗精滑泄;肾开窍于耳,肾精虚少,故时时耳鸣;肾其华在发,肾精亏虚,故发易脱落;肾精不足,阴不维阳,虚热内生,故颧红,咽干,形瘦,五心烦热,舌嫩红、苔少或光剥,脉细数。精虚无以化气,肾气不足,日久真阳亦衰,故面色㿠白或黧黑,形寒肢冷,舌淡嫩,苔白或根部有浊苔,脉弱尺甚。

(四)痰浊内蕴

1.症状

眩晕,倦怠或头重如蒙,胸闷或时吐痰涎,少食多寐,舌胖、苔浊腻或白厚而润,脉滑或弦滑,或兼结代,或兼见心下逆满,心悸怔忡;或兼头目胀痛,心烦而悸,口苦尿赤,舌苔黄腻,脉弦滑而数;或兼头痛耳鸣,面赤易怒,胁痛,脉弦滑。

2.病机分析

痰浊中阻,上蒙清窍,故眩晕;痰为湿聚,湿性重浊,阻遏清阳,故倦怠头重如蒙;痰浊中阻,气机不利,故胸闷;胃气上逆,故时吐痰涎;脾阳为痰浊阻遏,故少食多寐;舌胖、苔浊腻或白厚而润,脉滑或兼结代,均为痰浊内蕴之征。若为阳虚不化水,寒饮内停,上逆凌心,则兼见心下逆满,心悸怔忡;若痰浊久郁化火,痰火上扰则头目胀痛,口苦;痰火扰心,故心烦而悸;痰火劫津,故尿赤;苔黄腻,脉弦滑而数,均为痰火内蕴之象。若痰浊夹肝阳上扰,则兼头痛耳鸣,面赤易怒,胁痛,脉弦滑。

(五)瘀血阻络

1.症状

眩晕,头痛,或兼见健忘,失眠,心悸,精神不振,面或唇色紫暗,舌有紫斑或瘀点,脉弦涩或细涩。

2.病机分析

瘀血阻络,气血不得正常流布,脑失所养,故眩晕;时作头痛,面唇紫暗,舌有紫斑瘀点,脉弦涩或细涩,均为瘀血内阻之征;瘀血不去,新血不生,心神失养,故可兼见健忘、失眠、心悸、精神不振。

五、治疗

(一)治疗原则

眩晕之治法,以滋养肝肾、益气补血、健脾和胃为主。若肝阳上亢,化火生风者,则清之、镇之、潜之、降之;痰浊上逆则荡涤之;兼外感则表散之;兼气郁则疏理之。均为急则治标之法。且眩晕多属本虚;标实之证,故常须标本兼顾。

(二)治法方药

1.肝阳上亢

治法:平肝潜阳,清火息风。

方药:天麻钩藤饮加减。本方以天麻、钩藤平肝风治风晕为主药,配以石决明潜阳,牛膝、益母草下行,使偏亢之阳气复为平衡;加黄芩、山栀以清肝火,使肝风肝火平息;再加杜仲、桑寄生养肝肾;夜交藤、茯神以养心神、固根本。

若肝火偏盛,可加龙胆草、牡丹皮以清肝泄热;或改用龙胆泻肝汤加石决明、钩藤等以清泻肝火;若兼腑热便秘者,可加大黄、芒硝以通腑泄热。若肝阳亢极化风,宜加羚羊角(或羚羊角骨)、牡蛎、代赭石之属以镇肝熄风,或用羚羊角汤加减(羚羊角、钩藤、石决明、龟甲、夏枯草、生地黄、黄芩、牛膝、白芍、牡丹皮)以防中风变证的出现。若肝阳亢而偏阴虚者,加滋养肝肾之药,如牡蛎、龟甲、鳖甲、首乌、生地、淡菜之属。若肝肾阴亏严重者,应参考肾精不足证结合上述化裁治之。

2.气血亏虚

治法:补益气血,健运脾胃。

方药:归脾汤加减。方中黄芪、党参益气生血;白术、茯苓、炙甘草健脾益气;当归、龙眼肉养血补血;远志、酸枣仁养血安神;木香行气,使补而不滞。

若脾失健运,大便溏薄者,加炒山药、莲子肉、炒薏苡仁,以健脾止泻;若气虚兼寒,症见形寒肢冷,腹中隐痛者,加肉桂、干姜以温散寒邪;若血虚者,可加熟地、阿胶、何首乌以补血养血。

若中气不足,清阳不升,时时眩晕,懒于动作,面白少神,大便溏薄,宜补中益气,升清降浊,用补中益气汤加减。

若眩晕由失血引起者,应查清失血原因而治之。如属气不摄血者,可用四君子汤加黄芪、阿胶、白及、田三七之属;若暴失血而突然晕倒者,可急用针灸法促其复苏,内服方可用六味回阳饮;重用人参,以取血脱益气之意。

3.肾精不足

治法:补益肾精,充养脑髓。

方药:河车大造丸加减。本方以党参、茯苓、熟地、天冬、麦冬大补气血而益真元;紫河车、龟甲、杜仲、牛膝以补肾益精血;黄柏以清妄动之相火。可选加菟丝子、山萸肉、鹿角胶、女贞子、莲子等以增强填精补髓之力。

若眩晕较甚者,可选加龙骨、牡蛎、鳖甲、磁石、珍珠母之类,以潜浮阳。若遗精频频者,可选加莲须、芡实、桑螵蛸、沙苑子、覆盆子等以固肾涩精。

偏于阴虚者,宜补肾滋阴清热,可用左归丸加知母、黄柏、丹参。方中熟地、山萸肉、菟丝子、牛膝、龟甲补益肾阴;鹿角胶填精补髓;加丹参、知母、黄柏以清内生之虚热;偏于阳虚者,宜补肾助阳,可用右归丸。方中熟地、山萸肉、菟丝子、杜仲为补肾主药;山药、枸杞、当归补肝脾以助肾;附子、肉桂、鹿角胶益火助阳。可酌加巴戟天、淫羊藿、仙茅、肉苁蓉等以增强温补肾阳之力。在病情改善后,可根据辨证选用六味丸或八味丸(金匮肾气丸),较长时间服用,以固其根本。

4.痰浊内蕴

治法:燥湿祛痰,健脾和胃。

方药:半夏白术天麻汤加减。本方半夏燥湿化痰,白术健脾祛湿,天麻息风止头眩为主药;其余茯苓、甘草、生姜、大枣俱是健脾和胃之药,再加橘红以理气化痰,使脾胃健运,痰湿不留,眩晕乃止。

若眩晕较甚,呕吐频作者,可加代赭石、旋覆花、胆南星之类以除痰降逆,或改用旋覆代赭汤;若舌苔厚腻水湿盛重者,可合五苓散;若脘闷不食,加白蔻仁、砂仁化湿醒胃;若兼耳鸣重听,加青葱、石菖蒲通阳开窍;若脾虚生痰者可用六君子汤加黄芪、竹茹、胆星、白芥子之属;若为寒饮内停者,可用苓桂术甘汤加干姜、附子、白芥子之属以温阳化寒饮,或用黑锡丹。

若为痰郁化火,宜用温胆汤加黄连、黄芩、天竺黄等以化痰泄热或合滚痰丸以降火逐痰。若动怒郁勃,痰、火、风交织者,用二陈汤下当归龙荟丸,并可随证酌加天麻、钩藤、石决明等息风之药。若兼肝阳上扰者,可参用上述肝阳上亢之法治之。

5.瘀血阻络

治法:去瘀生新,行血通经。

方药:血府逐瘀汤加减。方中当归、生地、桃仁、红花、赤芍、川芎等为活血消瘀主药;枳壳、柴胡、桔梗、牛膝以行气通络,疏理气机。

若兼气虚,身倦乏力,少气自汗,宜加黄芪,且应重用(60 g以上),以行气行血。若兼寒凝,畏寒肢冷,可加附子、桂枝以温经活血。若兼骨蒸劳热,肌肤甲错,可加牡丹皮、黄柏、知母。重用干地黄,去柴胡、枳壳、桔梗,以清热养阴,祛瘀生新。

若为产后血瘀血晕,可用清魂散,加当归、延胡索、血竭、没药、童便,本方以人参、甘草益气活血;泽兰、川芎活血祛瘀;荆芥理血祛风;合当归、延胡索、血竭、没药、童便等活血祛瘀药,全方具有益气活血,祛瘀止晕的作用。

(郑召善)

第五节 神 昏

神昏是以神志丧失且不易逆转为特征的一种病证,又称昏迷、昏不知人、昏谵、昏愦等。

神昏有程度不同,现代医学分为轻、中、重三度。中医学虽未明确分度标准,但从所用术语含义来看,大致有轻重之别。轻者称神志朦胧,时清时昧,重者昏谵、神昏、昏不识人、不知与人言等,最重者常称昏愦,或其状如尸、尸厥等。

神昏只是一个症,不作为病证名称理解,是很多疾病发展到危重阶段时所出现的一个共同病理反映。

现代医学中的昏迷,是由于大脑皮质和皮下网状结构发生高度抑制,脑功能严重障碍的一种病理状态。由急性传染性疾病、感染性疾病、内分泌及代谢障碍性疾病、电解质平衡紊乱、中毒、物理性损害等引起的昏迷,可参照中医神昏辨证论治。

一、病因病机

(一)阳明腑实

感受寒邪,或温热、湿热之邪,入里化热,热与糟粕相合,结于胃肠,浊气上熏于心,扰于神明而神昏谵语。《伤寒论》中的神昏谵语,皆因阳明腑实所致。正如陆九芝所说,"胃热之甚,神为之昏,从来神昏之病;皆属胃家"。温病中因阳明腑实而致昏迷的记载亦颇多。如《温病条辨·中焦篇》第六条"阳明温病,面目俱赤,肢厥,甚则通体皆厥,不瘛疭,但神昏,不大便七八日以外,小便赤,脉沉伏,或并脉亦厥,胸腹坚满,甚则拒按,喜凉饮者,大承气汤主之"。《温热病篇》第六条"湿热证,发痉,神昏笑妄,脉洪数有力,开泄不效者,湿热蕴结胸膈,宜仿凉膈散,若大便数天不通者,热邪闭结胃肠,宜仿承气急下之例"。阳明腑实是热性病发生昏迷的重要因素,因而通下法在救治昏迷患者中占有重要位置。

(二)热闭心包

热闭心包而产生昏迷的理论,是温病学首创,是温病学的一大贡献。除伤寒阳明腑实所造成的神昏之外,又提出了热闭心包的理论,为救治神昏开辟了新的途径。热闭心包有两个传变途径,一是逆传,由卫分证不经气分,而直陷心营,阻闭心包,使神明失守而昏迷。这种逆传,往往是由于所感受有温热之邪毒力太盛,或素体阴虚,外邪易于内陷,或误治引起内陷,这就是叶天士所说的"逆传心包"。另一个传变途径是顺传,由卫分经气分,再传入心营而出现神昏,这种昏迷虽较逆传者出现较晚,但是由于邪热不解,对阴液的耗伤较重。

(三)湿热酿痰蒙蔽心包

感受湿热之邪,湿热交蒸酿痰,痰浊蒙蔽心包,心明失守而神昏。这是叶天士所说的"湿与温合,蒸郁而蒙蔽于上,清窍为之壅塞,浊邪害清也"。

湿为阴邪,热为阳邪,湿遏则热伏,热蒸则湿横,湿热郁蒸,最易闭窍动风,所以薛生白在《湿热病篇》中说"是证最易耳聋干呕,发痉发厥",《湿热病篇》全篇中有许多条都记载了昏厥的症状。《温病条辨·上焦篇》第四十四条亦有"湿温邪入心包,神昏肢厥"的记载。至于吸收秽浊之气而昏迷者,亦有称为发痧者,其实质也是湿热秽浊之邪,如《温病条辨·中焦篇》第五十六条"吸受秽湿,三焦分布,热蒸头胀,身痛呕逆,小便不通,神志昏迷,舌白不渴……"《湿温病篇·十四条》"温热证,初起即胸闷不知人,瞀乱大叫痛,湿热阻闭中上二焦……"皆是由湿热秽浊之气而致昏迷者。

(四)瘀热交阻

由于湿热之邪入营血,煎熬阴液,则血行凝涩而成瘀血。热瘀交阻于心窍而神昏。或素有瘀血在胸膈,加之热邪内陷,交阻于心窍,亦可发生神昏,正如叶天士所说"再有热传营血,其人素有瘀伤宿血在胸膈中,挟热而搏,其舌必紫而暗,扪之湿,当加入散血之品,如琥珀、丹参、桃仁、牡丹皮等。不尔,瘀血与热为伍,阻遏正气,遂变如狂发狂之证"。何秀山亦说:"热陷包络神昏,非痰迷心窍,即瘀阻心窍。"(《重订通俗伤寒论》犀地清络饮,何秀山按)

"热入血室"及"下焦蓄血"所产生的昏迷谵狂,其机制与瘀血交阻相似,只是交阻的部位不同而已。热入血室在胞宫,下焦蓄血者在膀胱(部位尚有争议),热入血室者,乃妇人于外感热病过程中,经水适来适断,热邪乘虚陷入血室,与血搏结,瘀热冲心,扰于神明,遂发昏狂,正如薛生白于《湿热病篇》第三十二条所说,"湿热证,经水适来,壮热口渴,谵语神昏,胸腹痛,或舌无苔,脉滑数,邪陷营分,宜大剂犀角、紫草、茜草、贯众、连翘、鲜菖蒲、金银花露等味。"

伤寒下焦蓄血者,是因为太阳表证不解,热邪随经入腑,与血搏结而不行,瘀热冲心,扰乱神明,其人发狂。如《伤寒论》所说,"太阳病六七日,表证仍在,反不结胸,其人发狂者,以热在下焦,少腹当鞭满,小便自利者,下血乃愈,抵当汤主之"。

瘀热交阻的部位,虽然有在心、在胸膈、在下焦、在胞宫之异,但因心主血脉,血分之瘀热,皆可扰于心神而发昏谵或如狂发狂,其病机有共同之处。

（五）气钝血滞

外邪人里化热,病久不解,必伤于阴,络脉凝瘀,阴阳两困,气钝血滞,灵机不运,神志昏迷、呆顿。这种昏迷,薛生白在《湿热病篇》第三十四条中阐述得很清楚。他说:"湿热证,七八日,口不渴,声不出,与饮食也不欲,默默不语,神志昏迷,进辛开凉泄、芳香逐秽,俱不效,此邪人厥阴,主客浑受,宜仿吴又可三甲散,醉地鳖虫、醋炒鳖甲、土炒穿山甲、生僵蚕、柴胡、桃仁泥等味。"薛生白在本条自注中,对气钝血滞的昏迷又做了进一步的解释。他说:"暑热先伤阳分,然病久不解,必及于阴,阴阳两困,气钝血滞而暑湿不得外泄,遂深入厥阴,络脉凝瘀,使一阳不能萌动,生气有降无升,心主阻遏,灵气不通,所以神不清而昏迷默默也。破滞破瘀,斯络脉通而邪得解矣。"这种昏迷,在热病后期的后遗症多见,表现昏迷或呆痴、失语等。

（六）心火暴盛

素体肝肾阴虚,加之五志过极,或嗜酒过度,或劳逸失宜,致肝阳暴涨,阳升风动,心火偏亢,神明被扰,瞀乱而致昏迷。这一病机是由刘河间所倡导,他在《素问玄机原病式·火类》中说:"由于将息失宜,而心火暴甚,肾水虚衰,不能制之,则阴虚阳实,而热气拂郁,心神昏冒,筋骨不用,而卒倒无知也,多因喜怒思悲恐之五志有所过极而卒中者,由五志过极,皆为热甚故也。"

（七）正虚邪实

正气不足,邪气乘之,神无所倚而致昏迷,《灵枢·九宫八风篇》中说:"其有三虚而偏中于邪风,则为击仆偏枯矣。"击仆即猝然昏仆,如物击之速。《金匮要略·中风历节篇》说:"络脉空虚,贼邪不泻……人于腑,即不识人,邪入于脏,舌即难言,口吐涎。"不识人,即昏迷之谓。《东垣十书·中风辨》说:"有中风者,卒然昏愦,不省人事,痰涎壅盛,语言謇涩等证,此非外来风邪,乃本气自病也。"东垣之论,以气虚为主。

（八）痰蔽清窍

脾失健运,聚湿生痰,痰郁化热,蒙蔽清窍,猝然昏仆。

对中风昏仆,朱丹溪以痰立论,他在《丹溪心法·中风篇》说:"中风大率主血虚有痰,治痰为先,次养血行血。"

（九）肝阳暴涨,上扰清窍

暴怒伤肝,肝阳暴涨,气血并走于上,或夹痰火,上扰清窍,心神昏冒而猝倒不知。《素问·生气通天论》曰:"阳气者,大怒则形气绝,而血菀于上,使人薄厥。"《素问·调经论》曰:"血之与气,并走于上,则为大厥,厥则暴死,气复返则生,不返则死。"张山雷根据上述经文加以阐发,著《中风斠诠》,强调镇肝潜阳,摄纳肝肾,故以"镇摄潜阳为先务,缓则培其本"。

二、诊断要点

（一）临床表现

临床神志不清,不省人事,且持续不能苏醒为特征。病者的随意运动丧失,对周围事物如声音、光等的刺激全无反应。

（二）鉴别诊断

1.与癫痫鉴别

癫痫,猝然仆倒,昏不知人,伴牙关紧闭、四肢抽搐、僵直,发作片刻又自行停止,复如常人,并有反复发作,每次发作症状相似的特点。而昏迷,可伴抽搐,亦可无抽搐僵直,一旦昏迷后,非经治疗则不易逆转,且无反复发作史。

2.与厥证鉴别

厥证,发作呈突然昏仆,常伴四肢厥冷,少有抽搐,短时间即可复苏,醒后无偏瘫、失语、口眼㖞斜等后遗症。且每次发作都有明显诱因,如食厥之因于食,酒厥之因于酒,暑厥之因于暑,气厥之因于气等。昏迷除外伤外,都是在原发病恶化的基础上发生的,神志复苏以后,原发病仍然存在。

3.与脏躁鉴别

脏躁往往在精神刺激下突然发病,多发于青壮年妇女,可表现为抽搐、失语、瘫痪、暴喘等状态,发作时神志不丧失,可反复发作,发作后常有情感反应,如哭笑不能抑制,或忧郁寡欢等,每次发作大致相似,与昏迷可资鉴别。

三、辨证论治

(一)闭证

1.热陷心包

主证:昏愦不语,灼热肢厥,或伴抽搐、斑疹、出血、便干溲赤、面赤目赤,可因邪气大盛、正气不支而身热骤降、四肢厥冷、大汗淋漓、面色苍白。舌干绛而蹇,脉细数而疾,或细数微弱。

治法:清心开窍,泄热护阴。

方药:清营汤加减。

水牛角30～50 g(先煎),生地黄、玄参、麦冬、丹参、连翘各15 g,竹叶心6 g,黄连10 g,甘草6 g。水煎服。

加减:抽搐者加羚羊角5 g(先煎),钩藤20 g,地龙15 g。

2.阳明热盛

主证:身热大汗,烦渴引饮,躁扰不安,渐至谵语神昏,四肢厥冷,面赤目赤。若成阳明腑实证,则大便鞕结,腹部坚满。舌红苔黄,脉洪大。甚则舌苔黄燥或干黑起芒刺,脉沉实或沉小而躁疾。

治法:清气泄热。

方药:大承气汤。

大黄15 g,芒硝、枳实各12 g,厚朴10 g。水煎服。

加减:口渴引饮者,加石膏30 g,知母15 g。

3.湿热酿痰,蒙蔽心窍

主证:神志朦胧或时清时昧,重者亦可昏愦不语,少有狂躁,身热不扬,午后热甚,胸脘满闷。舌红苔黄腻,脉濡滑或滑数。

治法:宣扬气机,化浊开窍。

方药:菖蒲郁金汤加减。

石菖蒲、郁金各15 g,栀子、连翘、牛蒡子、牡丹皮、菊花各12 g,竹沥适量(冲服),姜汁适量(冲服),玉枢丹1粒(研冲)。水煎服。

4.瘀热交阻

主证:昏谵或狂,胸膈窒塞疼痛拒按,身热夜甚,唇甲发绀。下焦蓄血者,少腹硬满急结,大便鞕,其人如狂。热入血室者,经水适来适断,谵语如狂,寒热如疟。舌绛紫而润或舌蹇短缩,脉沉伏细数。

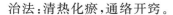

治法:清热化瘀,通络开窍。

方药:犀地清络饮。

犀角汁 20 mL(冲),粉丹皮 6 g,青连翘 4.5 g(带心),淡竹沥 60 mL(和匀),鲜生地 24 g,生赤芍4.5 g,桃仁 9 粒(去皮),生姜汁 2 滴(同冲),鲜茅根 30 g,灯芯草 1.5 g,鲜石菖蒲汁 10 mL(冲服)。

5.气钝血滞

主证:大病之后,神情呆痴,昏迷默默,口不渴,声不出,与饮食亦不欲,语言謇涩,肢体酸痛拘急,胁下锥刺,肌肉消灼。舌黯,脉沉涩。

治法:破滞化瘀,通经活络。

方药:通经逐瘀汤。

刺猬皮 9 g,薄荷 9 g,地龙 9 g,皂角刺 6 g,赤芍 6 g,桃仁 6 g,连翘 9 g,金银花 9 g。

加减:血热,加山栀、生地;风冷,加麻黄、桂枝;虚热,加银柴胡、地骨皮;喘咳,加杏仁、苏梗。

6.五志过极,心火暴盛

主证:素有头晕目眩,卒然神志昏迷,不省人事,肢体僵直抽搐,牙关紧闭,两手握固,气粗口臭,喉中痰鸣,大便秘结。舌红苔黄腻,脉弦滑而数。

治法:凉肝熄风,清心开窍。

方药:镇肝熄风汤。

怀牛膝 30 g,生赭石 30 g,川楝子 6 g,生龙骨 15 g,生牡蛎 15 g,生龟板 15 g,玄参、天冬各15 g,生麦芽、茵陈各 6 g,甘草 4.5 g。

7.痰浊阻闭

主证:神志昏朦,痰声辘辘,胸腹痞塞,四肢欠温,面白唇暗。舌淡苔白腻,脉沉缓滑。

治法:辛温开窍,豁痰熄风。

方药:涤痰汤送服苏合香丸。

半夏、胆星、橘红、枳实、茯苓、人参、菖蒲、竹茹、甘草、生姜、大枣。

(二)脱证

1.亡阴

主证:神昏舌强,身热汗出,头汗如洗,四肢厥冷,喘促难续,心中憺憺,面红如妆,唇红而艳。舌绛干,萎短,脉虚数或细促。

治法:救阴敛阳。

方药:生脉散加味。

人参 12 g(另炖),麦冬 20 g,五味子、山萸肉各 15 g,黄精、龙骨、牡蛎各 30 g。水煎服。

2.阳脱

主证:神志昏迷,目合口开,鼻鼾息微,手撒肢厥,大汗淋漓,面色苍白,二便自遗,唇舌淡润,甚则口唇发绀,脉微欲绝。

治法:回阳救逆。

方药:参附汤。

加减:人参 15 g,制附子 12 g。水煎服。

四、预后预防

(一)预后

(1)昏迷患者,可以红灵丹、通关散等搐鼻取嚏,有嚏者生,无嚏者死,为肺气已绝。

(2)正衰昏迷,寸口脉已无,趺阳脉尚存者,为胃气未败,尚可生;若趺阳脉已无,为胃气已绝,胃气绝者死。

(3)厥而身温汗出,入腑者吉;身冷唇青,入脏者凶,指甲青紫者死。或醒或未醒,或初病或久病;忽吐出紫红色者死。

(4)口干、手撒、目合、鼻鼾、遗溺,为五脏绝,若已见一二症,惟大剂参、附,兼灸气海、丹田,间有活者。

(5)若高热患者,突然出现体温骤降,冷汗淋漓,四肢厥冷,脉微欲绝者,为邪气太盛,正气不支而亡阳,先急予参、附回阳。待阳复后可复热,当转而清热解毒。不可固守原方,继续扶阳。

(二)预防调护

(1)本病预防主要是及时治疗各种可引起神昏的病证,防止其恶化。

(2)神昏不能进食者,可用鼻饲,给予足够的营养,并输液吸氧等。

(3)神昏患者应定期翻身按摩,及时作五官及二便的清洁护理等。

(于金平)

第六节　癫　　狂

一、定义

癫病以精神抑郁,表情淡漠,沉默痴呆,语无伦次,静而少动为特征;狂病以精神亢奋,狂躁刚暴,喧扰不宁,毁物打骂,动而多怒为特征。癫病与狂病都是精神失常的疾病,两者在临床上可以互相转化,故常并称。

二、历史沿革

癫之病名最早见于马王堆汉墓出土的《足臂十一脉灸经》"数瘨疾"。癫狂病名出自《黄帝内经》。该书对于本病的症状、病因病机及治疗均有较详细的记载。

在症状描述方面,如《灵枢·癫狂》篇说:"癫疾始生,先不乐,头重痛,视举,目赤,甚作极,已而烦心""狂始发,少卧,不饥,自高贤也,自辨智也,自尊贵也,善骂詈,日夜不休。"

在病因病机方面,《素问·至真要大论篇》说:"诸躁狂越,皆属于火。"《素问·脉要精微论篇》说:"衣被不敛,言语善恶,不避亲疏者,此神明之乱也。"《素问·脉解篇》又说:"阳尽在上,而阴气从下,下虚上实,故狂癫疾也。"指出了火邪扰心和阴阳失调可以发病。《灵枢·癫狂》篇又有"得之忧饥""得之大恐""得之有所大喜"等记载。明确指出情志因素亦可以导致癫狂的发生。《素问·奇病论篇》说:"人生而有病癫疾者,此得之在母腹中时。"指出本病具有遗传性。

在治疗方面,《素问·病能论篇》说:"帝曰:有病怒狂者,其病安生?岐伯曰:生于阳也。帝曰：治之奈何？岐伯曰：夺其实即已，夫食入于阴，长气于阳，故夺其食则已，使之服以生铁落为饮，夫生铁落者，下气疾也。"至《难经》则明确提出癫与狂的鉴别要点，如《二十难》记有"重阳者狂，重阴者癫"。而《五十九难》对癫狂二证则从症状表现上加以区别。其曰："狂癫之病何以别之？然：狂疾之始发，少卧而不饥，自高贤也，自辩智也，自倨贵也，妄笑好歌乐，妄行不休是也。癫疾始发，意不乐，僵仆直视，其脉三部阴阳俱盛是也。"对两者的鉴别可谓要言不烦。

汉代张仲景《金匮要略·五脏风寒积聚病脉证治》说："邪哭（作'入'解）使魂魄不安者，血气少也，血气少者属于心，心气虚者，其人则畏；合目欲眠，梦远行而精神离散，魂魄妄行。阴气衰者为癫，阳气衰者为狂。"对本病的病因做进一步的探讨，提出因心虚而血气少，邪乘于阴则为癫，邪乘于阳则为狂。

唐宋以后，对癫狂的证候描述更加确切。唐代孙思邈《备急千金要方·风癫》曰："示表癫邪之端，而见其病，或有默默而不声，或复多言而漫说，或歌或哭，或吟或笑，或眠坐沟渠，瞰于粪秽，或裸形露体，或昼夜游走，或嗔骂无度，或是蜚蛊精灵，手乱目急。"对癫狂采用针药并用的治疗方式。

金元时期对癫狂的病因学说有了较大的发展。如金代刘完素《素问玄机原病式·五运主病》说："经注曰多喜为癫，多怒为狂，然喜为心志，故心热甚则多喜而为狂，况五志所发，皆为热，故狂者五志间发。"元代朱丹溪《丹溪心法·癫狂篇》云："癫属阴，狂属阳……大率多因痰结于心胸间。"提出了癫狂的发病与"痰"有关的理论，并提出"痰迷心窍"之说，对于指导临床实践具有重要意义，也为后世许多医家所遵循。此时不仅对病因病机的认识更臻完善，而且从实践中也积累了一些治疗本病的经验。如治癫用养心血、镇心神、开痰结，治狂用大吐下之法。此外，《丹溪心法》还记有精神治疗的方法。

及至明清两代，不少医家对本病证治理法的研究多有心得体会。如明代楼英《医学纲目》卷二十五记有："狂之为病少卧，少卧则卫独行，阳不行阴，故阳盛阴虚，令昏其神。得睡则卫得入于阴，而阴得卫镇，不虚，阳无卫助，不盛，故阴阳均平而愈矣。"对《黄帝内经》狂病，由阴阳失调而成的理论有所发挥。再如李梴、张景岳等对癫狂二证的区别，分辨甚详。明代李梴《医学入门·癫狂》说："癫者异常也，平日能言，癫则沉默；平日不言，癫则呻吟，甚则僵卧直视，心常不乐""狂者凶狂也，轻则自高自是，好歌好舞，甚则弃衣而走，逾垣上屋，又甚则披头大叫，不避水火，且好杀人。"明代张介宾《景岳全书·癫狂痴呆》说："狂病常醒，多怒而暴；癫病常昏，多倦而静。由此观之，则其阴阳寒热，自有冰炭之异。"明代王肯堂《证治准绳》中云："癫者，俗谓之失心风。多因抑郁不遂……精神恍惚，言语错乱，喜怒不常。"这一时期的医家肯定了癫狂痰迷心窍的病机，治疗多主张治癫宜解郁化痰、宁心安神为主；治狂则先夺其食，或降其火，或下其痰，药用重剂，不可畏首畏尾。明代戴思恭《证治要诀·癫狂》提出："癫狂由七情所郁，遂生痰涎，迷塞心窍。"明代虞抟《医学正传》以牛黄清心丸治癫狂，取其豁痰清心之意。至王清任又提出了血瘀可病癫狂的论点，并认识到本病与脑有着密切的关系。如王清任《医林改错》癫狂梦醒汤谓："癫狂一证……乃气血凝滞脑气，与脏腑气不接，如同做梦一样。"清代何梦瑶《医碥·狂癫痫》剖析狂病病机为火气乘心，劫伤心血，神不守舍，痰涎入踞。清代张璐《张氏医通·神志门》集狂病治法之大成："上焦实者，从高抑之，生铁落饮；阳明实则脉伏，大承气汤去厚朴加当归、铁落饮，以大利为度；在上者，因而越之，来苏膏，或戴人三圣散涌吐，其病立安，后用洗心散、凉膈散调之；形证脉气俱实，当涌吐兼利，胜金丹一服神效……《经》云：喜乐无极则伤魂，魄伤则狂，狂者意不存，当以恐胜之，以凉药补魄之阴，清神汤。"

综上所述,历代医家则对癫狂的病因、病机、临床症状及治疗进行了较多的论述,对后世有较大的影响。

三、范围

癫病与狂病都是精神失常的疾病,其表现类似于西医学的某些精神病,精神分裂症的精神抑郁型、心境障碍中躁狂抑郁症的抑郁型、抑郁发作大致相当于癫病。精神分裂症的紧张性兴奋型及青春型、心境障碍中躁狂抑郁症的躁狂型、躁狂发作、急性反应性精神病的反应兴奋状态大致相当于狂病。凡此诸病出现症状、舌苔、脉象等临床表现与本篇所述相同者,均可参考本篇进行辨证论治。

四、病因病机

癫狂发生的原因,总与七情内伤密切相关,或以思虑不遂,或以悲喜交加,或以恼怒惊恐,皆能损伤心、脾、肝、胆,导致脏腑功能失调和阴阳失于平秘,进而产生气滞、痰结、火郁、血瘀等,蒙蔽心窍而引起神志失常。狂病属阳,癫病属阴,病因病机有所不同。如清代叶天士《临证指南医案》龚商年按:"狂由大惊大恐,病在肝胆胃经,三阳并而上升,故火炽则痰涌,心窍为之闭塞。癫由积忧积郁,病在心脾包络,三荫蔽而不宣,故气郁则痰迷,神志为之混淆。"

癫狂发生的存在原发病因、继发病因和诱发因素。原发病因有禀赋不足,情志内伤和饮食不节;继发病因有气滞、痰结、火郁、血瘀等;诱发因素有情志失节,人事拂意,突遭变乱及剧烈的情志刺激。癫病起病多缓慢,渐进发展,癫病病位在肝、脾、心、脑,病之初起多表现为实证,后转换为虚实夹杂,病程日久,损伤心、脾、脑、肾,转为虚证。狂病急性发病,狂病病位在肝、胆、胃、心、脑,病之初起为阳证、热证、实证,渐向虚实夹杂转化,终至邪去正伤,渐向癫病过渡。

兹从气、痰、火、瘀四个方面对本病的病因病机列述如下。

(一)气机阻滞

《素问·举痛论篇》有"百病皆生于气"之说,平素易怒者,由于郁怒伤肝,肝失疏泄,则气机失调,气郁日久,则进一步形成气滞血瘀,或痰气互结,或气郁化火,阻闭心窍而发为癫狂。正如《证治要诀·癫狂》所说"癫狂由七情所郁,遂生痰涎,迷塞心窍"。

(二)痰浊蕴结

自从金元时期朱丹溪提出癫狂与"痰"有关的论点以后,不少医家均宗其说。如明代张景岳《景岳全书·癫狂痴呆》说:"癫病多由痰气,凡气有所逆,痰有所滞,皆能壅闭经络,格塞心窍。"近代张锡纯《医学衷中参西录·医方》明确指出,"癫狂之证,乃痰火上泛,瘀塞其心与脑相连窍络,以致心脑不通,神明皆乱"。由于长期的忧思郁怒造成气机不畅,肝郁犯脾,脾失健运,痰涎内生,以致气血痰结。或因脾气虚弱,升降失常,清浊不分,浊阴蕴结成痰,则为气虚痰结。无论气郁痰结或气虚痰结,总由"痰迷心窍"而病癫病。若因五志之火不得宣泄,炼液成痰,或肝火乘胃,津液被熬,结为痰火;或痰结日久,郁而化火,以致痰火上扰,心窍被蒙,神志遂乱,也可发为狂病。

(三)火郁扰神

《黄帝内经》早就指出狂病与火有关。如《素问·至真要大论篇》指出:"诸躁狂越,皆属于火。"《素问·阳明脉解篇》又说:"帝曰:病甚则弃衣而走,登高而歌,或至不食数天,逾垣上屋,所上之处,皆非其素所能也,病反能者何也? 岐伯曰:四肢者,诸阳之本也,阳盛则四肢实,实则能登高也""帝曰:其妄言骂詈不避亲疏而歌者何也? 岐伯曰:阳盛则使人妄言骂詈,不避亲疏而不欲食,不欲食故妄走也。"因阳明热盛,上扰心窍,以致心神昏乱而发为狂病。《景岳全书·癫狂痴呆》亦说:"凡狂病多因于火,此或以谋为失志,或以思虑郁结,屈无所伸,怒无所泄,以致肝胆气逆,木火合邪,是诚东方实证也,此其邪盛于心,则为神魂不守,邪乘于胃,则为暴横刚强。"

综上所述,胃、肝、胆三经实火上升扰动心神,皆可发为狂病。

(四)瘀血内阻

由于血瘀使脑气与脏腑之气不相连接而发狂。如清代王清任《医林改错》说:"癫狂一证,哭笑不休,詈骂歌唱,不避亲疏,许多恶态,乃气血凝滞,脑气与脏腑气不接,如同做梦一样。"并自创癫狂梦醒汤治疗本病。另外,王清任还创立脑髓说,其曰:"灵机记性在脑者,因饮食生气血,长肌肉,精汁之清者,化而为髓""小儿无记性者,脑髓未满,高年无记性者,脑髓渐空。"联系本病的发生,如头脑发生血瘀气滞,使脏腑化生的气血不能正常的充养元神之府,或因血瘀阻滞脉络,气血不能上荣脑髓,则可造成灵机混乱,神志失常发为癫狂。

综上所述,气、痰、火、瘀均可造成阴阳的偏盛偏衰,而历代医家多以阴阳失调作为本病的主要病机。如《素问·生气通天论篇》说:"阴不胜其阳,则脉流薄疾,并乃狂。"又《素问·宣明五气论篇》说:"邪入于阳则狂,邪入于阴则痹,搏阳则为癫疾。"《难经·二十难》说:"重阳者狂,重阴者癫。"所谓重阴重阳者,医家论述颇不一致。有说阳邪并于阳者为重阳,阴邪并于阴者为重阴;有说三部阴阳脉皆洪盛而牢为重阳,三部阴阳脉皆沉伏而细为重阴;还有人认为气并于阳而阳盛气实者为重阳,血并于阴而阴盛血实者为重阴。概言之,两种属阳的因素重叠相加称为重阳,如平素好动、性情暴躁,又受痰火阳邪,此为重阳而病狂;两种属阴的因素重叠相加,称为重阴,如平素好静,情志抑郁,又受痰郁阴邪,此为重阴而病癫。此后在《诸病源候论》《普济方》及明清许多医家的著述中,也都说明机体阴阳失调,不能互相维系,以致阴虚于下,阳亢于上,心神被扰,神明逆乱而发癫狂。

此外,张仲景《伤寒论》尚有蓄血发狂的记载,应属血瘀一类;由于思虑太过,劳伤心脾,气血两虚,心失所养亦可致病。《医学正传·癫狂痫证》说:"癫为心血不足。"癫狂病的发生还与先天禀赋有关,若禀赋充足,体质强壮,阴平阳秘,虽受七情刺激也只是短暂的情志失畅;反之,禀赋素虚,肾气不足,复因惊骇悲恐,意志不遂等七情内伤,则每可引起阴阳失调而发病。禀赋不足而发病者往往具有家族遗传性,其家族可有类似的病史。

五、诊断与鉴别诊断

(一)诊断

1.发病特点

本病发生与内伤七情密切相关,性格暴躁、抑郁、孤僻、易于发怒、胆怯疑虑等,是发病的常见因素;头颅外伤、中毒病史对确定诊断也有帮助。但其主要诊断依据是灵机、情志、行为三方面的失常。所谓灵机即记性、思考、谋虑、决断等方面的功能表现。

2.临床表现

本病的临床症状大致可分为4类。兹分述于后。

(1)躁狂症状:如弃衣而走,登高而歌,数天不食而能逾垣上屋,所上之处,皆非其力所能,妄言骂詈,不避亲疏,妄想丛生,毁物伤人,甚至自杀等,其证属实热,为阳气有余的症状。

(2)抑郁症状:如精神恍惚,表情淡漠,沉默痴呆,喃喃自语或语无伦次,秽洁不知,颠倒错乱,或歌或笑,悲喜无常,其证多偏于虚。为阴气有余的症状,或为痰气交阻。

（3）幻觉症状：幻觉是患者对客观上不存在的事物，却感到和真实的一样，可有幻视、幻听、幻嗅、幻触等症。如早在《灵枢·癫狂》就对幻觉症状有明确的记载："目妄见，耳妄闻……善见鬼神。"再如明代李梴《医学入门·癫狂》记有"视听言动俱妄者，谓之邪祟，甚则能言平生未见闻事及五色神鬼。"此处所谓邪祟，即为幻觉症状。

（4）妄想症状：妄想是与客观实际不符合的病态信念，其判断推理缺乏令人信服的根据，但患者坚信其正确而不能被说服。正如《灵枢·癫狂》所说："自高贤也，自辨智也，自尊贵也。"《中藏经·癫狂》也说："有自委曲者，有自高贤者。"此外，还可有疑病、自罪、被害、嫉妒等妄想症状。

这些临床症状不是中毒、热病所致，头颅 CT 及其他辅助检查没有阳性发现。

总之，癫病多见抑郁症状，呆滞好静，其脉多沉浮细弦；狂病多见躁狂症状，多怒好动，其脉多洪盛滑数，这是两者的区别。至于幻觉症状和妄想症状则既可见于癫病，也可见于狂病。

（二）鉴别诊断

1.痫病

痫病是以突然仆倒，昏不知人，四肢抽搐为特征的发作性疾病，与本病不难区分。但自秦汉至金元时期，往往癫、狂、痫同时并称，常常混而不清，尤其是癫病与痫病始终未能明确分清，及至明代王肯堂才明确提出癫狂与痫病的不同。如《证治准绳·癫狂痫总论》说："癫者或狂或愚，或歌或笑，或悲或泣，如醉如痴，言语有头无尾，秽洁不知，积年累月不愈"；"狂者病之发时猖狂刚暴，如伤寒阳明大实发狂，骂詈不避亲疏，甚则登高而歌，弃衣而走，逾垣上屋，非力所能，或与人语所未尝见之事"；"痫病发则昏不知人，眩仆倒地，不省高下，甚而瘛疭抽掣，目上视，或口眼㖞斜，或口作六畜之声"。至此已将癫狂与痫病截然分开，为后世辨证治疗指出了正确方向。

2.谵语、郑声

谵语是因阳明实热或温邪入于营血，热邪扰乱神明，而出现神志不清、胡言乱语的重症。郑声是指疾病晚期心气内损，精神散乱而出现神志不清，不能自主，语言重复，语声低怯，断续重复而语不成句的垂危征象。狂病与谵语、郑声在症状表现上是不同的，如《东垣十书·此事难知集·狂言谵语郑声辨》记有"狂言声大开自与人语，语所未尝见事，即为狂言也。谵语者，合目自语，言所日用常见常行之事，即为谵语也。郑声者，声音无力，不相接续，造字出于喉中，即郑声也"。

3.脏躁

脏躁好发于妇人，其症为悲伤欲哭，数欠伸，像如神灵所作，但可自制，一般不会自伤及伤害他人，与癫狂完全丧失自知力的神志失常不同。

六、辨证

（一）辨证要点

1.癫病审查轻重

精神抑郁，表情淡漠，寡言呆滞是癫病的一般症状，初发病时常兼喜怒无常，喃喃自语，语无伦次，舌苔白腻，此为痰结不深，证情尚轻。若病程迁延日久，则见呆若木鸡，目瞪如愚，灵机混乱，舌苔渐变为白厚而腻，乃痰结日深，病情转重。久则正气日耗，脉由弦滑变为滑缓，终至沉细无力。倘使病情演变为气血两虚，而症见神思恍惚，思维贫乏，意志减退者，则病深难复。

2.狂病明辨虚实

狂病应区分痰火、阴虚的主次先后，狂病初起是以狂暴无知，情感高涨为主要表现，概由痰火实邪扰乱神明而成。病久则火灼阴液,渐变为阴虚火旺之证,可见情绪焦躁,多言不眠,形瘦面赤舌红等症状。这一时期,分辨其主次先后,对于确定治法处方是很重要的。一般地说,亢奋症状突出,舌苔黄腻,脉弦滑数者,是痰火为主,而焦虑、烦躁、失眠、精神疲惫,舌质红少苔或无苔,脉细数者,是阴虚为主。至于痰火、阴虚证候出现的先后,则需对上述证候,舌苔、脉象的变化作动态的观察。

(二)证候

1.癫病

(1)痰气郁结:精神抑郁,表情淡漠,寡言呆滞,或多疑虑,语无伦次,或喃喃自语,喜怒无常,甚则痛不欲生,不思饮食。舌苔白腻,脉弦滑。

病机分析:因思虑太过,所愿不遂,使肝气被郁,脾失健运而生痰浊。痰浊阻蔽神明,故出现抑郁、呆滞、语无伦次等症;痰扰心神,故见喜怒无常,痛不欲生,又因痰浊中阻,故不思饮食。苔腻、脉滑皆为气郁痰结之征。

(2)气虚痰结:情感淡漠,不动不语,甚则呆若木鸡,目瞪如愚,傻笑自语,生活被动,灵机混乱,甚至目妄见,耳妄闻,自责自罪,面色萎黄,便溏溲清。舌质淡,舌体胖,苔白腻,脉滑或脉弱。

病机分析:癫久正气亏虚,脾运力薄而痰浊益甚。痰结目深,心窍被蒙,故情感淡漠而呆若木鸡,甚至灵机混乱,出现幻觉症状;脾气日衰故见面色萎黄,便溏、溲清诸症。舌淡胖,苔白腻,脉滑或弱皆为气虚痰结之象。

(3)气血两虚:病程漫长,病势较缓,面色苍白,多有疲惫不堪之象,神思恍惚,心悸易惊,善悲欲哭,思维贫乏,意志减退,言语无序,魂梦颠倒。舌质淡,舌体胖大有齿痕,舌苔薄白,脉细弱无力。

病机分析:癫病日久,中气渐衰,气血生化乏源,故面色苍白,肢体困乏,疲惫不堪;因心血内亏,心失所养,可见神思恍惚,心悸易惊,意志减退诸症。舌胖,脉细是气血俱衰之征。

2.狂病

(1)痰火扰心:起病急,常先有性情急躁,头痛失眠,两目怒视,面红目赤,突然狂暴无知,情感高涨,言语杂乱,逾垣上屋,气力逾常,骂詈叫号,不避亲疏,或毁物伤人,或哭笑无常,登高而歌,弃衣而走,渴喜冷饮,便秘溲赤,不食不眠。舌质红绛,苔多黄腻,脉弦滑数。

病机分析:五志化火,鼓动阳明痰热,上扰清窍,故见性情急躁,头痛失眠;阳气独盛,扰乱心神,神明昏乱,症见狂暴无知,言语杂乱,骂詈不避亲疏;四肢为诸阳之本,阳盛则四肢实,实则登高、逾垣、上屋,而气力超乎寻常。舌绛苔黄腻,脉弦而滑数,皆属痰火壅盛,且有伤阴之势。以火属阳,阳主动,故起病急骤而狂暴不休。

(2)阴虚火旺:狂病日久,病势较缓,精神疲惫,时而躁狂,情绪焦虑、紧张,多言善惊,恐惧而不稳,烦躁不眠,形瘦面红,五心烦热。舌质红,少苔或无苔,脉细数。

病机分析:狂乱躁动日久,必致气阴两伤,如气不足则精神疲惫,仅有时躁狂而不能持久。由于阴伤而虚火旺盛,扰乱心神,故症见情绪焦虑,多言善惊,烦躁不眠,形瘦面红等。舌质红,脉细数,也为阴虚内热之象。

(3)气血凝滞:情绪躁扰不安,恼怒多言,甚则登高而歌,弃衣而走,或目妄见,耳妄闻,或呆滞少语,妄思离奇多端,常兼面色暗滞,胸胁满闷,头痛心悸,或妇人经期腹痛,经血紫黯有块。舌质紫黯有瘀斑,舌苔或薄白或薄黄,脉细弦,或弦数,或沉弦而迟。

病机分析:本证由血气凝滞使脑气与脏腑气不相接续而成,若瘀兼实热,苔黄,脉弦致,多表现为狂病;若瘀兼虚寒,苔白,脉沉弦而迟,多表现为癫病。但是无论属狂属癫,均以血瘀气滞为主因。

七、治疗

(一)治疗原则

1.解郁化痰,宁心安神

癫病多虚,为重阴之病,主于气与痰,治疗宜解郁化痰,宁心安神,补养气血为主要治则。

2.泻火逐痰,活血滋阴

狂病多实,为重阳之病,主于痰火、瘀血,治疗宜降其火,或下其痰,或化其瘀血,后期应予滋养心肝阴液,兼清虚火。

概言之,癫病与狂病总因七情内伤,使阴阳失调,或气并于阳,或血并于阴而发病,故治疗总则以调整阴阳,以平为期,如《素问·生气通天论篇》所说:"阴平阳秘,精神乃治。"

(二)治法方药

1.癫病

(1)痰气郁结。

治法:疏肝解郁,化痰开窍。

方药:逍遥散合涤痰汤加减。药用柴胡配白芍疏肝柔肝,可加香附、郁金以增理气解郁之力,其中茯苓、白术可以健脾化浊。涤痰汤为二陈汤增入胆南星、枳实、人参、石菖蒲、竹茹而成,胆南星、竹茹辅助二陈汤化痰,石菖蒲合郁金可以开窍,枳实配香附可以理气,人参可暂去之。

单用上方恐其效力不达,须配用十香返生丹,每服 1 丸,日服两次,是借芳香开窍之力,以奏涤痰散结之功;若癫病因痰结气郁而化热者,症见失眠易惊,烦躁不安而神志昏乱,舌苔转为黄腻,舌质渐红,治当清化痰热,清心开窍,可用温胆汤送服至宝丹。

(2)气虚痰结。

治法:益气健脾,涤痰宣窍。

方药:四君子汤合涤痰汤加减。药用人参、茯苓、白术、甘草四君益气健脾以扶正培本。再予半夏、胆南星、橘红、枳实、石菖蒲、竹茹涤除痰涎,可加远志、郁金,既可理气化痰,又能辅助石菖蒲宣开心窍。

若神思迷惘,表情呆钝,病情较重,是痰迷心窍较深,治宜温开,可用苏合香丸,每服 1 丸,日服两次,以豁痰宣窍。

(3)气血两虚。

治法:益气健脾,养血安神。

方药:养心汤加减。方中人参、黄芪、甘草补脾益气;当归、川芎养心血;茯苓、远志、柏子仁、酸枣仁、五味子宁心神;更有肉桂引药入心,以奏养心安神之功。

若兼见畏寒蜷缩,卧姿如弓,小便清长,下利清谷者,属肾阳不足,应加入温补肾阳之品,如补骨脂、巴戟天、肉苁蓉等。

2.狂病

(1)痰火扰心。

治法:泻火逐痰,镇心安神。

方药:泻心汤合礞石滚痰丸加减。方中大黄、黄连、黄芩苦寒直折心肝胃三经之火,知母滋阴降火而能维护阴液,佐以生铁落镇心安神。礞石滚痰丸方用青礞石、沉香、大黄、黄芩、朴硝,逐痰降火,待痰火渐退,礞石滚痰丸可改为包煎。

胸膈痰浊壅盛,而形体壮实,脉滑大有力者,可采用涌吐痰涎法,三圣散治之,方中瓜蒂、防风、藜芦三味,劫夺痰浊,吐后如形神俱乏,当以饮食调养。阳明热结,躁狂谵语,神志昏乱,面赤腹满,大便燥结,舌苔焦黄起刺或焦黑燥裂,舌质红绛,脉滑实而大者,宜先服大承气汤急下存阴,再投凉膈散加减清以泻实火;病情好转而痰火未尽,心烦失眠,哭笑无常者,可用温胆汤送服朱砂安神丸。

(2)阴虚火旺。

治则:滋阴降火,安神定志。

方药:选用二阴煎加减,送服定志丸。方中生地、麦门冬、玄参养阴清热;黄连、木通、竹叶、灯芯草泻热,清心安神;可加用白薇、地骨皮清虚热;茯神、炒酸枣仁、甘草养心安神。定志丸方用人参、茯神、石菖蒲、甘草,其方健脾养心,安神定志,可用汤药送服,也可布包入煎。

若阴虚火旺兼有痰热未清者,仍可用二阴煎适当加入全瓜蒌、胆南星、天竺黄等。

(3)气血凝滞。

治则:活血化瘀,理气解郁。

方药:选用癫狂梦醒汤加减,送服大黄䗪虫丸。方中重用桃仁合赤芍活血化瘀,还可加用丹参、红花、水蛭以助活血之力;柴胡、香附理气解郁;青陈皮、大腹皮、桑白皮、苏子行气降气;半夏和胃,甘草调中。

如蕴热者可用木通加黄芩以清之;兼寒者加干姜、附子助阳温经。大黄䗪虫丸方用大黄、黄芩、甘草、桃仁、杏仁、芍药、干生地、干漆、虻虫、水蛭、蛴螬、䗪虫。可祛瘀生新,攻逐蓄血,但需要服用较长时期。

(三)其他治法

1.单方验方

(1)黄芫花:取花蕾及叶,晒干研粉,成人每天服 1.5～6 g,饭前一次服下,10～20 d 为一个疗程,主治狂病属痰火扰心者。一般服后有恶心、呕吐、腹泻等反应,故孕妇、体弱、素有胃肠病者忌用。

(2)巴豆霜:1～3 g,分 2 次间隔半小时服完,10 次为一个疗程,一般服用 2 个疗程,第一个疗程隔天 1 次,第 2 个疗程隔两日 1 次。主治狂病,以痰火扰心为主者。

2.针灸

取穴以任督二脉、心及心包经为主,其配穴总以清心醒脑,豁痰宣窍为原则,其手法多采用三人或五人同时进针法,狂病多用泻法,大幅度捻转,进行强刺激,癫病可用平补平泻的手法。

(1)癫病主方:①中脘、神门、三阴交。②心俞、肝俞、脾俞、丰隆。两组可以交替使用。

(2)狂病主方:①人中、少商、隐白、大陵、丰隆。②风府、大椎、身柱。③鸠尾、上脘、中脘、丰隆。④人中、风府、劳宫、大陵。每次取穴一组,4 组穴位可以轮换使用。狂病发作时,可独取两侧环跳穴,用四寸粗针,行强刺激,可起安神定志作用。

3.灌肠疗法

痰浊蒙窍的癫病:以生铁落、牡蛎、石菖蒲、郁金、胆南星、法半夏、礞石、黄连、竹叶、灯芯草、赤芍、桃仁、红花组方,先煎生铁落、礞石 30 min,去渣加其他药物煎 30 min,取汁灌肠。

4.饮食疗法

心脾不足者:黄芪莲子粥,取黄芪,文火煎 10 min,去渣,入莲子、粳米,煮粥。

心肾不交者:百合地黄粥。生地切丝,煮 1～2 min,去渣,入百合,粳米煮成粥,加蜂蜜适量。

八、转归及预后

癫病属痰气郁结而病程较短者,及时祛除壅塞胸膈之痰浊,复以理气解郁之法,较易治愈;若病久失治,则痰浊日盛而正气日虚,乃成气虚痰结之证;或痰郁化热,痰火渐盛,转变为狂病。

气虚痰结证如积极调治,使痰浊渐化,正气渐复,则可以向愈,但较痰气郁结证易于复发。若迁延失治或调养不当,正气愈虚而痰愈盛,痰愈盛则症愈重,终因灵机混乱,日久不复成废人。

气血两虚治以扶正固本,补养心脾之法,使气血渐复,尚可向愈,但即使病情好转,也多情感淡漠,灵机迟滞,工作效率不高,且复发机会较多。

狂病骤起先见痰火扰心之证,急投泻火逐痰之法,病情多可迅速缓解;若经治以后,火势渐衰而痰浊留恋,深思迷惘,其状如癫,乃已转变为癫病。如治不得法或不及时,致使真阴耗伤,则心神昏乱日重,其证转化为阴虚火旺,若此时给予正确的治疗,使内热渐清而阴液渐复,则病情可向愈发展。如治疗失当,则火愈旺而阴愈伤,阴愈亏则火愈亢,以致躁狂之症时隐时发,时轻时重。

另外,火邪耗气伤阴,导致气阴两衰,则迁延难愈。狂病日久出现气血凝滞,治疗得法,血瘀征象不断改善,则癫狂症状也可逐渐好转。若病久迁延不愈,可形成气血阴阳俱衰,灵机混乱,预后多不良。

九、预防与护理

癫狂之病多由内伤七情而引起,故应注意精神调摄。

在护理方面,首先应正确对待患者的各种病态表现,不应讥笑、讽刺,要关心患者。

(1)对于尚有一些适应环境能力的轻证患者,应注意调节情志活动,如以喜胜忧,以忧胜怒等。

(2)对其不合理的要求应耐心解释,对其合理的要求应尽量满足。

(3)对重证患者的打人、骂人、自伤、毁物等症状,要采取防护措施,注意安全,防止意外。

(4)对于拒食患者应找出原因,根据其特点进行劝导、督促、喂食或鼻饲,以保证营养。

(5)对有自杀、杀人企图或行为的患者,必须严密注意,专人照顾,并将危险品如刀、剪、绳、药品等严加收藏,注意投河、跳楼、触电等意外行为。

(范永光)

第七节 痫 病

痫病是指以短暂的感觉障碍,肢体抽搐,意识丧失,甚则仆倒,口吐涎沫,两目上视或口中怪叫,移时苏醒,醒后如常人为主要临床表现的一种反复发作性神志异常的病证。俗称"羊痫风""痫厥""胎病"。尤以青少年多发,男性多于女性。

痫病的有关论述首见于《黄帝内经》,如《灵枢·癫狂》记有:"癫疾始生,先不乐,头重痛,视举,目赤,甚作极,已而烦心"。此后历代医家对其病因、症状及治疗都有丰富的论述。

《难经·五十九难》云:"癫疾始发,意不乐,僵仆直视,其脉三部阴阳俱盛是也。"巢元方《诸病源候论》中将不同病因引起的痫病,分为风痫、惊痫、食痫、痰痫等,描述其发作特点为"痫病……醒后又复发,有连日发者,有一天三五发者"。陈无择《三因极一病证方论·癫痫方论》指出,"癫痫病皆由惊动,使脏气不平,郁而生涎,闭塞诸经,厥而乃成。或在母胎中受惊,或少小感风寒暑湿,或饮食不节,逆于脏气"。朱丹溪《丹溪心法·痫》:"无非痰涎壅塞,迷乱心窍。"《古今医鉴·五痫》指出,"夫痫者有五等,而类五畜,以应五脏,发则猝然倒仆,口眼相引,手足搐搦,背脊强直,口吐涎沫,声类畜叫,食顷乃苏"。以上论述指出了惊恐、饮食不节、母腹中受惊、偶感风寒、痰涎等是致痫的主要病因。

《证治准绳·痫》指出痫病与卒中、痉病等病证的不同:"痫病仆时口中作声,将醒时吐涎沫,醒后又复发,有连日发者,有一天三五发者。中风、中寒、中暑之类则仆时无声,醒时无涎沫,醒后不再复发。痉病虽亦时发时止,然身强直反张如弓,不如痫之身软,或如猪犬牛羊之鸣也。"

对于本病治疗,《扁鹊心书》记载:"痫,中脘灸五十壮"。《备急千金要方》:"痫之为病,目反、四肢不举,灸风府……又灸项上、鼻人中、下唇承浆,皆随年壮"。《临证指南医案·癫痫》:"痫之实者,用五痫丸以攻风,控涎丸以劫痰,龙荟丸以泻火;虚者,当补助气血,调摄阴阳,养营汤、河车丸之类主之。"王清任则认为痫病的发生与元气虚"不能上转入脑髓"和脑髓瘀血有关,并创龙马自来丹、黄芪赤风汤治之。

现代医学的癫痫病,出现痫病的临床表现时,可参考本节进行辨证论治。

一、病因病机

痫病之发生,多由先天因素,七情所伤,痰迷心窍,脑部外伤或其他疾病之后造成脏腑功能失调,气机逆乱,阴阳失衡,元神失控所致,而尤以痰邪作祟最为重要。心脑神机失用为本,风、痰、火、瘀致病为标,先天遗传与后天所伤是两大致病因素。

(一)先天因素

痫病始于幼年者,与先天因素密切相关。先天因素有两方面:一是如《素问·奇病论》中所说的"因未产前腹内受损……或七情所致伤胎气";二是父母禀赋不足,或父母本身患癫痫,导致胎儿精气不足,影响胎儿发育,出生后,小儿脏气不平,易生痰生风,导致痫病发作。

(二)七情失调

主要责之于惊恐。由于突受大惊大恐,"惊则气乱""恐则气下",造成气机逆乱,进而损伤肝肾,致使阴不敛阳而生热生风,痫病发作。小儿脏腑娇嫩,元气未充,神气怯弱,或素蕴风痰,更易因惊恐而发生本病。正如《三因极一病证方论·癫痫叙论》指出"癫痫病,皆由惊动,使脏气不平"。

(三)痰迷心窍

过食醇酒厚味,以致脾胃受损,精微不布,湿浊内聚成痰;或劳伤思虑,脏腑失调,气郁化火,火热炼液成痰,一遇诱因,痰浊或随气逆,或随风动,蒙蔽心窍,壅塞经络,从而发生痫证。即如《丹溪心法》指出的"无非痰涎壅塞,迷闷孔窍",故有"无痰不作痫"之说。

(四)脑部外伤

由于跌仆撞击,或出生时难产,均能导致颅脑受伤。外伤之后,气血瘀阻,血流不畅则神明遂失;筋脉失养,则血虚动风而发病。

此外,或因六淫之邪所干,或因饮食失调,或患他病之后,均可致脏腑受损,积痰内伏,一遇劳作过度,生活起居失于调摄,遂致气机逆乱而触动积痰,痰浊上扰,闭塞心窍,壅塞经络,发为痫病。

痫病病位主要责之心肝,而与五脏均有关联。本病的发生,主要是由于风、火、痰、瘀等病理因素导致心、肝、脾、肾脏气失调,引起一时性阴阳紊乱,气逆痰涌,火炎风动,蒙蔽清窍,心脑神机失用所致。其中,心脑神机失用为本,风、火、痰、瘀致病为标,病理因素又总以痰为主。

二、诊断要点

(一)症状

(1)任何年龄、性别均可发病,但多在儿童期、青春期或青年期发病,多因先天因素或有家族史,每因惊恐、劳累、情志过极、饮食不节、头部外伤等诱发。

(2)痫病大发作,突然昏倒,不省人事,两目上视,四肢抽搐,口吐涎沫,或有异常叫声,移时苏醒,醒后除疲乏无力外,一如常人。

(3)痫病小发作,突然呆木,瞬间意识丧失,面色苍白,动作中断,手中物件落地,或头突然向前下垂,两目上视,多在数秒至数分钟恢复,清醒后对上述症状全然无知等。

(4)局限性发作可见多种形式,如口、眼、手等局部抽搐,而无突然昏倒,或凝视,或无语言障碍,或无意识动作等,多在数秒至数分钟即止。

(5)发作前可有眩晕胸闷等先兆。

(二)检查

脑电图呈阳性反应,必要时做脑 CT、MRI 等相应检查,有助于诊断。

三、鉴别诊断

(一)中风

痫病重证应与中风相鉴别。痫病重证与中风均有突然仆倒、不省人事的主证,但痫证无半身不遂、口眼㖞斜等症,且醒后一如常人;而中风亦无痫证之口吐涎沫、两目上视或口中怪叫等症,醒后遗留偏瘫等后遗症状。

(二)厥证

两者均无后遗症,厥证除见突然仆倒,不省人事主证外,还有面色苍白,四肢厥冷,但无口吐涎沫,两目上视,四肢抽搐和口中怪叫之见症,临床上亦不难区别。

四、辨证

痫病主要辨别发病持续时间和间隔时间的长短,一般持续时间长则病重,时间短则病轻;间隔时间长则病轻,时间短则病重。确定病性属风、痰、热、瘀,辨证施治。

(一)发作期

1.阳痫

证候:病发前多有眩晕,头痛而胀,胸闷乏力,喜欠伸等先兆症状,或无明显症状,旋即仆倒,不省人事,面色潮红或紫红,牙关紧闭,两目上视,项背强直,四肢抽搐,口吐涎沫或喉中痰鸣,或发怪叫,移时苏醒,除感疲乏、头痛外,一如常人,舌质红,苔黄腻,脉弦数或弦滑。

分析:此为癫痫大发作。先天不足或肝火偏旺,郁久化热,火动生风,煎熬津液,结而为痰,痰火阻闭心窍,则发痫病典型症状;舌红、苔黄腻,脉弦滑或弦数,均为痰热壅盛之象。

2.阴痫

证候:发痫则面色晦暗青灰而黄,手足清冷,双眼半开半合,昏聩偃卧,手足拘急,或抽搐时作,口吐涎沫,一般口不啼叫,或声音微小,或仅为呆木无知,不闻不见,不动不语,或动作中断,手中物件落地;或头突然向前倾下,又迅速抬起;或二目上吊数秒乃至数分钟即可恢复,病发后对上述症状全然无知,多一天频作十数次或数十次,醒后周身疲乏,或如常人,舌质淡,苔白腻,脉多沉细或沉迟。

分析:此为癫痫发作不典型者或癫痫小发作。饮食劳倦,脾胃受损,精微不布,湿浊内聚成痰;或久病不愈,气血亏虚,脏腑失调,痰湿内结,上蒙清窍,而致痫病诸证,痰湿尚未化热,故无热象;瘈疭频发,耗伤气血,故醒后周身疲乏;舌脉俱为痰湿之象。

(二)休止期

1.痰火扰神

证候:急躁易怒,心烦失眠,气高息粗,痰鸣辘辘,口苦咽干,便秘溲黄,病发后,病情加重,甚则彻夜难眠,目赤,舌红,苔黄腻,脉多沉弦滑而数。

分析:过食醇酒厚味,聚湿成痰,痰浊郁久化热或肝郁化火,炼液为痰,痰火上扰清窍心神,故见急躁易怒,心烦失眠,气高息粗,痰鸣辘辘,口苦,甚则彻夜难眠,目赤;痰热伤津则咽干,便秘溲黄;舌脉俱为痰热之象。

2.风痰闭阻

证候:发病前后多有眩晕、胸闷乏力等先兆症状,发作时猝然仆倒,昏不识人,喉中痰鸣,口吐白沫,手足抽搐,舌质红,苔白腻,脉多弦滑有力。

分析:痰浊上扰,清阳不展,则发作前后常有眩晕、胸闷乏力等症;肝风内动,肝气不畅,则情志不舒;风痰上涌,则痰多;苔白腻,脉滑,均为肝风挟痰浊之象。

3.心脾两虚

证候:反复发痫不愈,神疲乏力,面色无华,身体消瘦,纳呆便溏,舌质淡,苔白腻,脉沉弱。

分析:反复发痫不愈,耗伤气血,不能濡养全身,上充于面,故神疲乏力,面色无华,身体消瘦;后天之本不运,则纳呆便溏;舌脉均为气血耗伤,痰浊留滞之象。

4.肝肾阴虚

证候:痫证频作,神思恍惚,面色晦暗,头晕目眩,两目干涩,耳轮焦枯不泽,健忘失眠,腰膝酸软,大便干燥,舌红苔薄黄,脉沉细而数。

分析:先天不足,或突受惊恐,造成气机逆乱,进而损伤肝肾,或痫证频发而耗伤肝肾,致使阴不敛阳,虚风内动,故痫证频作;肝肾精血不能上充,而脑为髓之海,肝开窍于目,肾开窍于耳,故神思恍惚,面色晦暗,头晕目眩,两目干涩,耳轮焦枯不泽,健忘失眠;肾虚则腰膝酸软;精血不足则阴液亏虚,肠道失濡,故见大便干燥;舌脉均为阴虚有热之象。

5.瘀阻清窍

证候:平素头晕头痛,常伴单侧肢体抽搐,或一侧面部抽动,颜面口角发绀,舌质暗红或有瘀斑,舌苔薄白,脉涩或弦。多继发于颅脑外伤、产伤、颅内感染性疾病或先天脑发育不全。

分析:瘀血阻窍或颅脑外伤等致平素头痛头晕,脑络闭塞,脑神失养,气血失调而肝风内动,痰随风动,常伴单侧肢体抽搐;风痰闭阻,心神被蒙,痰蒙清窍故而发病,舌苔脉象均为瘀血阻络之象。

五、治疗

本病治疗宜分标本虚实。频繁发作,以治标为主,着重清肝泻火,豁痰熄风,开窍定痫;平时则补虚以治其本,宜益气养血,健脾化痰,滋补肝肾,宁心安神。

(一)中药治疗

1.发作期

(1)阳痫。治法:开窍醒神,清热涤痰熄风。

处方:黄连解毒汤或以此方送服定痫丸。

方中以黄芩、黄连、黄柏、栀子苦寒直折,清泻上、中、下三焦之火。定痫丸源于《医学心悟》,有豁痰开窍,熄风止痉之功。方中贝母、胆南星苦凉性降,用以清化热痰,其中贝母甘润,使苦燥而不伤阴;半夏燥湿化痰;天麻熄风化痰。可加全蝎、僵蚕以助天麻熄风止痉之功;朱砂、琥珀镇静安神;石菖蒲、远志宁心开窍。

(2)阴痫。治法:开窍醒神,温化痰涎。

处方:五生饮加减。

方以生南星、生半夏、生白附子辛温燥湿祛痰;半夏降逆散结;川乌大辛大热,散寒除滞;黑豆补肾利湿。可加二陈汤以健脾除痰。

兼气虚者,加党参、黄芪、白术以补气;血虚者,加当归、丹参、夜交藤养血而不滋腻。

2.休止期

(1)痰火扰神。治法:清肝泻火,化痰开窍。

处方:当归龙荟丸加减。

方中以龙胆草、青黛、芦荟直入肝经而泻肝火;大黄、黄连、黄芩、黄柏、栀子苦寒而通泻上、中、下三焦之火,其中尤以大黄推陈致新,降逆而不留邪,涤痰散结;配木香、麝香辛香走窜,通窍而调气,使清热之力益彰,又恐苦寒之药太过,以当归和血养肝。诸药相合,使痰火得泻,气血宣通,阴阳调顺,神安志宁而病向愈。可加茯苓、姜半夏、橘红,健脾益气化痰,以助药力。

若大便秘结较重者,可加生大黄;若痰黏者,可加竹沥水。

(2)风痰闭阻。治法:平肝息风,豁痰开窍。

处方:定痫丸。

方中天麻、全蝎、僵蚕平肝息风止痉;川贝母、胆南星、姜半夏、竹沥、石菖蒲涤痰开窍而降逆;琥珀、茯神、远志、辰砂镇心安神定痫;茯苓、陈皮健脾益气化痰;丹参活血化瘀通络。

若痰黏不利者,加瓜蒌;痰涎清稀者加干姜、细辛;若纳呆者可加白术、茯苓。

(3)心脾两虚。治法:补益气血,健脾宁心。

处方:六君子汤合温胆汤加减。

方中以四君子汤健脾益气;陈皮、半夏、竹茹化除留滞之痰;枳实行气散结;姜枣养胃而调诸药。可加远志、枣仁、夜交藤以宁心安神。

若食欲缺乏加神曲、山楂、莱菔子行气消食导滞。若体虚不盛,可酌加僵蚕、蜈蚣熄风化痰,通络止痉;便溏者加焦米仁、炒扁豆、炮姜等健脾止泻。

(4)肝肾阴虚。治法:滋养肝肾,平肝息风。

处方:大补元煎加减。

方中以人参、炙甘草、熟地黄、枸杞子、山药、当归、山茱萸、杜仲益气养血,滋养肝肾;可加鹿角胶、龟板胶养阴益髓;牡蛎、鳖甲滋阴潜阳。

若心中烦热者,可加竹叶、灯芯草;大便秘结甚者,可加火麻仁、肉苁蓉。

(5)瘀阻清窍。治法:活血祛瘀,洗风通络。

处方:通窍活血汤加减。

方中赤芍、川芎、桃仁、红花活血祛瘀;麝香、老葱,通阳开窍,活血通络;地龙、僵蚕、全蝎熄风定痛。

若兼痰热,可加竹沥、胆南星;兼肝火上扰,加菊花、石决明;兼阴虚,加麦冬、鳖甲;兼心肾亏虚,加党参、枸杞、熟地黄。

(二)针灸治疗

1.发作期

(1)基本处方:水沟、后溪、合谷、太冲、腰奇。

水沟属督脉,后溪通督脉,二穴合用,通督调神;合谷配太冲,合称"四关",可开关启闭;腰奇是治疗癫痫的经外奇穴。

(2)加减运用:主要有以下几种。

阳痫:加十宣或十二井穴(选3～5穴)点刺出血,以清热泻火、开关启闭。余穴针用泻法。

阴痫:加足三里、关元、三阴交以益气养血、温化痰饮,针用补法。余穴针用平补平泻法。

病在夜间发作:加照海以调阴跷。诸穴针用平补平泻法。

病在白昼发作:加申脉以调阳跷。诸穴针用平补平泻法。

2.休止期

(1)基本处方:百会、大椎、风池、腰奇。

百会、大椎同经相配,通督调神;风池位于头部,为脑之分野,足少阳经别贯心,经脉交会至百会,可疏调心脑神机;腰奇是治疗癫痫的经外奇穴。

(2)加减运用:主要有以下几类。

痰火扰神证:加行间、内关、合谷、丰隆以豁痰开窍、清热泻火,针用泻法。余穴针用平补平泻法。

风痰闭阻证:加本神、太冲、丰隆以平肝息风、豁痰开窍。诸穴针用泻法。

心脾两虚证:加心俞、脾俞以补益心脾、益气养血。诸穴针用补法。

肝肾阴虚证:加肝俞、肾俞、太溪以补益肝肾、潜阳安神,针用补法。余穴针用平补平泻法。

瘀阻清窍证:加太阳、膈俞以活血化瘀,太阳刺络出血。余穴针用泻法。

(3)其他:有以下两类疗法。

耳针疗法:取脑、神门、心、枕、脑点,每次选2～3穴,毫针强刺激,留针30 min,间歇捻针,隔天1次。或埋揿针,3～4 d换1次。

穴位注射疗法:取足三里、内关、大椎、风池,每次选用2～3穴,用维生素B_1注射液,每穴注射0.5 mL。

(范永光)

<h1 style="text-align:center">第八节　健　　忘</h1>

健忘是指以记忆力减退，遇事善忘为主要临床表现的一种病证，亦称"喜忘""善忘""多忘"等。

关于本病的记载，《素问·调经论》有载："血并于下，气并于上，乱而喜忘。"《伤寒论·辨阳明病脉证并治》有载："阳明证，其人善忘者，必有蓄血，所以然者，本有久瘀血"。自宋代《圣济总录》中称"健忘"后，本病名沿用至今。

历代医家认为本证病位在脑，与心脾肾虚损、气血阴精不足密切相关，亦有因气血逆乱、痰浊上扰所致。

宋·陈无择《三因极一病证方论·健忘证治》曰："脾主意与思，意者记所往事，思则兼心之所为也……今脾受病，则意舍不清，心神不宁，使人健忘，尽心力思量不来者是也。"

元代《丹溪心法·健忘》认为："健忘精神短少者多，亦有痰者。"

清·林佩琴《类证治裁·健忘》指出："人之神宅于心，心之精依于肾，而脑为元神之府，精髓之海，实记性所凭也。"明确指出了记忆与脑的关系。

清·汪昂《医方集解·补养之剂》曰："人之精与志，皆藏于肾，肾精不足则肾气衰，不能上通于心，故迷惑善忘也。"

清·陈士铎《辨证录·健忘门》亦指出："人有气郁不舒，忽忽有所失，目前之事，竟不记忆，一如老人之健忘，此乃肝气之滞，非心肾之虚耗也"。

现代医学的神经衰弱、神经官能症、脑动脉硬化等疾病，出现健忘的临床表现时，可参考本节进行辨证论治。

一、病因病机

本病多由心脾不足，肾精虚衰所致。

盖心脾主血，肾主精髓，思虑过度，伤及心脾，则阴血损耗；房事不节，精亏髓减，则脑失所养，皆能令人健忘。高年神衰，亦多因此而健忘。

故本病证以心、脾、肾虚损为主，但肝郁气滞、瘀血阻络、痰浊上扰等实证亦可引起健忘。

二、诊断要点

脑力衰弱，记忆力减退，遇事易忘。现代医学的神经衰弱，脑动脉硬化及部分精神心理性疾病中出现此症状者，亦可作为本病的诊断依据。

三、辨证

健忘可见虚实两大类，虚证多见于思虑过度，劳伤心脾，阴血损耗，生化乏源，脑失濡养，或房劳，久病年迈，损伤气血阴精，肾精亏虚，导致健忘；实证则见于七情所伤，久病入络，致瘀血内停，痰浊上蒙。临床以本虚标实，虚多实少，虚实兼杂者多见。

(一)心脾不足

证候:健忘失眠,心悸气短,神倦纳呆,舌淡,脉细弱。

分析:思虑过度,耗心损脾。心气虚则心悸气短;脾气虚则神倦纳呆;心血不足,血不养神则健忘失眠;舌淡,脉细为心脾两虚之征。

(二)痰浊上扰

证候:善忘嗜卧,头重胸闷,口黏,呕恶,咳吐痰涎,苔腻,脉弦滑。

分析:喜食肥甘,损伤脾胃,脾失健运,痰浊内生,痰湿中阻,则胸闷,咳吐痰涎,呕恶;痰浊重着黏滞,故嗜卧,口黏;痰浊上扰,清阳闭阻,故善忘;苔腻,脉弦滑为内有痰浊之象。

(三)瘀血闭阻

证候:突发健忘,心悸胸闷,伴言语迟缓,神思欠敏,表现呆钝,面唇暗红,舌质紫黯,有瘀点,脉细涩或结代。

分析:肝郁气停,瘀血内滞,脉络被阻,气血不行,血滞心胸,心悸胸闷;神志受攻,则突发健忘,神思不敏;脉络血瘀,气血不达清窍,则表现迟钝;唇暗红,舌紫黯,有瘀点,脉细涩或结代均为瘀血闭阻之象。

(四)肾精亏耗

证候:遇事善忘,精神恍惚,形体疲惫,腰酸腿软,头晕耳鸣,遗精早泄,五心烦热,舌红,脉细数。

分析:年老精衰,或大病,纵欲致肾精暗耗,髓海空虚,则遇事善忘,精神恍惚;精衰则血少,上不达头,则头晕耳鸣;下不荣体,则形体疲惫;肾虚则腰酸腿软;精亏则遗精早泄;五心烦热,舌红,脉细数均为肾之阴精不足之象。

四、治疗

本病以本虚标实,虚多实少,虚实夹杂者多见。治疗当以补虚泻实,以补益为主。

(一)中药治疗

1.心脾不足

治法:补益心脾。

处方:归脾汤加减。

本方具有补益心脾作用,用于心脾不足引起的健忘。方中人参、炙黄芪、白术、生甘草补脾益气;当归身、龙眼肉养血和营;茯神、远志、酸枣仁养心安神;木香调气,使补而不滞。

2.痰浊上扰

治法:降逆化痰,开窍解郁。

处方:温胆汤加减。

方中半夏、苍术、竹茹、枳实化痰泄浊;白术、茯苓、甘草健脾益气;加菖蒲、郁金开窍解郁。

3.瘀血痹阻

治法:活血化瘀。

处方:血府逐瘀汤加减。

方中桃仁、红花、当归、生地黄、赤芍、牛膝、川芎化瘀养血活血;柴胡、枳壳、桔梗行气以助血行;甘草益气扶正。

4.肾精亏耗

治法:补肾益精。

处方:河车大造丸加减。

方中紫河车大补精血;熟地黄、杜仲、龟甲、牛膝益精补髓;天门冬、麦门冬滋补阴液;人参益气生津;黄柏清相火。加菖蒲开窍醒脑;酸枣仁、五味子养心安神。

(二)针灸治疗

1.基本处方

四神聪透百会、神门、三阴交。

四神聪透百会,穴在巅顶,百会属督脉,督脉入络脑,针用透刺法,补脑益髓,养神开窍;神门为心之原穴,三阴交为足三阴经交会穴,二穴相配,补心安神,以助记忆。

2.加减运用

(1)心脾不足证:加心俞、脾俞、足三里以补脾益心。诸穴针用补法。

(2)痰浊上扰证:加丰隆、阴陵泉以蠲饮化痰,针用平补平泻法。余穴针用补法。

(3)瘀血闭阻证:加合谷、血海以活血化瘀,针用平补平泻法。余穴针用补法。

(4)肾精亏耗证:加心俞、肾俞、太溪、悬钟以填精益髓。诸穴针用补法。

(三)其他针灸疗法

1.耳针疗法

取心、脾、肾、神门、交感、皮质下,每次取 2～3 穴,中等刺激,留针 20～30 min,隔天 1 次,10 次为一个疗程,或用王不留行籽贴压,每隔 3～4 d 更换 1 次,每天按压数次。

2.头针疗法

取顶颞后斜线、顶中线、颞后线、额旁 1 线、额旁 2 线、额旁 3 线、枕上旁线,平刺进针后,快速捻转,120～200 次/分钟,留针 15～30 min,间歇运针 2～3 次,每天 1 次,10～15 次为一个疗程。

3.皮肤针疗法

取胸部夹脊穴,用梅花针由上至下叩刺,轻中等度刺激,每天或隔天 1 次,10 次为一个疗程。

五、转归预后

针刺和中药治疗本病有较好的疗效,如配合心理治疗则效果更佳。对老年人之健忘,疗效一般。本篇所述健忘,是指后天失养,脑力渐至衰弱者,先天不足,生性愚钝的健忘不属于此范围。

(范永光)

第九节 痴 呆

一、临床诊断

(1)记忆障碍,包括短期记忆障碍(如间隔 5 min 后不能复述 3 个词或 3 件物品名称)和长期记忆障碍(如不能回忆本人的经历或一些常识)。

(2)认知损害,包括失语(如找词困难或命名困难)、失用(如观念运动性使用及运动性使用)、失认(如视觉和触觉性失认)、执行功能(如抽象思维、推理、判断损害等)一项或一项以上损害。

(3)上述两类认知功能障碍明显影响了职业和社交活动,或与个人以往相比明显减退。

(4)起病隐匿,发展缓慢,渐进加重,病程一般较长。但也有少数病例为突然起病,或波动样、阶梯样进展,常有中风、眩晕、脑外伤等病史。

神经生理学检查、日常活动能力量表、MRI或脑脊液检查等有助于痴呆的临床诊断。

二、病证鉴别

痴呆需与郁证、癫病相鉴别,见表6-1。

表 6-1　痴呆与郁证、癫病鉴别要点

项目	痴呆	郁证	癫病
病因病机	髓海渐空,元神失养;或邪扰清窍,神机失用	肝失疏泄、脾失健运、心失所养、脏腑阴阳气血失调	肝气郁结,肝失条达,气郁生痰;或心脾气结,进而生痰,痰气互结,蒙蔽神机
主症	记忆减退、时空混淆、计算不能等智能障碍为主	心境不佳、表情淡漠、少言寡语、思维迟缓等抑郁症状为主	沉默寡言、感情淡漠、语无伦次,或喃喃自语、静面少动等精神失常症状为主
兼症	失语、失用、失认等认知损害或伴精神行为症状等	胸胁胀满,或伴疼痛,或易怒易哭等	肢体困乏,烦而不眠,秽洁不分,不思饮食等
舌苔脉象	舌淡苔白或腻;脉沉细或弦滑	舌质淡或红,苔白或黄;脉弦数或弦滑	舌淡或淡红;脉弦滑或沉细无力

三、病机转化

痴呆的病位在脑,与心肝脾肾功能失调密切相关。病理性质有虚实之分,以虚为本,实为标,临床上多见虚实夹杂之证。本虚为脾肾亏虚,气血不足,髓海不充,导致神明失养。正虚日久,气血亏乏,脏腑功能失调,气血运行不畅,或积湿为痰,或留滞为瘀,加重病情,出现虚中夹实证。标实为痰、瘀、火、毒内阻,上扰清窍。痰瘀日久可损及心脾肝肾气血阴精,致脑髓渐空,转化为虚或见虚实夹杂。若痰热瘀积,日久生毒,损伤脑络,可致病情恶化而成毒盛正衰之证。平台期多见虚证,一般病情稳定。波动期常见虚实夹杂,心肝火旺、痰瘀互阻,病情时轻时重。下滑期多因外感六淫、情志相激,或再发卒中等因素,而使认知损害加重。此时证候由虚转实,病情由波动而转为恶化。见图6-1。

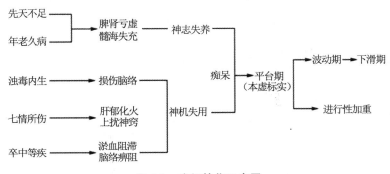

图 6-1　病机转化示意图

四、辨证论治

(一)治则治法

本病虚证当补肾健脾以养髓,重在培补先天之肾精和后天之脾气,尤以补肾生精为要,即所谓"补肾即补髓"。实证当化痰祛瘀以开窍,重在逐痰化浊,活血化瘀,解毒通络,以开窍醒神,尤以化痰开窍为重,即所谓"治痰即治呆"。

(二)分证论治

本病多数与衰老、先天禀赋不足、后天脾胃失养、情志所伤、浊邪留滞等有关,少数病例与中风、外感、创伤等有关。由阴精、气血亏损,髓海失充,元神失养,或痰、瘀、火、毒内阻,上扰清窍所致。平台期常见髓海不足、脾肾亏虚、气血不足证,波动期常见痰浊蒙窍、瘀阻脑络、心肝火旺证,下滑期主见毒损脑络证。髓海不足证常伴腰酸骨软,步行艰难,舌瘦色淡,脉沉细;脾肾亏虚证伴见腰膝酸软,肌肉萎缩,食少纳呆,气短懒言,口涎外溢或四肢不温,泄泻,舌淡体胖;气血不足证多伴见倦怠嗜卧,神疲乏力,面唇无华,爪甲苍白,纳呆食少,大便溏薄,舌淡胖有齿痕,脉细弱;痰浊蒙窍证多伴见脾虚或气虚痰盛之象,如面色㿠白或苍白无泽,气短乏力,舌胖脉细滑;瘀阻脑络证多伴见血瘀气滞,经脉挛急或不通之象,如头痛难愈,面色晦暗,舌紫瘀斑,脉细弦或涩等;心肝火旺证常伴见头晕头痛,心烦易怒,口苦目干,咽干,口燥,口臭,口疮,尿赤,便干等热毒内盛之象;毒损脑络证常伴见痰毒、热毒、瘀毒壅盛之象,表情呆滞,双目无神,不识事物,或兼面色晦暗、秽浊如蒙污垢,或兼面红微赤,口气臭秽,口中黏涎秽浊,溲赤便干或二便失禁,或见肢体麻木,手足颤动,舌强语謇,烦躁不安甚则狂躁,举动不经,言辞颠倒等。痴呆的分证论治详见表6-2。

表6-2 痴呆分证论治简表

证候	治法	推荐方	常用加减
髓海不足	滋补肝肾 生髓养脑	七福饮	肾精不足、心火亢旺可用六味地黄丸加丹参、莲子心菖蒲;痰热扰心,可用清心滚痰丸
脾肾亏虚	温补脾肾 养元安神	还少丹	舌苔黄腻,不思饮食,中焦有蕴热,宜温胆汤加味
气血不足	益气健脾 养血安神	归脾汤	脾虚及肾,加熟地黄、山茱萸、肉苁蓉、巴战天、茴香
痰浊蒙窍	化痰开窍 养心安神	洗心汤	肝郁化火,心烦躁动,言语颠三倒四,歌笑不休,甚至反喜污秽,宜用转呆汤
瘀阻脑络	活血化瘀 通窍醒神	通窍活血汤	病久气血不足,加当归、生地黄、党参、黄芪;血瘀化热,肝胃火逆,头痛,呕恶,加钩藤、菊花、夏枯草、竹茹
心肝火旺	清心平肝 安神定志	天麻钩藤饮	口齿不清去玄参,加菖蒲、郁金;便秘加生大黄或玄参、生首乌、玄明粉;痰热盛加天竺黄、郁金、胆南星清热化痰
毒损脑络	清热解毒 通络达邪	黄连解毒汤	痰热日久结为浊毒,应用大剂清热解毒之品,同时加用安宫牛黄丸天竺黄、石菖蒲、郁金、胆南星;热结便秘,可加大黄、瓜蒌;热毒入营,神志错乱,可加生地黄、玄参、水牛角粉或羚羊角粉、生地黄、牡丹皮或全蝎、蜈蚣

(三)临证备要

遣方用药时注意鹿角胶、龟板胶、阿胶宜烊化冲服;羚羊角用量不宜过大,一般1～5g,内服煎汤,或 1～3 g,单煎 2 h 以上,磨汁或研粉服,每次 0.3～0.6 g,临床多用羚羊角粉冲服。炒杏仁用量不超过 10 g,半夏不宜超过 9 g;用附子通阳扶正时用量不宜超过 15 g;运用通腑泄热法时注意大黄用量,不宜过量,以通便为度,防止耗伤正气,生大黄宜后下,一般用量为 10～15 g;全蝎、蜈蚣均有毒,用量不宜过大,全蝎煎服 3～6 g,研末吞服 0.6～1 g,蜈蚣煎服 3～5 g,研末吞服 0.6～1 g;安宫牛黄丸常用量为每天 1 丸,温开水调匀后口服或鼻饲,如痰热较甚,可每 12 h 鼻饲 1 丸,连续服用 3 d。

本病治疗以补虚为主,治疗应重在温补脾肾,尤需重视补肾生精,同时根据痰、瘀、火、毒轻重而分别兼以化痰、平肝、通络、解毒,以开窍益智为目的。治疗同时,重视精神调理、智能训练及生活护理。长期的临床实践证明,在疾病早期把中医辨证施治的个体化治疗与西药靶向治疗结合起来,不仅能改善痴呆患者的症状,而且能延缓病情发展。

(四)其他疗法

1.中成药治疗

(1)清开灵注射液:清热解毒,醒神开窍。适用于痴呆属毒损脑络者。

(2)复方丹参滴丸:活血化瘀、芳香开窍、理气止痛。适用于痴呆属瘀血阻窍者。

(3)安脑丸:清热解毒、豁痰开窍、镇痉熄风。适用于痴呆属痰热闭窍者。

(4)苏合香丸:芳香开窍,行气止痛。适用于痰浊蒙窍所致的痴呆。

2.针灸治疗

临床上比较常用的是针灸联合多种特色疗法,如针刺配合灸法,针刺联合穴位注射,针药并用,头针体针相配合,耳穴,电针,激光治疗及配合中西医药物治疗的中西医结合方案等,能改善患者的脑血流量,在患者的智能恢复和提高生活质量方面疗效显著。

(1)针灸并用:取水沟、百会、大椎、风池、外关透内关、太溪、悬钟。大椎、水沟、内关透外关行强刺激;太溪、悬钟、大椎用补法;风池行平补平泻手法。针刺结束后用艾条灸百会、大椎 3～5 min,以局部皮肤潮红为度。

(2)针刺联合穴位注射:针刺取百会、强间、脑户、水沟为主,配神门、通里、三阴交。神志欠清加脑干、脑点;烦躁加大陵;流涎加地仓;构音障碍或吞咽困难加上廉泉。穴位注射取穴分 2 组,交替进行,哑门、肝俞、肾俞;大椎、风池、足三里。于每次针刺后再行穴位注射,每穴注射乙酰谷酰胺 1 mL。隔天治疗 1 次,15 次为一个疗程。

(3)针药并用:针刺取百会透四神聪、人中、风池、曲池、合谷、足三里、太溪、肾俞、脾俞,同时配合补阳还五汤以扩张脑血管,改善微循环,提高组织耐氧的能力,降低纤维蛋白原。

3.康复训练

痴呆患者在进行药物治疗的同时,要重视精神调理、智能训练及生活护理,使之逐渐恢复或掌握一定的生活和工作技能。

五、名医经验

(一)张伯礼

痴呆是脏腑功能衰退而导致的疾病,本病多因肾脏亏损所致,但亦有痰湿内阻、气虚血瘀、虚实相间之证。病位在脑,与肾、脾、心、肝等功能失调有关,病理性质为本虚标实,以五脏虚衰,气血亏损,髓海空虚,心神失养,清阳不升,脑窍失养为本;瘀血、痰浊内阻,浊阴不降,上蒙清窍为病之标。临床多虚实交错,病症错杂,虚瘀痰互见。此病的治疗既要强调肾虚为本,又要注重各个脏腑之间的联系,兼顾其他四脏之虚,调整各个脏腑之间的协同作用,多法联合应用。在补肾填精、补益气血的基础上,配合活血祛瘀、化痰开窍、通腑泄浊等诸法共用,辨证施治,随症加减,灵活运用。治疗大法为解郁散结、补虚益损,具体主要采用养心、补肾、健脾、活血化瘀、化痰开窍等治法,同时在用药上不可忽视血肉有情之品的应用。

(二)傅仁杰

痴呆病的发生,以肝肾精血亏损、气血衰少,髓海不足为本,以肝阳化风,心火亢盛,痰湿蒙窍,肝郁不遂为标,临床辨证分为虚实两大类,虚证以虚为主,实证多虚中夹实。虚证之髓海不足证治宜补肾、填精、益髓为主,佐以化瘀通络、开窍醒神之品,方用补肾益髓汤加减;虚证之肝肾亏损证治宜滋补肝肾,佐以熄风安神定智,方用定智汤加减。实证分肝阳上亢、心火亢盛、湿痰阻络、气郁血虚等证。肝阳上亢证治宜平肝熄风、育阴潜阳、醒神开窍,方用天麻钩藤汤、镇肝熄风汤加减;心火亢盛证治宜泻火清心为主,佐以化瘀通络、醒神开窍,方用黄连泻心汤加减;痰湿阻络证治宜标本兼顾,健脾化痰、醒神开窍,方用转呆汤合指迷汤加减;气郁血虚证,治宜理气和血、醒神开窍,方用逍遥散合甘麦大枣汤加减。

（范永光）

第七章 心内科病证

第一节 心 悸

心悸是指气血阴阳亏虚,或痰饮瘀血阻滞,心失所养,心脉不畅,引起心中急剧跳动,惊慌不安,不能自主为主要表现的一种病证。心悸发作时常伴气短、胸闷,甚至眩晕、喘促、晕厥;脉象或数,或迟,或节律不齐。心悸因惊恐、劳累而发,时作时止,不发时如常人,病情较轻者为惊悸;若终日悸动,稍劳尤甚,全身情况差,病情较重者为怔忡。惊悸日久不愈也可转为怔忡。

心悸病位主要在心,病因较复杂,既有体质因素、饮食劳倦或情志所伤,也有因感受外邪或药物中毒所致。其虚证者,多因气血阴阳亏虚,引起心神失养,治当补益气血,调理阴阳,以求气血调畅,阴平阳秘,配合应用养心安神之品,促进脏腑功能的恢复;实证者常见痰浊、瘀血、水饮,而致心神不宁,治当化痰,涤饮,配合应用活血化瘀之品,以求去邪安正,心神得宁;当临床表现虚实夹杂时,当根据虚实轻重之多少,灵活应用益气养血,滋阴温阳,化痰涤饮,行气化瘀,养心安神,重镇安神之法。

初起病情较轻,此时如辨证正确,治疗及时得当,且患者积极配合,则疾病容易恢复。若失治、误治或患者欠配合,病情也有由轻转重者,特别是老年人,肝肾本已渐亏,阴阳气血亦不足,如若病久,心病累及肝肾,导致真气亏损越重,则病情复杂,治疗较难,恢复也慢。此外,老年人心悸初起多属虚,以心气不敛、心血不足为多见,日久易虚实夹杂,使病情加重。

心悸多见于各种心律失常,心悸可发于任何年龄,但老年人素体亏虚,心气不足,心悸的发生率可随增龄而增高。心悸常常提示心脏本身疾病,也可为其他疾病的主要症状之一,如胸痹、失眠、健忘、眩晕、水肿、喘病等也可出现心悸症状。

心悸是一种由多病种、多因素引起的综合征。尽管西医西药对一些心律失常具有较好的疗效,但多为对症治疗,一些抗心律失常的药物甚至可以引起药源性的心律失常,而中医中药的整体治疗,体现了标本兼治、安全有效的优势,尤其是对一些功能性的心悸,具有明显的效果。

根据本病的临床表现,各种原因引起的心律失常,如心动过速、心动过缓、期前收缩、心房颤动或扑动、房室传导阻滞、病态窦房结综合征、预激综合征及心功能不全、神经官能症等,凡具有心悸临床表现的,均可参考本节辨证论治。

一、病证诊断

(一)疾病诊断标准

1.中医诊断标准

自觉心搏异常,或快速或缓慢,或跳动过重,或忽跳忽止。呈阵发性或持续不解,神情紧张,心慌不安。伴有胸闷不适,心烦寐差,颤抖乏力,头晕等症。中老年患者,可伴有心胸疼痛,甚则喘促,汗出肢冷,或见晕厥。可见数、促、结、代、缓、迟等脉象。常有情志刺激,惊恐,紧张,劳倦,饮酒等诱发因素。血常规、血沉、抗"O"、T_3、T_4 及心电图,X 线胸部摄片、测血压等检查,有助明确诊断。

2.西医诊断标准

(1)快速性心律失常。

期前收缩:诊断依据主要根据心电图检查结果。①房性期前收缩:P 波提前出现,与正常P 波不同;P-R 间期>0.12 s,QRS 波群形态多正常,只有在出现室内差异性传导时,QRS 波形态呈现右束支阻滞图形;P 波后也可不出现 QRS 波;代偿间期多不完全。②结性期前收缩:提前出现的 QRS 波群和逆行的 P 波,QRS 波形态与正常基本相同;逆行 P 波在 QRS 波群前时,P-R 间期<0.12 s;逆行 P 波在 QRS 波群后时,P-R 间期<0.20 s;P 波有时埋在 QRS 波群内而不见;多为完全代偿间期。③室性期前收缩:QRS 波群提前出现,形状宽大、粗钝、或有切迹,波群时间延长>0.12 s;QRS 波群前无 P 波;代偿间期完全。

阵发性室上性心动过速:诊断依据主要根据心电图。①心电图特征:相当于一系列很快的房性或交界性期前收缩,频率为 160~220 次/分钟,节律十分规则;P 波形态不同于窦性 P 波,或与T 波融合,难以辨别有无 P 波,如能辨认时,P′波在 Ⅱ、aVF 导联直立,P′-R 间期>0.12 s,可认为是房性阵速,若 P′波为逆行性,P′-R 间期<0.12 s,R-P′间期<0.20 s 者,则为交界性阵速;QRS波群形态与窦性心搏相似,偶可因差异性心室传导而增宽;可有继发性 ST-T 改变。②发作时心电图有确诊价值,表现为房性,房室交界性或室性心动过速的心电图特征。

心房纤颤:诊断依据主要根据体征、心电图。①体征:第一心音强弱不等;心律绝对不规律;脉搏短绌(心率>脉率)。②心电图特征:P 波消失,代之以频率为每分钟 350~600 次的大小不等、形态不同、间隔不匀的房颤波(简称为 f 波)。f 振幅>0.1 mV 为粗大型;<0.1 mV 为纤细型。f 波在Ⅱ、Ⅲ、aVF 导联中多明显可见,但以 V_1 导联最为明显。大多数病例,房颤心室率快而完全不规则,多在每分钟 120~180 次,如因病变或洋地黄影响下发生高度房室传导阻滞,可出现心室率每分钟<70 次。QRS 波群的形态与正常相同,但伴有室内差异性传导时,QRS 波可增宽、畸形。

(2)缓慢性心律失常。

1)房室传导阻滞:诊断依据主要根据心电图检查结果。

一度房室传导阻滞:常无症状和体征。心电图示:①P-R 间期延长至 0.20 s 以上。②每个P 波之后均有 QRS 波群。

二度房室传导阻滞分两种。①二度Ⅰ型:又称文氏现象。表现为:P-R 间期逐渐延长,直至P 波受阻与心室脱漏;R-R 间期逐渐缩短,直到 P 波受阻;包含受阻 P 波的 R-P 间期比两个 P-P间期之和为短。②二度Ⅱ型:又称莫氏Ⅱ型。表现为:有间歇受阻的 P 波与心室脱漏;在传导的搏动中,P-R 间期保持恒定。P-R 间期可能正常或延长。

三度房室传导阻滞:又称完全性房室传导阻滞。心电图表现为:①P 波与 QRS 波群无关。

②心房速率比心室速率快,心房心律可能为窦性或起源于异位。③心室心律由交界区或心室自主起搏点维持。

2)病态窦房结综合征:主要依据为窦房结的功能衰竭,表现为以下三项中的一项或几项,并可除外某些药物、神经或代谢功能紊乱等所引起者。包括:①窦房传导阻滞。②窦性停搏(停顿时间持续 2 s 以上)。③明显的、长时间的(间歇性或持续性)窦性心动过缓(心率常在 50 次/分钟以下)。大多数同时有①和/或③单独窦性心动过缓者,需经阿托品试验证明心率不能正常地增快(少于 90 次/分钟)。

少数病例,诊断依据为:①慢性心房颤动或扑动,有可靠资料说明以往有上述窦房结功能衰竭的主要依据者;或经电转复(或药物转复),恢复窦性心律后出现这种表现者;②持久的、缓慢的交界性心律,心率常在 50 次/分钟以下(窦房结持久的停顿),有时可间断地稍增快。

以上标准不适用于运动员及儿童。

(二)分型分级标准

1.心悸分型标准

(1)脉率快速型心悸:一息六至之数脉,一息七至之疾脉,一息八至之极脉,一息九至之脱脉,一息十至以上之浮合脉。

(2)脉率缓慢型心悸:一息四至之缓脉,一息三至之迟脉,一息二至之损脉,一息一至之败脉,两息一至之夺精脉。

(3)脉律不整型心悸:脉象可见有数时一止,止无定数之促脉;缓时一止,止无定数之结脉;脉来更代,几至一止之代脉,或见脉象乍疏乍数,忽强忽弱。

2.心律失常分级标准

(1)期前收缩:采用动态心电图或每天固定时间心电示波或监测观察 30 min。

轻度:患者无明显症状,平均每天期前收缩≤5 次。

中度:平均每分钟 5 次以上,或呈二、三联律。

重度:有多源性,或连续 2 次以上期前收缩,或 R 波在 T 波上,而 Q-T 间期延长者。

(2)阵发性室上性心动过速或阵发性心房颤动。①偶发:每月 1～2 次,每次发作少于 1 h 休息后即可消失。②多发:每月发作 2 次以上,每次发作 1 h 以上少于 24 h,或需要药物控制者。③频发:每天发作,短暂多次,或每周发作 1 次以上,每次发作 24 h 以上,或需药物控制。

(三)鉴别诊断

1.胸痹心痛

胸痹心痛常可与心悸合并出现,其鉴别要点为:胸痹心痛除可见心慌不安,脉结或代外等心悸症状外,必以心痛为主症,多呈心前区或胸骨后刺痛、闷痛,常因劳累、感寒、饱餐或情绪波动而诱发,多呈短暂发作。但甚者心痛剧烈不止,唇甲发绀或手足青冷至节,呼吸急促,大汗淋漓,直至晕厥,病情危笃。

2.奔豚

奔豚发作之时,也觉心胸躁动不安。奔豚病症状为"从少腹起,上冲咽喉,发作欲死,复还止,皆从惊恐得之"。故本病与心悸的鉴别要点为:心悸为心中剧烈跳动,发自于心;奔豚乃上下冲逆,发自少腹。

3.卑慄

卑慄症状为"痞塞不欲食,心中常有所歉,爱处暗室,或倚门后,见人则惊避,似失志状"。卑愫病因为"心血不足",虽有心慌,一般无促、结、代、疾、迟等脉象出现,是以神志异常为主的疾病,与心悸不难鉴别。

4.心下悸、心下痞

心下指胃脘,心下悸指心下(胃脘处)惕惕然跳动而言。心下痞指胃脘满闷不舒,按之柔软不痛的症状。其与心悸的鉴别要点在于:心下悸与心下痞病位皆在胃,而心悸病位在心。

(四)证候诊断

1.心虚胆怯

主症:心悸不宁,善惊易恐,稍惊即发,劳则加重。

次症:胸闷气短,自汗,坐卧不安,恶闻声响,少寐多梦而易惊醒,舌质淡红,苔薄白,脉动数,或细弦。

2.心脾两虚

主症:心悸气短,失眠多梦,思虑劳心则甚。

次症:神疲乏力,眩晕健忘,面色无华,口唇色淡,纳少腹胀,大便溏薄,舌质淡,苔薄白,脉细弱。

3.肝肾阴亏

主症:心悸失眠,眩晕耳鸣。

次症:形体消瘦,五心烦热,潮热盗汗,腰膝酸软,视物昏花,两目干涩,咽干口燥,筋脉拘急,肢体麻木,急躁易怒,舌质红,少津,苔少或无,脉象细数。

4.心阳不振

主症:心悸不安,动则尤甚,形寒肢冷。

次症:胸闷气短,面色㿠白,自汗,畏寒喜温,或伴心痛,舌质淡,苔白,脉虚弱,或沉细无力。

5.水饮凌心

主症:心悸眩晕,肢面水肿,下肢为甚,甚至咳喘,不能平卧。

次症:胸脘痞满,纳呆食少,渴不欲饮,恶心呕吐,形寒肢冷,小便不利,舌质淡胖,苔白滑,脉弦滑,或沉细而滑。

6.血瘀气滞

主症:心悸,心胸憋闷,心痛时作。

次症:两胁胀痛,善太息,形寒肢冷,面唇紫暗,爪甲发绀,舌质紫黯,或有瘀点、瘀斑,脉涩,或结,或代。

7.痰浊阻滞

主症:心悸气短,胸闷胀满。

次症:食少腹胀,恶心呕吐,或伴烦躁失眠,口苦口干,纳呆,小便黄赤,大便秘结,舌苔白腻或黄腻,脉弦滑。

8.邪毒犯心

主症:心悸,胸闷,气短,左胸隐痛。

次症:发热,恶寒,咳嗽,神疲乏力,口干渴,舌质红,少津,苔薄黄,脉细数,或结代。

二、病因病机

(一)病因

心悸的病因较复杂,既有体质因素、饮食劳倦或情志所伤,亦有感受外邪或药物中毒所致。其虚证者,多因气血阴阳亏虚,引起心神失养;实证者常见痰浊、瘀血、水饮,而致心神不宁。

1.体虚久病

禀赋不足,素体亏虚,或脾胃虚弱,化源不足,或久病失养,劳欲过度,皆可使气血不足,心失所养,发为心悸。气虚及阳或失治误治,心阳受损,失其温煦,可致心悸;阳气虚衰,无力鼓动血行,血脉瘀滞,亦致心悸。若虚及脾肾之阳,水湿不得运化,成痰成饮,上逆于心,亦成心悸。血虚日久,心阴损耗,或年老体弱,调摄不当,肝肾阴亏,均致心失滋养,而成心悸。且肝阴不足,失其条达,易致肝阳上亢,肝火内扰,或肾阴不足,水不济火,心火独亢,火扰心神,皆可扰乱心神而致心悸。此外,肺朝百脉,主治节,若肺气亏虚,不能助心以治节,则心脉运行不畅,心悸不安。

2.饮食劳倦

嗜食膏粱厚味,煎炸炙烤,蕴热化火生痰,痰火扰心,发为心悸。或饮食不节,损伤脾胃,运化失施,水液输布失常,滋生痰浊,痰阻心气,而致心悸,

3.情志所伤

惊则气乱,恐则气下,平素心虚胆怯,暴受惊恐,易使心气不敛,心神动摇,而心慌不能自主,惊悸不已,渐次加剧,直至稍遇惊恐,即作心悸,甚或外无所惊,时发怔忡。思虑过度,劳伤心脾,不仅暗耗阴血,又能影响脾胃功能,致生化之源不足,气血两虚,心失所养,发生心悸。长期抑郁,肝气郁结,气滞血瘀,心脉不畅,心神失养,引发心悸。大怒伤肝,肝火上炎,气血逆乱,且可夹痰,上扰于心,而出现心神不宁,心脉紊乱。

4.感受外邪

心气素虚,风湿热邪,合而为痹,痹证日久,内舍于心,痹阻心脉,心血瘀阻,发为心悸。或风寒湿热之邪,由血脉内侵于心,耗伤心气之阴,也可引起心悸。温病、疫毒均可灼伤营阴,心失所养,或邪毒内扰心神,如春温、风温、暑湿、白喉、梅毒等病,往往伴见心悸。

5.药物中毒

药物过量或毒性较剧,损及于心,可致心悸,如附子、乌头,或西药锑剂、洋地黄、奎尼丁、肾上腺素、阿托品等用药过量或不当时,均能引发心动悸、脉结代一类证候。

(二)病机

1.发病

心悸的发病,或由惊恐恼怒,动摇心神,致心神不宁而为心悸;或因久病体虚,劳累过度,耗伤气血,心神失养,若虚极邪盛,无惊自悸,悸动不已,则谓之怔忡。本病起病多为突发突止,或为反复发作,轻者数天或数月一发,可无明显症状或轻度不适,重则一天数发,或持续发作,多伴有气短乏力,胸闷头昏汗出,自觉怔忡不已,甚则晕厥昏迷。

2.病位

心悸病位主要在心,或为心神失养,或为心神不宁,引起心神动摇,悸动不安。但本病发病亦与脾、肾、肺、肝四脏功能失调相关。如脾不生血,心血不足,心神失养则动悸。脾失健运,痰湿内生,扰动心神,或肾阴不足,不能上制心火,肾阳亏虚,心阳失于温煦,均可发为心悸。肺气亏虚,不能助心以治节,心脉运行不畅则心悸不安。肝气郁滞,气滞血瘀,或气郁化火,致使心脉不畅,

心神受扰,也可进而引发心悸。

3.病性

心悸的病性主要有虚实两方面。虚者为气血阴阳亏损,心神失养而致。实者多由痰火扰心,水饮凌心及瘀血阻脉,气血运行不畅而引起。临床常表现为虚多实少,虚实夹杂。总之,本病多为本虚标实证,其本为气血不足,阴阳亏损,其标是气滞、血瘀、痰浊、水饮。

4.病势

本病虚多实少,或虚实兼夹。病情的演变多始于心血不足,进而心气亦虚,脏腑亏损。本病常继发于真心痛(胸痹心厥)、痰饮病、外感之后,辨证时要注意病因与宿疾之间的关系。某些心悸重症,进一步可以发展为气虚及阳或阴虚及阳而出现心(肾)阳衰,甚则心阳欲脱。更甚者心阳暴脱而成厥、脱之变。

5.病机转化

心悸的病机转化决定于邪热、痰浊、瘀血等病邪与人体正气相争的消长变化,虚实之间可以互相夹杂或转化。实证日久,正气亏耗,可兼见气、血、阴、阳之亏损,而虚证则又往往兼见实象。如阴虚可致火旺,阳虚易夹水饮、痰湿,气虚也易伴血瘀,痰火互结易伤阴,瘀血可兼痰浊。

心悸变证早期伴有心痛、胸闷、憋气、头昏欲呕者,要考虑是气滞血瘀、血脉瘀阻或痰湿阻络,痰饮溃心。若证见心悸,喘促水肿,起卧不安,甚者迫坐,脉疾数而微,多为心肾阳虚之危证。若见颜面苍白,大汗淋漓,四肢厥冷,喘促欲脱,甚则遗溺,脉微细欲绝,神志淡漠,此乃心悸加重,转入厥脱之危候,正气虚衰,元气败脱。若兼见脉搏极乱、极疾、极迟,面色苍白,口唇发绀,意识突然丧失,或时清时昧等,或并发抽搐、昏厥等症,属阴阳离决之候。

心悸的病机较为复杂,可因外邪、气滞、痰饮、瘀血、脏器虚衰等致病,在病机转化中又可因宿疾变化使病情加重,故辨清虚实兼夹、所在脏腑,才能做出相应的有效处理。

6.证类病机

心虚胆怯证:心气不足,神浮不敛,心神动摇;胆气怯弱,善惊易恐。心胆俱虚,易为惊恐所伤而发心悸。

心脾两虚证:思虑过度,劳伤心脾,心血暗耗,生化乏源,导致气血两虚,心神失养,而发心悸。

肝肾阴亏证:肾水亏耗,肝阴不足,水不济火,心火偏亢,心神不宁,导致心悸。

心阳不振证:久病体虚,损伤心阳,心失温养,神舍失守,而发心悸。

水饮凌心证:阳虚不能化水,水饮内停,上凌于心,故见心悸。

血瘀气滞证:阳虚鼓动无力,寒邪凝滞经脉,肝郁气滞血瘀,均可引起心血瘀阻,心脉不畅,而见心悸不安。

痰浊阻滞证:痰浊阻滞心气,痰火扰动心神,导致心神不宁,而发心悸。

邪毒犯心证:外感风热邪毒,表证未及发散,邪毒犯心,损伤阴血,耗伤气阴,心神失养,故见心悸。

三、临床治疗

(一)分证论治

1.辨证思路

(1)分清虚实:心悸证候特点多为虚实相兼,故当首辨虚实,虚当审脏腑气、血、阴、阳何者偏虚,实当辨痰、饮、瘀、火何邪为主。其次,当分清虚实之程度,正虚程度与脏腑虚损情况有关,即一脏虚损轻者,多脏虚损重者。在邪实方面,一般来说,单见一种夹杂轻者,多种合并夹杂者重。

(2)详辨脉象变化:脉搏的节律异常为本病的特征性征象,故尚需辨脉象,如脉率快速型心悸,可见数脉、疾脉、极脉、脱脉、浮合脉。脉率过缓型心悸,可见缓脉、迟脉、损脉、败脉、夺精脉。脉率不整型心悸,脉象可见促脉、结脉、代脉,或见脉象乍疏乍数,忽强忽弱。临床应结合病史、症状,推断脉症从舍。一般认为,阳盛则促,数为阳热,若脉虽数、促而沉细、微细,伴有面浮肢肿,动则气短,形寒肢冷,舌质淡者,为虚寒之象。阴盛则结,迟而无力为虚寒,脉象迟、结、代者,一般多属虚寒,其中结脉表示气血凝滞,代脉常表示元气虚衰、脏气衰微。凡久病体虚而脉象弦滑搏指者为逆,病情重笃而脉象散乱模糊者为病危之象。

(3)结合辨病辨证:对心悸的临床辨证应结合引起心悸原发疾病的诊断,以提高辨证准确性,如功能性心律失常所引起的心悸,常表现为心率快速型心悸,多属心虚胆怯,心神动摇;冠心病心悸,多为气虚血瘀,或由痰瘀交阻而致;病毒性心肌炎引起的心悸,初起多为风温干犯肺卫,继之热毒逆犯于心,随后呈气阴两虚,瘀阻络脉证;风心病引起的心悸,多由风湿热邪杂至,合而为痹,痹阻心脉所致。病态窦房结综合征多由心阳不振,心搏无力所致。慢性肺源性心脏病所引起的心悸,则虚实兼夹为患,多心肾阳虚为本,痰饮内停为标。

(4)辨明惊悸怔忡:大凡惊悸发病,多与情绪因素有关,可由骤遇惊恐,忧思恼怒,悲哀过极或过度紧张而诱发,多为阵发性,实证居多,但也存在内虚因素。病来虽速,病情较轻,可自行缓解,不发时如常人。怔忡多由久病体虚、心脏受损所致,无精神因素也可发生,常持续心悸,心中惕惕,不能自控,活动后加重。病情较重,每属虚证,或虚中夹实,病来虽渐,不发时也可见脏腑虚损症状。惊悸日久不愈,也可形成怔忡。

心悸由脏腑气血阴阳亏虚、心神失养所致,治当补益气血,调理阴阳,以求气血调畅,阴平阳秘,配合应用养心安神之品,促进脏腑功能的恢复。心悸由于痰饮、瘀血等邪实所致者,治当化痰、涤饮、活血化瘀,配合应用重镇安神之品,以求邪去正安,心神得宁。心悸临床上常表现为虚实夹杂,当根据虚实轻重之多少,灵活应用益气养血、滋阴温阳、化痰涤饮、行气化瘀及养心安神、重镇安神之法。

2.分证论治

(1)心虚胆怯:心悸不宁,善惊易恐,稍惊即发,劳则加重。胸闷气短,自汗,坐卧不安,恶闻声响,少寐多梦而易惊醒,舌质淡红,苔薄白,脉动数,或细弦。

病机分析:心为神舍,心气不足易致神浮不敛,心神动摇,少寐多梦;胆气怯弱则善惊易恐,恶闻声响。心胆俱虚则更为惊恐所伤,稍惊即悸。心位胸中,心气不足,胸中宗气运转无力,故胸闷气短。气虚卫外不固则自汗;劳累耗气,心气益虚,故劳则加重。脉象动数或细弦为气血逆乱之象。

治法:镇惊定志,养心安神。

常用方:安神定志丸(《医学心悟》)加减。龙齿先煎、琥珀先煎、磁石先煎、朱砂冲服、茯神、石菖蒲、远志、人参。

加减:心悸气短,动则益甚,气虚明显时,加黄芪以增强益气之功;气虚自汗加麻黄根、浮小麦、瘪桃干、乌梅;气虚夹瘀者,加丹参、桃仁、红花;气虚夹湿,加泽泻,重用白术、茯苓;兼见心阳不振,加附子、桂枝;兼心血不足,加熟地、阿胶;心气不敛,加五味子、酸枣仁、柏子仁,以收敛心气,养心安神;如睡眠易惊醒,可加重镇摄之品,如龙骨先煎、牡蛎先煎等;若心气郁结,心悸烦闷,精神抑郁,胸胁胀痛,加柴胡、郁金、合欢皮、绿萼梅、佛手。

常用中成药:黄芪注射液肌内注射,每次 2～4 mL,每天 1～2 次。静脉滴注,每次 10～20 mL,每天 1 次。益气养元,扶正祛邪,养心通脉,用于心气虚损所致的神疲乏力,心悸气短。

针灸:①治法。益气安神。②配穴。心俞、巨阙、间使、神门、胆俞。③方义。心俞、巨阙俞募配穴,功在调补心气,定悸安神。胆俞可以壮胆气而定志。间使、神门宁心安神。针用补法。善惊者,加大陵。自汗、气短甚者,加足三里、复溜。

临证参考:心悸心虚胆怯症多见于先天禀赋不足、久病体虚之人,常用镇静定志,养心安神之法。若临床表现心阳不振、心气不足或心气郁结时当随证如上加减。

(2)心脾两虚:心悸气短,失眠多梦,思虑劳心则甚。神疲乏力,眩晕健忘,面色无华,口唇色淡,纳少腹胀,大便溏薄,舌质淡,苔薄白,脉细弱。

病机分析:心脾两虚主要指心血虚、脾气弱之气血两虚证。思虑劳心,暗耗心血,或脾气不足,生化乏源,皆可致心失血养,心神不宁,而见心悸、失眠多梦。思虑过度可劳伤心脾,故思虑劳心则甚。血虚则不能濡养脑髓,故眩晕健忘;不能上荣肌肤,故面色无华,口唇色淡。纳少腹胀,大便溏薄,神疲乏力,均为脾气虚之表现。气血虚弱,脉道失充,则脉细弱。

治法:补血养心,益气安神。

常用方:归脾汤(《济生方》)加减。当归、龙眼肉、黄芪、人参、白术、茯神、远志、酸枣仁、木香、炙甘草。加减:气虚甚者重用人参、黄芪、白术、炙甘草,少佐肉桂,取少火生气之意;血虚甚者加熟地、白芍、阿胶;阳虚甚而汗出肢冷,脉结或代者,加附片先煎、桂枝、煅龙骨先煎、煅牡蛎先煎;阴虚甚而心烦、口干、舌质红,少苔者,加玉竹、麦冬、生地、沙参、石斛;自汗、盗汗者,可选加麻黄根、浮小麦、五味子、山萸肉、煅龙骨先煎、煅牡蛎先煎、稻根;纳呆腹胀,加陈皮、谷芽、麦芽、神曲、山楂、鸡内金、枳壳;神疲乏力,气短,失眠多梦,加合欢皮、夜交藤、五味子、柏子仁、莲子心等。

常用中成药:归脾丸浓缩丸,每次 8～10 丸,每天 3 次,口服。益气健脾,养心安神,用于心脾两虚,心悸气短,失眠多梦。益气养血口服液:每次 15～20 mL,每天 3 次。益气养血,用于气血不足所致的心悸气短,面色不华,体虚乏力。稳心颗粒:每次 9 g,每天 3 次。益气养阴,活血化瘀,用于气阴两虚,心脉瘀阻所致心悸不宁,气短乏力,胸闷胸痛。

针灸:①治法。养血益气,定悸安神。②配穴。心俞、巨阙、膈俞、脾俞、足三里。③方义。心俞、巨阙俞募配穴,功在调补心气,定悸安神。血之会膈俞可补血养心。气血的生成,赖水谷精微所化,故取脾俞、足三里健中焦以助气血化生。针用补法。腹胀、便溏者,加巨虚、足三里。

临证参考:本病多由思虑劳倦过度,脾虚气血生化乏源及心血暗耗、心神失养所致,故治疗时应注意起居有节,劳逸适度,调畅情志。此外,热病后期,心阴受灼而心悸者,以加味生脉散。若心悸气短,神疲乏力,心烦失眠,五心烦热,自汗盗汗,胸闷,面色无华,舌质淡红少津,苔少或无,脉细数,为气阴两虚;治以益气养阴,养心安神,用炙甘草汤。

(3)肝肾阴亏:心悸失眠,眩晕耳鸣。形体消瘦,五心烦热,潮热盗汗,腰膝酸软,视物昏花,两目干涩,咽干口燥,筋脉拘急,肢体麻木,急躁易怒,舌质红,少津,苔少或无,脉象细数。

病机分析:肾水亏虚,水不济火,心火偏亢,心神不宁,故心悸失眠。肾主骨生髓,肾阴不足,骨骼失养,故腰膝酸软;脑海失充,则眩晕耳鸣。肝开窍于目,主筋,肝阴不足,不能濡目,故视物昏花,两目干涩;筋失所养,故筋脉拘急,肢体麻木。阴虚火旺,虚火内蒸,则五心烦热,潮热盗汗;肝火内盛,故急躁易怒。阴液亏虚,不能上润,故咽干口燥。舌质红,脉细数皆为阴虚之证。

治法:滋补肝肾,养心安神。

常用方:一贯煎(《柳州医话》)合酸枣仁汤(《金匮要略》)加减。山萸肉、熟地、枸杞子、沙参、

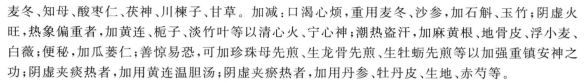

麦冬、知母、酸枣仁、茯神、川楝子、甘草。加减：口渴心烦，重用麦冬、沙参，加石斛、玉竹；阴虚火旺，热象偏重者，加黄连、栀子、淡竹叶等以清心火、宁心神；潮热盗汗，加麻黄根、地骨皮、浮小麦、白薇；便秘，加瓜蒌仁；善惊易恐，可加珍珠母先煎、生龙骨先煎、生牡蛎先煎等以加强重镇安神之功；阴虚夹痰热者，加用黄连温胆汤；阴虚夹瘀热者，加用丹参、牡丹皮、生地、赤芍等。

常用中成药：天王补心丹浓缩丸，每次 8 丸，每天 3 次。滋阴养血，补心安神，用于阴血不足，心悸健忘，失眠多梦。养血安神片每次 5 片，每天 3 次。滋阴养血，宁心安神，用于阴虚血少所致头晕心悸，失眠健忘。

针灸：①治法。滋阴降火，养心安神。②配穴。心俞、肾俞、三阴交、太溪、太冲、阴郄、神门。③方义。心俞、肾俞、阴郄、神门可交通心肾，养心安神定悸。三阴交为足三阴经的交会穴，补之可滋阴安神。补太溪以滋肾阴，泻太冲以清虚火。

临证参考：阴虚而火不旺者，也可用天王补心丹加减；若口苦咽燥，热象较著，而阴虚不甚者，宜用朱砂安神丸养阴清热，镇心安神。

（4）心阳不振：心悸不安，动则尤甚，形寒肢冷。胸闷气短，面色㿠白，自汗，畏寒喜温，或伴心痛，舌质淡，苔白，脉虚弱，或沉细无力。

病机分析：久病体虚，损伤心阳，心失温养，则心悸不安；不能温煦肢体，故面色㿠白，肢冷畏寒。胸中阳气虚衰，宗气运转无力，故胸闷气短。阳气不足，卫外不固，故自汗出。阳虚则寒甚，寒凝心脉，心脉痹阻，故心痛时作。阳气虚衰，无力推动血行，故脉象虚弱无力。

治法：温补心阳。

常用方：桂枝甘草龙骨牡蛎汤（《伤寒论》）加减。桂枝、生龙齿先煎、生牡蛎先煎、炙甘草。加减：心阳不足，形寒肢冷者，加黄芪、人参、附子益气温阳；大汗出者，重用人参、黄芪，加煅龙骨先煎、煅牡蛎先煎，或加山萸肉，或用独参汤煎服；兼见水饮内停者，选加葶苈子、五加皮、大腹皮、车前子、泽泻、猪苓；夹有瘀血者，加丹参、赤芍、桃仁、红花等；兼见阴伤者，加麦冬、玉竹、五味子。

常用中成药：心宝丸温补心肾，活血通脉，用于病态窦房结综合征表现为心肾阳虚，心脉瘀阻所致心悸，气短，脉结代。病态窦房结综合征，每次 300～600 mg，每天 3 次，疗程 3～6 月。期外收缩及房颤，每次 120～240 mg，每天 3 次，疗程 1～2 月。宁心宝胶囊每次 2 粒，每天 3 次。提高心率，改善窦房结房室传导功能，用于房室传导阻滞、缓慢性心律失常表现为心肾阳虚，心悸、胸闷、气短。参附注射液 5～20 mL 加入 5%～10% 葡萄糖注射液 20 mL，静脉推注；20～100 mL 加入 5%～10% 葡萄糖注射液或 0.9% 氯化钠注射液 250～500 mL，静脉滴注。回阳救逆，益气固脱，用于阳虚或气虚所致惊悸怔忡。

针灸：①治法。温补心阳，安神定悸。②配穴。心俞、厥阴俞、内关、神门、关元。③方义。心俞、厥阴俞相配可助心阳、益心气。内关、神门安神定悸。关元针后加灸，以振奋阳气。针用补法，针后加灸。腹胀、便溏者，加公孙、天枢。

临证参考：若心阳不振，心中空虚而悸，心动过缓为著者，可以麻黄附子细辛汤加补骨脂、桂枝、炙甘草。如大汗淋漓，面青唇紫，肢冷脉微，喘憋不能平卧，为亡阳征象，当急予独参汤或参附汤，送服黑锡丹；或参附注射液静脉推注或静脉滴注，以回阳救逆。

（5）水饮凌心：心悸眩晕，肢面水肿，下肢为甚，甚至咳喘，不能平卧。胸脘痞满，纳呆食少，渴不欲饮，恶心呕吐，形寒肢冷，小便不利，舌质淡胖，苔白滑，脉弦滑，或沉细而滑。

病机分析：阳虚不能化水，水饮内停，上凌于心，故见心悸；饮溢肢体，故见水肿。饮溢肢体，故见水肿。饮阻于中，清阳不升，则见眩晕；阻碍中焦，胃失和降，则见脘痞，纳呆食少，恶心呕吐。

阳气虚衰,不能温化水湿,膀胱气化失司,故小便不利。舌质淡胖,苔白滑,脉弦滑或沉细而滑,皆为水饮内停之象。

治法:振奋心阳,化气利水。

常用方:苓桂术甘汤(《金匮要略》)加减。桂枝、茯苓、白术、炙甘草。加减:兼见纳呆食少,加谷芽、麦芽、神曲、山楂、鸡内金;恶心呕吐,加半夏、陈皮、生姜;尿少肢肿,加泽泻、猪苓、茯苓、防己、葶苈子、大腹皮、车前子;兼见瘀血者,加当归、川芎、刘寄奴、泽兰叶、益母草。

常用中成药:五苓散片每次 4~5 片,每天 3 次。温阳化气,利湿行水。用于膀胱气化不利,水湿内聚引起小便不利等。

针灸:①治法。振奋阳气,化气行水。②配穴。关元、肾俞、内关、神门、阴陵泉。③方义。关元、肾俞壮肾阳以行水气。内关、神门宁心定悸。阴陵泉健脾以化水饮。针用平补平泻法。伴胸闷气喘甚而不能平卧者,加刺膻中。

临证参考:心悸水饮凌心证临床多见于心功能不全,若兼见水饮射肺,肺气不宣者,表现胸闷、咳喘,夜间阵发性短促呼吸或夜间阵发性咳嗽,可加杏仁、前胡、桔梗以宣肺,加葶苈子、五加皮、防己以泻肺利水。若肾阳虚衰,不能制水,水气凌心,症见心悸、咳喘,不能平卧,尿少水肿,可用真武汤。

(6)血瘀气滞:心悸,心胸憋闷,心痛时作。两胁胀痛,善太息,面唇紫黯,爪甲发绀,舌质紫黯,或有瘀点、瘀斑,脉涩,或结,或代。

病机分析:阳气不足,无力鼓动血行,或寒凝经脉,或情志抑郁,气机郁滞等,皆可致心血瘀阻,心脉不畅,而心悸不安。气机阻滞,不痛则痛,故心痛时作。血瘀气滞,心阳被抑,故心胸憋闷。脉络瘀阻,故面唇爪甲发绀,舌质紫黯,有瘀点、瘀斑,脉涩、结、代。两胁胀痛、善太息为气郁不舒之证。

治法:活血化瘀,理气通络。

常用方:桃仁红花煎(《素庵医案》)加减。桃仁、红花、丹参、赤芍、川芎、延胡索、香附、青皮、生地、当归。加减:气滞血瘀者,加柴胡、枳壳、木香;因虚致瘀者,去理气之品,气虚加黄芪、党参、白术、山药;血虚加何首乌、熟地、阿胶;阴虚加麦冬、玉竹、枸杞子、女贞子;阳虚寒凝加附子、肉桂、淫羊藿;络脉痹阻,胸部窒闷,去生地,加沉香、檀香、降香;夹有痰浊,胸满闷痛,苔浊腻,加瓜蒌、薤白、半夏;胸痛甚,加人工麝香冲服、乳香、没药、五灵脂、蒲黄、三七粉等。

常用中成药:七叶神安片每次 50~100 mg,每天 3 次。益气安神,活血止痛。用于心气不足,心血瘀阻所致心悸失眠、胸闷胸痛。

针灸:①治法。活血化瘀,理气通络。②配穴。内关、膻中、心俞、气海、膈俞、血海。③方义。内关、膻中、心俞可强心定悸止痛。灸气海助阳益气,气推血行。膈俞、血海活血化瘀。针用平补平泻法,气海加灸。失眠健忘者,加神门。气短自汗者,加复溜。

临证参考:心悸由血瘀气滞所致者,轻症可选用丹参饮,重症也可选用血府逐瘀汤。

(7)痰浊阻滞:心悸气短,胸闷胀满。食少腹胀,恶心呕吐,或伴烦躁失眠,口苦口干,纳呆,小便黄赤,大便秘结,舌苔白腻或黄腻,脉弦滑。

病机分析:痰浊阻滞心气,故心悸气短。气机不畅,故见胸闷胀满。痰阻气滞,胃失和降,故食少腹胀,恶心呕吐。痰郁化火,则见口苦口干,小便黄赤,大便秘结,苔黄腻等热象;痰火上扰,心神不宁,故烦躁失眠。痰多、苔腻、脉弦滑为内有痰浊之象。

治法:理气化痰,宁心安神。

常用方:导痰汤(《校注妇人良方》)加减。半夏、陈皮、制南星、枳实、茯苓、安神、远志、酸枣仁。加减:纳呆腹胀,兼脾虚者,加党参、白术、谷芽、麦芽、鸡内金;痰火伤津,大便秘结,加大黄、瓜蒌;痰火伤阴,口干盗汗,舌质红,少津,加麦冬、天冬、沙参、玉竹、石斛;烦躁不安,惊悸不宁,加生龙骨先煎、生牡蛎先煎、珍珠母先煎、石决明先煎以重镇安神。

常用中成药:竹沥达痰丸每次6～9 g,每天2～3次。豁除顽痰,清火顺气。用于痰热上壅,咳喘痰多等。

针灸:①治法。行气化痰,宁心安神。②配穴。丰隆、膻中、巨阙、心俞、神门。③方义。脾胃为生痰之源,痰浊壅遏,气机失宣,丰隆为足阳明经别络,属足阳明而络脾经。膻中为气会,可行气化痰。以上两穴针用泻法可宣通气机,蠲化痰浊。心俞、巨阙俞募配穴,配以神门,针用补法,功在调益心气,宁心定悸安神。

临证参考:心悸属痰火内扰,心神不宁者,伴有烦躁口苦,苔黄,脉滑数,可用黄连温胆汤加茵陈、苦参。属于气虚夹痰者,治以益气豁痰,养心安神,可用定志丸。

(8)邪毒犯心:心悸,胸闷,气短,左胸隐痛。发热,恶寒,咳嗽,神疲乏力,口干渴,舌质红,少津,苔薄黄,脉细数,或结代。

病机分析:外感风热,侵犯肺卫,故咳嗽,发热恶寒。表证未及发散,邪毒犯心,损及阴血,耗伤气阴,心神失养,故见心悸,胸闷痛;阴液耗损,口舌失润,故口干渴,舌少津;气短,神疲乏力乃气虚表现。舌质红,苔薄黄为感受风热之象,脉细数或结代为气阴受损之证。

治法:清热解毒,益气养阴。

常用方:银翘散(《温病条辨》)合生脉散(《备急千金要方》)加减。金银花、连翘、薄荷后下、牛蒡子、芦根、淡竹叶、桔梗、人参、麦冬、五味子。

加减:热毒甚者,加大青叶、板蓝根;若夹血瘀,症见胸痛不移,舌质紫暗有瘀点、瘀斑者,加牡丹皮、丹参、益母草、赤芍、红花;若夹湿热,症见纳呆,苔黄腻者,加茵陈、苦参、藿香、佩兰;若兼气滞,症见胸闷、喜叹息者,可酌加绿萼梅、佛手、香橼等理气而不伤阴之品;口干渴,加生地、玄参。

常用中成药:维C银翘片每次2片,每天3次。疏风解表,清热解毒。用于风热感冒,发热头痛,口干等。银翘解毒胶囊每次4粒,每天2～3次。疏风解表,清热解毒。用于风热感冒,发热头痛,口干等。生脉注射液益气养阴,复脉固脱,用于气阴两虚所致脱证、心悸胸痹。20～60 mL加入5%～10%葡萄糖注射液250～500 mL,静脉滴注。参麦注射液益气固脱,养阴生津,生脉,用于病毒性心肌炎表现为气阴两虚者。10～60 mL加入5%～10%葡萄糖注射液250～500 mL,静脉滴注。

针灸:①治法。泻热解毒,益气养阴。②配穴。曲池、大椎、外关、合谷、足三里、三阴交、心俞、厥阴俞。③方义。曲池、大椎、外关、合谷可清热泻火解毒,以针泻之可泻热解毒。足三里健脾益气,三阴交滋阴安神,心俞、厥阴俞益心气,宁心神,针用补法可起益气养阴之效。

临证参考:该证常见于病毒性心肌炎。若热毒炽盛,而正虚不著者,可以银翘散加味;如邪毒已去,气阴两虚为主者,用生脉散加味。

(二)按心律失常类型辨证论治

1.期前收缩

偶发室早、结早常无症状,无须治疗。对伴发于器质性心脏病的室早,治疗目的是预防室性心动过速、心室颤动和心性猝死。对于恶性室早(器质性改变室性期前收缩)应酌情使用抗心律失常药。

治疗以"调节气血阴阳平衡"为原则,"补其不足泻其有余",气虚则补益,血虚则养血,痰浊内扰,则豁痰开窍,瘀血内阻可化瘀通络等。

(1)辨证要点:①心律失常(期前收缩)的病位在心,属本虚标实,虚多于实。首分虚实尤为重要,虚是由气、血、阴、阳亏虚;实多由痰火、瘀血、水饮所致。②期前收缩属"心悸""怔忡"范畴。要区别心悸与怔忡之不同。大凡惊悸的发病,多由情绪因素有关,可由骤遇惊恐。情绪过用而诱发,多为阵发性,病情较轻,实证居多;怔忡多由久虚体病,心脏受损所致,无精神因素也可发生。常持续心悸,不能自控,活动后加重,每属虚证或虚中兼实。③心悸多伴脉结代等脉律失常症,要品味结、代、迟、涩、促脉及其临床意义,结合病史、症状,推断脉证从舍。首先要对结、代进行鉴别,然后再注意相兼脉。结脉为无规律的间歇脉,代脉为有规律的间歇脉。结脉主实,代脉主虚。沉结为气滞血瘀;弦结为寒凝气滞;滑而结为痰郁气结;涩而结为寒凝气滞或气滞血瘀;结代为气阴俱虚,阳虚气滞。凡久病本虚而脉象弦滑搏指者为逆;病情重笃而脉象散乱模糊者危。④临证应四诊合参,结合体检及有关现代仪器检查(特别是心电图一般不应缺少),明确心悸病因,对辨证分型和辨病治疗,实属必要。

(2)分证论治:①心气不足。临床表现:心悸、气短乏力,头晕自汗,动则加剧,胸闷,舌质淡红,苔薄白,脉细弱或结代。治法:益气安神。常用方:炙甘草汤(《伤寒论》)加减。炙甘草、人参、黄芪、大枣、干地黄、麦冬、阿胶、麻仁、生姜。②心血不足。临床表现:心悸眩晕,倦怠乏力,面色不华,唇舌色淡,脉虚细成结代。治法:养血安神。常用方:四物汤(《太平惠民和剂局方》)加减。熟地、当归、白芍、川芎、酸枣仁、龙眼肉、柏子仁、党参、鸡血藤、炙甘草。③心阳不振。临床表现:心悸不安,胸闷气短,面色㿠白,形寒肢冷,乏力气短。舌淡苔白,脉沉细或结代。治法:温补心阳。常用方:桂枝甘草龙骨牡蛎汤(《伤寒论》)加减。桂枝、甘草、附片、龙骨先煎、牡蛎先煎、人参、白术、丹参。加减:若瘀血明显者,加当归、鸡血藤等活血之品;若饮邪上犯,恶心呕吐,眩晕加半夏、细辛、干姜以化饮降逆;若阳虚水泛,小便短少,肢体水肿者,加泽泻、茯苓、车前子,益母草。④心脉瘀阻。临床表现:心悸不安,胸闷不舒,心前区刺痛,入夜尤甚,或见唇甲发绀,舌质紫黯或瘀斑,脉涩或结代。治法:活血化瘀,理气通络。常用方:桃仁红花煎(《素庵医案》)加减。桃仁、红花、丹参、赤芍、当归、制香附、延胡索、青皮、川芎、生地。加减:气虚加黄芪、党参、黄精;血虚加何首乌、枸杞子、熟地;阴虚加麦冬、玉竹、女贞子;阳虚加熟附片、肉桂、淫羊藿;痰浊者加半夏、薤白、瓜蒌。⑤痰扰心神。临床表现:心悸胸闷,眩晕恶心,失眠多梦,痰多口苦,苔腻稍黄,脉滑或结代。治法:化痰定悸。常用方:温胆汤(《三因极一病证方论》)加减。法半夏、陈皮、枳实、竹茹、茯苓、生姜、大枣、生龙齿先煎、远志。加减:痰郁化热,加黄连、栀子、黄芩;心悸重症,加珍珠母先煎、酸枣仁、石决明先煎;火郁伤阴,加沙参、麦冬、生地、石斛;兼见脾虚加山药、白术、党参。

2.阵发性室上性心动过速

中医学认为室上速病位在心,可直接发病,也可与其他疾病并发。常与体质虚弱,情志所伤、饮食劳倦、外邪侵袭等因素有关。病机多属心气阴两虚,阴虚火旺或肾阳虚弱,此外,尚与瘀滞化热有关。热可致急,瘀可致乱,心体失健,心用失常而见心悸脉促。

(1)辨证要点:①室上性心动过速病位在心,病机多属心气阴两虚、阴虚火旺或肾阳虚衰,此外,尚与瘀滞化热有关。热可致急,瘀可致乱,心体失健,心用失常而心悸脉促,组方用药时应注意益气通脉、凉血养心。②脉症不符时,应舍症从脉用药。从脉用药规律遵循《濒湖脉学》"涩脉血少或精伤""促脉惟将火病医",适当加入补血养阴之品,加重凉血补气之药,每能获效。③治疗原则:短暂发作,可不治疗;急性发作期首选兴奋刺激迷走神经的物理方法:深吸气后屏气,再用

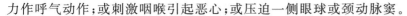

力作呼气动作;或刺激咽喉引起恶心;或压迫一侧眼球或颈动脉窦。

（2）分证论治:治疗本病以"补虚泻实"为原则,虚者心气虚者补气养心安神,心阴虚者滋阴养心;实者,心火旺以清心降火,痰浊扰心以化瘀开窍,血瘀治以适血化瘀等。

阴虚火旺:心悸不宁,头晕目眩,口干盗汗,腰膝酸软,虚烦不宁,失眠多梦,头痛耳鸣,舌质红,苔薄少津,脉弦细数。

治法:滋阴降火,养心安神。

常用方:黄连阿胶汤（《伤寒论》）加减。

黄连、黄芩、阿胶、芍药、鸡子黄、炒枣仁、生龙牡先煎、桑寄生、牛膝。

加减:阴虚而火热不显者,可改用天王补心丹;热象较著,可改服朱砂安神丸;肝肾阴虚者加熟地、山萸肉;眩晕明显者加枸杞子、菊花、天麻、钩藤后下。

气虚血瘀:心悸气短,神虚乏力,胸闷或心痛。舌黯红,舌体胖边有齿痕,或有瘀点,脉细数。

治法:益气通脉,凉血养心。

常用方:生脉散（《内外伤辨惑论》）合四物汤（《太平惠民和剂局方》）加减。

太子参、麦冬、五味子、生地、赤芍、当归、川芎。

加减:兼胸闷不舒者,加郁金、香附、乌药;兼心悸易惊、失眠多梦者加酸枣仁、炙远志、生龙牡先煎;兼痰多、头重如裹者加姜半夏、陈皮、石菖蒲;出现代脉者加黄芪或人参;见涩脉加阿胶、郁金、丹参、三七粉。

心神不宁:心悸阵发,喜惊易恐,坐卧不安,多梦易醒,饮食少思。舌淡苔薄白,脉象小数。

治法:镇惊定志,养心安神。

常用方:安神定志丸（《医学心悟》）加减。

龙齿先煎、琥珀先煎、磁石先煎、朱砂冲服、茯神、人参、石菖蒲、远志。

加减:若气虚明显者加黄芪、柏子仁、蒸黄精;兼心阳不振者加桂枝、熟附片;兼心血不足者加阿胶、熟地、夜交藤;兼心气郁结者加合欢花、绿萼梅、郁金、柴胡。

心血不足:心悸怔忡,面色不华,头晕目眩,舌质淡,脉细弱。

治法:补血养心,益气安神。

常用方:归脾汤（《济生方》）加减。

当归、龙眼肉、黄芪、人参、白术、茯神、远志、酸枣仁、煨木香、炙甘草。

加减:若气阴两虚,脉细数疾者可用炙甘草汤益气滋阴、补血复脉;气虚甚者加生脉散;阴虚甚者加麦冬、沙参、玉竹、石斛;失眠多梦者加合欢皮、夜交藤、五味子、莲子心。

痰火扰心:心悸怔忡,眩晕恶心,胸闷,心烦不得眠,舌苔黄腻,脉滑数。

治法:清火化痰,宁心安神。

常用方:黄连温胆汤（《备急千金要方》）加减。

黄连、竹茹、枳实、半夏、陈皮、茯苓、甘草、大枣、苦参、紫石英。

加减:痰火热甚者加炒栀子、黄芩、陈胆星、贝母、全瓜蒌以加强化痰清火之功;痰火互结、大便秘结者加大黄;心悸重症加远志、石菖蒲、生龙牡先煎、石决明先煎、酸枣仁、茯神;火郁伤阴者加南北沙参、麦冬、玉竹、生地;若脾虚便溏者加党参、炒白术、山药、谷麦芽。

3.心房纤颤

（1）辨证要点:①房颤主要病机是心阴阳两虚。房颤患者出现胸闷胸痛,心悸气短。多汗易惊等气虚气滞、心阳浮越等表现,根据《难经》"损其心者,调其营卫"的古训,应在精确辨证的基础上,施以益气养心安神定惊之法,加用桂枝龙骨牡蛎汤。无论房颤有无病因诊断,重镇安神法贯穿治疗始终。重用金石介质,既可安神,又可潜敛浮越之心阳。②房颤辨证的关键是脉象。常见的脉象有:促、结、代、疾、散,并常和沉、滑、虚、微、细、弱、弦等合并出现。但必须详细审察,反复验证,不可混淆。否则以代作结,以虚为实,必然戕害元气,形成不救。

治疗原则:①病因治疗。②控制心室率。③复律:经治疗3～5 d,心室率稳定而房颤持续者,酌情选用电复律或药物复律。

虚证当益气养血安神为主,实证血瘀者活血化瘀;痰浊者健脾化痰,久病入络,则虚实夹杂,可攻补兼施。

(2)分证沦治:中医学认为,脏腑虚损为房颤的发病基础,常因先天禀赋不足,劳欲过度、后天失养等,使心气耗伤而心气不足,血运无力,血脉瘀阻;七情内伤,气机郁滞,瘀久化热,暗耗阴血,气阴两虚;心气不足,痰浊内生,凝聚心脉,阳气亏耗,气不行水,水湿内停而发病。

心血不足:心悸(或怔忡),失眠健忘,寐少多梦,恍惚不安,眩晕。舌质淡苔薄白,脉细数结代。

治法:养血宁心,安神和络。

常用方:桂枝龙骨牡蛎汤(《伤寒论》)合四物汤(《太平惠民和剂局方》)加减。

生龙牡、桂枝、炙甘草、紫贝、当归、琥珀末、辰砂末、炒枣仁、柏子仁、首乌藤、远志、合欢皮、炙百合、丹参、鸡血藤、白芍。

气虚瘀阻:心悸气短,胸闷而痛,胁痛,失眠,多梦。舌质黯苔薄白,脉弦细结代。

治法:益气宣痹和络。

常用方:生脉散(《医学启源》)合金铃子散(《素问病机气宜保命集》)加减。

人参、麦冬、五味子、川楝子、延胡索、黄芪、赤白芍、丹参、煅龙牡、紫石英、紫贝齿、当归、檀香、三七粉。

气虚水停:心悸(或怔忡),气短,失眠多梦,五心烦热,咽干,自汗或盗汗,下肢沉重而肿。舌红苔薄少,脉细结代。

治法:益气养阴、兼以利水。

常用方:生脉散(《医学启源》)合五苓散(《伤寒论》)加减。

人参、麦冬、五味子、玉竹、桂枝、猪苓、茯苓、车前子、白术、生黄芪、泽泻、当归、仙鹤草、地锦草、琥珀粉、葶苈子。

阴虚阳亢:头晕目眩,腰膝酸软,失眠多梦,心中烦热,口干头痛,肢体麻木。舌红苔少,脉细弦结代。

治法:滋补肝肾、平肝潜阳。

常用方:镇肝息风汤(《医学衷中参西录》)加减。

怀牛膝、赭石、生龙牡、生龟甲、生白芍、玄参、天冬、川楝子、生麦芽、菊花、桑寄生、夏枯草、黄芩。

气虚痰痹:心悸气短,胸闷乏力,面色㿠白,舌体胖,舌质淡黯,苔白腻,脉滑或结代。

治法:益气化痰、宣痹和络。

常用方:六君子汤(《太平惠民和剂局方》)合温胆汤(《金匮要略》)加减。

党参、白术、茯苓、甘草、陈皮、竹茹、枳实、黄芪、当归、丹参、红花。

4.房室传导阻滞

(1)辨证要点:本病病位在心,心阳不足,心气虚损,血脉鼓动无力为其主要病机。但也见于心阴不足,心失濡养而致心脉搏动徐缓者。然"心本乎肾",肾为阴阳之根先天之本。若肾阳亏虚则不能助心阳搏动;肾阳强壮,心阳当然也可扶植。所以心脉正常运行也"资始于肾"。由于临床上房室传导阻滞多见于心肾阳气不足型,故大多医家主张心肾同治,气血兼顾。

治疗原则:①首先应针对病因治疗。②改善症状,防止阿-斯综合征的发作。Ⅰ型房室传导阻滞如心室率>50次/分钟,则传导阻滞本身无须治疗。二度Ⅱ型、三度房室传导阻滞,心室率多缓慢并影响血流动力学,应积极提高心室率以改善症状,并防止阿-斯综合征发作。内科药物治疗无效或阿-斯综合征反复发作者,应安装人工心脏起搏器。

中医治疗本病多用温阳益气活血法。重用辛温之品可使心率提高,配以活血祛瘀可改善房室传导。审证求因,施以温补脾肾、养心安神、化痰祛痰之剂。

(2)分证论治:①气虚瘀阻。心悸气短懒言,面色不华,肌肤甲错或唇甲发绀,头晕乏力,舌质淡黯有瘀斑,脉沉迟细涩或结代。治法:益气化瘀,温通和络。常用方:补阳还五汤合血府逐瘀汤(《医林改错》)加减。黄芪、赤白芍、川芎、当归尾、地龙、红花、桃仁、熟地、牛膝、桔梗、桂枝、枳壳、炙甘草。加减:气阴亏虚者加人参或西洋参、太子参、黄精;若血虚明显者加阿胶、何首乌、枸杞子;血瘀明显者加丹参、三棱;气滞者加沉香、甘松。②气阴两虚证。临床表现:心悸怔忡,心烦不寐,乏力气短,自汗口干,手足心热,舌红少津,脉虚细或结代。治法:益气养阴。常用方:炙甘草汤(《伤寒论》)合生脉散(《内外伤辨惑论》)加减。炙甘草、党参、丹参、生龙牡、生地、五味子、麦冬、肉桂。加减:若血瘀明显、兼胸闷痛、舌有瘀斑者,加川芎、红花、赤芍、降香以活血化瘀;若兼有痰湿、头晕目眩、呕吐痰涎者,加瓜蒌、半夏、竹茹、胆南星、茯苓等祛痰化浊。③心肾阳虚。临床表现:心悸气短,动则尤甚,神倦怯寒,面色㿠白,形寒肢冷,水肿,舌淡苔白厚,脉沉弱或结代。治法:温补心肾。常用方:参附汤(《校注妇人良方》)合右归丸(《景岳全书》)加减。人参、黄芪、熟地、补骨脂、淫羊藿、制附片、枸杞子、桂枝、鹿角胶。加减:有血瘀者加丹参、红花、川芎、桃仁;痰湿重者加半夏、干姜、苍术;兼水肿者加茯苓、防己、大腹皮。④阳虚欲脱。临床表现:心悸,汗出如珠,面色灰白,呼吸气微,四肢厥冷,精神委顿,甚或昏厥,舌质淡,脉微欲绝。治法:益气回阳救脱。常用方:独参汤(《景岳全书》)或参附汤(《校注妇人良方》)加味。红参10～20 g,煎服或切片咀嚼;炙党参、熟附片、炙黄芪、肉桂、山萸肉、煅龙牡。加减:偏阴虚者加玉竹、天冬、太子参;若心阳不振者,以心动过缓为著者酌加炙麻黄、桂枝、补骨脂;若兼痰湿血瘀者可加枳实、半夏、陈皮、丹参、红花。

5.病态窦房结综合征

本病为窦房结功能减退,窦房结的自律性下降,出现窦缓、窦性停搏、房室交界区逸搏;由于窦房结及周围组织的病变使窦性冲动向心房传导障碍引起窦房传导阻滞;窦房结衰竭往往导致室上性心动过速,心房颤动的发生,引起心动过缓过速综合征。

(1)辨证要点:本病的中医辨证首分虚实。虚证当分气、血、阴、阳之虚,实证当分清痰浊,瘀血之实。中医通过诊脉,认识病窦患者的心率或节律的异常改变,如迟脉、涩脉、结脉、代脉。概括其病机为阳虚阴虚气血虚损、气滞血瘀。其病在心,其本在肾,脾为次之。主要病理为心阳虚、心肾阳虚或兼脾阳不足。在阳虚的基础上夹有血瘀、痰凝之标证。病程迁延日久,阳损及阴,出现阴阳两虚之重证。

治疗原则:①病因治疗,宜积极治疗原发病。②对于窦性心动过缓(心率>50次/分钟),无明显症状者,不需治疗。③对于心动过缓明显且有症状者,可试用提高窦房结兴奋性及促进传导的药物。④对治疗效果不满意屡有阿-斯综合征发作者,可安装人工心脏起搏器。

中医辨证治疗的原则守"虚则补元,实则泻之",以补气养血,调节阴阳平衡,以及活血化瘀化痰为法。

(2)分证论治:①心阳虚弱。临床表现:心悸气短,动则加剧,突然昏仆,汗出倦急,面色㿠白,或形寒肢冷。舌淡苔白,脉沉弱或沉迟。治法:温阳益气。常用方:人参四逆汤(《伤寒论》)合苓桂术甘汤(《金匮要略》)加减。红参、制附片、干姜、炙甘草、桂枝、白术、茯苓。加减:若见水肿者,加防己、泽泻、车前子、益母草、丹参以活血利水。若有血瘀者,加丹参、赤芍、红花、枳壳以活血化瘀。②心肾阳虚。临床表现:心悸气短,动则加剧,面色㿠白,形寒肢冷,腰膝酸软,眩晕耳鸣,小便清长,舌质淡苔白,脉迟结代。治法:温补心肾。常用方:参附汤(《校注妇人良方》)合右归丸(《景岳全书》)加减。人参、黄芪、熟地、制附片、枸杞子、杜仲、桂枝、鹿角胶。加减:若水肿较甚者,加猪苓、茯苓、椒目、大腹皮以利水消肿。若血瘀内阻者,加益母草、泽兰、红花以活血化瘀。③气阴两虚。临床表现:心悸气短,乏力,失眠多梦,自汗盗汗,口干,五心烦热,舌红少津,脉虚细或结代。治法:益气养阴。方剂:生脉散(《内外伤辨惑论》)合炙甘草汤(《伤寒论》)加减。党参、炙甘草、麦冬、五味子、丹参、龙骨、牡蛎、生地、肉桂。加减:若血瘀重,兼有胸闷而痛,舌有瘀斑者,加川芎、红花、赤芍、降香以活血化瘀;若兼有痰湿,出现头晕目眩,呕吐痰涎或胸脘痞闷者,加瓜蒌、半夏、竹茹、南星等除痰化浊。④痰湿阻络。临床表现:心悸气短,咳嗽有痰,胸痛彻背,头晕目眩,舌质淡,苔白腻,脉弦滑或结代。治法:化痰除湿,理气通络。常用方:瓜蒌薤白半夏汤(《金匮要略》)合六君子汤(《校注妇人良方》)加减。瓜蒌、薤白、半夏、茯苓、白术、党参、陈皮、桂枝、炙甘草、砂仁。加减:若血瘀明显者,加丹参、枳实、郁金、延胡索以活血化瘀;若痰多而有寒象者,加附片等以温阳化痰;若痰多而眩晕者,加天麻、菊花等清利头目。⑤心脉瘀阻。临床表现:心悸气短,胸闷憋气,或刺痛阵作,牵引肩背,自汗,四肢厥冷,唇甲发绀,舌质紫黯,或有瘀点,脉涩或结代。治法:温阳益气、活血化瘀。常用方:参附汤(《校注妇人良方》)合冠心Ⅱ号方(郭士魁方)加减。人参、附片、桃仁、川芎、红花、当归、麻黄、细辛。加减:若阳损及阴,阴阳两虚者,加枸杞子、麦冬、生地以滋补阴血。⑥元阳欲脱。临床表现:汗出如珠,面色青灰、呼吸气微、四肢厥冷,精神萎靡,或昏厥。舌质淡,脉结代或微欲绝。治法:回阳固脱。常用方:参附龙桂汤(《经验方》)。人参、黄芪、附片、炙甘草、山萸肉、煅龙骨、肉桂。加减:若兼有阴虚者,加玉竹、天冬、太子参以养阴生津。若夹痰浊血瘀者。可分别加陈皮、枳壳、半夏、丹参、红花、郁金以理气化湿或活血化瘀。

(三)急证、变证治疗

心悸病常见的变证有厥脱、心阳虚衰、昏迷、抽搐等。

1.厥脱

心悸若因某种诱因,阳气暴脱,见颜面苍白,大汗淋漓,四肢厥冷,喘气欲脱,甚或遗溺,脉微细欲绝,神志淡漠;或气阴耗竭见神恍惊悸,面色潮红,汗出如油,口渴欲饮,身热心烦,四肢温暖,舌光、干枯无苔,脉虚数或结代,此乃心悸加重,转入厥脱之危候。

厥脱西医属心源性休克范畴。应在常规抗休克治疗的基础上根据病情酌选参麦注射液、参附注射液等以回阳救逆、固脱生津,用法同前。

西医治疗:大剂量多巴胺和小剂量硝普钠以升高血压、改善循环、降低左心室充盈压和外周阻力。用法:先给予多巴胺 10 mg 静脉推注以尽快升高血压,然后从 300 μg/min[约 6 μg/(kg • min)]

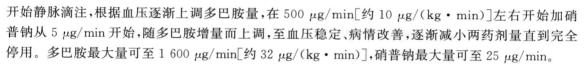

开始静脉滴注,根据血压逐渐上调多巴胺量,在 500 μg/min[约 10 μg/(kg·min)]左右开始加硝普钠从 5 μg/min 开始,随多巴胺增量而上调,至血压稳定、病情改善,逐渐减小两药剂量直到完全停用。多巴胺最大量可至 1 600 μg/min[约 32 μg/(kg·min)],硝普钠最大量可至 25 μg/min。

中医治疗:阳气暴脱型用参附注射液,气阴耗竭者用参麦注射液,用法同前。

在抗休克基础上,需积极应用药物、电复律、人工心脏起搏器等积极纠治或控制心律失常原发病。

在厥脱的救治过程中,若遇血压回升不满意,应考虑伤阴是否纠正,以及瘀血和心阳虚衰等问题是否及时得以处理。

2.心阳虚衰

在心悸伴有心痛、胸闷、气短,头昏欲呕者,为变证的早期表现,应特别警惕进一步发展。若见喘息水肿,起卧不安,甚者迫坐,脉疾数而微,多为心肾阳虚之危证。

心阳虚衰症状多见于严重的心律失常导致的急性心功能不全或早期左心衰。

具体急救治疗措施如下。

(1)使患者取坐位或半卧位,两腿下垂,使下肢静脉回流减少。

(2)给氧。

(3)镇静:静脉注射 3～5 mg 吗啡。

(4)舌下或静脉滴注硝酸甘油:但有引起低血压可能。确定收缩压在 13.3 kPa(100 mmHg)或以上后,舌下首剂 0.3 mg,5 min 后复查血压,再给 0.3～0.6 mg,5 min 后再次测血压。如收缩压降低至 12.0 kPa(90 mmHg)或以下,应停止给药。静脉滴注硝酸甘油的起始剂量为 10 μg/min,在血压测定监测下,每 5 min 增加 5～10 μg/min,直至症状缓解或收缩压下降至 12.0 kPa(90 mmHg)或以下。继续以有效剂量维持静脉滴注,病情稳定后逐步减量至停用,突然中止静脉滴注可能引起症状反跳。

(5)静脉注射呋塞米 40 mg 或依他尼酸钠 50 mg(以 50%葡萄糖液稀释),对血压偏低的患者应慎用,以免引起低血压或休克。

(6)其他辅助治疗:①静脉注射氨茶碱 0.25 g,以 50%葡萄糖 40 mL 稀释,15～20 min 注完。②洋地黄制剂:对室上性快速心律失常引起的肺水肿有显著疗效。静脉注射毛花苷 C(地高辛),对 1 周内未用过者首次剂量毛花苷 C 0.6 mg,1 周内用过者则宜从小量开始。③伴低血压的肺水肿患者,宜先静脉滴注多巴胺 2～10 μg/(kg·min),保持收缩压在 13.3 kPa(100 mmHg),再进行扩血管药物治疗。

并发心阳虚衰时可选中药强心剂足量静脉推注:黄夹苷,1 次 0.25 mg,根据病情,可重复 1 次。铃兰毒苷,饱和量 0.2～0.3 mg,在 24 h 内分 2～3 次注入;维持量:每天 1 次 0.05～0.1 mg。万年青总苷,1 次 0.1～0.4 g。

3.昏厥、抽搐

此类并发症常继发于心肌梗死,严重的心动悸,心失所养,脏腑衰竭所致。若见脉搏散乱无根,游移不定,唇绀、意识突然丧失,或时清时昧等,常易并发昏厥、抽搐。

严重心悸导致的短暂意识丧失,西医称为心源性昏厥。昏厥发作持续数秒钟时可有四肢抽搐、呼吸暂停、发绀等表现,称为阿-斯综合征。心源性昏厥、抽搐大多数较短暂,但有反复发作可能,治疗重在迅速控制心律失常,预防发作,具体参照本章节西医治疗部分。

中医常用急救措施如下。

参麦注射液或参附注射液大剂量静脉推注,后改为滴注维持治疗,疗效较好。

若为痰湿阻窍的昏迷,清开灵注射液10 mL加入50%葡萄糖注射液20～40 mL中,静脉滴注,连续1～2次。

若为痰火扰心,醒脑静注射液10 mL加入50%葡萄糖注射液40 mL中,静脉滴注,连续2～3次。然后再改用静脉滴注。

(四)疗效评定标准

临床痊愈:症状全部消失,心电图检查或动态心电图检查恢复正常。

显效:心悸症状消失,心电图检查或动态心电图明显改善;期前收缩消失;阵发性室上性心动过速或心房颤动发作基本控制或频发转为偶发。

有效:心悸症状大部分消失,心电图检查或动态心电图有所改善;期前收缩次数较治疗前缩减50%以上,或频发转为多发,或多发转为偶发。

无效:心悸症状和心电示波观察或动态心电图无改变或加重。

(五)护理与调摄

1.明确病因,加强预防

护理工作者对心悸患者要做到了解病因,进行思想疏导,使患者保持精神愉快;要注意天气变化,当天气由热转寒时,应及时加衣保暖,以防情志不舒,或感受外邪等因素诱发心悸。

2.观脉症,警惕突变

若脉搏过于疾数,或过于迟缓,或紊乱不齐,乍疾乍疏,良久复来,又觉胸闷加剧,短气懒言,头昏眩加重,应特别警惕,这是发生厥脱的先兆表现。应结合心电监护判断心律失常的性质。

3.查变证,挽救危候

本病极易发生厥脱、心阳虚衰、抽搐、昏迷等危候,应及时报告医师,并准备好急救药车,以便抢救。

4.明宜忌,帮助康复

心悸之证,若不发生变证,仍属病情较轻,此时要注意治疗原发病,如真心痛(胸痹心厥)、胸痹心痛、风湿病、痰饮病,加之适当注意锻炼,少食肥甘,多食易消化清淡之饮食,防止感冒,忌烟酒,饮茶不宜过浓,可减少病情复发,预后较好。

5.识药性,安全第一

本病多因虚极而并发虚脱、昏厥、抽搐,治疗时常用附子、草乌等有毒之品,应用时一定要密切观察,要求安全第一,过量、煎法不当,都可能有中毒反应。

6.重症护理

对严重心律失常需要电复律的患者,复律前要准备好各种药品,包括抗心律失常药、升压药、氧气及其他急救设备等,保持良好的备用状态,以保证电击和抢救无误,建立通畅的静脉输液通道。在电复律过程中及电复律后观察期间,密切观察心电示波器上的心律、心率变化,并注意血压变化,定时复查心电图,测量QRS、QT及P-R期间的动态变化,当发现心率低于50次/分钟,或有各种类型的传导阻滞或原有传导阻滞加重,Q-T间期明显延长,或出现新类型的心律失常,应立即通知医师,查找原因,并给予相应的处理。

(六)预后与转归

心悸仅为偶发、短暂阵发者,一般易治或不药而解;反复发作或长时间持续发作者,较为难治,但其预后主要取决于本虚标实的程度,邪实轻重,脏损多少,治疗当否及脉象变化等情况。如患者气血阴阳虚损程度较轻,未兼瘀血,痰饮,病损脏腑单一,治疗及时得当,脉象变化不显著,病证多能痊愈。反之,脉象过速、过迟、频繁结代或乍疏乍数者,治疗颇为棘手,预后较差,甚至出现喘促、水肿、胸痹心痛、厥脱等变证,坏证,若不及时抢救,预后极差,甚至猝死。心悸初起,病情较轻,此时如辨证准确,治疗及时,且患者能遵医嘱,疾病尚能缓解,甚至恢复。若病情深重,特别是老年人,肝肾本已渐亏,阴阳气血也不足,如病久累及肝肾,致真气亏损越重,或者再虚中夹实,则病情复杂,治疗较难。

(沙 莎)

第二节 心 衰

心衰是由不同病因引起心脉气力衰竭,心体受损,心动无力,血流不畅,逐渐引起诸脏腑功能失调,以心悸、喘促、尿少、水肿等为主要临床表现的危重病证。心衰在临床有急、慢之分。其急者表现怔忡,气急,不能平卧,呈坐位,面色苍白,汗出如雨,口唇发绀,阵咳,咳出粉色泡沫样痰,脉多疾数。慢者表现心悸,短气不足以息,夜间尤甚,不能平卧或睡中憋醒,胸中如塞,口唇、爪甲发绀,烦躁,腹胀,右肋下癥块,下肢水肿。

心衰的病位在心,但与肺、脾、肝、肾有关。其发生可源于心脏本身,也可源于其他四脏,其病机关键为心肾阳虚,肺肝血瘀,为本虚标实之疾,其本虚有气虚、阳损、阴伤,或气阴两虚,或阴阳俱损。标实为气滞、血瘀、水结。治疗当标本兼治,急则治标,缓则治本。治本不外益气温阳敛阴,治标为化瘀、利水、逐饮。中医治疗在改善症状、提高生命质量、减少再住院率、降低病死率等方面具有优势。

西医学中称为心功能不全。据国外统计,人群中心衰的患病率为1.5%～2.0%,65岁以上可达6%～10%,且在过去的40年中,心衰导致的死亡人数增加了3～6倍。我国对35～74岁城市居民共15 518人随机抽样调查的结果:心衰患病率为0.9%,按计算约有400万名心衰患者,其中男性为0.7%,女性为1.0%,女性高于男性。随着年龄增高,心衰的患病率显著上升,城市高于农村,北方明显高于南方。心功能不全具备上述临床表现者,均可以参考本节辨证论治。

一、诊断标准

(一)中医诊断标准

病史:原有心脏疾病,如心痛,心悸,肺心同病等,多因外感、过劳而复发或加重。

主症:心悸气短,活动后加重,乏力。

次症:咳喘不能平卧,尿少,水肿、下肢肿甚,腹胀纳呆,面色晦暗或颧紫,口唇紫黯,颈静脉曲张,胁下癥块,急者咳吐粉红色泡沫样痰,面色苍白,汗出如雨,四肢厥冷,更甚者昏厥,脉象数疾、雀啄、促、结代、屋漏、虾游。

具备病史,主症,可诊断为心衰之轻症。若在病史,主证的基础上,兼有次症2项者,可明确诊断。

(二)西医诊断标准

目前诊断标准尚不统一,也无特异性检查指标,但根据临床表现,呼吸困难和心源性水肿的特点,以及无创性和/或有创性辅助检查及心功能测定,一般即可作出诊断。临床诊断应包括心脏病的病因、病理解剖、病理生理、心律及心功能分级等诊断。

1.心衰的定性诊断指标

主要标准:①夜间阵发性呼吸困难或端坐呼吸。②劳累时呼吸困难和咳嗽。③颈静脉曲张。④肺部啰音。⑤心脏肥大。⑥急性肺水肿。⑦第三心音奔马律。⑧静脉压升高>1.57 kPa(16 cmH$_2$O)。⑨肺循环时间>25 s。⑩肝颈静脉回流征阳性。

次要标准:①踝部水肿。②夜间咳嗽。③活动后呼吸困难。④肝大。⑤胸腔积液。⑥肺活量降低到最大肺活量的1/3。⑦心动过速(心率>120次/分钟)。

主要或次要标准:治疗中5 d内体重下降≥4.5 kg。

确诊必须同时具有以上2项主要标准,或者具有1项主要或2项次要标准。

2.心功能的分级标准

参照美国纽约心脏病学会 NYHA1994 年第9次修订心脏病心分级而制定。

(1)心功能Ⅰ级:患有心脏病,但体力活动不受限制,一般体力活动不引起过度的疲乏、心悸、呼吸困难或心绞痛,通常称心功能代偿期。

(2)心功能Ⅱ级:患有心脏病,体力活动轻度限制,静息时无不适,但一般体力活动可出现疲乏、心悸、呼吸困难或心绞痛,也称Ⅰ度或轻度心衰。

(3)心功能Ⅲ级:患有心脏病,体力活动明显受限,休息时尚感舒适,但稍有体力活动就会引起疲乏、心悸、呼吸困难或心绞痛,也称Ⅱ度或中度心衰。

(4)心功能Ⅳ级:患有心脏病,体力活动能力完全丧失,休息状态下也可有心衰或心绞痛症状,任何体力活动后均可加重不适,也称Ⅲ度或重度心衰。

二、鉴别诊断

(一)哮病

急性左心衰者,原有心脏之疾,如心悸(心肌炎)、真心痛等,由某种诱因引发(如过劳、情绪激动、外感等)。临床以猝然心悸,喘急不能平卧,汗出烦躁,常伴咳吐粉红色血沫痰为特征,而哮病患者多无心脏病史,多有过敏史,以反复发作为特征,发作时喉间哮鸣有声,咳出大量痰涎后则喘止。

(二)喘病

慢性心衰在活动后往往见呼吸急促,但多以短气不足以息为特征,休息可减轻或缓解,而喘病患者多有肺病史,多因外感而诱发,多伴咳嗽、咳痰。

(三)肾性水肿

慢性心衰重症阶段出现尿少,水肿,而水肿呈下垂性,卧位时腰骶部水肿,兼有纳呆、腹胀、右下腹胀痛等胃肠道症状。而肾性水肿多与外感风寒、风热有关,起病较急,面目先肿,兼有尿少、腰痛,或兼头胀头痛,借助尿常规检查可发现蛋白尿或血尿,血中尿素氮、肌酐增高。

三、证候诊断

(一)心气(阳)虚证

心悸,气短,乏力,活动后明显,休息后可减轻,纳少,头晕,自汗,畏寒,舌质淡,苔薄白,脉细弱无力。

（二）气阴两虚证

心悸气喘,动则加重,甚则倚息不得卧,疲乏无力,头晕,自汗盗汗,两颧发红,五心烦热,口干咽燥,失眠多梦,舌红,脉细数。

（三）阳虚水泛证

心悸气喘,畏寒肢冷,腰酸,尿少水肿,腹部膨胀,纳少脘闷,恶心欲吐,舌体淡胖有齿痕,脉沉细或结代。

（四）气虚血瘀证

心悸气短,活动后加重,左胸憋闷或疼痛,夜间痛甚,两颧黯红,口唇发绀,胁下癥块,舌紫黯,苔薄白,脉沉涩或结代。

（五）阳衰气脱证

喘悸不休,烦躁不安,汗出如雨或如油,四肢厥冷,尿少水肿,面色苍白,舌淡苔白,脉微细欲绝或疾数无力。

四、病因

（一）原发病因

1.源于心

久患心脏之疾,如心悸、心痹、心痛、克山病、心肌炎及先天性心脏病等,导致心气内虚,日久心体肿胀,若再遇外邪侵袭,或情绪刺激,或因过劳,进一步损伤心体,侵蚀心阳,心阳不振,心力乏竭,不能鼓动血液运行,使瘀血阻滞,心脉不通。一则脏腑、肌腠缺血而失养,二则迫使血中水津外渗,进而出现脏腑功能失调,水饮凌心射肺或停积局部及水湿泛溢肌肤之证候,发为心衰。

2.源于肺

久咳、久喘、久哮等肺系慢性疾病反复发作,迁延或失治,痰浊潴留,伏着于肺,肺气壅塞不畅,痰瘀阻于肺管气道,使肺气胀满不能敛降,导致肺之体用俱损,病变首先在肺,继则影响脾、肾,后期病及于心。因肺朝百脉,肺气辅佐心脏运行血脉,肺伤则不能助心主治节,致使血行不畅,血瘀肺脉,肺气更加壅塞,造成气虚血滞、血滞气郁,由肺及心,心血瘀阻不通,日久心力乏竭,心体受损,发为心衰。

3.源于肝

久患肝脏之疾,或暴怒伤肝,导致肝失疏泄之机和条达之性,肝所藏之血不能施泄于外,血结于内,引起肝气滞心气乏,鼓动无力,血循不畅,瘀阻于心,引发血中水津外渗而致水肿、喘咳等证候,发为心衰。

4.源于肾

肾为精血之源,又为水火既济之脏,肾脉上络于心,久患肾脏之疾,则肾体受损,肾阳受伤,命火不足,相火不发,不能蒸精化液生髓,髓少不能生血,血虚不能上奉于心,心体失养,心阳匮乏,心气内脱,心动无力,则血行不畅,瘀结于心,导致心体胀大,发为心衰。

5.源于脾胃

脾胃之脉络于心,心气之源受之于脾,脾又为统血之脏。食气入胃,浊气归心。因此久患脾胃之疾,或思虑过度,或饮食不节(肥甘滋腻及长期饮酒、咸食),损伤脾胃,致使中气虚衰,中轴升降无力,引起水谷精微不能奉养于心主。元气不能上充于心,则心气内乏,鼓动无力,血瘀在心,日久心体胀大,或津血不足,心体失养,体用俱损,发为心衰。

（二）诱因

1.外感

多由外感六淫之邪，袭卫束表，内迫于肺，肺失宣降，痰浊内蕴，影响辅心以治节功能，使心不主血脉，加重心衰。

2.过劳

劳则气耗，心气受损，发为心衰。

3.药物

某些药物如过于苦寒，过于辛温，或输液过速等均导致心气耗散，诱发心衰。

五、病机

（一）发病

多以起病缓慢，逐渐加重为特点。初起见劳累后心悸，气短，疲乏无力，休息后可缓解，逐渐发展为休息时仍觉心悸不宁，喘促难卧，尿少，水肿，口唇爪甲发绀等。少数发病急，突然气急，端坐呼吸，不得卧，面色苍白，汗出如雨，口唇青黑，阵咳，咳吐粉红色泡沫样痰，脉多疾数。

（二）病位

在心，为心之体用俱病，与肺、脾、肝、肾密切相关。

（三）病性

为本虚标实之疾。虚者，以气虚、阳虚为本。病初多为气虚，病久则见阳虚，根据患者体质及原发疾病不同，少数患者可见血虚或阴虚。病变过程中，逐渐形成病理产物，为饮、为痰、为瘀、为浊，阻滞气机，发展为气滞血瘀水结之标实之疾。最终为心肾阳虚，肺肝血瘀，虚实夹杂。

（四）病势

缓慢发病者，初起时症状较轻，仅见劳累后心悸，气短，乏力，休息后症状可减轻或消失。随病情加重，出现休息状态下仍觉心悸不宁，喘促难卧，腹胀尿少，水肿，甚至神昏等。发病急骤者，突然气急呈端坐呼吸，面色苍白，汗出如雨，咳吐血色泡沫痰，唇青肢冷，救治及时，尚可转安，稍有延误，则昏厥死亡。

（五）病机转化

多种原因导致心气虚，心动无力，久之则心力内乏，乏久必竭。心气虚衰而竭，则血行不畅，引起机体内外血虚和血瘀的病理状态。血行不畅则五脏六腑失其濡养，心失所养则心气更虚，瘀阻更甚，日久则心体胀大；子盗母气，心体胀大日久则累及于肝，血瘀在肝，则肝体肿大，失其疏泄之职，气机不畅，影响脾胃升降之机，见腹胀，纳呆，便溏或便秘；瘀血在肾，则水道不通，开阖不利，形成水肿；瘀血在肺，则上焦不宣，肺气郁闭，壅塞不畅，故见咳喘，呼吸困难。

津血同源，血瘀日久导致阴津不足，出现气阴两虚，故患者表现口干，心烦。由于心气不足，血不能行全身以濡养诸脏，肾失所养而导致肾虚，肾阳虚则膀胱失其气化，水渎失司。另外，心肾阳虚，不能温煦脾胃，可使中焦运化无权，湿浊内蕴。同时"血不利则为水"，水邪内泛外溢，凌心射肺，则悸喘不宁。心阳根于肾阳，阳气衰竭，心气外脱，心液随气外泄，故见喘悸不宁，烦躁不安，汗出如雨如油，四肢厥冷，尿少水肿等症。

总之，心衰是全身性疾病，病初以气虚阳虚为主，偶见阴虚；病变过程中，因气虚无力运血或阴虚脉道不充，则成血瘀；阳气不足，水津失于气化，形成水肿；病延日久者，正气日衰，五脏俱败，正不胜邪，最终可致心气衰微，心阳欲脱之险证。虚和瘀贯穿疾病的始终，虚有气虚、阴虚、阳虚。

瘀有因虚致瘀、因实致瘀,虚越甚,瘀越重。水是疾病发展过程中的病理产物,病越重,水越盛。

所以心肾阳虚为病之本,血瘀水停为病之标,本虚标实。又因心衰患者内脏俱病,正气虚衰,每易罹受外邪,新感引动宿疾,使心衰反复而逐年加重。

(六)证类病机

心衰过程是因虚致实,实又可致更虚的恶性循环,以气虚阳虚为本,发展为气阴两虚、气虚血瘀、阴阳两虚、阳虚水泛、阳衰气脱等不同病理过程。

心气(阳)虚证:由于年老体弱,久患心脏之疾或他脏之疾累于心,使心气亏耗。心气内乏,无力帅血,心神涣散而不藏,故见心悸不安;动则气耗,故见乏力,气短不足以息,动则益甚。汗为心之液,气不固护,见汗液自出。脉道鼓动无力,则见脉弱或结或代。此候为心衰早期表现。

气阴两虚证:心居胸中,为宗气所聚,心气亏虚,气不生津,津随气耗,出现阴虚;或心气匮乏,不能固护,营阴不能内守;或气(阳)虚日久,阳损及阴,出现气阴两虚。也可见于急性或慢性心衰反复发作之人久用温阳利水之剂,耗竭阴津,致心之气阴两虚。由于心气不足,气不布津,津液不能上承,故出现口干;心阴亏虚,虚火内生,蒸津外泄,故见盗汗;扰动心神,则心烦,少寐多梦。舌红少津,脉细弱。

气虚血瘀证:心气虚无力推动血液运行,导致血行迟滞而形成瘀;因心肺气血不畅,上焦不宣,引起中焦枢机不转,脾失运化之力,胃失腐熟水谷之能,致使升降功能呆滞,肝之疏泄功能受阻,水渎功能不畅,而致气滞血瘀水泛。此候为心衰发展的中晚期阶段,由心及于肺、脾(胃)、肾、肝、三焦,气血阴阳亏虚,瘀、水、气(滞)、痰互结。血行不利,脉络瘀滞,见口唇爪甲发绀,胁下积块;脾不运化,则纳呆,腹胀;水渎不利,则尿少水肿;水饮凌心则怔忡;射肺则咳喘不宁。本愈虚标愈实,心阳、脾阳、肾阳皆虚,患者表现畏寒肢冷,汗多,易外感;津血不行,阴液枯竭,虚热内生,则见口干不欲饮或欲饮冷,烦躁不安。舌红少津或舌淡胖,脉细涩。

阳虚水泛证:由于心阳不振,无力温运水湿,可致湿浊内蕴;随疾病进展,脾阳受损,不能健运,复加肺气亏虚,水道失其通调,水湿内停;后期肾阳虚衰,膀胱气化不利,水饮内泛;心阳根于肾阳,心肾阳虚,肾不纳气,心阳外越,故见心悸气喘,动则益甚;母病及子,脾失阳助,则脾不制水而反侮,中轴不运,见腹部膨胀,纳少脘闷,恶心欲吐;膀胱气化失司,津不化气而为水,见尿少水肿。阳虚不能温于四末,故见四肢厥冷。

阳衰气脱证:疾病发展末期,诸脏之阳皆亏,阴盛于内,阳脱于外,虚阳外越,故见喘急而悸;动荡心神,则见烦躁不安;阳虚则寒,见四肢厥冷,且逆而难复;汗为心之液,心阳衰竭,不能固守营阴,真津外泄,故见汗出如珠如油。舌脉均见阴阳离决之象。

六、分证论治

(一)辨证思路

1.辨急性与慢性

心衰在临床上有急、慢之分。急者可见怔忡,气急,不能平卧、呈坐状,面色苍白,汗出如雨,口唇青黑,阵咳,咳吐粉红泡沫样痰,脉多疾数。慢者可见心悸,短气不足以息,夜间尤甚,不能平卧或夜间憋醒,胸中如塞,口唇、爪甲发绀,烦躁,腹胀,右胁下藏块,下肢水肿。

2.辨原发病证

既往有无能引发心衰之病,如胸痹心痛、心痹、肺心同病、心悸、瘿病、肾脏之疾、消渴等。

原有胸痹心痛者,在心衰证候基础上常伴有胸闷,左胸膺部疼痛,向左肩背部放射,疼痛多短暂,但反复发作。多发于年老之人,平素经常胸闷,时有左胸膺部疼痛,持续时间较短,服用芳香开窍药物可缓解,多因过劳、情绪激动、饱食或寒冷刺激而诱发。或伴心悸,逐渐出现喘促不能平卧,尿少水肿,夜间憋醒,舌质发绀、苔腻、脉沉弦。

原有肺胀病者,有长期反复咳喘的病史,心衰加重多与感受外邪有关,颜面、口唇、爪甲发绀黯明显,稍有外感则咳喘发作,痰多,胸满,心悸,尿少水肿,腹胀,纳呆,口唇、颜面及爪甲紫黑,苔厚腻、脉滑数。本病病变早期在肺,继则影响脾、肾。

3.辨诱因

心衰最常见诱因为感受外邪。如出现恶寒发热,咳嗽,咳白痰者,多外感寒邪;如发热重,咳黄痰者,多感受热邪。有些药物可诱发心衰,如抗心律失常药、药物过敏、输液反应、输液速度过快等。另外,过劳及情绪刺激也可诱发心衰。

4.辨标本虚实

本虚有气虚、阳损、阴伤、或气阴两虚、或阴阳俱损之分。气虚者,多为心衰之初期,症见气短,乏力,活动后心悸加重;阳损者,在气虚的基础上见畏寒,肢冷,面色青灰,下肢水肿,多为心衰中期表现;阴伤者,可见形体消瘦,两颧黯红,口干,手足心热,心烦等;气阴两虚者为气虚证与阴伤证并见,多见于心肌炎之心衰;阴阳俱损为阴伤与阳损并见,为心衰之重证。标实为气滞、血瘀、水结。气滞者,症见胸闷,胁腹胀满,脘胀纳呆;血瘀者,症见面色晦暗,口唇、爪甲及舌质发绀,脉促、结、代、或涩;水结者,症见面浮水肿,呕恶脘痞,喘悸难卧,舌体胖大,边有齿痕。另外,患者反复心衰或经常应用利尿剂,使阴阳俱损,阳虚水泛,阴虚生热,水热互结,出现尿赤少、水肿、心烦、口渴、喜冷饮等寒热错杂证。

5.辨病位

心衰病位虽然在心,但常见二脏或数脏同病,虚实错杂。不论先为心病而后及于他脏,或先有肺、肾、肝、脾之病而后及心,病至心衰,多见五脏俱病,但仍以心为主,因"心为五脏六腑之大主"。心肺气虚,肾不纳气,则见心悸,咳嗽,气喘,倚息不得卧等症状;心肾阳虚,则见畏寒肢冷,水肿,心悸,短气,喘促,动则更甚等证候;心肺阴虚可见心悸,咳嗽,咳吐血痰,口干,盗汗等证候;心脾两虚可见心悸,乏力,血虚,腹胀,纳呆,不寐,便溏等证候;若肺肝脾肾同病,则形成气滞血瘀水结证候。

6.辨病情

心衰以悸、喘、肿为三大主症,其中以心悸、怔忡贯穿始终,如果单纯表现为心悸、乏力、气短者,病情相对较轻;如见有咳嗽、咳白痰者,或外邪引动内饮,或有水邪射肺,如咳粉红泡沫样痰,多为急性左心衰,病情危重;心衰出现喘或喘不能平卧者,源于病久及肺作喘或肾虚不能纳气作喘,属心衰发展至中晚期;如喘与水肿同时出现,多为心衰晚期,三焦同病,五脏受损,病情较重。

7.辨舌脉

舌体胖大或有齿痕者,多为阳虚兼水湿内蕴;舌体瘦小,质干或有裂纹,为阳衰阴竭;舌紫黯或隐青,为阳气虚衰,血行瘀阻;如兼有热象,可见红绛舌;舌苔一般为薄白苔,兼有痰饮者多为白腻苔,肺有痰热者多见黄腻或灰黄腻苔,痰湿重者可见灰腻苔。脉象沉细数或结代,为气阴两虚;脉沉数而疾无力,或涩而沉,或结或促或代,或雀啄、鱼翔,为气(阳)虚血瘀;脉微细而数,或结代、雀啄,为阳衰气脱;脉微欲绝散涩,或浮大无根,为阴竭阳绝危证。

因此治疗当标本兼顾,急则治标,缓则治本。治本不外益气温阳敛阴,治标为化瘀、利水、逐饮。

(二)分证论治

1.心气(阳)虚

症舌脉:心悸,气短,乏力,活动时明显,休息后可减轻,纳少,头晕,自汗,畏寒,舌质淡、苔薄白、脉细弱无力。

病机分析:此证型常见于各种心脏之疾导致心衰之早期,或中、重度心衰经过治疗之恢复阶段,相当于心功能Ⅰ、Ⅱ级。本证主要临床表现为心悸、气短,无论是各种心脏病本身,还是他脏之疾,如肺系之疾,饮食伤脾,肝脏或肾脏之疾,首先损伤心气,使心气力不足。心气帅血以动,营运周身,今气虚不能帅血,使周身失其血之濡养,故见乏力、头晕等症。病位主要在心,可及于肺、脾。

治法:补心益气。

常用方:保元汤(《博爱心鉴》)加减。黄芪、人参、肉桂、甘草、淫羊藿、补骨脂、茯苓。加减:出现胸闷胸痛者,多由于气虚血行不畅,心脉不通所致,加丹参、川芎、赤芍或加桃红四物汤(《医宗金鉴》)、黄芪桂枝五物汤(《金匮要略》)、补阳还五汤(《医林改错》)等;形寒肢冷,胸痛者,为心阳不足,加附子、干姜、桂枝、薤白;胸胁胀满者,为气虚气滞,加醋柴胡、醋青皮;患者除心悸、气短,还见有头晕、健忘者,用归脾汤(《济生方》);心悸重,脉结代者,用炙甘草汤(《伤寒论》);动则心悸汗多者,加桂枝甘草龙骨牡蛎汤(《伤寒论》)。

常用中成药:补心气口服液每次 10 mL,每天 3 次。补益心气,活血理气止痛,适用于心气心阳不足又兼血瘀、痰浊之心衰。福王黄芪口服液每次 10～20 mL,每天 2 次。益气固表,利水消肿,补中益气,适用于心气亏虚之心衰。人参片每次 4 片,每天 2 次。大补元气,补益肺脾。适用于以心气不足为主要症状的心衰。黄芪注射液 20 mL 加入 5％葡萄糖注射液或 0.9％氯化钠注射液 250 mL 中,静脉滴注,每天 1 次。补益肺脾,益气升阳。用于症见气短、乏力等气虚之象者。

体针:常取心俞、神门、内关、间使、胆俞、阳陵泉、足三里、曲池等穴,每次取穴 3～5 个,每天 1 次,7 d 为一个疗程,以补法为主。

耳针:常取心、定喘、肺、肾、神门、交感、内分泌等穴,可用针刺、按压、埋针等方法,每次 3～4 个穴位。

临证参考:心气虚贯穿于心衰的全过程,因此补益心气是此证型的主要治疗大法,补气药物首推参、芪。《万病回春》言人参"扶元气,健脾胃,进饮食,润肌肤,生精脉,补虚羸,固真气,救危急"。不同品种的人参制品,如红参、西洋参、生晒参均具强心的作用,其中红参的效果最好,一般调理每天可用 3～5 g,病情明显可用 10 g,严重者可用 15～20 g,危重患者可用到 30 g。如气虚血瘀时,黄芪与活血药同用,可起到活血而不伤血,并有养血之功。此外白术不单健脾益气,还可化痰、燥湿、行水,因此在气虚为主的心衰患者中也是常用中药。此证型常见于心衰初期或慢性心衰经治疗病情相对稳定,相当于心功能Ⅰ、Ⅱ级患者,若不伴有反复心动过速或心房纤颤,可不使用洋地黄类药物,以中药益气活血为主,可改善心功能,提高患者生活质量。

2.气阴两虚

症舌脉:心悸气喘,动则加重,甚则倚息不得卧,疲乏无力,头晕,自汗盗汗,两颧发红,五心烦热,口干咽燥,失眠多梦,舌红、少苔、脉细数或沉细。

病机分析:此证型多见于慢性反复发作之心衰患者,长期应用利尿剂或抗生素治疗,利尿剂直伤阴津,抗生素乃苦寒之品。由于阴阳相互依存,心衰日久,由气虚而损及于阴;或久用、过用温燥而伤阴;或水肿患者应用利尿之剂,使阴液亏耗。两颧红,五心烦热为阴亏虚阳上扰之证。有些患者甚则出现口干渴,渴而喜冷饮,此非实热,乃心衰日久,多脏虚损,脾不能为胃行其津液,阴虚燥热所致;津伤肠燥,还可出现大便秘结不行。

治法:益气养阴。

常用方:生脉散(《内外伤辨惑论》)加减。生晒参、麦冬、五味子、黄芪、黄精、玉竹、生地黄、阿胶、白芍。加减:若见阴阳两虚,畏寒、肢冷者,加附子、干姜、桂枝;气虚重者,重用黄芪;水肿者加泽泻、车前子、白术;腹胀者加厚朴、大腹皮、莱菔子、砂仁;心烦者加黄连;脉结代者,用炙甘草汤(《伤寒论》)。

常用中成药:参麦注射液 40～60 mL 加入 5% 葡萄糖注射液 250 mL 中,静脉滴注,每天 1 次。益气固脱,滋阴生津,养心复脉。用于气阴两虚之心衰。生脉注射液 40 mL 加入 5% 葡萄糖注射液 250 mL 中,静脉滴注,每天 1 次。补气养阴,生津复脉,益气强心。用于气虚津伤,脉微欲绝之心衰。补心气口服液、滋心阴口服液:每次各 10 mL,每天 3 次。两者合用益气养阴,活血通脉。用于气阴两虚之心衰。

体针:常取心俞、神门、内关、间使、厥阴俞、阳陵泉、足三里、三阴交等穴,每次取穴 3～5 个,每天 1 次,7 d 为一个疗程,以补法为主。慢性肺心病,常取肺俞、肾俞、膻中、气海、足三里。心慌加内关。

耳针:常取心、定喘、肺、肾、神门、交感、内分泌等穴,每次 3～4 个穴位,可用针刺、按压、埋针等方法。慢性肺心病,常取心、神门、交感、肾、肾上腺等穴。

临证参考:益气养阴多用参、麦,所以人参、麦冬是本证型必不可缺的常用药物。《日华子本草》言麦冬"治五劳七伤,安魂定魄",《本草汇言》言其"主心气不足,惊悸怔忡,健忘恍惚,精神失守"。

本证型虽为气阴两虚,但气虚为始,阴虚为渐,气虚为本,故治疗上,即使阴虚较重,也不能舍其气而单补阴,益气温阳贯彻始终。此外,心阳失敛更易外散,故益气养阴之中应配以酸收,常用麦冬、五味子,一使阳气内守,温运心脉,二可防止温阳化气药物辛温伤阴散气。阴虚生热,患者常见心烦,可加黄连、生地黄。大量或长期应用利尿剂的患者,常出现口干渴而喜冷饮,可用白虎加人参汤以清热益气生津,生石膏用量可加大。大便干结者,可加大黄、元明粉急下存阴。养阴多以甘寒之品,不可过于滋腻。

3.阳虚水泛

症舌脉:心悸气喘,畏寒肢冷,腰酸,尿少水肿,咳逆倚息不得卧,腹部膨胀,或胁下积块,纳少脘闷,恶心欲吐,颈脉动,口唇爪甲发绀,舌体淡胖有齿痕、脉沉细或结代。

病机分析:本证型属本虚标实,为疾病发展至中、晚期之征,相当于临床上心功能Ⅲ、Ⅳ级。心居胸中,为阳中之阳,心气心阳亏虚,出现心悸、怔忡,动则气喘。在此阳虚不单心阳虚,脾阳、肾阳皆虚,土不制水而反克,肾不制水而妄行,水邪泛滥,内蓄外溢,外溢肌肤则面浮肢肿;上凌心肺则加重心悸、喘促,甚则咳逆倚息;聚留胸腹则出现胸腹水。诸脏皆病,三焦气化不利,津聚不行,瘀血内停,瘀于心脉则见胸中隐痛,咳唾血痰,唇甲紫黯,颈部及舌下青筋显露;瘀于肺,则短气喘促、呼吸困难;瘀于肝,则胁下积块。瘀血水饮虽继发于心气亏虚,但一旦形成又可进一步损伤阳气,形成由虚致实、由实致虚的恶性病理循环。

治法:温阳利水。

常用方:五苓散合真武汤(《伤寒论》)加减。桂枝、制附子、茯苓、白术、白芍、生姜、泽泻、猪苓、车前子、丹参、红花、益母草。加减:喘促甚者加葶苈子、桑白皮、地龙或加葶苈大枣泻肺汤(《金匮要略》);中阳不足兼痰饮者,可用苓桂术甘汤(《金匮要略》);腹胀者加大腹皮、莱菔子、厚朴;恶心呕吐者加生姜汁、半夏、旋覆花。

常用中成药:参附注射液 10～20 mL 加入 5% 葡萄糖注射液 250～500 mL 中,静脉滴注,每天 1 次。回阳救逆,益气固脱。用于心阳不振,症见四肢不温,尿少水肿者。福寿草片每次 1 片,每天 2 次。强心,利尿,镇静。用于治疗心衰水肿患者。补益强心片每次 4 片,每天 3 次。益气养阴,化瘀利水。用于治疗气阴两虚,血瘀水停所致心衰。强心力胶囊每次 4 粒,每天 3 次。温阳益气,化瘀利水。用于治疗阳气虚乏,血瘀水停所致心衰。

针灸:取心俞、神门、内关、间使、通里、少府、足三里、膻中、气海、中脘等穴,每次取穴 3～5 个,每天 1 次,7 d 为一个疗程,以补法为主。水肿者配太溪、三阴交。

临证参考:在此证型中,阳虚是其病机关键,喘促、水肿是其主要的临床表现,温阳是本证的主要治法。温阳药中首推刚燥之附子,因附子性温有小毒,含乌头碱,故应炙用,用时先煎 30 min。肺心病心衰时,因为心肌纤维肥大、间质水肿,对乌头碱比较敏感,临床易出现中毒,故用量宜小,但风湿性心脏病患者剂量可加大。附子温阳,大多与干姜配伍,“附子无姜不热”,但如果心动过速、阴虚有热者不用干姜。附子可与桂枝相配,可以宣通阳气,以利于化水气。阳虚不单心阳不振,脾阳、肾阳也衰,但不同患者的病理转归不同,又各有偏倚。阳虚水盛而兼腹胀明显者,偏于脾阳虚,应选苓桂术甘汤(《金匮要略》),桂枝不仅能宣通阳气、利水,还能活血,用量一般为 10～15 g。水肿且咳逆者,可宣肺利水,加用葶苈子。此证候虽以“水”为标实之象,但利水之法各有不同,根据不同症状表现,可以配合化瘀以利水,可以行气以利水。

此证型多相当于心功能为 Ⅲ、Ⅳ 级的心衰患者,当水肿较重时,可配合西药强心、利尿之品治疗,当病情减轻后,再逐渐减少利尿剂用量,直至停药。现代药理研究表明很多中药具强心功效,如枳实、葶苈子、万年青、北五加皮、福寿草等,可在辨证的基础上酌情加用,但北五加皮具有强心苷作用,易出现洋地黄中毒,使用时剂量宜小。

4.气虚血瘀

症舌脉:心悸气短,活动后加重,左胸憋闷或疼痛,夜间痛甚,两颧潮红,口唇发绀,胁下癥块,或有小便少,下肢微肿,舌紫黯、苔薄白、脉沉涩或结代。

病机分析:心主血脉,血脉运行全赖心中阳气之推动,诚如《医学入门》所说“血随气行,气行而行,气止则止,气温则滑,气寒则凝”。气为血之帅,血为气之母,因此心衰患者自出现之始,即也存在着血行不畅,脉道不利,因虚致瘀是心衰出现瘀象的主要病机,但也可由于津液亏虚致瘀或水不行而为瘀或气滞血瘀。随病情进展,心衰反复发作,诸脏失血之濡润,首先肝血不藏,肝体不柔,出现胁下积块;心气亏虚,络脉失充,心脏失养,心脉不通,不通则痛,见胸痛;瘀血阻络,肺失宣降,则可出现胸闷、咳喘。瘀血阻碍气机,进一步加重脏腑之虚,表现为本虚标实。

治法:益气化瘀。

常用方:补阳还五汤(《医林改错》)加减。黄芪、当归、赤芍、地龙、桃仁、川芎、红花、泽兰、益母草。加减:瘀象较重者,可合用桂枝茯苓丸;心痛甚者加全瓜蒌、薤白、郁金,或合用芳香化瘀类药物,如速效救心丸、心可舒、银杏叶片等;胁下癥块,加三棱、莪术。

常用中成药:冠心安口服液每次 10 mL,每天 2～3 次。宽胸散结,活血行气。用于治疗冠心病气滞血瘀型心衰。舒心口服液每次 20 mL,每天 2 次。补益心气,活血化瘀。用于治疗气虚血瘀心衰患者。丹红注射液 20 mL 加入 5% 葡萄糖注射液 250 mL 中,静脉滴注,每天 1 次。益气化瘀止痛。用于治疗心血瘀阻证型各种心脏病。疏血通注射液 6 mL 加入 5％葡萄糖注射液 250 mL 中,静脉滴注,每天 1 次。活血化瘀通络。用于治疗各种血瘀型心脏病。苦碟子注射液 40 mL 加入 5％葡萄糖注射液 250 mL 中,静脉滴注,每天 1 次。化瘀止痛,用于治疗血瘀型冠心病。

针灸:取心俞、神门、内关、间使、厥阴俞、膈俞、膻中、太冲等穴,每次取穴 3～5 个,每天 1 次,7 d 为一个疗程,以泻法为主。

临证参考:心功能衰竭的患者均存在微循环改变及红细胞变形、血浆黏稠、血管外周阻力明显增高等现象,而现代研究已证实活血化瘀类中药能改善上述状况,常用药物有丹参、川芎、红花、益母草、赤芍、三七、鸡血藤等。而配伍应用具有活血化瘀功效的注射剂能明显改善心功能,如丹参注射液、川芎嗪注射液、碟脉灵注射液、银杏液提取物注射液等。但对于血瘀较重,见胁下积块的患者,不宜用大量破瘀之品,以免络破血溢,出现咯血、便血等变证。

5.阳衰气脱

症舌脉:喘悸不休,烦躁不安,汗出如雨或如油,四肢厥冷,尿少水肿,面色苍白,舌淡苔白、脉微细欲绝或疾数无力。

病机分析:此证型多见心衰患者发展至终末阶段,也可见于暴受温邪、心脉闭塞等导致心阳暴脱,如急性感染性心肌炎、急性大面积心肌梗死等。患者不单阳衰,阴亦竭,故常表现躁动不安,乃阴不敛阳,虚阳外越之象。

治法:回阳救逆,益气固脱。

常用方:急救回阳汤(《医林改错》)加减。人参、附子、炮姜、白术、炙甘草、桃仁、红花。加减:阴竭阳绝,兼舌干而萎,口渴者,可改用阴阳两救汤,病情转安后,可用生脉散(《内外伤辨惑论》)调治;肢冷,汗多,喘而脉微欲绝者,选参附龙牡汤(《伤寒论》)或加麻黄根、浮小麦、山萸肉。

常用中成药:参附注射液 20～50 mL 加入 5％葡萄糖注射液 100 mL 中,静脉滴注,每天 1～2 次,肢冷汗出脉微者,可直接静脉推注。益气回阳固脱。用于治疗阳衰气脱型心衰患者。

针灸:取心俞、神门、内关、三阴交、足三里、膻中、气海、关元等穴,每次取穴 3～5 个,每天 1 次,7 d 为一个疗程,以补法并灸为主。

临证参考:此证型多属各种急慢性心衰发展至终末阶段,病情危笃,需立即急救。中西医结合治疗,优于单纯西医治疗。在强心药的应用上,虽然许多中药含有强心苷,如北五加皮等,但此时患者对上述强心药的耐受程度差异很大,不易掌握剂量,容易引起中毒,故强心剂的应用不如西药洋地黄类。在利尿剂的应用上,虽然中药利尿效果不如西药见效快,但此时由于患者心功能衰竭,心排血量下降,肾血流量不足,单纯西药利尿已无效,如果配合大剂量通阳利水或化瘀利水之品,则明显增强利尿效果。阳衰气脱,出现汗出肢冷,患者往往进入休克阶段,少尿或无尿,血压下降,单纯应用西药升压药,如多巴胺、间羟胺,大剂量应用使肾血管收缩,出现尿少,四肢厥冷,长期应用还存在药物依赖,此时如配合中药参附注射液,回阳救逆,其升压作用明显增强,可减少西药升压药用量,减轻药物依赖,且增加末梢血液循环,使四肢变暖,尿量增加。

七、按主症辨证论治

(一)心悸

心悸是心衰患者始终存在的症状,往往与气短并见,听诊时心率可增快,可闻及奔马律,可有心律不齐。切诊可见促、结、代、疾、数等脉象。初期多以心气亏虚为主,疾病恢复期多以阴虚、阳浮或痰火、水饮为主。

1.心气（阳）虚

临床表现：心中悸动不安，气短，动则加剧，乏力，自汗，舌质淡或隐青、苔白滑、脉多沉细而结或代或涩。上述表现为心气不足之象，如见形寒不足，面色苍白，脉见沉迟，则为心阳不足之象。心电图多见心律不齐，各种期前收缩或传导阻滞。

辨证要点：心悸，气短，乏力，形寒。

治法：益气温阳止悸。

常用方：桂枝甘草龙骨牡蛎汤（《伤寒论》）。桂枝、炙甘草、生龙骨、生牡蛎。加减：乏力、气短明显者，可加人参、黄芪；心中空虚而悸，脉沉迟，形寒肢冷甚者，可用麻黄附子细辛汤（《伤寒论》）；心虚胆怯，神不自主而悸者，可用安神定志丸（《医学心悟》）。

常用中成药：灵宝护心丹每次3～4丸，每天3～4次。强心益气、通阳复脉、芳香开窍、活血镇痛，用于缓慢型心律失常及心功能不全。

针灸：主穴内关、通里、郄门、三阴交，心神不宁加神门、间使，心阳虚衰灸关元、神阙。

临证参考：心悸是伴随心衰始终之症状，有虚实之分。言其虚，多因心气、心阴、心血之不足。心悸，乏力，气短者，属心气不足，重用参、芪。人参入脾肺二经，有大补元气、固脱生津及安神之功效。现代药理研究证实人参有强心作用，对心脏病患者，人参可通过改善心肌营养代谢而使心功能改善。黄芪入肺、脾二经，不但可以补气固表，还可利水消肿，对于心衰出现自汗、水肿者尤宜。现代药理研究证明黄芪可加强心肌收缩力，增加心排血量，减慢心率，还可直接扩张血管，利尿，减轻心脏负荷，故为救治心衰不可缺少的药物。

2.阴虚火旺

临床表现：心中悸动不安，心烦，少寐多梦，口干，脉多疾数。心电图表现多为快速型心律失常。

辨证要点：心悸，心烦，脉细数。

治法：滋阴清热，宁心安神。

常用方：天王补心丹（《摄生秘剖》）加减。生地黄、五味子、当归、天冬、麦冬、柏子仁、酸枣仁、人参、玄参、丹参、白茯苓、远志、桔梗、朱砂。加减：若热象明显者，可加黄连；心烦重者，加栀子；若阴不敛阳者，可用三甲复脉汤（《温病条辨》）。

常用中成药：稳心颗粒每次1包，每天3次。益气养阴，定悸复脉，活血化瘀。适用于各种快速性心律失常。利心丸每次3g，每天2次。养心安神。用于快速性心律失常。

针灸：体针取穴内关、迎香、厥阴俞，强刺激。耳针取心、神门、交感，中等至强刺激。

临证参考：心衰患者在疾病发展过程中常伴有心悸不宁，临床查体时发现各种心律不齐，心阴不足患者以室性期前收缩及快速心律失常多见，此时治疗仍以纠正心衰为主，在辨证的基础上佐以安神之品。因心衰患者之阴虚多先源于气虚，故治疗时当气阴双补，以生脉散或炙甘草汤为主方。心烦少寐者，加酸枣仁、苦参或黄连之类，可泻心火，除湿热。现代药理研究认为，黄连、苦参均有良好的抗期前收缩作用。

3.水饮凌心

临床表现：心悸而喘咳，眩晕，胸脘痞满，尿少或水肿，舌苔白滑，脉多弦滑。听诊双肺可闻及水泡音，心率多快，可闻及奔马律。

辨证要点：心悸，咳喘不得卧，尿少水肿。

治法：振奋心阳，化气行水。

常用方：葶苈大枣泻肺汤(《伤寒论》)。葶苈子、大枣。加减：如水饮上逆，恶心呕吐者，加半夏、陈皮、生姜以和胃降逆；如肾阳虚衰，不能制水，水气凌心，症见心悸喘咳，不能平卧，四肢不温者，选真武汤(《伤寒论》)；头晕，小便不利，水肿甚者，选苓桂术甘汤(《伤寒论》)。

针灸：肺俞、合谷、三焦俞、肾俞、水分、足三里、三阴交、复溜等穴，补泻兼施。

临证参考：此证型多为心衰之重证，心悸乃由于阳虚水邪上犯于心，心阳不振，营阴内虚，水在心下，阳不归根，故头眩身动。可采用苓桂术甘汤纳气宁心的治法。温阳同时不忘利水，可加防己、车前草、木通；宗气无根，则气不归原，故应加龙骨以镇浮阳，牡蛎以抑上逆之水气；阳虚寒水所困，使血凝滞，则加泽兰、茺蔚子化瘀行水，但不宜用化瘀重剂。

(二)喘促

心衰往往伴有气促，甚则短气不足以息，故首先要辨虚实。《素问·调经论》提出："气有余则喘咳上气，不足则息不利少气。"《景岳全书·杂证谟·喘促》说："实喘者有邪，邪气实也；虚喘者无邪，元气虚也。实喘者长而有余，虚喘者气短而不续。实喘者胸胀气粗，声高息涌，膨膨然若不能容，唯呼出为快也；虚喘者慌张气怯，声低息短，惶惶然若气欲断，提之若不能升，吞之若不相及，劳动则甚，而唯急促似喘，但得引长一息为快也。"从以上论述看，心衰之气喘当属虚喘，乃责于肺肾，但也有由于水饮凌心射肺使肺实作喘者。

1.痰饮上凌于肺

临床表现：咳喘不能平卧，喉中痰鸣，胸高息粗，咳嗽大量黏痰或涎液，尿少水肿，舌苔多腻，脉滑数。查体双肺可闻及干湿啰音。

辨证要点：咳喘不能平卧，喉中痰鸣，咳嗽大量黏痰或涎液。

治法：祛痰利气化饮。

常用方：二陈汤(《太平惠民和剂局方》)合葶苈大枣泻肺汤(《金匮要略》)加减。半夏、陈皮、茯苓、甘草、葶苈子、瓜蒌、款冬花。加减：若痰黄者加黄芩、黄连、栀子、川贝；痰有腥味者加鱼腥草、金荞麦；痰白清稀，形寒肢冷者可合真武汤(《伤寒论》)。

针灸：定喘、列缺、尺泽、合谷、膻中、中脘、丰隆、肾俞、太溪等穴，可用泻法。

临证参考：本证型多见于慢性心衰合并肺内感染患者或急性左心衰患者，最常见于肺心病心衰患者。外邪犯肺，肺失宣降，痰浊内蓄，或久病脾虚失运，聚湿生痰，上渍于肺，或肾阳虚衰，水无所主，上凌于肺。总之，痰与饮皆为有形之实邪，故治疗当急则治标，治痰治水。

2.肺肾气虚

临床表现：喘促，气不得续，动则益甚，汗多，心悸，形寒肢冷，或尿少水肿，舌质淡、苔薄或滑，脉沉弱。

辨证要点：喘促，气不得续，动则益甚。

治法：补肾纳气。

常用方：金匮肾气丸(《金匮要略》)合生脉饮(《内外伤辨惑论》)。制附子、桂枝、熟地黄、山萸肉、山药、茯苓、牡丹皮、泽泻、人参、麦冬、五味子。加减：若尿少水肿明显者，可加牛膝、车前子；若咳喘者，可加葶苈子、生龙骨、生牡蛎；若腹胀者，加厚朴、枳实。

针灸：肺俞、定喘、膏肓俞、太渊、足三里、肾俞、气海、太溪等穴，多用补法，并灸。

临证参考：此证型多见慢性心衰患者经过治疗，病情相对稳定，但心功能较差，动则喘促，甚则尿量减少，双下肢水肿。从其脉证分析，当属虚喘范畴，治从其肾，可酌用淫羊藿、胡桃肉、补骨脂、紫石英、沉香等温肾纳气,镇摄平喘之品。心肺肾气已亏极,血行多不畅,故本证多兼瘀,可酌加桃仁、红花、川芎、泽兰、丹参等以活血。另外,病情发展至此,多属顽疾,用药宜久,故可根据病情配制成丸散之剂服用。

(三)水肿

临床表现:尿少,水肿,从下而上,多与心悸、喘促并见,形寒肢冷,苔白滑,脉沉滑。

辨证要点:悸、喘、肿,形寒肢冷。

治法:温阳利水。

常用方:五苓散(《伤寒论》)合真武汤(《伤寒论》)。桂枝、制附子、茯苓、白术、泽泻、猪苓、白芍、干姜。加减:腹胀者,加冬瓜皮、大腹皮;水肿较甚,有胸腹水者,可加牵牛子或商陆以攻逐水邪。

针灸:腰以上肿取肺俞、三焦俞、列缺、合谷、阴陵泉,用泻法;腰以下肿取肾俞、脾俞、水分、复溜、足三里、三阴交,用补法。

临证参考:水肿的基本病机是阳气虚衰不能化水,故通阳利水是基本治法,用药宜动不宜静,宜走不宜守,宜辛温不宜阴柔。通阳利水之品首推桂枝,桂枝可宣通全身之阳气,常与茯苓配伍,代表方为五苓散(《伤寒论》)。健脾通阳应选苓桂术甘汤(《金匮要略》),白术不仅能健脾益气,还能化痰、燥湿、行水。如心衰因感受外邪而引发水肿者,应宣通肺卫以利水,选防己茯苓汤(《金匮要略》)。气虚明显而水肿者,可选春泽汤(《医方集解》)。血瘀水结者,可选桂枝茯苓丸(《金匮要略》)化瘀利水。利水药物常选利水而不伤阴之品,如茯苓、泽泻、芍药、白术等。如水邪上犯,凌于心肺者,当泻水逐饮,选葶苈大枣泻肺汤(《金匮要略》)或己椒苈黄丸(《金匮要略》),葶苈子可化痰、平喘、泻肺,防己有显著的利水作用,但近年试验研究发现防己对肾脏有毒性,故应慎用。"血不行则为水",无论是气虚还是阳虚,瘀象伴随始终,化瘀可利水,常用药物如益母草、泽兰。

心衰长期应用利水药包括西药利尿剂,导致阴津枯竭,此时水肿与伤阴并见,水热互结,利尿剂已无效,滋阴有助水邪之弊,利水又恐伤阴,治疗当育阴清热利水,可用猪苓汤(《伤寒论》)。心衰后期,五脏功能均受损,水瘀互结,使三焦气机不畅,故配以行气之品,调畅三焦气机,行气以利水,可酌情加厚朴、枳壳等。

(四)多汗

临床表现:心衰患者自汗多见,在活动后如进食、排便等,大汗淋漓;也可见盗汗或冷汗。

辨证要点:汗自出或盗汗。

治法:调和营卫。

常用方:气虚自汗者,可加用玉屏风散(《丹溪心法》):黄芪、白术、防风;心阳虚者,可加用桂枝加附子汤(《伤寒论》):桂枝、附子、芍药、甘草、生姜、大枣;阴虚盗汗者,可加用当归六黄汤(《兰室秘藏》):当归、生地黄、熟地黄、黄芪、黄芩、黄连、黄柏。加减:自汗多者,可加用浮小麦、麻黄根;阳虚明显,大汗淋漓,汗出欲脱者,用大剂参附龙牡汤;阴虚明显者,可重用山萸肉,加五味子、五倍子、乌梅等以酸收。

临证参考:心衰患者汗多,乃由于心气阳虚,汗液不能自敛之故,或心阳暴脱,真津外泄所致。如出现额部冷汗如珠,四肢不温,多为脱证(心源性休克)先兆,应密切监测血压、脉搏变化。

(五)腹胀

临床表现:腹胀,食则加剧,按之较硬或按之柔软,大便干结或无。

辨证要点:腹胀,食则加剧。

治法:实则通利,虚则健运。

常用方:实证用己椒苈黄汤(《金匮要略》):防己、椒目、葶苈子、大黄;或中满分消丸(《兰室秘藏》):厚朴、枳实、黄连、黄芩、知母、半夏、陈皮、茯苓、猪苓、泽泻、砂仁、干姜、姜黄、人参、白术、炙甘草。虚证者用甘草泻心汤(《伤寒论》):甘草、半夏、黄芩、干姜、黄连、大枣。

针灸:膻中、内关、气海、阳陵泉、足三里、太冲等穴,补泻兼施。

临证参考:心衰患者多伴腹胀,当辨虚实。实则多因于中焦气机不畅,痰饮、水湿、瘀血内阻,患者表现"心下痞坚",临诊多见肋下肝大或腹水等;虚则由于中阳不足,脾不健运,自觉腹胀大,但按之柔软,相当于虚痞证。故在治疗时不要一见腹胀,就用大量行气消导之品,以免破气耗气。

八、变证治疗

心衰患者常出现咯血变证,依其临床表现可见下列 3 种证型。

(一)心肾阳虚

症舌脉:咳稀血痰,心悸胸闷,咳喘,肢冷自汗,水肿,舌淡苔白、脉沉细或结代。

病机分析:由于心肾阳虚,阴阳不相为守,卫气虚散,阴血妄行,即"阳虚阴必走"。

治法:温通阳气,收敛止血。

常用方:桂枝甘草龙骨牡蛎汤(《伤寒论》)加白及、仙鹤草、白茅根。

桂枝、甘草、龙骨、牡蛎、白及、白茅根、仙鹤草。

(二)阴虚火旺

症舌脉:咯血鲜红,心悸心烦不得眠,口干咽燥,头晕耳鸣,腰膝酸软,舌红少苔、脉细数。

病机分析:心衰日久,阳虚阴竭,阴虚于下,火亢于上,灼伤血络,故出现咯血。

治法:滋阴降火,凉血止血。

常用方:黄连阿胶汤(《伤寒论》)加侧柏叶、茜草、白茅根。

黄连、阿胶、白芍、鸡子黄、侧柏叶、茜草、白茅根。

(三)瘀血阻络

症舌脉:咯血紫黯或血块,心悸气喘,胸闷胸痛,口干,两颧潮红,唇甲发绀,舌红、脉涩。

病机分析:心衰患者因虚致瘀,瘀血阻塞脉道,血流不通,溢于脉外,则引起咯血。

治法:活血降逆止血。

常用方:血府逐瘀汤(《医林改错》)加三七、花蕊石、藕节、旋覆花。

生地黄、桃仁、红花、枳壳、赤芍、柴胡、川芎、桔梗、牛膝、甘草、三七、花蕊石、藕节、旋覆花。

九、现代研究

(一)病证名称与定义

近代医家已经提出心衰的病名,对此病的治疗报道也颇多,但多以西医病名论之,如检索近十年中医关于本病的报道多以西医"充血性心力衰竭""慢性心衰"等病名。另外,也有人将此病分散于中医的"心悸""怔忡""喘证""水肿"等病证中论述。从最早张伯臾主编的《中医内科学》到目前几经改版的国家规范化教材都没有将心衰作为独立疾病来讲述,只是根据其症状表现散见于心悸病的水饮凌心候、喘病的喘脱候、水肿病的脾肾阳虚候等。在中国中医研究院广安门医院主编的《中医诊疗常规》一书中提出"心水"之名,认为心水是指心病而引起的水肿,但与肺脾肾关系密切,这是近代对心衰给予明确病名的书,但并没有得到公认。国家中医药管理局医政司胸痹急症协作组 1992 年在厦门召开的全国胸痹病（冠心病）学术研讨会上，提出"胸痹心水"之名，相当于冠心病心力衰竭，但此病名仅局限于冠心病心衰，不能囊括所有心脏病的心衰，因此未得以推广。最近有人将心衰的中医病名概之为"悸-喘-水肿联证"，这种提法虽有一定见解，但也未得到推广。有学者在《悬壶漫录》中提出心衰病名，认为"本病是临床常见、多发之疾，又是危及生命之患。其临床表现为：急者昏厥，气急，不能平卧，呈坐状，面色苍白，汗出如雨，口唇青黑，阵咳，咳出粉色血沫痰，脉多疾数。慢者短气不足以息，夜间尤甚，不能平卧，胸中如塞，口唇爪甲发绀，烦躁，下肢水肿。"这是近代首见冠以"心衰"之名的著作，且对其症状的描述与西医的心力衰竭完全吻合。

（二）病因病机研究

综合各家对心衰的认识，有学者强调心衰的主要病因是内虚。主要分为心气心阳虚衰，不能运血；肺气虚衰，不能通调水道；脾虚失运，水湿内停；肾阳虚衰，膀胱气化不利等。反复发病，则形成本虚标实，产生痰、瘀、水等病理产物，故心衰的病机可用"虚、瘀、水"三者来概括。有学者认为心衰之本为心肾阳虚，而血瘀水停等则是在虚的基础上产生的病理结果，尽管心衰有左右之别，症状有喘憋、水肿之异，而其基本病机则是一致的，即虚、瘀、水，三者互为因果，由虚致实，虚实夹杂，致使虚者更虚，实者更实，形成了心衰逐渐加重的病理链，而心肾阳气亏虚是心衰各个阶段的基本病机。

有的医家从整体观出发，认为诸脏相互联系、相互影响而致心衰。有学者认为，心衰发病机制以脏腑功能失调，心、肺、脾、肾阳气不足为主要病机，脏腑失调既是心衰的病因，又是机体多种病变的结果。从本病的临床发展过程看，属病久沉痼，耗伤阳气，为本虚标实之疾。还有学者认为，心衰病位在心，但不局限于心。五脏是一个相互关联的整体，在心衰发生发展过程中，肺、脾、肾、肝都起着一定的作用，将心孤立起来就不可能正确地认识心衰的病因病机。

还有的医家认为本病发生不但阳虚，而且存在阴虚。有学者认为本病发生不单气虚阳虚，临床亦有阴血不足，不能荣养心脉，而致心功能减退者。由于慢性心功能不全多日久难愈，常存在阳损及阴，即使临床没有明显的阴虚症状，也可存在阳损及阴的潜在病机，且在病理发展过程中，因心气不能主血脉，多有瘀血滞脉、瘀血不利化水的病理改变。

总之，心衰是一本虚标实之疾，虚不外气血阴阳亏虚，大多数医家认为以心肾阳虚为主，其病变脏腑始于心及于五脏，其病理产物不外瘀、饮、痰、水。

（三）证候学与辨证规律研究

1.证候学研究

在《中医急诊医学》一书中，陈佑帮、王永炎认为心衰是五脏亏虚、本虚标实之证。心悸是心衰最常见和最早出现的临床表现。心衰之喘，咳嗽短气，动则尤甚，重则喘逆倚息不得卧，呼吸短促难续，深吸为快，咳吐稀白泡沫痰，甚则粉红泡沫样痰，脉沉细或结代。心衰起病缓慢，反复出现，肿势自下而上，常兼咳喘、心悸、气短、腹胀、纳呆、乏力、肢冷。心衰患者开始以心悸为主，而后期则心悸、喘息、水肿并见。

有学者认为，心衰的临床表现应有急、慢之分。急者见昏厥、气急、不能平卧，呈坐状，面色苍白，汗出如雨，口唇青黑，阵咳，咳出粉红色血沫痰，脉多疾数。慢者短气不足以息，夜尤甚，不能平卧，胸中如塞，口唇爪甲发绀，烦躁，下肢水肿。

有学者对其临床症状的观察颇为详细。柯氏认为，心衰的水肿来势比较缓慢，患者长期有轻度水肿，其水肿大多起于足跗，渐及身半以上，或早上面肿，下午足肿，卧床者主要肿于腰骶部，水肿处按之凹陷而不起。心衰的气喘有 3 个临床特点:平卧时无病,劳则甚;呼气吸气都感不足,声低息短,若气欲断,慌张气怯;一般情况下,咳嗽不多,痰吐甚少。柯氏除对上述三个症状进行详细描述外,还对其他症状、体征进行了辨析。如口唇发绀是心衰常见征象,原来发绀不明显,突然加重是病危重征象,而肺心病患者发绀较多,面色苍白者病情较重。风心病二尖瓣病变患者多见面颧殷红,病情加重时红色加深,切勿误认为是病情好转。危重患者临终前面红如妆,额汗如油,并非心衰所独有,但心衰出现这种现象,如及早治疗,尚有转机。心衰患者有腹部痞块,乃气滞血瘀表现。如出现指趾欠温是阳气虚衰的征象,如出现四肢冷,则阳虚较严重,如四肢逆冷过腕,达膝则更为严重。头眩与心悸并见,提示心功能欠佳。如出现恶心呕吐,可能是阳气严重虚衰,中焦阳气无力运转,阳不制阴,阴邪上逆所致,或为水饮、瘀血严重阻滞,中焦气机阻塞不通,属危重之象。出现烦躁,可能是真阳衰败、阴邪内盛、虚阳浮越的表现,是十分危重的证候。

心衰的舌脉变化多变,以柯雪帆观察最为细致。有学者认为心衰舌多胖大或有齿痕,瘦小者少见,反映心衰多有水气停留,气虚阳衰;舌面大多润滑,亦水气停留之象;如兼热象或损伤津液者,可见舌面干燥,但这并不否定其气虚阳衰的存在;舌多紫黯,大多偏淡,这是阳气虚衰,血行瘀阻的表现,如兼有热象可以出现紫红舌。舌苔一般为薄白苔,兼有痰饮者多为白腻苔,肺有痰热者,多见黄腻苔或灰黄腻苔,痰湿重者可见灰腻苔。心衰已控制而痰湿、痰热依然存在者,其腻苔仍不能化。对于心衰的脉象,有微细沉伏几乎不能按得的,有弦搏长大按之弹指的;有脉来迟缓,甚至一息不足三至的;有脉来数疾,几乎难以计数,心衰出现脉律不齐者颇多,促、结、代均可出现,更有乍疏乍数、乍大乍小,三五不调者亦颇多见。心衰的脉象与其原发心脏病关系密切。如高血压性心脏病多见弦脉、弦紧脉;肺心病多见弦滑而数的脉象;风心病二尖瓣狭窄者多见微细脉;主动脉瓣闭锁不全者脉象多见来盛去衰;冠心病大多弦而重按无力。另外,柯氏对心衰的脉象细致观察研究后认为还有一些怪脉,如"釜沸""弹石""偃刀""解索""麻促""鱼翔""虾游""雀啄"脉等,心衰如见到人迎脉明显盛大,而寸口脉却很细弱,两者差别较大甚至 4 倍以上者,多为危重病证。有学者认为心衰而感邪之脉象应见浮象,而阴竭阳绝危证之舌脉表现为舌绛而萎,脉微欲绝,或散涩,或浮大无根。有学者认为心衰的脉象最常见的有四类:①脉象微细而沉,非重取不能按得;②脉象虚弱;③脉象弦搏且虚大弹指;④脉象迟、数、结、代,乍疏乍数,乍大乍小。除此以外,还可见到"屋漏""雀啄""虾游"等绝脉;李氏还根据脉象判断预后,脉象由数转为缓和,是病好转的标志,若虚大、弦长、弹指重按则无,此乃胃根动摇,胃气将绝之兆,治之较难,数极而人迎盛大者为难治之象。

2.辨证规律研究

目前中医对于心衰的辨证分型还没有统一的标准,卫生健康委员会 2002 年编辑出版的《中药新药临床研究指导原则》一书中,将心衰分为 5 个证型,即:①心气阴虚证。②心肾阳虚证。③气虚血瘀证。④阳虚水泛证。⑤心阳虚脱证。

总结近 10 年医家对心衰的临床辨证分型发现大致分为心气不足、心阳亏虚、心肺气虚、肾不纳气、心肾阳虚、脾肾阳虚、心阴虚损、气阴两虚、气虚血瘀、痰饮阻肺、心肝瘀血、阳气虚脱、阴阳俱衰等,对上述分型进行归纳,以心肾阳虚、脾肾阳虚、阳虚水泛、气滞血瘀、阴竭阳脱为最常见。其共同点是以脏腑辨证为中心,参以八纲及气血津液辨证。如在八纲辨证中,强调表证可加重里证(心衰),心衰过程是因虚致实,实又可致更虚的恶性循环,强调阳虚为主,日久可致阴阳两虚。在气血津液辨证中,因心肾气(阳)虚,可致水液代谢及血行失常,从而痰饮、瘀血由生。各医家辨证虽各有不同,各有侧重,但总不离乎脏腑及气血津液两个方面。

（四）治则治法研究

1.治则

心衰是急、重、危之疾，对其病理变化，诸家皆趋向于"本虚标实"，故治疗应"急则治标，缓则治本"，这一治疗法则得到大家的共识。有学者本着《难经·十四难》所说"损其心者，调其营卫"的原则，认为"心衰急者，先治其标，缓者，治其本。所谓治其标者，即是调其营卫，祛邪为务，故先用辅而治之，以善呼吸之能，使清气能入，浊气能出，以利于心"。

2.治法

因本病是以气虚、阳虚、血瘀、水停为主要病机，故基本治法可概括为益气、温阳、化瘀、利水几个方面。

（1）益气活血法：益气活血法是目前治疗心衰最常用的治法。益气法可增强心肌收缩力，改善心脏泵功能，活血可改善血液流变学状态，从而降低前负荷，两者配合使用，具有协同改善心功能的作用，这一点不仅符合中医基础理论，而且经试验研究证实。在益气药中首推人参、黄芪。

（2）温阳利水法：温阳法是治疗心衰的常用法，诸多医家在温阳益气的基础上临证变能。赵锡武治心衰，心肾阳虚、痰湿阻滞者，用温阳利水、蠲饮化湿之法；心肾阳衰、肺气失宣者，用温阳纳气、清肺定喘之法；阳虚水逆、上凌心肺、肺气不宣者，治以温阳行气、养心宣肺之法。在温阳利水法治疗心衰的临床报道中，多以真武汤为主方加减治疗，常以附子、桂枝、干姜为主药。

（3）益气养阴法：有学者在治疗充血性心力衰竭时，认为患者在临床上常表现为阳气虚衰，一方面阳虚可导致阴虚，另一方面长期使用利尿药物可导致阴虚，表现少气、干咳、心烦、舌红少津等，故治疗心衰时每辅以滋阴之味。有学者认为，治疗心衰重点必须调补心脾之气血阴阳，温心阳和养心阴为治疗心衰的基本原则。益气养阴主要以生脉散为主方加减。

（4）泻肺逐水法：主要用于肺水肿较重的患者，为急则治标的方法。常用药物有葶苈子、桑白皮、汉防己。此类药物大多药效峻猛，常与其他法合用，较少单独使用，对体弱者慎用。

因心衰的病理变化是一个复杂的过程，故治疗并非单守于一法，往往根据不同时期不同的病理变化选用不同的治法。

（五）辨证用药研究

1.辨证论治

根据近年发表的临床资料分析，在辨证治疗心衰的中药使用上，大多以经方为主加减，心肺气虚则多以保元汤为主，气阴两虚者多以生脉散、炙甘草汤为主，阳虚水泛者多以五苓散、真武汤、苓桂术甘汤加减，气虚血瘀者多选用补阳还五汤，水饮犯心肺者多以葶苈大枣泻肺汤为主。

2.病证结合

有学者对于心衰的治疗强调必须病证结合，灵活变通，根据心衰的不同病因适当调整治疗方案。如冠心病心衰多见气虚夹痰，痰瘀互结者可用温胆汤加人参、白术、豨莶草、田三七等；若属阴虚则用温胆汤合生脉散加减。风湿性心脏病者多有风寒湿邪伏留，反复发作特点，宜在原方基础上多加威灵仙、桑寄生、豨莶草、防己、鸡血藤、桃仁、红花。肺源性心脏病者可配合三子养亲汤、猴枣散及海浮石等。高血压心脏病者则配合平肝潜阳之法，常用药物有决明子、石决明、代赭石、龟甲、牡蛎、钩藤、牛膝等。原有糖尿病或甲状腺功能亢进症者以生脉散加味。

有学者认为，风湿性心脏病心衰多伴房颤，容易出现不同部位的栓塞表现，治疗上要加用活血化瘀之品以防止血栓形成，有风湿活动时还要加用祛风胜湿、宣痹止痛之剂；肺源性心脏病心衰，多伴呼吸衰竭，而低氧血症所致的口唇发绀、颜面晦暗等症属瘀血范畴，因此临证时要痰瘀同治,同时肺心病心衰多以肺部感染为诱因,故酌情应用清热解毒药物。另外,肺心病心衰水肿的患者不能过度应用利尿剂,以免使痰液黏稠难以咳出,多选用利水不伤阴之品,如猪苓、茯苓、泽泻、冬瓜皮、车前子、葶苈子等;冠心病心衰多伴有高脂血症,临证当加用具有降脂作用的药物,如山楂、葛根、泽泻、决明子、首乌、枸杞子、丹参、三七等。

3.中成药研究

目前很多医家根据多年临床经验,创立了很多有效的治疗心衰的方剂,且取得了较好疗效。

还有许多医家研制出各种剂型成药治疗慢性心衰,相对汤剂服用更方便,适合慢性心衰患者长期服用。有学者研制的暖心胶囊治疗气虚血瘀型心衰(由人参、附子、薏苡仁、茯苓、法半夏、橘红、三七组成)。有学者采用温肾益心丹(由真武汤加红参、丹参组成)治疗慢性心衰。有学者根据心衰的发病特点,研制了强心冲剂(由西洋参、桂枝、丹参、汉防己、葶苈子、益母草、枳壳组成)治疗慢性心衰。有学者应用强心复脉丸(由人参、附子、黄芪、当归、川芎、丹参、五味子等组成)治疗慢性心衰。有学者应用强心胶囊(由黄芪、附片、生晒参、桂枝、血竭、益母草、三七、泽兰、桑白皮、葶苈子、五加皮、关木通、车前子、枳实组成)治疗慢性心衰。上述临床研究报道均采用随机对照观察方法,其科学性较强,可信度较高。

目前有许多治疗心衰的中成药被推向了市场且疗效肯定,尤其是在改善心功能、提高生活质量方面,优于西药治疗。如补益强心片、强心力胶囊、心宝丸等。另外,用于纠正心功能常用的注射剂有黄芪注射液、生脉注射液、参附注射液、川芎嗪注射液等。

(韩　超)

第三节　胸　痹　心　痛

一、定义

胸痹心痛简称心痛,是指因胸阳不振,阴寒、痰浊留居胸廓,或心气不足,鼓动乏力,使气血痹阻,心失所养致病,以发作性或持续性心胸闷痛为主要表现的内脏痹证类疾病。轻者仅感胸闷、短气,心前区、膺背肩胛间隐痛、刺痛、绞痛,历刚傲秒钟至数分钟,经休息或治疗后症状可迅速缓解,但多反复发作;重者胸膺窒闷,痛如锥刺,痛彻肩背,持续不能缓解,伴心悸、短气、喘不得卧;甚至大汗淋漓,唇青肢厥,脉微欲绝。病位在"两乳之间,鸠尾之间",即膻中部及左胸部。

据历代文献所载,心痛有广义、狭义之不同。广义胸痹心痛,有"九心痛"等多种分类法,范围甚广,可涉及胃脘痛等许多疾病。同时,又有将胸痹心痛作为胸痛加以论述者。鉴于广义胸痛所涉及的许多疾病在有关篇章中已有论述,故均不列入本节讨论范围。本节专论由心脏病损引起疼痛的辨证论治。

二、历史沿革

"心痛"病名最早见于马王堆古汉墓出土的《五十二病方》,《黄帝内经》对之有明确的论述。如《素问·标本病传论篇》有"心病先心痛"之谓,《素问·缪刺论篇》又有"卒心痛""厥心痛"之称;《灵枢·厥病》把心痛严重,并迅速造成死亡者称为"真心痛",谓:"真心痛,手足青至节,心痛甚,旦发夕死,夕发旦死。"对于本症的临床表现和病因,《黄帝内经》中也有较为明确的记载。如《素问·厥论篇》云:"手心主少阴厥逆,心痛引喉,身热,死不可治。"《素问·脏气法时论篇》云:"心病者,胸中痛,胁支满,胁下痛,膺背肩胛间痛,两臂内痛。"《素问·痹论篇》云:"心痹者,脉不通,烦则心下鼓,暴上气而喘。"《灵枢·厥病》把厥心痛分为肾心痛、肺心痛、肝心痛、脾心痛,而其中如"心痛间,动作痛益甚""色苍苍如死状,终日不得太息""痛如以锥针刺其心"等描述,与临床表现颇相符合。至于本症的病因,《素问·举痛论篇》指出:"经脉流行不止,环周不休。寒气入经而稽迟,泣而不行。客于脉外则血少,客于脉中则气不通,故猝然而痛。"此虽非专指心痛而论,但若结合《素问·痹论篇》"心痹者,脉不通"之说,显然可以认为本症与寒凝、气滞、血瘀有关。此外,《素问·刺热篇》又有"心热病者,先不乐,数天乃热,热争则卒心痛"之说,提示本症与热邪也有关系。在治疗方面,《黄帝内经》则较少药物治疗,而对针刺治疗有较系统的论述。总之,《黄帝内经》有关本证的记述,为后世对心痛的辨证论治奠定了基础。

汉代张仲景首先明确提出了"胸痹"这个病名,并在《金匮要略》一书中以"胸痹心痛短气病脉证治"篇进行了专门论述,且把病因病机归纳为"阳微阴弦",即上焦阳气不足,下焦阴寒气盛,认为乃本虚标实之证。症状描写也比《黄帝内经》更为具体明确,可见到胸背痛、心痛彻背、背痛彻心、喘息咳嗽、短气不足以息、胸满、气塞、不得卧、胁下逆抢心等症,并指出"胸痹缓急",即心痛有时缓和,有时剧烈的发病特点。在治疗上,根据不同证候,制定了瓜蒌薤白白酒汤等九张方剂,如"胸痹之病,喘息咳嗽,胸背痛,短气,寸口脉沉而迟,关上小紧数,栝楼薤白白酒汤主之"。轻症则予清轻宣气之法,"胸痹,胸中气塞,短气,茯苓杏仁甘草汤主之;橘枳姜汤亦主之"。重症则予温补胸阳,峻逐阴寒之法,"胸痹缓急者,薏苡附子散主之""心痛彻背,背痛彻心,乌头赤石脂丸主之"等,体现了辨证论治的特点。

隋代巢元方在其《诸病源候论》中对本证的认识又有进一步发展。巢氏认为"心病"可有心痛证候,心痛中又有虚实两大类,治法当异;并指出临床上有"久心痛"证候,伤于正经者病重难治。该书载:"心痛者,风冷邪气乘于心也,其痛发有死者,有不死者,有久成疹者。""久心痛候"称:"心为诸脏主,其正经不可伤,伤之而痛者,则朝发夕死,夕发朝死,不暇展治。其久心痛者,是心之支别络,为风邪冷热所乘痛也,故成疹,不死,发作有时,经久不瘥也。"还指出有的心痛胸痹者可有"不得俯仰"的表现,观察颇为细致。此外,在"心悬急懊痛候"中提出"是邪迫于阳气,不得宣畅,壅瘀生热"的病机转归。可见在病机的阐发上,较张仲景又有所提高。

唐代孙思邈在其《备急千金要方》和《千金翼方》中也列举了心痛胸痹证候的表现特点和治法,指出"心痛暴绞急欲绝,灸神府百壮……""心痛如锥刀刺气结,灸膈俞七壮""心痛短气不足以息,刺手太阴""胸痹引背时寒,间使主之;胸痹心痛,天井主之"等,在针灸治疗心痛方面,积累了许多有效的经验。

宋金元时代有关心痛的论述更多,治疗方法也十分丰富。《圣济总录·心痛总论》继续阐发了《黄帝内经》中关于心痛的脏腑分类特点,并指出此证疼痛的发生与"从于外风,中脏既虚,邪气客之,痞而不散,宜通而塞"有关。另如在"胸痹门"中,还有"胸膺两乳间刺痛,甚则引肩胛"的症状记载。《太平圣惠方》在"治卒心痛诸方""治久心痛诸方""治心痛彻背诸方""治胸痹诸方""治胸痹心背痛诸方""治心痹诸方"等篇中,收集治疗本证的方剂甚丰,观其制方,具有温通理气、活血通窍的显著特点;观其所论,多将本证的病因病机归之为脏腑虚弱,风邪冷热之气所客,正气不足,邪气亢盛,特别是在"治心痹诸方"中指出:"夫思虑繁多则损心,心虚故邪乘之,邪积不去,则时害饮食,心中愊愊如满,蕴蕴而痛,是谓之心痹。"是很有见地的。又如《太平惠民和剂局方》之苏合香丸,主治卒心痛等病证,经现代医疗实践验证,颇有效果。杨士瀛《仁斋直指方附遗·方论》指出真心痛也可由"气血痰水所犯"而起;陈无择《三因极一病证方论·九痛叙论》中统论各种心痛的三类病因,其所论的内因与本证关系较为密切,强调"皆脏气不平,喜怒忧郁所致",使得在本证的病因认识方面又有所发展。金代刘完素《素问病机气宜保命集·心痛论》中,根据临床表现不同,将本证分为"热厥心痛""大实心中痛""寒厥心痛"三种不同类型,并分别运用"汗""敞""利""温"等法及有关方药治疗,并提出"久痛无寒而暴痛非热"之说,对本证的辨证论治具有一定指导意义。

迨明清时期,对心痛的辨证更为细腻。如《玉机微义·心痛》中特别提出本证之属于虚者:"然亦有病久气血虚损及素作劳羸弱之人患心痛者,皆虚痛也。"补前人之未备。尤为突出的是,明清时期对心痛与胃脘痛、厥心痛与真心痛等,有了明确的鉴别。明代以前的医家多将心痛与胃脘痛混为一谈,如《丹溪心法·心脾痛》说:"心痛,即胃脘痛。"而明清不少医家均指出两者需加以区别。如《证治准绳·心痛胃脘痛》云:"或问:丹溪言心痛即胃脘痛然乎?曰:心与胃各一脏,其病形不同。因胃脘痛处在心下,故有当心而痛之名,岂胃脘痛即心痛者哉。历代方论,将两者混同,叙于一门,误自此始",然而,又指出:"……胃脘之受邪,非止其自病者多;然胃脘逼近于心,移其邪上攻于心,为心痛者亦多。"说明心痛与胃脘痛既有区别,又有联系。《临证指南医案·心痛》徐灵胎评注也说:"心痛、胃痛确是二病,然心痛绝少,而胃痛极多,亦有因胃痛而及心痛者,故此二症,古人不分两项,医者细心求之,自能辨其轻重也。"关于厥心痛和真心痛的区别,明代李梴《医学入门·心痛》称:"真心痛,因内外邪犯心君,一天即死;厥心痛,因内外邪犯心之包络,或它脏邪犯心之支络。"清代喻嘉言《医门法律·卷二》也谓:"厥心痛……去真心痛一间耳。"对于厥心痛的病因,继《难经·五十六难》"其五脏相干,名厥心痛"及《圣济总录·卷第一十五》"……阳虚而阴厥,致令心痛,是为厥心痛"之说以后,明清医家也多有论述,如《医学入门·心痛》主以七情,曰:"厥心痛……或因七情者,始终是火。"清代潘楫《医灯续焰·心腹脉证》则认为是由寒邪乘虚内袭,荣脉凝泣所致;《医门法律·卷二》则强调"寒逆心包"等。真心痛的病因,明代之前有因于寒,因于气、血、痰、水之论,而明代虞抟《医学正传》又指出与"污缸冲心"(即瘀血)有关;清代陈士铎《辨证录·心痛门》则补充"火邪犯心"这一病因。值得重视的是明清时期不少医家著作,如方隅《医林绳墨》、陈士铎《辨证录》、虞抟《医学正传》、林佩琴《类证治裁》等,皆摆脱了真心痛不能救治的成说,结合他们的经验,提出"亦未尝不可生"的卓见,且列出救治方药。显然,这是本病治疗上的一大进步。

三、范围

根据本证的临床特点,可见于西医学冠状动脉粥样硬化性心脏病之心绞痛及心肌梗死,其他如心包炎等疾病引起的心前区疼痛,其临床表现与本证的特点相符者,均可参照本节辨证论治。

四、病因病机

胸痹心痛的病位在心,但其发病与心、肾、肝、脾诸脏的盛衰有关,可在心气、心阳、心血、心阴不足,或肝、肾、脾失调的基础上,兼有痰浊、血瘀、气滞、寒凝等病变,总属本虚标实之病证。其病因病机可归纳如下。

(一)寒邪犯心

气候骤变,风寒暑湿燥火六淫邪气均可诱发或加重心之脉络损伤,发生本病。然尤以风寒邪气最为常见。素体心气不足或心阳不振,复因寒邪侵袭,"两虚相得",寒凝胸中,胸阳失展,心脉痹阻。《素问·调经论篇》曰:"寒气积于胸中而不泻,不泻则温气去,寒独留则血凝泣,凝则脉不通。"故患者常易于气候突变,特别是遇寒冷,则易卒然发生心痛。

(二)七情内伤

清代沈金鳌《杂病源流犀烛·心病源流》认为七情"除喜之气能散外,余皆足令心气郁结而为痛也"。由于忧思情恼怒,心肝之气郁滞,血脉运行不畅,而致心痛。《灵枢·口问》谓:"忧思则心系急,心系急则气道约,约则不利。"《薛氏医案》认为肝气通于心气,肝气滞则心气乏。所以,七情太过,是引发心痛的常见原因。

(三)饮食失节

恣食膏粱厚味,或饥饱无常,日久损伤脾胃,运化失司,饮食不能生化气血,聚湿生痰,上犯心胸清旷之区,清阳不展,气机不畅,心脉闭阻,遂致心痛。痰浊留恋日久,则可成痰瘀交阻之证,病情转顽,故明代龚信《古今医鉴》亦云:"心脾痛者,亦有顽痰死血……种种不同。"

(四)气血不足

劳倦内伤或久病之后脾胃虚弱,气血乏生化之源,以致心脏气血不足,即所谓心脾两虚之证;或失血之后,血脉不充,心失所养。心气虚可进而导致心阳不足,阳气亏虚,鼓动无力,清阳失展,血气行滞,发为心痛。心脏阴血匮乏,心脉失于濡养,拘急而痛。此外,心气心血不足也可由七情所致,"喜伤心"、思虑过度、劳伤心脾等,皆属此例。

(五)肾阳不足

不能鼓舞心阳,心阳不振,血脉失于温运,痹阻不畅,发为心痛;肾阴不足,则水不涵木,又不能上济于心,因而心肝火旺,更致阴血耗伤,心脉失于濡养,而致心痛,而心阴不足,心火燔炽下汲肾水,又可进一步耗伤肾阴。同时心肾阳虚,阴寒痰饮乘于阳位,阻滞心脉,而作心痹,即仲景"阳微阴弦"之谓,这也是心痛的重要病机之一。

总之,胸痹心痛的主要病机为心脉痹阻,其病位以心为主,然其发病多与肝、脾、肾三脏功能失调有关,表现为本虚标实,虚实夹杂。其本虚可有阳虚、气虚、阴虚、血虚,且又多阴损及阳,阳损及阴,而见气阴不足、气血两亏、阴阳两虚,甚或阳微阴竭,心阳外越;其标实有痰、饮、气滞、血瘀之不同,同时又有兼寒、兼热的区别。而痰浊可以引起或加重气滞、血瘀,痰瘀可以互结;阴虚与痰热常常互见,痰热也易于伤阴;阳虚与寒痰、寒饮常常互见,寒痰、寒饮又易损伤阳气等,复杂多变,临床必须根据证候变化,详察细辨。

五、诊断与鉴别诊断

(一)诊断

1.发病特点

本证每卒然发生,或发作有时,经久不瘥。且常兼见胸闷、气短、心悸等症。七情过极、气候变化、饮食劳倦等因素常可诱发本证。

2.临床表现

左侧胸膺或膻中处突发憋闷而痛,疼痛性质表现为压榨样痛、绞痛、刺痛或隐痛等不同。疼痛常可引及肩背、前臂、胃脘部等,甚至可沿手少阴、手厥阴经循行部放射至中指或小指,并兼心悸。疼痛移时缓解,或痛彻肩背,持续不解。

心电图应列为必备的常规检查,必要时可做动态心电图、运动试验心电图、标测心电图和心功能测定等。休息时心电图明显心肌缺血（R 波占优势的导联上有缺血型 ST 段下降超过 0.05 mV 或正常，不出现 T 波倒置的导联上倒置超过 2 mm，心电图运动试验阳性）。

参考检查项目有血压、心率、心律、白细胞总数、血沉、血脂分析、空腹血糖。必要时可做血清酶学、血黏度、血小板功能、睾酮、雌二醇、血管紧张素测定。

（二）鉴别诊断

1.胃脘痛

多因长期饮食失节，饥饱劳倦，情志郁结，或外感寒邪，或素体阳虚，脾胃虚寒所致。但其疼痛的发生，多在食后或饥饿之时，部位主要是在胃脘部，多有胃脘或闷或胀，或呕吐吞酸，或不食，或便难，或泻痢，或面浮黄、四肢倦怠等证，与胃经本病参杂而见。而心痛则少有此类症状，多兼见胸闷、气短、心悸等症。

2.胁痛

胁痛部位主要在两胁部，且少有引及后背者，其疼痛特点或刺痛不移，或胀痛不休，或隐痛悠悠，鲜有短暂即逝者；其疼痛诱因常由情绪激动；而缘于劳累者多属气血亏损，病久体弱者。常兼见胁满不舒，善太息，善嗳气，纳呆腹胀或口干、咽干、目赤等肝胆经症状及肝郁气结乘脾之症状，这些都是心痛少见的伴随症状。

3.胸痛

凡岐骨之上的疼痛称为胸痛，可由心肺两脏的病变所引起。胸痛之因于肺者，其疼痛特点多呈持续不解，常与咳嗽或呼吸有关，而且多有咳唾、发热或吐痰等。心痛的范围较局限，且短气、心悸多与心痛同时出现，心痛缓解，短气、心悸等亦随之而减。

4.结胸

《伤寒论·辨太阳病脉证并治》："病有结胸，有藏结，其状何如；答曰：按之痛，寸脉浮，关脉沉，名曰结胸也。"指邪气结于胸中，胸胁部有触痛，颈项强硬，大便秘结或从心下到少腹硬满而痛。发病原因多由太阳病攻下太早，以致表热内陷，与胸中原有水饮互结而成。胸胁有触痛者为"水结胸"；心下至少腹硬痛拒按，便秘，午后微热者为"实热结胸"。结胸虽有痛，但其特点为触痛，或疼痛拒按，与心痛不同，且其伴随症亦与心痛有异。

5.胸痞

《杂病源流犀烛·胸膈脊背乳病源流》："至如胸痞与结胸有别……大约胸满不痛者为痞。"指胸中满闷而不痛。多由湿浊上壅，痰凝气滞，胸阳不展所致。心痛亦有胸闷，但因胸痞无痛，故易于鉴别。

六、辨证论治

心痛一证多突然发生，忽作忽止，迁延反复。日久之后，正气益虚，加之失治或治疗不当，或不善调摄，每致病情加重，甚至受某种因素刺激而卒然发生真心痛，严重者可危及生命。治疗应根据患者的不同临床表现，把握病情，分别进行处理，以求病情缓解，杜其发展。

（一）辨证

1.辨证要点

（1）辨心痛性质：心痛有闷痛、灼痛、刺痛、绞痛之别，临床中须结合伴随症状，辨明心痛的属性。①闷痛：是临床最常见的一种心痛。闷重而痛轻，无定处，兼见胁胀痛，善太息者属气滞者多；若兼见多唾痰涎，阴天易作，苔腻者，属痰浊为患；心胸隐痛而闷，由劳引发，伴气短心慌者，多属心气不足之证。②灼痛:总由火热所致。若伴有烦躁,气粗,舌红苔黄,脉数,而虚象不明显者,由火邪犯心所致;痰火者,多胸闷而灼痛阵作,痰稠,苔黄腻;灼痛也可见于心阴不足,虚火内炽的患者,多伴有心悸、眩晕、升火、舌红少津等阴虚内热之症。③刺痛:《素问•脉要精微论篇》云:"夫脉者,血之府也……涩则心痛。"由血脉瘀涩所致的心痛,多为刺痛,固定不移,或伴舌色紫暗、瘀斑。但是,由于引起血瘀心脉的原因很多,病因不同,心痛的性质也常有不同,故血瘀之心痛又不限于刺痛。④绞痛:疼痛如绞,遇寒则发,得冷则剧,多伴畏寒肢冷,为寒凝心脉所致;若兼有阳虚见症,则为阳虚,乃阴寒内盛,乘于阳位。另外,这种剧烈的心痛也常因劳累过度、七情过极、过食饮酒等因素而诱发,所以临床见心胸绞痛,又不可为"寒"所囿。

(2)辨心痛轻重顺逆:一般情况下,心痛病情轻重的判别,大致可根据以下几点。①心痛发作次数:发作频繁者重;偶尔发作者轻。②每次心痛发作的持续时间:瞬息即逝者轻;持续时间长者重;若心痛持续数小时或数目不止者更重。③心痛发作部位固定与否:疼痛部位固定,病情较深、较重;不固定者,病情较浅、较轻。④心痛证候的虚实:证候属实者较轻;证候虚象明显者较重。⑤病程长短:一般说来,初发者较轻;病程迁延日久者较重。

总之,判断心痛一证病情的轻重,应把心痛的局部表现与全身状况结合起来进行综合分析,才能得出正确的结论。

心痛一旦发展成为"真心痛",属于重症,临床须辨其顺逆,以便及时掌握病情发展变化的趋势,采取有效的救治措施。有以下情况出现时,须警惕是真心痛:心胸疼痛持续不止,达数小时乃至数日,有的疼痛剧烈,可引及肩背、左臂、腮、咽喉、脘腹等处,可伴有气短、喘息,心悸慌乱,手足欠温或冷,自汗出,精神委顿,或有恶心呕吐,烦躁,脉细或沉细,或有结代。追溯既往,大多有心痛反复发作的病史。同时,常有过度疲劳、情志刺激、饱食、寒温不调及患其他疾病,如外感热病、失血、肝胆胃肠疾病等诱发因素。

辨真心痛的顺逆,关键在防厥、防脱,重点应注意以下几个方面:①无论是阴虚还是阳虚的真心痛都可有厥脱之变;但阳虚者比阴虚者更容易发生厥脱变化。②神委和烦躁是真心痛常见的精神表现。如果精神委顿逐渐有所发展,或烦躁不安渐见加重,应引起充分注意。若出现神志模糊或不清,则病已危重。③真心痛患者大多有气短见症,要注意观察其变化。若气短之症逐渐有加重趋势,应提高警惕,迫见喘促之症,则病情严重。④动辄汗出或自汗也是真心痛的常见症。如果汗出增多,须防止其发生厥脱之变。⑤剧烈的疼痛可以致厥,于真心痛尤其如此。所以,若见心胸疼痛较剧烈而持续不缓解者,应谨防其变。⑥手足温度有逐渐下降趋势者,应充分重视,若四肢逆冷过肘而发绀者,表明病已垂危。正如方隅《医林绳墨》中说:"或真心痛者,手足青不至节,或冷未至厥,此病未深,犹有可救……"⑦舌苔变化可帮助我们分析正邪两个方面的发展情况。不少真心痛患者,在发生厥脱之前,先有舌质越变越胖,舌苔越来越腻或越滑等变化,也有的变得越来越光红而干。对于这些舌苔变化,都应仔细观察。相反,这些舌象逐渐好转,则往往提示病情在向好的方面发展。⑧在真心痛中,下列脉象变化应引起高度重视:脉象变大或越来越细,越来越无力,或越变越速,越变越迟,或脉象由匀变不匀,由没有结代脉变为有结代脉等,都表示正气越来越弱,心气越来越不足。

以上方面,如果观察细致,则能帮助我们及时掌握病情发展的顺逆趋势,也有利于及时发现厥脱的征象,以便及时用药,这对防脱防厥是有益的。

2.证候

根据心痛的临床表现,按标本虚实大致可分为如下几种证候。

(1)寒凝心脉:卒然心痛如绞,形寒,天气寒冷或迎寒风则心痛易作或加剧,甚则手足不温,冷汗出,短气心悸,心痛彻背,背痛彻心。苔薄白,脉紧。

病机分析:诸阳受气于胸中,心阳不振,复受寒邪,以致阴寒盛于心胸,阳气失展,寒凝心脉,营血运行失畅,发为本证。心脉不通故心痛彻背;寒为阴邪,本已心阳不振,感寒则阴寒益盛,故易作心痛;阳气失展,营血运行不畅,故见心悸气短,手足不温,冷汗出等症。苔白脉紧为阴寒之候。本证候的辨证关键在于心痛较剧,遇寒易作,苔白脉紧。

(2)气滞心胸:心胸满闷,隐痛阵阵,痛无定处,善太息,遇情志小畅则诱发、加剧,或可兼有脘胀,得嗳气、矢气则舒等症。苔薄或薄腻,脉细弦。

病机分析:情志抑郁,气滞上焦,胸阳失展,血脉不和,故胸闷隐痛,善太息;气走无着,故痛无定处;肝气郁结,木失条达,每易横逆犯及中焦,故有时可兼有脾胃气滞之症。本证候的主症是胸闷隐痛,痛无定处,脉弦,为临床所常见,正如清代沈金鳌《杂病源流犀烛·心病源流》云:"心痛之不同如此,总之七情之由作心痛。"

(3)痰浊闭阻:可分为痰饮、痰浊、痰火、风痰等不同证候。痰饮者,胸闷重而心痛轻,遇阴天易作,咳唾痰涎,苔白腻或白滑,脉滑;兼湿者,则可见口黏,恶心,纳呆,倦怠,或便软等症。痰浊者,胸闷而兼心痛时作,痰黏,苔白腻而干,或淡黄腻,脉滑;若痰稠,色黄,大便偏干,苔腻或干,或黄腻,则为痰热。痰火者,胸闷,心胸时作灼痛,痰黄稠厚,心烦,口干,大便干或秘,苔黄腻,脉滑数。风痰者,胸闷时痛,并见舌謇偏瘫,眩晕,手足震颤麻木之症,苔腻,脉弦滑。

病机分析:痰为阴邪,其性黏滞,停于心胸,则窒塞阳气,络脉阻滞,酿成是证。痰饮多兼寒,故其痰清稀,遇阴天易作;"脾为生痰之源",脾虚运化无权,既能生痰,又多兼湿。浊者,厚浊之义,故病痰浊者,其胸闷心痛可比痰饮者重。痰浊蕴久,则可生热,见痰稠、便干、苔黄腻等痰热之象。痰之兼有郁火或阴虚火旺者,可为痰火之证,伤于络脉则灼痛,扰乱神明则心烦,热伤津液则口干、便秘。阳亢风动,与痰相并而为风痰,闭阻络脉而为偏瘫、麻木,风邪入络而见舌謇、震颤,扰于心胸则为闷痛。此外,痰之为患,也常可因恼怒气逆,而致痰浊气结互阻胸中,猝然而作心胸剧痛。痰浊闭阻一证,变化多端,必须据证详析。

(4)瘀血痹阻:心胸疼痛较剧,如刺如绞,痛有定处,伴有胸闷,日久不愈,或可由暴怒而致心胸剧痛。苔薄,舌暗红、紫暗或有瘀斑,或舌下血脉发绀,脉弦涩或结代。

病机分析:因于寒凝、热结、痰阻、气滞、气虚等因素,皆可致血脉郁滞而为瘀血。血瘀停着不散,心脉不通,故作疼痛如刺如绞,而痛处不移。故《素问·脉要精微论篇》云:"夫脉者,血之府也……涩则心痛。"血为气母,瘀血痹阻,则气机不运,而见胸闷;暴怒则肝气上逆,气与瘀交阻,闭塞心脉,故作卒然剧痛;痛则脉弦,舌紫暗、瘀斑,均瘀血之候,瘀血蓄积,心阳阻遏则脉涩或结代。由于致瘀原因有别,故又有寒凝血瘀、热结血瘀、气滞血瘀、痰瘀互结、气虚血瘀等不同,临床辨证应将各有关证候与本证候,互相参照,以资鉴别。此外,尚须提及的是,无论何因所引起之心痛,即使临床上血瘀的证候不明显,但由于"心主血脉",《素问·痹论篇》云:"心痹者,脉不通。"故总与"心脉痹阻"的病机攸关,在辨证时,对病程短者,应考虑其伴有血脉涩滞的一面;对病程长者,则应顾及其伴有瘀痹心脉的一面。

(5)心气不足:心胸阵阵隐痛,胸闷气短,动则喘息,心悸且慌,倦怠乏力,或懒言,面色白,或易汗出。舌淡红胖,有齿痕,苔薄,脉虚细缓或结代。

病机分析:思虑伤神,劳心过度,损伤心气。盖气为血帅,心气不足,胸阳不振,则运血无力,血滞心脉,即《灵枢·经脉》谓:"手少阴气绝则脉不通,脉不通则血不流。"故发心痛、胸闷、短气、喘息;心气鼓动无力,则心悸且慌,脉虚细缓结代;汗为心之液,气虚不摄,故易自汗;劳则气耗,故心气不足诸证,易由劳而诱发。若兼见食少乏力,腹胀便溏,或食后易作心痛且慌、气短等,为心脾气虚之证。

(6)心阴不足:心胸疼痛时作,或灼痛,或兼胸闷,心悸怔忡,心烦不寐,头晕,盗汗,口干,大便不爽,或有面红升火之象。舌红少津,苔薄或剥,脉细数,或结代。

病机分析:素体阴虚,或思虑劳心过度,耗伤营阴,或火热、痰火灼伤心阴,以致心阴亏虚,心失所养,虚火内炽,营阴涸涩,心脉不畅,故心胸灼痛,心悸怔忡,脉细数或结代;阴不敛阳,心神不宁,故心烦不寐,或有面红升火之象;心火伤津,则口干,大便不爽,舌红而剥;汗为心液,阴虚火劫,迫津外泄而盗汗;虚火上扰,则为眩晕。若素有肝肾阴亏,或心阴亏虚日久,下汲肾阴,以致肾阴不足,不能上济于心,阴虚火旺加重,可更见眩晕耳鸣,五心烦热,颧红升火,舌光绛少苔等症;若心肾真阴亏竭,阴阳之气不相顺接,则可发生心痛增剧,烦躁不安,气短喘息,手足不温,脉微细等厥逆之症。

此外,临床又多见阴伤与气及气阴两虚之证,若本证兼见嗜睡、乏力等症,为阴伤及气;若见胸闷痛,心悸心慌,气短乏力,心烦口干,舌红胖苔薄,或淡胖少苔,脉虚细数,内热不甚明显,则为气阴两虚。另有心脾血虚证,由失血之后,心血不足,或思虑伤脾,脾乏生化之能所致,可见心悸不安,心胸隐痛阵作,头晕目眩,多梦健忘,面色不华,饮食无味,体倦神疲,舌淡苔薄,脉象细弱,皆血虚失荣之故。血为阴类,常称阴血,然心阴虚与心血不足的临床表现尚有区别,不可不辨。

(7)心阳亏虚:心悸动而痛,胸闷,神倦怯寒,遇冷则心痛加剧,气短,动则更甚,四肢欠温,自汗。舌质淡胖,苔白或腻,脉虚细迟或结代。

病机分析:素体阳气不足,或心气不足发展,为阳气亏虚,或寒湿饮邪损伤心阳,均可罹致本证。心阳亏虚,失于温振鼓动,故心悸动而胸闷,神倦气短,脉虚细迟或结代;阳虚则生内寒,寒凝心脉,不通则痛,故见心痛,遇冷加剧;阳气不达于四末,不充于肌表,故四肢欠温而畏寒;舌淡胖,苔白或腻,为阳虚寒盛之象。若肾阳素亏,不能温煦心阳,或一心阳不能下交于肾,日久均可成为心肾阳虚之证。心肾阳虚,命门火衰,阳不化阴,阴寒弥漫胸中,饮邪痹阻心脉,以致心胸剧痛,胸脘满闷,四肢不温而汗出;肾不纳气,肺气上逆,或阳虚水泛饮邪上凌心肺,则见喘息不得卧,甚则可出现气喘,鼻翼翕动,张口抬肩,四肢逆冷发绀,大汗淋漓,尿少,水肿,烦躁或神志不清,唇舌紫黯,脉微细欲绝等阳气外脱的危重证候。

此外,若本证候兼见腹胀便溏,食少乏力,夜尿频多,腰膝酸软等症,为心阳不足兼脾肾阳虚,其舌苔淡白,脉多沉细无力。

由上可见,心痛的临床表现十分复杂而多变。且上述各种证候也不是孤立的,常可几种虚实证候相兼出现,而各证候之间也可相互转化,临床辨证须灵活掌握,不可拘泥。

(二)治疗

1.治疗原则

基于本证的病机是本虚而标实,故治疗原则总不外"补""通"二法。然而具体运用时,则又须根据症情的虚实缓急而灵活掌握。实证者,当以"通脉"为主,当审其寒凝、热结、气滞、痰阻、血瘀等不同而分别给予温通、清热、疏利、化痰、祛瘀等法;虚证者,权衡心脏阴阳气血之不足,有否兼肝、脾、肾等脏之亏虚,调阴阳,补不足,纠正有关脏腑之偏衰。本证多虚实夹杂,故在治疗上尤须审度证候之虚实偏重,抑或虚实并重,而予补中寓通、通中寓补、通补兼施等法,此时不可一味浪补,或一味猛攻,总以祛邪而不伤正,扶正而不留邪为要务。如张璐在《张氏医通·诸血门》中所云:"但证有虚中挟实,治有补中寓泻,从少从多之治法,贵于临床处裁。"同时,在心痛特别是真心痛的治疗中,防脱防厥是减少死亡的关键。必须辨清症情的顺逆,一旦见到有厥脱迹象者,即应投以防治厥脱的药物,以防止其进一步恶化。若俟厥脱见证明显,始治其厥脱,则必然被动,颇难应手。

2.治法方药

(1)寒凝心脉。①治法:祛寒活血,宣痹通阳。②方药:以当归四逆汤为主方。本方以桂枝、细辛温散寒邪,通阳止痛;当归、芍药养血活血,芍药与甘草相配,能缓急止痛;通草入经通脉;大枣健脾和营,共奏祛寒活血、通阳止痛之功。若疼痛发作较剧而彻背者,可用乌头赤石脂丸。方以乌头雄烈刚燥,散寒通络止痛;附子、干姜温阳以逐寒;蜀椒温经下气而开其郁;因恐过于辛散,故用赤石脂入心经固涩而收阳气也;若痛剧而见四肢不温、冷汗出等症者,可即予含化苏合香丸,以芳香化浊,温开通窍,每能获瞬息止痛之效。同时,由于寒邪易伤阳,而阳虚又易生阴寒之邪,故临床如见有阳虚之象,宜与温补阳气之剂合用,以取温阳散寒之功,若一味辛散寒邪,则有耗伤阳气之虞。

(2)气滞心胸。①治法:疏调气机,理脾和血。②方药:用柴胡疏肝散。本方由四逆散(枳实改枳壳)加香附、川芎组成。四逆散能疏肝理气而解胸胁气机郁滞,其中柴胡与枳壳相配可调畅气机;白芍与甘草同用可缓急舒挛止痛;加香附以增强理气解郁之功;川芎为气中血药,盖载气者血也,故以活血而助调气。如胸闷心痛较明显,为气滞血瘀之象,可合失笑散,以增强活血行瘀、散结止痛之功;若兼有脾胃气滞之症,可予逍遥散,疏肝行气,理脾和血;苔腻者为兼脾湿,合丹参饮,调气行瘀、化湿畅中。二方共奏疏调气机、理脾止痛之效;气郁日久而化热者,可与丹栀逍遥散以疏肝清热,见有大便秘结者,可适当配合应用当归龙荟丸,以泻郁火。至如芳香理气及破气之品,只可根据病情的需要,权宜而用,不宜久用,以免耗散正气。

(3)痰浊闭阻。①治法:温化痰饮,或化痰清热,或泻火逐痰,或息风化痰等法为主,佐以宣痹通阳。②方药:痰饮者以瓜蒌薤白半夏汤或枳实薤白桂枝汤,合苓甘五味姜辛汤去五味子治疗。瓜蒌、薤白化痰通阳,行气止痛;半夏、厚朴、枳实辛苦温行气而破痰结;桂枝温阳化气通脉;茯苓、甘草健脾利水化饮;干姜、细辛温阳化饮,散寒止痛。痰饮之为心痛,常兼有心肾阳虚,治疗亦须顾及。痰浊者,用温胆汤,方以二陈汤的半夏、茯苓、橘红、甘草化痰理气;竹茹、枳实清泄痰热,可加入瓜蒌以助通阳宣痹之力。痰浊化热者,可用黄连温胆汤加郁金,清热而解痰郁血滞;痰火为患,则加海浮石、海蛤壳化痰火之胶结;若心烦不寐,可合朱砂安神丸清心宁神;痰火耗伤阴津则加生地、麦门冬、玄参之属;大便秘结加生大黄或礞石滚痰丸。证属风痰者,选用涤痰汤,方在温胆汤的基础上加胆南星、石菖蒲化痰息风通窍;人参益气补虚,斟酌而用;其他如天竺黄、竹沥、生姜汁、僵蚕、地龙、天麻等清热化痰息风之品也可选用。

由于痰性黏腻,阻于心胸,易窒阳气,滞血运,甚至痰瘀互结,故于祛痰的同时,还宜适当配合应用活血行瘀之品,如丹参、当归、益母草、桃仁、泽兰叶、红花、赤芍、牡丹皮等。若痰闭心脉,卒然剧痛,因于痰浊者用苏合香丸;因于痰热、痰火、风痰者用行军散,以取即刻启闭、化浊、止痛之效。

(4)瘀血痹阻。①治法:活血化瘀,通脉止痛。②方药:可选用血府逐瘀汤。本方由桃红四物汤合四逆散加牛膝、桔梗而成。当归、川芎、桃仁、红花、赤芍活血祛瘀而通血脉;柴胡、桔梗与枳壳、牛膝同伍,一升一降,调畅气机,开胸通阳,行气而助活血;生地一味,《神农本草经》谓其能"逐血痹",《本草求真》认为有"凉血消瘀"之功,且又能养阴而润血燥。诸药共成祛瘀通脉、行气止痛之剂。若心痛较剧,可加乳香、没药,或合失笑散,以增强祛瘀止痛的效果。由于瘀血这一病机变化,又可在其他有关证候中相兼而出现,故活血化瘀药的选择,应随临床证候表现的不同而有所区别,如寒凝或阳气亏虚兼血瘀,宜选温性活血之品;热结、阴虚火旺兼血瘀,宜选凉性活血药;气血不足而兼血瘀,宜选养血活血之品;痰瘀互结者,又需根据寒痰、痰热(火)、风痰等不同而分别选用不同性味的活血药,凡此,均应仔细斟酌。此外,心痛与真心痛,标实而本虚,且心痛一证常迁延难愈,故破血之品应慎用,以免多用、久用耗伤正气。瘀血较重须用破血药时,一俟症情有所减轻,即应改用其他活血化瘀的药物。

(5)心气不足。①治法:补养心气而振胸阳。②方药:用保元汤合甘麦大枣汤加减。方以人参、黄芪大补元气,以扶心气;甘草炙用,甘温益气,通经脉,利血气而治心悸;肉桂辛热补阳,散寒而治心痛,又能纳气归肾,而缓短气、喘息之症,或可以桂枝易肉桂,《本经疏证》谓桂枝有通阳、行瘀之功,故可用以治疗心气不足、血滞心脉之证;生姜可以除去不用,加丹参或当归,养血行瘀;甘麦大枣汤益心气,宁心神,甘润缓急。若胸闷明显而伴心痛者,可加旋覆花、桔梗、红花,以补中下气,宽胸活血。凡心气不足,兼有气滞、血瘀、痰浊者,补心气的药应先择和平轻补之品,视服药厢的反应,再考虑是否加重补气之力,而活血理气化痰总应以不伤心气为准绳,破气、破血、泄痰之品应慎用或不用。心脾气虚之证,可用养心汤。此方在保元汤(去生姜)的基础上,加茯苓、茯神、远志、半夏曲,健脾和胃,补心安神;柏子仁、酸枣仁、五味子,养心而敛心气;当归、川芎,行气活血,全方有补养心脾以生气血之功。

(6)心阴不足。①治法:滋阴养心,活血清热。②方药:用天王补心丹。本方以生地、玄参、天门冬、麦门冬,滋水养阴而泻虚火;人参、炙甘草、茯苓益心气,也寓有从阳引阴之意;柏子仁、酸枣仁、远志、五味子养心安神,化阴敛汗;丹参、当归身养心活血而通心脉;桔梗、辰砂为佐使之品,全方能使心阴复,虚火平,血脉利而使心胸灼痛得解。若阴不敛阳,虚火内扰心神,心烦不寐,舌光红少津者,可予酸枣仁汤清热除烦安神。不效者,可再予黄连阿胶汤,滋阴清火宁神。若脉结代、心悸怔忡之症明显者,用炙甘草汤,方中惟地用量独重,配以阿胶、麦门冬、火麻仁滋阴补血,以养心阴;人参、大枣补气益胃,资脉之本源;桂枝、生姜以行心阳;入酒煎煮,与生地相得,其滋阴活血复脉之力益著,即"地黄得酒良"之谓。诸药同用,使阴血得充,阴阳调和,心脉通畅,则心悸、脉结代得以纠正。心肾阴虚者,可合左归饮补益肾阴,或河车大造丸滋肾养阴清热;眩晕心悸明显者,加镇潜之品,如珍珠母、灵磁石之类。如心肾真阴欲竭,亟宜救阴,用大剂西洋参、鲜生地、石斛、麦门冬、山茱萸,参以生牡蛎、五味子、甘草酸甘化阴而敛真阴;心痛甚者,宜兼行血通脉,应择牡丹皮、芍药、丹参、益母草、郁金、凌霄花等性凉、微寒的活血之品。心胸痛剧不止者,可选用至宝丹。在阴液有渐复之机时,又应及时结合针对病因的治疗,如有火热实邪者,结合清热泻火凉血;有痰火、痰热者,结合清热化痰或泻火逐痰等,方药参见有关证候。心阴不足若夹有气滞者,理气忌用温燥之品,瓜蒌、郁金、枳实、绿萼梅、玫瑰花、合欢花、金铃子、延胡索等,可供选用。

临床见到阴伤及气者,于养阴之剂中加人参,或天王补心丹中加重人参的用量。气阴两虚者,治当益气养阴并施,可用生脉散,症状较重者可在天王补心丹的基础上,加黄芪、黄精之类。

心脾两虚之证,可用归脾汤,益气补血,心脾双调,或可合用四物汤,以增强归脾汤补血之功。

(7)心阳亏虚。①治法:补益阳气,温振心阳。②方药:方用人参汤。本方由人参、甘草、干姜、白术四味组成,《金匮要略》用本方治胸中阳微,正气虚寒之胸痹,以温补其阳而逐其寒,正如魏念庭《金匮要略方论本义》谓:"以温补其阳,使正气旺而邪气自消,又治胸痹从本治之一法也。"尤在泾《金匮要略心典》亦云:"养阳之虚,即以逐阴。"另可加桂枝、茯苓,温阳化气,助逐阴散寒之力,振奋心阳。若心肾阳虚,呵合肾气丸,以附子、桂枝(后世多用肉桂)补水中之火;以六味地黄丸壮水之主,从阴引阳,合为温补肾阳之剂,两方合用则温补心肾而消阴翳。若心肾阳虚而兼水饮上凌心肺、喘促水肿者,可与真武汤合用。真武汤以附子之辛热,温补肾阳而驱寒邪,且与芍药同用,能入阴破结,敛阴和阳;茯苓、白术健脾利水;生姜温散水气。两方合用则可温补心肾而化寒饮。阳虚寒凝心脉、心痛较明显者,可选择加入鹿角片、川椒、吴茱萸、荜茇、良姜、细辛、川乌、赤石脂等品。若因寒凝而兼气血滞涩者,可选用薤白、沉香、檀香、降香、香附、鸡血藤、泽兰、川芎、桃仁、红花、延胡索、乳香、没药等偏于温性的理气活血药。如突然心胸剧痛,四肢不温而汗出者,宜即含服苏合香丸,温开心脉,痛减即止,不宜多服久服,以免耗散阳气。至如心肾阳虚而见虚阳欲脱的厥逆之证时,则当回阳救逆,用参附汤或四逆加人参汤回阳救逆;或予六味回阳饮(炮姜改干姜),此方用四逆加人参汤回阳救逆,熟地从阴引阳,当归和血活血,为救治厥逆的有效之剂;若兼大汗淋漓,脉微细欲绝等亡阳之证,应予回阳固脱,用参附龙牡汤,重加山茱萸。

此外,对心阳不足兼脾肾阳虚者,可用人参汤合右归饮治疗,兼补心脾肾之阳气。

3.其他治法

(1)中成药:①复方丹参滴丸,每次3粒,每天3次。功效:活血化瘀,理气止痛。适用于心绞痛发作,辨证属气滞血瘀者。②麝香保心丸:每次1~2粒,每天3次。功效:芳香温通,益气强心。适用于心绞痛发作,辨证属寒凝血瘀者。③冠心苏合丸:嚼碎服,1次1丸,每天1~3次。功效:理气,宽胸,止痛。适用于心痛有寒者。④速效救心丸:含服每次4~6粒,每天3次。功效:行气活血,祛瘀止痛。适用于心痛有瘀者。

(2)针刺:①针刺膻中、内关,每天1次。留针20~30 min,捻转3~5 min。②心包经及心经两经俞穴(厥阴俞透心俞)及募穴(膻中透巨阙)为主穴,心包经的经穴内关为配穴。③主穴:华佗夹脊,第4、第5胸椎,内关;配穴:膻中,三阴交。④主穴:膻中透鸠尾,内关,足三里;配穴:通里,神门,曲池,间使,乳根,命门。⑤主穴:心俞,厥阴俞;配穴:内关,足三里,间使。⑥针刺内关、膻中,或内关、间使。⑦针刺心俞,厥阴俞配神门、后溪、大陵。⑧耳针:主穴:心,神门,皮质下;配穴:交感,内分泌,肾,胃。⑨耳针:主穴:心,皮质下,神门,肾;配穴:肾上腺等。

(3)膏药穴位敷贴:通心膏(徐长卿、当归、丹参、王不留行籽、鸡血藤、葛根、延胡索、红花、川芎、桃仁、姜黄、郁金、参三七、血竭、椿皮、穿山甲、乳香、没药、樟脑、冰片、木香、人工麝香、硫酸镁、透骨草),敷心俞、厥阴俞或膻中。

(4)推拿疗法:据报道,按摩腹部上脘、中脘、下脘、神阙、关元、心俞、厥阴俞或华佗夹脊压痛点等治疗心痛有效。

总之,胸痹心痛发作时均要立即口服速效治疗药物,待病情缓解后再按具体病情,辨证论治。真心痛亦称心厥,属临床危急重症,需要及时诊断及救治。病情严重者常合并心脱、心衰等危候,可参考相关篇章进行辨证论治。

七、转归及预后

胸痹心痛一证,以膻中或左胸部反复发作疼痛为特点。可分为虚、实两端,但实证可转为虚证,虚证也可兼有邪实,以致虚实夹杂,变化多端。尽管如此,只要辨证论治正确、及时,克服一方一药统治胸痹心痛的倾向,一般都能使病情得到控制或缓解。有些患者可因各种因素导致心胸剧痛,持续不解,伴见气短喘息,四肢不温或逆冷发绀,烦躁,神志不清,尿少水肿,脉微细等阳虚阴竭之证,古代医家称为"真心痛",为胸痹心痛中的危重不治证候。但是随着医疗经验的不断丰富,早有医家对此提出异议,如陈士铎《辨证录·心痛门》曰:"人有真正心痛,法在不救。然用药得宜,亦未尝不可生也。"虞搏《医学正传》也云:"有真心痛者……医者宜区别诸证而治之,无有不理也。"中华人民共和国成立后,特别是近年来,加强了中医药治疗真心痛的研究,使治疗方法日趋完善,因此病死率明显下降。但真心痛病情危急,临床诊治必须仔细、果断、正确,稍有疏忽,则易于贻误生命。

（胡德志）

第八章　呼吸内科病证

第一节　感　冒

感冒是感受触冒风邪、邪犯卫表而导致的常见外感疾病,临床表现以鼻塞、流涕、打喷嚏、咳嗽、头痛、恶寒、发热、全身不适、脉浮为其特征。

本病四季均可发生,尤以春、冬两季为多。病情轻者多为感受当令之气,称为伤风、冒风、冒寒;病情重者多为感受非时之邪,称为重伤风。在一个时期内广泛流行、病情类似者,称为时行感冒。

早在《黄帝内经》即已有外感风邪引起感冒的论述,如《素问·骨空论》说:"风者百病之始也……风从外入,令人振寒,汗出头痛,身重恶寒。"《素问·风论》也说:"风之伤人也,或为寒热。"汉代张仲景《伤寒论·辨太阳病脉证并治》篇论述太阳病时,以桂枝汤治表虚证,以麻黄汤治表实证,提示感冒风寒有轻重的不同,为感冒的辨证治疗奠定了基础。

感冒病名出自北宋《仁斋直指方·诸风》篇。元·朱丹溪《丹溪心法·中寒二》提出:"伤风属肺者多,宜辛温或辛凉之剂散之。"明确本病病位在肺,治疗应分辛温、辛凉两大法则。

及至明、清,多将感冒与伤风互称,并对虚人感冒有进一步的认识,提出扶正达邪的治疗原则。至于时行感冒,隋·巢元方《诸病源候论·时气病诸候》中即已提示其属"时行病"之类,具有较强的传染性。如所述:"时行病者,春时应暖而反寒,冬时应寒而反温,非其时而有其气。是以一岁之中,病无长少,率相近似者,此则时行之气也。"即与时行感冒密切相关。

至清代,不少医家进一步强化了本病与感受时行之气的关系,林佩琴在《类证治裁·伤风》中明确提出了"时行感冒"之名。徐灵胎《医学源流论·伤风难治论》说:"凡人偶感风寒,头痛发热,咳嗽涕出,俗谓之伤风……乃时行之杂感也。"指出感冒乃属触冒时气所致。

凡普通感冒(伤风)、流行性感冒(时行感冒)及其他上呼吸道感染而表现感冒特征者,皆可参照本节内容进行辨证论治。

一、病因病机

感冒是因六淫、时行之邪,侵袭肺卫;以致卫表不和,肺失宣肃而为病。

(一)病因

感冒是由于六淫、时行病毒侵袭人体而致病。以风邪为主因,因风为六淫之首,流动于四时之中,故外感为病,常以风为先导。

但在不同季节,每与当令之气相合伤人,而表现力不同证候,如秋冬寒冷之季,风与寒合,多为风寒证;春夏温暖之时,风与热合,多见风热证;夏秋之交,暑多夹湿,每又表现为风暑夹湿证候。但一般以风寒、风热为多见,夏令亦常夹暑湿之邪。至于梅雨季节之夹湿,秋季兼燥等,亦常可见之。再有遇时令之季,如旱天其情为火为热为燥,伤阴津,耗五脏之阴气血,其证为干燥竭液证,治多以润、清、凉育之,如冬旱、春旱、夏秋之旱都常出现,应按此调之。

若四时六气失常,非其时而有其气,伤人致病者,一般较感受当令之气为重。而非时之气夹时行疫毒伤人,则病情重而多变,往往相互传染,造成广泛的流行,且不限于季节性。正如《诸病源候论·时气病诸候》所言:"夫时气病者,此皆因岁时不和,温凉失节,人感乖戾之气而生,病者多相染易。"

(二)病机

外邪侵袭人体是否发病,关键在于卫气之强弱,同时与感邪的轻重有关。《灵枢·百病始生》曰"风雨寒热不得虚,邪不能独伤人"。

若卫外功能减弱,肺卫调节疏解,外邪乘袭卫表,即可致病。如气候突变,冷热失常,六淫时邪猖獗,卫外之气失于调节应变,即每见本病的发生率升高。或因生活起居不当,寒温失调,过度疲劳,以致腠理不密,营卫失和,外邪侵袭为病。

若体质虚弱,卫表不固,稍有不慎,即易见虚体感邪。它如肺经素有痰热、痰湿,肺卫调节功能低下,则更易感受外邪,内外相引而发病。加素体阳虚者易受风寒,阴虚者易受风热、燥热,痰湿之体易受外湿。正如清·李用粹《证治汇补·伤风》篇说,"肺家素有痰热,复受风邪束缚,内火不得疏泄,谓之寒暄。此表里两因之实证也。有平昔元气虚弱;表疏腠松;略有不慎,即显风证者。此表里两因之虚证也。"

外邪侵犯肺卫的途径有二,或从口鼻而入,或从皮毛内侵。风性轻扬,为病多犯上焦。故《素问·太阴阳明论》篇说:"伤于风者,上先受之。"肺处胸中,位于上焦,主呼吸,气道为出入升降的通路,喉为其系,开窍于鼻,外合皮毛,职司卫外,为人身之藩篱。故外邪从口鼻、皮毛入侵,肺卫首当其冲,感邪之后,随即出现卫表不和及上焦肺系症状。因病邪在外、在表,故尤以卫表不和为主。

由于四时六气不同及体质的差异,临床常见风寒、风热、暑湿三证。若感受风寒湿邪,则皮毛闭塞,邪郁于肺,肺气失宣;感受风热暑燥,则皮毛疏泄不畅,邪热犯肺,肺失清肃。如感受时行病毒则病情多重,甚或变生它病。在病程中亦可见寒与热的转化或错杂。

一般而言,感冒预后良好,病程较短而易愈,少数可因感冒诱发其他宿疾而使病情恶化。对老年人、婴幼儿、体弱及时感重症者,必须加以重视,防止发生传变,或同时夹杂其他疾病。

二、诊查要点

(一)诊断依据

(1)临证以卫表及鼻咽症状为主,可见鼻塞、流涕、多嚏、咽痒、咽痛、周身酸楚不适、恶风或恶寒,或有发热等。若风邪夹暑、夹湿、夹燥,还可见相关症状。

(2)时行感冒多呈流行性,在同一时期发病人数剧增且病证相似,多突然起病,恶寒、发热(多为高热)、周身酸痛、疲乏无力,病情一般较普通感冒为重。

(3)病程一般为3～7 d,普通感冒一般不传变,时行感冒少数可传变入里,变生它病。

（4）四季皆可发病，而以冬、春两季为多。

（二）病证鉴别

1.感冒与风温

本病与诸多温病早期症状相类似，尤其是风热感冒与风温初起颇为相似，但风温病势急骤，寒战发热甚至高热，汗出后热虽暂降，但脉数不静，身热旋即复起，咳嗽胸痛，头痛较剧，甚至出现神志昏迷、惊厥、谵妄等传变入里的证候。而感冒发热一般不高或不发热，病势轻，不传变，服解表药后，多能汗出热退，脉静身凉，病程短，预后良好。

2.普通感冒与时行感冒

普通感冒病情较轻，全身症状不重，少有传变。在气候变化时发病率可以升高，但无明显流行特点。若感冒1周以上不愈，发热不退或反见加重，应考虑感冒继发它病，传变入里。时行感冒病情较重，发病急，全身症状显著，可以发生传变，化热入里，继发或合并它病，具有广泛的传染性、流行性。

（三）相关检查

本病通常可作血白细胞计数及分类检查，胸部X线检查。部分患者可见白细胞总数及中性粒细胞升高或降低。有咳嗽、痰多等呼吸道症状者，胸部X线摄片可见肺纹理增粗。

三、辨证论治

（一）辨证要点

本病邪在肺卫，辨证属表、属实，但应根据证情，区别风寒、风热和暑湿兼夹之证，还需注意虚体感冒的特殊性。

（二）治疗原则

感冒的病位在卫表肺系，治疗应因势利导，从表而解，遵《素问·阴阳应象大论》"其在皮者，汗而发之"之义，采用解表达邪的治疗原则。风寒证治以辛温发汗；风热证治以辛凉清解；暑湿杂感者，又当清暑祛湿解表。

（三）证治分类

1.风寒束表证

恶寒重，发热轻，无汗，头痛，肢节酸疼，鼻塞声重，或鼻痒打喷嚏。时流清涕，咽痒，咳嗽，咳痰稀薄色白，口不渴或渴喜热饮，舌苔薄白而润，脉浮或浮紧。

证机概要：风寒外束，卫阳被郁，腠理闭塞，肺气不宣。

治法：辛温解表。

代表方：荆防达表汤或荆防败毒散加减。两方均为辛温解表剂，前方疏风散寒，用于风寒感冒轻证；后方辛温发汗，疏风祛湿，用于时行感冒，风寒夹湿证。

常用药：荆芥、防风、苏叶、豆豉、葱白、生姜等解表散寒；杏仁、前胡、桔梗、甘草、橘红宣通肺气。

若表寒重，头痛身痛，憎寒发热，无汗者，配麻黄、桂枝以增强发表散寒之功用；表湿较重，肢体酸痛，头重头胀，身热不扬者，加羌活、独活祛风除湿，或用羌活胜湿汤加减；湿邪蕴中，脘痞食少，或有便溏，苔白腻者，加藿香、苍术、厚朴、半夏化湿和中；头痛甚，配白芷、川芎散寒止痛；身热较著者，加柴胡、薄荷疏表解肌。

2.风热犯表证

身热较著,微恶风,汗泄不畅,头胀痛,面赤,咳嗽,痰黏或黄,咽燥,或咽喉乳蛾红肿疼痛,鼻塞,流黄浊涕,口干欲饮,舌苔薄白微黄,舌边尖红,脉浮数。

证机概要:风热犯表,热郁肌腠,卫表失和,肺失清肃。

治法:辛凉解表。

代表方:银翘散或葱豉桔梗汤加减。两方均有辛凉解表,轻宣肺气功能,但前者长于清热解毒,适用于风热表证热毒重者,后者重在清宣解表,适用于风热袭表,肺气不宣者。

常用药:金银花、连翘、黑山栀、豆豉、薄荷、荆芥辛凉解表,疏风清热;竹叶、芦根清热生津;牛蒡子、桔梗、甘草宣利肺气,化痰利咽。

若风热上壅,头胀痛较甚,加桑叶、菊花以清利头目;痰阻于肺,咳嗽痰多,加贝母、前胡、杏仁化痰止咳;痰热较盛,咳痰黄稠,加黄芩、知母、瓜蒌皮;气分热盛,身热较著,恶风不显,口渴多饮,尿黄,加石膏、黄芩清肺泄热;热毒壅阻咽喉,乳蛾红肿疼痛,加青黛、玄参清热解毒利咽;时行感冒热毒较盛,壮热恶寒,头痛身痛,咽喉肿痛,咳嗽气粗,配大青叶、蒲公英、鱼腥草等清热解毒;若风寒外束,入里化热,热为寒遏,烦热恶寒,少汗,咳嗽气急,痰稠,声哑,苔黄白相兼,可用石膏和麻黄内清肺热,外散表寒;风热化燥伤津,或秋令感受温燥之邪,伴有呛咳痰少,口、咽、唇、鼻干燥,苔薄,舌红少津等燥象者,可酌配南沙参、天花粉、梨皮清肺润燥,禁用伍辛温之品。

3.暑湿伤表证

身热,微恶风,汗少,肢体酸重或疼痛,头昏重胀痛,咳嗽痰黏,鼻流浊涕,心烦口渴,或口中黏腻,渴不多饮,胸闷脘痞,泛恶,腹胀,大便或溏,小便短赤,舌苔薄黄而腻,脉濡数。

证机概要:暑湿遏表,湿热伤中,表卫不和,肺气不清。

治法:清暑祛湿解表。

代表方:新加香薷饮加减。本方功能清暑化湿,用于夏月暑湿感冒,身热心烦,有汗不畅,胸闷等症。

常用药:金银花、连翘、鲜荷叶、鲜芦根清暑解热;香薷发汗解表;厚朴、扁豆化湿和中。

若暑热偏盛,可加黄连、山栀、黄芩、青蒿清暑泄热;湿困卫表,肢体酸重疼痛较甚,加豆卷、藿香、佩兰等芳化宣表;里湿偏盛,口中黏腻,胸闷脘痞,泛恶,腹胀,便溏,加苍术、白蔻仁、半夏、陈皮和中化湿;小便短赤加滑石、甘草、赤茯苓清热利湿。

感冒小结:体虚感冒应选参苏饮、血虚宜不发汗等补血解表。

四、预防调护

(一)在流行季节须积极防治

(1)生活上应慎起居,适寒温,在冬春之际尤当注意防寒保暖,盛夏亦不可贪凉露宿。

(2)注意锻炼,增强体质,以御外邪。

(3)常易患感冒者,可坚持每天按摩迎香穴,并服用调理防治方药。冬春风寒当令季节,可服贯众汤(贯众、紫苏、荆芥各 10 g,柴胡 10 g,甘草 3 g);夏令暑湿当令季节,可服藿佩汤(藿香、佩兰各 10 g,薄荷 3 g,鲜者用量加倍);如时邪毒盛,流行广泛,可用贯众、板蓝根、生甘草煎服。

(4)在流行季节,应尽量少去人口密集的公共场所,防止交叉感染,外出要戴口罩。室内可用食醋熏蒸,每立方米空间用食醋 5～10 mL,加水 1～2 倍,加热熏蒸 2 h,每天或隔天 1 次,作空气消毒,以预防传染。

(二)治疗期间应注意护理

(1)发热者须适当休息。

(2)饮食宜清淡。

(3)对时感重症及老年、婴幼儿、体虚者,须加强观察,注意病情变化,如高热动风、邪陷心包、合并或继发其他疾病等。

(4)注意煎药和服药方法。汤剂煮沸后5~10 min即可,过煮则降低药效。趁温热服,服后避风覆被取汗,或进热粥、米汤以助药力。得汗、脉静、身凉为病邪外达之象,无汗是邪尚未祛。出汗后尤应避风,以防复感。

(胡德志)

第二节　咳　嗽

咳嗽是由六淫之邪侵袭肺系,或脏腑功能失调,内伤及肺,肺气不清,失于宣肃所成,临床以咳嗽,咳痰为主症的疾病。咳指有声无痰,嗽指有痰无声,咳嗽则是有声有痰之症也。

《素问·宣明五气论》:"五气所病……肺为咳。"《素问·咳论》:"五脏六腑皆令人咳,非独肺也。"《河间六书·咳嗽论》:"咳谓无痰而有声,肺气伤而不清也,嗽为无声有痰,脾湿动而为痰也,咳嗽谓有声有痰……"。《景岳全书》:"咳嗽之要,止惟二证,何有二证? 一天外感,一天内伤,而尽之矣。"

本病证相当于现代医学上的呼吸道感染,肺炎,急、慢性支气管炎,支气管扩张,肺结核,肺气肿等肺部疾病。

一、病因病机

(一)外感咳嗽

六淫外邪,侵袭肺系,多因肺的卫外功能减弱或失调,以致在天气寒暖失常、气温突变的情况下,邪从口鼻或皮毛而入,均可使肺气不宣,肃降失司而引起咳嗽。由于四时主气的不同,因而感受外邪亦有区别。风为六淫之首,其他外邪多随风邪侵袭人体,所以,外感咳嗽有风寒、风热和燥热之分。

(二)内伤咳嗽

内伤致咳的原因甚多,有因肺的自身病变;有因其他脏腑功能失调,内邪干肺所致。他脏及肺的咳嗽,可因嗜好烟酒,过食辛辣,熏灼肺胃;或过食肥甘,脾失健运,痰浊内生,上干于肺致咳;或由情志刺激,肝失条达,气郁化火,火气循经上逆犯肺,引起咳嗽。因肺脏自病者,常因肺系多种疾病迁延不愈,肺脏虚弱,阴伤气耗,肺的主气及宣降功能失常,而致气逆为咳。

外感咳嗽与内伤咳嗽可相互影响。外感咳嗽如迁延失治,邪伤肺气,更易反复感邪,咳嗽屡发,肺气日损,渐转为内伤咳嗽;而内伤咳嗽患者,由于脏腑虚损,肺脏已病,表卫不固,因而易受外邪而使咳嗽加重。

二、诊断与鉴别诊断

(一)诊断

1.病史

有肺系病史或有其他脏腑功能失调伤及肺脏病史。

2.临床表现

以咳嗽为主要症状。

(二)鉴别诊断

1.哮病、喘证

哮病、喘证、咳嗽均有咳嗽的表现。哮病以喉中哮鸣有声,呼吸困难气促,甚则喘息不能平卧为主症,发作与缓解均迅速。喘证以呼吸困难,甚则张口抬肩,不能平卧为主要临床表现。咳嗽则以咳嗽、咳痰为主症。

2.肺胀

肺胀除咳嗽外,还伴有胸部膨满,咳喘上气,烦躁心慌,甚则面目紫暗,肢体水肿,病程反复难愈。

3.肺痨

肺痨以咳嗽、咯血、潮热、盗汗、消瘦为主症的肺脏结核病,具有传染性。X线可见斑片状或空洞、实变等表现。

4.肺癌

肺癌以咳嗽、咯血、胸痛、发热、气急为主要表现的恶性疾病,X线可见包块,细胞学检查可见癌细胞。

三、辨证

(一)辨证要点

首先辨外感与内伤。外感咳嗽多是新病,发病急,病程短,常伴肺卫表证,属于邪实,治疗当以宣通肺气,疏散外邪为主,根据脉象、舌苔、痰色、痰质及咳痰难易等情况,辨明风寒、风热、燥热之不同,治以发散风寒,疏散风热,清热润燥等法。内伤咳嗽多为久病,常反复发作,病程长,可伴见其他脏腑病证,多属邪实正虚,治疗当以调理脏腑,扶正祛邪,分清虚实主次处理。

(二)治疗要点

外感咳嗽治宜疏散外邪,宣通肺气为主。内伤咳嗽治宜调理脏腑为主,健脾、清肝、养肺补肾,对虚实夹杂者应标本兼治。

四、辨证论治

(一)风寒袭肺

1.临床表现

咽痒咳嗽声重,咳痰稀薄色白;鼻塞流涕、头痛,肢体酸痛,恶寒发热,无汗;舌苔薄白,脉浮或浮紧。

2.治疗原则

疏风散寒,宣肺止咳。

3.代表处方

杏苏散:茯苓 20 g,杏仁、苏叶、法半夏、枳壳、桔梗、前胡、生甘草各 10 g,陈皮 5 g,大枣 5 枚,生姜 3 片。

4.加减应用

(1)咳嗽甚者加矮地茶、金沸草各 10 g,祛痰止咳。

(2)咽痒者加葶苈子、蝉衣各 10 g。

(3)鼻塞声重者加辛夷花、苍耳子各 10 g。

(4)风寒咳嗽兼咽痛,口渴,痰黄稠(寒包火),加天花粉 20 g,黄芩、桑白皮、牛蒡子各 10 g。

(二)风热咳嗽

1.临床表现

咳嗽频剧,咳声粗亢;痰黄稠,咳嗽汗出,咳痰不爽;发热恶风,喉干口渴,舌苔薄黄,脉浮数。

2.治疗原则

疏风清热,宣肺止咳。

3.代表处方

桑菊饮:芦根 20 g,桑叶、菊花、薄荷、杏仁、桔梗、连翘、生甘草各 10 g。

4.加减应用

(1)肺热内盛者加黄芩、知母各 10 g,以清泻肺热。

(2)咽痛、声嘎者配射干、赤芍各 10 g。

(3)口干咽燥,舌质红,加南沙参、天花粉各 20 g。

(三)风燥伤肺

1.临床表现

新起咳嗽,咳声嘶哑,咽喉干痛;干咳无痰或痰少而粘连成丝状,不易咳出或痰中带血丝;或初起伴鼻塞、头痛、微寒、身热等表证,舌质红干而少苔、苔薄白或薄黄,脉浮数或细数。

2.治疗原则

疏风清肺,润燥止咳。

3.代表处方

桑杏汤:沙参、梨皮各 20 g,浙贝母 15 g,桑叶、豆豉、杏仁、栀子各 10 g。

4.加减应用

(1)津伤甚者加麦冬、玉竹各 20 g。

(2)热重者加石膏 20 g(先煎),知母 10 g。

(3)痰中带血丝加白茅根 20 g,生地 10 g。

(4)另有凉燥证乃由燥证加风寒证而成,可用杏苏散加紫菀、冬花、百部各 10 g 治之,以达温而不燥,润而不凉。

(四)痰湿蕴肺

1.临床表现

咳嗽反复发作,咳声重浊,胸闷气憋,痰色白或带灰色;伴体倦、脘痞、食少、腹胀便溏;苔白腻,脉濡滑。

2.治疗原则

燥湿化痰、理气止咳。

3.代表处方

二陈汤合三子养亲汤:①二陈汤,茯苓 20 g,法半夏、陈皮、生甘草各 10 g。②三子养亲汤,苏子 15 g,白芥子 10 g,莱菔子 20 g。

4.加减应用

(1)寒痰较重者,痰黏白如泡沫者,加干姜、细辛各 10 g,温肺化痰。

(2)脾虚甚者加党参 20 g,白术 10 g,健脾益气。

(五)痰热郁肺

1.临床表现

咳嗽、气息粗促或喉中有痰声,痰稠黄、咳吐不爽或有腥味或吐血痰;胸胁胀满,咳时引痛,面赤身热,口干引饮,舌红,苔薄黄腻,脉滑数。

2.治疗原则

清热肃肺,化痰止咳。

3.代表处方

清金化痰汤:茯苓 20 g,浙贝母 15 g,黄芩、山栀、知母、麦冬、桑白皮、瓜蒌、桔梗、生甘草各 10 g,橘红 6 g。

4.加减应用

(1)痰黄而浓有热腥味者,加鱼腥草、冬瓜子各 20 g。

(2)胸满咳逆、痰多、便秘者,加葶苈子、生大黄各 10 g(先煎)。

(六)肝火犯肺

1.临床表现

气逆咳嗽,干咳无痰或少痰;咳时引胁作痛,面红喉干;舌边红,苔薄黄,脉眩数。

2.治疗原则

清肝泻火,润肺止咳化痰。

3.代表处方

黛蛤散加黄芩泻白散:①黛蛤散,海蛤壳 20 g,青黛 10 g(包煎)。②黄芩泻白散,黄芩、桑白皮、地骨皮、粳米、生甘草各 10 g。

4.加减应用

(1)火旺者加冬瓜子 20 g,山栀、牡丹皮各 10 g,以清热豁痰。

(2)胸闷气逆者加葶苈子 10 g,瓜蒌皮 20 g,以理气降逆。

(3)胸胁痛者加郁金、丝瓜络各 10 g,以理气和络。

(4)痰黏难咳加浮海石、浙贝母、冬瓜仁各 20 g,以清热豁痰。

(5)火郁伤阴者加北沙参、百合各 20 g,麦冬 15 g,五味子 10 g,以养阴生津敛肺。

(七)肺阴虚损

1.临床表现

干咳少痰或痰中带血或咯血;潮热,午后颧红,盗汗,口干;舌质红、少苔,脉细数。

2.治疗原则

滋阴润肺,化痰止咳。

3.代表处方

沙参麦冬汤:沙参、玉竹、天花粉、扁豆各 20 g,桑叶、麦冬、生甘草各 10 g。

4.加减应用

(1)咯血者加白及 20 g,三七 15 g,侧柏叶、仙鹤草、阿胶(烊服)、藕节各 10 g,以止血。

(2)午后潮热,颧红者加银柴胡、地骨皮、黄芩各 10 g。

(3)肾不纳气,久咳不愈,咳而兼喘者可用参蚧散加熟地、五味子各 10 g。

五、其他治法

(一)中成药疗法

(1)麻黄止嗽丸、小青龙糖浆适用于风寒袭肺咳嗽。

(2)桑菊感冒片、蛇胆川贝液适用于风热咳嗽。

(3)秋燥感冒冲剂、二母宁嗽丸适用于风燥咳嗽。

(4)半贝丸、陈夏六君丸适用于痰湿蕴肺咳嗽。

(5)琼玉膏、玄参甘橘冲剂适用于肺阴虚损咳嗽。

(6)千金化痰丸、三蛇胆川贝末适宜用于肝火犯肺咳嗽。

(7)双黄连口服液、清金理嗽丸适用于痰热郁肺咳嗽。

(二)针灸疗法

(1)选肺俞、脾俞、合谷、丰隆等穴,以平补平泻手法,每天 1 次,适用于脾虚痰湿咳嗽。

(2)选肺俞、足三里、三阴交等穴,针用补法,每天 1 次,适用于肺阴虚损咳嗽。

(3)选肺俞、列缺、合谷等穴,毫针浅刺用泻法,每天 1 次,适用于外感咳嗽。

(4)选肺俞、尺泽、太冲、阳陵泉等穴,以平补平泻手法,每天 1 次,适用于肝火犯肺咳嗽。

(三)饮食疗法

(1)以薏苡仁、山药各 60 g,百合、柿饼各 30 g,同煮米粥,每早晚温热服食,适用于脾虚痰湿咳嗽。

(2)大雪梨 1 个,蜂蜜适量,去梨核入蜂蜜,放炖盅内蒸熟,每晚睡前服 1 个,适用于肺阴虚损咳嗽。

(3)新鲜芦根(去节)100 g,粳米 50 g 同煮粥,每天 2 次温服,适用于肺热咳嗽。

(4)百合 30 g,糯米 50 g,冰糖适量,煮粥早晚温服,适用于肺燥咳嗽。

六、预防调摄

(1)平素应注意气候变化,防寒保暖,预防感冒。

(2)易感冒者可服玉屏风散。

(3)加强锻炼,增强抗病能力。

(4)咳嗽患者饮食不宜过于肥甘厚味、辛辣刺激。

(5)内伤久咳者,应戒烟。

(胡德志)

第三节 肺 胀

　　肺胀是指以胸部膨满,憋闷如塞,喘息气促,咳嗽痰多,烦躁,心慌等为主要临床表现的一种病证。日久可见面色晦暗,唇甲发绀,脘腹胀满,肢体水肿。其病程缠绵,时轻时重,经久难愈,重者可出现神昏、出血、喘脱等危重证候。多种慢性肺系疾病反复发作,迁延不愈,导致肺气胀满,不能敛降。

　　现代医学的慢性阻塞性肺部疾病,常见如慢性支气管炎、支气管哮喘、支气管扩张、重度陈旧性肺结核等合并肺气肿,以及慢性肺源性心脏病、肺源性脑病等,出现肺胀的临床表现时,可参考本节进行辨证论治。

一、病因病机

　　本病的发生,多因久病肺虚,痰浊潴留,而至肺失敛降,肺气胀满,又因复感外邪诱使病情发作或加剧。

(一)久病肺虚

　　因内伤久咳、久哮、久喘、支饮、肺痨等慢性肺系疾病,迁延失治,以致痰浊潴留,壅阻肺气,气之出纳失常,还于肺间,日久导致肺虚,肺体胀满,张缩无力,不能敛降而成肺胀。

(二)感受外邪

　　久病肺虚,卫外不固,腠理疏松,六淫之邪每易反复乘袭,诱使本病发作,病情日益加重。

　　肺胀病变首先在肺,继则影响脾、肾,后期病及于心。外邪从口鼻、皮毛入侵,每多首先犯肺,导致肺气上逆而为咳,升降失常而为喘,久则肺虚,主气功能失常。若子耗母气,肺病及脾,脾失健运,则可导致肺脾两虚。母病及子,肺虚及肾,肺不主气,肾不纳气,则气喘日益加重,呼吸短促难续,尤以吸气困难,动则更甚。且肾主水,肾衰则不能化气行水,水邪泛溢肌表则肿,上凌心肺则喘咳心悸。肺与心脉相通,肺虚不能调节心血的运行,气病及血,则血瘀肺脉,肺病及心,临床可见心悸、发绀、水肿、舌质暗紫等症。心阳根于命门真火,肾阳不振,进一步导致心肾阳衰,可出现喘脱危候。

　　肺胀的病理因素主要为痰浊、水饮与血瘀。痰的产生,病初由肺气郁滞,脾失健运,津液不归正化而成;渐因肺虚不能化津,脾虚不能转输,肾虚不能蒸化,痰浊潴留益甚,喘咳持续难已。三种病理因素之间又可互相影响和转化,如痰从寒化则成饮;饮溢肌肤则为水;痰浊久留,肺气郁滞,心脉失畅则血滞为瘀;瘀阻血脉,"血不利则为水"。一般早期以痰浊为主,渐而痰瘀并见,终至痰浊、血瘀、水饮错杂为患。

　　肺胀的病性多属本虚标实,但有偏实、偏虚的不同,且多以标实为急。外感诱发时偏于邪实,平时偏于本虚。早期多属气虚、气阴两虚,病位以肺、脾、肾为主。晚期气虚及阳,或阴阳两虚,纯属阴虚者少见,病位以肺、肾、心为主。正虚与邪实多互为因果,阳虚致卫外不固,易感外邪,痰饮难蠲;阴虚致外邪、痰浊易从热化,故虚实诸候常夹杂出现,每致愈发愈频,甚则持续不已。

二、辨证论治

(一)辨证要点

1.症状

以咳逆上气,痰多,喘息,胸部膨满,憋闷如塞,动则加剧,甚则鼻煽气促,张口抬肩,目胀如脱,烦躁不安等为主症。日久可见面色晦暗,面唇发绀,脘腹胀满,肢体水肿,甚至出现喘脱等危重证候。病重可并发神昏、动风或出血等症。有长期慢性咳喘病史,常因外感而诱发,病程缠绵,时轻时重;发病者多为老年,中青年少见。

2.检查

体检可见桶状胸,胸部叩诊呈过清音,心肺听诊肺部有干湿性啰音,且心音遥远。X线检查见胸廓扩张,肋间隙增宽,膈降低且变平,两肺野透亮度增加,肺血管纹理增粗、紊乱,右下肺动脉干扩张,右心室增大。心电图检查显示右心室肥大,出现肺型 P 波等。血气分析检查可见低氧血症或合并高碳酸血症,PaO_2 降低,$PaCO_2$ 升高。血液检查红细胞和血红蛋白可升高。

(二)类症鉴别

肺胀与哮病、喘证均以咳而上气,喘满为主症,其区别如下。

1.哮证

哮证是一种反复发作性的痰鸣气喘疾病,以喉中哮鸣有声为特征,常突然发病,迅速缓解,久病可致肺胀,而肺胀以喘咳上气、胸膺膨满为主要表现,为多种慢性肺系疾病日久积渐而成。

2.喘证

喘证以呼吸困难,甚至张口抬肩,不能平卧为主要表现,可见于多种急、慢性疾病的过程中。而肺胀是由多种慢性肺系疾病迁延不愈发展而来,喘咳上气,仅是肺胀的一个症状。

(三)分证论治

肺胀为多种肺病迁延不愈,反复发作而致,总属标实本虚,感邪发作时偏于标实,缓解时偏于本虚。偏实者须分清痰浊、水饮、血瘀。早期以痰浊为主,渐而痰瘀并重。后期痰瘀壅盛,正气虚衰,本虚与标实并重。偏虚者当区别气(阳)虚、阴虚。早期以气虚或气阴两虚为主,病位在肺、脾、肾。后期气虚及阳,甚则阴阳两虚,病变部位在肺、肾、心。

本病的治疗当根据标本虚实不同,有侧重地选用扶正与祛邪的不同治则。标实者,根据病邪的性质,分别采取祛邪宣肺,降气化痰,温阳利水,活血祛瘀,甚至开窍、熄风、止血等法。本虚者,当以补养心肺,益肾健脾为主,或气阴兼调,或阴阳双补。正气欲脱时则应扶正固脱,救阴回阳。

1.痰浊壅肺

证候:胸膺满闷,短气喘息,稍劳即重,咳嗽痰多,色白黏腻或呈泡沫,晨风自汗,脘痞纳少,倦怠无力,舌暗,苔薄腻或浊腻,脉稍滑。

分析:肺虚脾弱,痰浊内生,上逆于肺,肺失宣降,则胸膺满闷,咳嗽、痰多色白黏腻;痰从寒化饮,则痰呈泡沫状;肺气虚弱,复加气因痰阻,放短气喘息,稍劳即重;肺虚卫表不固,则畏风、自汗;肺病及脾,脾虚健运失常,故见脘痞纳少,倦怠无力;舌质暗,苔薄腻或浊腻,脉滑为痰浊壅肺之征。

治法:化痰降气,健脾益肺。

方药:苏子降气汤合三子养亲汤。二方均能降气化痰平喘,但苏子降气汤偏温,以上盛下虚,寒痰喘咳为宜;三子养亲汤偏降,以痰浊壅盛,肺实喘满,痰多黏腻为宜。其中,苏子、前胡、白芥子化痰降逆平喘;半夏、厚朴、陈皮燥湿化痰,行气降逆;白术、茯苓、甘草运脾和中。

若痰多,胸满不能平卧,加葶苈子、莱菔子泻肺祛痰平喘;症见短气乏力,易出汗,痰量不多者为肺脾气虚,酌加党参、黄芪、防风健脾益气,补肺固表;若因外感风寒诱发,痰从寒化为饮,喘咳,痰多黏白泡沫,见表寒里饮证者,宗小青龙汤意加麻黄、桂枝、细辛、干姜散寒化饮;饮郁化热,烦躁而喘,脉浮用小青龙加石膏汤兼清郁热。

2.痰热郁肺

证候:咳逆,喘息气粗,胸部膨满,烦躁不安,痰黄或白,黏稠难咯,或伴身热微恶寒,微汗,口渴,溲黄便干,舌边尖红,苔黄或黄腻,脉滑数。

分析:痰浊内蕴,感受风热或郁久化热,痰热壅肺,故痰黄、黏白难咯;肺热内郁,清肃失司,肺气上逆,则喘咳气逆息粗,胸满;热扰于心,则烦躁;风热犯肺则发热微恶寒,微汗;痰热伤津,则口渴,溲黄,便干;舌红,苔黄或黄腻,脉数或滑数均为痰热内郁之象。

治法:清肺化痰,降逆平喘。

方药:越婢加半夏汤或桑白皮汤。越婢加半夏汤宣泻肺热,用于饮热郁肺,外有表邪,喘咳上气,目如脱状,身热,脉浮大者;桑白皮汤清肺化痰,用于痰热壅肺,喘急胸满,咳吐黄痰或黏白稠厚者。

若痰热内盛,痰黄胶黏,不易咯出者,加瓜蒌皮、鱼腥草、海蛤粉、象贝母、桑白皮等清热化痰利肺;痰鸣喘息,不得平卧者,加射干、葶苈子泻肺平喘;便秘腹满者,加大黄、芒硝,通腑泄热以降肺平喘;痰热伤津,口舌干燥,加天花粉、知母、芦根以生津润燥;阴伤而痰量已少者,酌减苦寒之品,加沙参、麦门冬等养阴。

3.痰蒙神窍

证候:神志恍惚,表情淡漠,谵妄烦躁,撮空理线,嗜睡神昏,或肢体眴动,抽搐,咳逆喘促,咳痰不爽,舌质暗红或淡紫,苔白腻或淡黄腻,脉细滑数。

分析:痰迷心窍,蒙蔽神机,故见神志恍惚,表情淡漠,谵妄烦躁,撮空理线,嗜睡神昏;肝风内动,则肢体眴动抽搐;痰浊阻肺,肺虚痰蕴,故咳逆喘促而咳痰不爽;舌质暗红或淡紫,乃心血瘀阻之征;苔白腻或淡黄腻,脉细滑数皆为痰浊内蕴之象。

治法:涤痰开窍,熄风醒神。

方药:涤痰汤。本方可涤痰开窍,熄风止痉。方中用二陈汤理气化痰;用胆南星清热涤痰,熄风开窍;竹茹、枳实清热化痰利膈;菖蒲开窍化痰;人参扶正防脱。

若痰热较盛,烦躁身热,神昏谵语,舌红苔黄者,加黄芩、葶苈子、天竺黄、竹沥以清热化痰;肝风内动,抽搐加钩藤、全蝎、另服羚羊角粉以凉肝熄风;瘀血明显,唇甲发绀加桃仁、红花、丹参活血通脉;如热伤血络,见紫斑、咯血,便血色鲜者,配清热凉血止血药,如水牛角、白茅根、生地、牡丹皮、紫珠草、地榆等。另外,可选用安宫牛黄丸清心豁痰开窍,每次1丸,日服2次。

4.阳虚水泛

证候:心悸,喘咳,咳痰清稀,面浮肢肿,甚则一身悉肿,腹部胀满有水,脘痞纳差,尿少,畏寒,面唇发绀,舌胖质暗,苔白滑,脉沉细。

分析:久病喘咳,肺脾肾亏虚,肾阳虚不能温化水液,水邪泛滥,则面浮肢肿,甚则一身悉肿,腹部胀满有水;水液不归州都之官,则尿少;水饮上凌心肺,故心悸,喘咳,咳痰清稀;脾阳虚衰,健运失职则脘痞纳差;脾肾阳虚,不能温煦则畏寒;阳虚血瘀,则面唇发绀;舌胖质暗,苔白滑,脉沉细为阳虚水泛之征。

治法:温肾健脾,化饮利水。

方药:真武汤合五苓散。真武汤温阳利水,五苓散健脾渗湿利水使水湿由小便而解,两方配伍,可奏温肾健脾,利尿消肿之功。方中用附子、桂枝温肾通阳;茯苓、白术、猪苓、泽泻、生姜健脾利水;赤芍活血化瘀。

若水肿势剧,上凌心肺,见心悸喘满,倚息不得卧者,加沉香、牵牛子、川椒目、葶苈子行气逐水;血瘀甚,发绀明显者,加泽兰、红花、丹参、益母草、北五加皮化瘀行水。

5.肺肾气虚

证候:呼吸浅短难续,声低气怯,甚则张口抬肩,倚息不能平卧,咳嗽,痰白如沫,咯吐不利,心慌胸闷,形寒汗出,面色晦暗,舌淡或暗紫,脉沉细数无力,或结代。

分析:久病咳喘,肺肾两虚,故呼吸浅短难续,声低气怯,甚则张口抬肩,倚息不能平卧;寒饮伏肺,肾虚水泛,则咳嗽痰白如沫,咯吐不利;肺病及心,心气虚弱,故心慌胸闷;阳气虚,则形寒;腠理不固,则汗出;气虚血行瘀滞,则面色晦暗,舌淡或暗紫,脉沉细数无力,或有结代。

治法:补肺纳肾,降气平喘。

方药:平喘固本汤合补虚汤。平喘固本汤补肺纳肾,降气化痰,补虚汤重在补肺益气。方中用党参、人参、黄芪、炙甘草补肺;冬虫夏草、熟地、胡桃肉、坎脐益肾;五味子敛肺气;灵磁石、沉香纳气归元;紫菀、款冬、苏子、法半夏、橘红化痰降气。

若肺虚有寒,怕冷,舌质淡,加肉桂、干姜、钟乳石温肺散寒;气虚瘀阻,颈脉动甚,面唇发绀明显者,加当归、丹参、苏木活血化瘀通脉;若肺气虚兼阴伤,低热,舌红苔少者,可加麦冬、玉竹、生地、知母等养阴清热。如见面色苍白,冷汗淋漓,四肢厥冷,血压下降,脉微欲绝等喘脱危象者,急用参附汤送服蛤蚧粉或黑锡丹补气纳肾,回阳固脱。病情稳定阶段,可常服皱肺丸。

另外,可选用验方:紫河车1具,焙干研末,装入胶囊,每服3 g,适于肺胀之肾虚者。百合、枸杞子各250 g,研细末,白蜜为丸,每服10 g,1天3次,适于肺肾阴虚的肺胀。

三、针灸治疗

(一)基本处方

肺俞、太渊、膻中。

肺俞、太渊为俞原配穴法,宣通肺气,止咳平喘;气会膻中,调气降逆。

(二)加减运用

1.痰浊壅肺证

加中脘、足三里、丰隆以健脾和中、运化痰湿。诸穴针用平补平泻法。

2.痰热郁肺证

加大椎、曲池、丰隆以清化痰热,大椎、曲池针用泻法。余穴针用平补平泻法。

3.痰蒙神窍证

加水沟、心俞、内关以涤痰开窍、熄风醒神,针用泻法。余穴用平补平泻法。

4.阳虚水泛证

加肾俞、关元、阴陵泉以振奋元阳、化饮利水。诸穴针用补法,或加灸法。

5.肺肾气虚证

加肾俞、太溪、气海、足三里以滋肾益肺。诸穴针用补法,或加灸法。

（三）其他

1.耳针疗法

取交感、平喘、肺、心、肾上腺、胸，每次取 2～3 穴，毫针刺法，中等刺激，每次留针 15～30 min，每天或隔天 1 次，10 次为一个疗程。

2.保健灸法

经常艾灸足三里、关元、肺俞、脾俞、肾俞等穴，可增强抗病能力。

（胡德志）

第四节　肺　痨

肺痨是由于正气不足，感染痨虫，侵蚀肺脏所致的具有传染性的一种慢性虚弱性疾病，以咳嗽、咯血、潮热、盗汗及身体逐渐消瘦为其主要临床特征。因痨虫蚀肺，劳损在肺，故称肺痨。

肺痨之疾，历代医家命名甚多。概而言之，有以其具有传染性而命名的，如"尸注""虫疰""劳疰""传尸""鬼疰"等，《三因极一病证方论》言"以疰者，注也，病自上注下，与前人相似，故曰疰"；有根据症状特点而命名者，如《外台秘要》称"骨蒸"、《儒门事亲》谓"劳嗽"等，而《三因极一病证方论》的"痨瘵"称谓则沿用直至晚清，因病损在肺较常见故后世一般多称肺痨。

历代医籍对本病的论述甚详，早在《黄帝内经》，对本病的临床特点即有较具体的记载，如《素问·玉机真脏论》云："大骨枯槁，大肉陷下，胸中气满，喘息不便，内痛引肩项，身热，脱肉破䐃……肩体内消。"《灵枢·玉版》篇云："咳，脱形，身热，脉小以疾"。均生动地描述了肺痨的主症及其慢性消耗表现，而将其归属于"虚劳"范围。汉代张仲景《金匮要略·血痹虚劳病脉证并治》篇正式将其归属于"虚劳"病中，并指出本病的一些常见合并症，指出"若肠鸣、马刀挟瘿者，皆为劳得之。"华佗《中藏经·传尸》的"传尸者……问病吊丧而得，或朝走暮游而逢……中此病死之全，染而为疾"，已认识到本病具有传染的特点，认为因与患者直接接触而得病。唐代王焘《外台秘要·传尸》则进一步说明了本病的危害："传尸之候……莫问老少男女，皆有斯疾……不解疗者，乃至灭门。"唐宋时期，并确立了本病的病因、病位、病机和治则。如唐代孙思邈《备急千金要方》认为"劳热生虫在肺"，首先提出了病邪为"虫"，把"尸注"列入肺脏病篇，明确病位主要在肺。与此同期的王焘《外台秘要》也提出"生肺虫，在肺为病"，认识到肺痨是由特殊的"肺虫"引起的。病机症状方面宋代许叔微《普济本事方·诸虫尸鬼注》提出本病"肺虫居肺叶之内，蚀入肺系，故成瘵疾，咯血声嘶"。《三因极一病证方论》《济生方》则都提出了"痨瘵"的病名，明确地将肺痨从一般虚劳和其他疾病中独立出来，更肯定其病因"内非七情所伤，外非四气所袭""多由虫啮"的病机。至元代朱丹溪倡"痨瘵至乎阴虚"之说，突出了病机重点。葛可久《十药神书》收载了治痨十方，为我国现存的第一部治痨专著。明代《医学入门》归纳了肺痨常见的咳嗽、咯血、潮热、盗汗、遗精、腹泻等六大主症，为临床提出了诊断依据。《医学正传》则提出了"杀虫"和"补虚"的两大治疗原则，至此使肺痨的病因、病机、症状、治则、治法、方药已趋于完善。

根据本病临床表现及其传染特点，肺痨与西医学的肺结核基本相同，故凡诊断肺结核者可参照本病辨证论治。

一、病因病机

肺痨的致病因素,不外内外两端。外因是指传染痨虫,内因则为正气虚弱,两者相互为因,痨虫传染是不可或缺的外因,正虚是发病的基础。痨虫蚀肺后,耗损肺阴,进而演变发展,可致阴虚火旺,或导致气阴两虚,甚则阴损及阳。

(一)"痨虫"感染

痨虫感染是引起本病的主要病因,而传染途径是经口鼻到肺脏,本病具有传染性。当与患者直接接触,问病看护或与患者同室寝眠、朝夕相处,都可致痨虫侵入人体为害。痨虫侵袭肺脏,腐蚀肺叶,肺体受损,耗伤肺阴,肺失滋润,清肃失调而发生肺痨咳嗽;如损伤肺中络脉,血溢脉外则咯血;阴虚火旺,迫津外泄,则潮热、盗汗。《三因极一病证方论·痨瘵诸证》指出:"诸证虽曰不同,其根多有虫。"明确提出痨虫感染是形成本病的唯一因素。

(二)正气虚弱

禀赋不足,或后天嗜欲无度,酒色不节,忧思劳倦,损伤脏腑,或大病久病之后失于调治,如麻疹、外感久咳及产后等,耗伤气血精液,或营养不良,体虚不复,均可致正气亏虚,抗病力弱,使痨虫乘虚袭入,侵蚀肺体而发病。《古今医统·痨瘵》云:"凡人平素保养元气,爱惜精血,瘵不可得而传,惟夫纵欲多淫,苦不自觉,精血内耗,邪气外乘。"并提出"气虚血痿,最不可入痨瘵之门……皆能乘虚而染触"即是此意。

总之,本病病因是感染痨虫为患,而正虚是发病的关键。正气旺盛,虽然感染痨虫但可不一定发病,正气虚弱则感染后易于致病。另一方面感染痨虫后,正气的强弱不仅决定了病情的轻重,又决定病变的转归,这也是有别于其他疾病的特点。

本病的病位在肺。肺主气,司呼吸,受气于天,吸清呼浊。若肺脏本体虚弱,卫外不固,或因其他脏腑病变损伤肺脏,导致肺虚,则"痨虫"极易犯肺,侵蚀肺脏而发病。病机性质以阴虚为主,故临床上多见干咳,咽燥,以及喉痛声嘶等肺系症状。由于脏腑之间有互相资生和制约的关系,肺脏亏虚日久,必然会影响其他脏腑,其中与脾肾关系最为密切,同时也可涉及心肝。脾为肺之母,肺虚耗夺母气以自养,则致脾虚;脾虚不能化水谷为精微而上输以养肺,则肺脏益弱,故易致肺脾同病,土不生金,肺阴虚与脾气虚两候同时出现,症见神疲懒言、四肢乏力、食少便溏、身体消瘦等脾虚症状。肺肾相生,肾为肺之子,肺阴虚肾失滋生之源,或肾阴虚相火灼金,上耗母气,则可致肺肾两虚,相火内炽,常伴见骨蒸、潮热、咯血、男子遗精、女子月经不调等症状。若肺虚不能治肝,肾虚不能养肝,肝火偏旺,上逆侮肺,可见性急善怒,胁肋掣痛,并加重咳嗽、咯血。如肺虚心火乘客,肾虚水不济火,可伴见虚烦不寐、盗汗等症,甚则肺虚不能佐心治节血脉之运行,而致气虚血瘀,出现气短、心慌、唇紫等症。概括而言,初起肺体受损,肺阴耗伤,肺失滋润,病位在肺,继而肺脾同病,导致气阴两伤,或肺肾同病,而致阴虚火旺。后期脾肺肾三脏皆损,阴损及阳,元气耗伤,阴阳两虚。

二、诊断

(1)咳嗽、咯血、潮热、盗汗、身体明显消瘦为典型表现。不典型者诸症可以不必具见,初起仅微有咳嗽、疲乏无力,身体逐渐消瘦,食欲缺乏,偶或痰中夹有少量血丝等。

(2)常有与肺痨患者的长期接触史。

三、相关检查

(1)肺部病灶部位呼吸音减弱,或闻及支气管呼吸音及湿啰音。

(2)X线胸片、痰涂片或培养结核菌、血沉、结核菌素试验等检查有助于诊断。

四、鉴别诊断

(一)虚劳

同属于虚损类疾病的范围,病程较长。肺痨具有传染性,是一个独立的慢性传染性疾病;虚劳是由于脏腑亏损,元气虚弱而致的多种慢性疾病虚损证候的总称,不具传染性。肺痨病位主要在肺,病机主在阴虚,而虚劳五脏并重,以脾肾为主,病机以气血阴阳亏虚为要。肺痨是由正气亏虚,痨虫蚀肺所致,有其发生发展及演变规律,以咳嗽、咯血、潮热、盗汗为特征;而虚劳缘由内伤亏损,为多脏气血阴阳亏虚,临床特征表现多样,病情多重。

(二)肺痿

肺痿是肺部多种慢性疾病后期转归而成,如肺痈、肺痨、久嗽、久喘等导致肺叶痿弱不用,俱可成痿,临床以咳吐浊唾涎沫为主症,不具传染性;而肺痨是以咳嗽、咯血、潮热、盗汗为特征,由传染痨虫所致具有传染性,但少数肺痨后期迁延不复可以转为肺痿。

(三)肺痈

肺痨和肺痈都有咳嗽、发热、汗出。但肺痈是肺叶生疮,形成脓疡,临床以咳嗽、胸痛、咯吐腥臭浊痰,甚则脓血相兼为主要特征的一种疾病,发热较高,为急性病,病程较短,病机是热壅血瘀,属实热证;而肺痨的临床特点是有咳嗽、咯血、潮热、盗汗四大主症,起病缓慢,病程较长,为慢性病,病机是以肺阴亏虚为主,具有传染性。

(四)肺癌

肺癌与肺痨都有咳嗽、咯血、胸痛、发热、消瘦等症状。但肺痨多发于中青年,若发生在40岁以上者,往往在青少年时期有肺痨史;而肺癌则好发于40岁以上的中老年男性,多有吸烟史,表现为呛咳、顽固性干咳,持续不愈,或反复咯血,或顽固性胸痛、发热,伴进行性消瘦、疲乏等。肺痨经抗结核治疗有效,肺癌经抗结核治疗,则病情继续恶化。此外,借助西医诊断方法,有助于两者的鉴别。

五、辨证论治

(一)辨证要点

1.辨病机属性

本病的辨证,须按病机属性,结合脏腑病机进行,故宜区别阴虚、阴虚火旺、气虚的不同,掌握与肺、与脾肾的关系。临床一般以肺阴亏虚为主为先,如进一步演变发展,则表现为阴虚火旺,或气阴耗伤,甚或阴阳两虚。病变主脏在肺,以阴虚为主,阴虚火旺者常肺肾两虚,并涉及心肝;气阴耗伤者多肺脾同病;久延病重,由气及阳,阴阳两虚者厉肺脾肾三脏皆损。

2.辨病情轻重

一般初起病情多轻,微有咳嗽,偶或痰中有少量血丝,咽干低热,疲乏无力,逐渐消瘦;继而咳嗽加剧,干咳少痰或痰多,时时咯血,甚则大量咯血,胸闷气促,午后发热,或有形寒,两颧红艳,唇红口干,盗汗失眠,心烦易怒,男子梦遗滑精,女子月经不调或停闭,如病重而未能及时治疗,可出现音哑气喘,大便溏泄,肢体水肿,面唇发紫,甚至大骨枯槁,大肉陷下,骨髓内消,肌肤甲错。

3.辨证候顺逆

肺痨顺证表现为虽肺阴亏虚但元气未衰,胃气未伤,饮食如恒,虚能受补,咳嗽日减,脉来有根,无气短不续,无大热或低热转轻,无痰壅咯血,消瘦不著。逆证表现为骨蒸发热,持续不解;胃气大伤,食少纳呆,便溏肢肿;大量咯血,反复发作,短气不续,动则大汗,大肉脱陷,声音低微;虚不受补,脉来浮大无根,或细而数疾。

(二)治疗原则

本病的治疗原则是补虚培元和治痨杀虫,正如《医学正传·劳极》所提出的"一则杀其虫,以绝其根本,一则补其虚,以复其真元"为其两大治则。根据患者体质强弱而分别主次,但尤需重视补虚培元,增强正气,以提高抗结核杀虫的能力。调补脏腑重点在肺,并应重视脏腑整体关系,同时兼顾补脾益肾。治疗大法应根据"主乎阴虚"的病机特点,以滋阴为主,火旺者兼以降火,如合并气虚、阳虚见证者,又当同时兼以益气或温阳。杀虫主要是针对病因治疗,选用具有抗结核杀虫作用的中草药。

(三)分证论治

1.肺阴亏损

主症:干咳,咳声短促,咳少量黏痰,或痰中有时带血,如丝如点,色鲜红。

兼次症:午后自觉手足心热,皮肤干灼,咽干口燥,或有少量盗汗,胸闷乏力。

舌脉:舌边尖红,苔薄少津;脉细或兼数。

分析:痨虫蚀肺,损伤肺阴,阴虚肺燥,肺失滋润,清肃失调故干咳少痰,咳声短促,胸闷乏力;肺损络伤,故痰中带血如丝如点,色鲜红;阴虚生热,虚热内灼,故手足心热,皮肤灼热;阴虚津少,无以上承则口燥咽干,皮肤干燥;舌红,苔薄少津,脉细或兼数,为阴虚有热之象。

治法:滋阴润肺,清热杀虫。

方药:月华丸加减。本方功在补虚杀虫,养阴止咳,化痰止血,是治疗肺痨的基本方。方中沙参、麦冬、天冬、生地、熟地滋阴润肺;百部、川贝母润肺止咳,兼能杀虫;阿胶、三七止血和营;桑叶、菊花清肃肺热;山药、茯苓甘淡健脾益气,培土生金,以资生化之源。可加百合、玉竹滋补肺阴。若咳嗽频而痰少质黏者,可合甜杏仁、蜜紫菀、海蛤壳以润肺化痰止咳;痰中带血较多者,宜加白及、仙鹤草、白茅根、藕节等以和络止血;若低热不退,可配银柴胡、地骨皮、功劳叶、胡黄连等以清退虚热,兼以杀虫;若久咳不已,声音嘶哑者,于前方中加诃子皮、木蝴蝶、凤凰衣等以养肺利咽,开音止咳。

2.阴虚火旺

主症:咳呛气急,痰少质黏,反复咯血,量多色鲜。

兼次症:五心烦热,两颧红赤,心烦口渴,骨蒸潮热,盗汗量多,形体日益消瘦,或吐痰黄稠量多,或急躁易怒,胸胁掣痛,失眠多梦,或男子遗精,女子月经不调。

舌脉:舌红绛而干,苔薄黄或剥;脉细数。

分析:肺虚及肾,肺肾阴伤,虚火内迫,气失润降而上逆,故咳呛、气急;虚火灼津,炼液成痰,故痰少质黏;若火盛热壅痰蕴,则咳痰黄稠量多;虚火伤络,迫血妄行故反复咯血,色鲜量多;肺肾阴虚,君相火旺,故午后潮热、颧红骨蒸、五心烦热;营阴夜行于外,虚火迫津外泄故盗汗;肾阴亏虚,肝失所养,心肝火盛故性急易怒、失眠多梦;肝经布两胁穿膈入肺,肝肺络脉失养,则胸胁掣痛;相火偏旺,扰动精室则梦遗失精;阴血亏耗,冲任失养则月经不调;阴精亏损,不能充养身体则形体日瘦;舌红绛而干,苔黄或剥,脉细数,乃阴虚火旺之征。

治法:补益肺肾,滋阴降火。

方药:百合固金汤合秦艽鳖甲散加减。百合固金汤功能滋养肺肾,用于阴虚阳浮,肾虚肺燥,咳痰带血,烦热咽干者。本方用百合、麦冬、玄参、生地滋阴润肺生津,当归、白芍、热地养血柔肝,桔梗、贝母、甘草清热化痰止咳。秦艽鳖甲散滋阴清热除蒸,用于阴虚骨蒸,潮热盗汗等证。方中秦艽、青蒿、柴胡(用银柴胡)、地骨皮退热除蒸,鳖甲、知母、乌梅、当归滋阴清热,另加百部、白及止血杀虫。若火旺较甚,热象明显者,当增入胡黄连、黄芩苦寒泻火、坚阴清热;若咳痰黄稠量多,酌加桑白皮、竹茹、海蛤壳、鱼腥草等以清热化痰;咯血较著者,加牡丹皮、藕节、紫珠草、醋制大黄等,或配合十灰散以凉血止血;盗汗较著,加五味子、瘪桃干、糯稻根、浮小麦、煅龙骨、煅牡蛎等敛阴止汗;胸胁掣痛者,加川楝子、延胡索、广郁金等以和络止痛;烦躁不寐加酸枣仁、夜交藤、龙齿宁心安神;若遗精频繁,加黄柏、山茱萸、金樱子泻火涩精。服本方碍脾腻胃者可酌加佛手、香橼醒脾理气。

3.气阴耗伤

主症:咳嗽无力,痰中偶夹有血,血色淡红,气短声低。

兼次症:神疲倦怠,食少纳呆,面色㿠白,午后潮热但热势不剧,盗汗颧红,身体消瘦。

舌脉:舌质嫩红,边有齿印,苔薄,或有剥苔;脉细弱而数。

分析:本证为肺脾同病,阴伤及气,清肃失司,肺不主气则咳嗽无力;气阴两虚,肺虚络损则痰中夹血,虚火不著故血色淡红;肺阴不足,阴虚内热,则午后潮热、盗汗、颧红;子盗母气,脾气亏损,肺脾两虚,宗气不足,故气短声低,神疲倦怠,面色㿠白;脾虚失运,故食少纳呆,聚湿成痰,则咳痰色白;舌质嫩红,边有齿印,脉细弱而数,苔薄或剥为肺脾同病,气阴两虚之象。

治法:养阴润肺,益气健脾。

方药:保真汤加减。本方功能补气养阴,兼清虚热。药用太子参、黄芪、白术、茯苓补益肺脾之气,麦冬、天冬、生地黄、五味子滋养润肺之阴,当归、白芍、熟地滋补阴血;陈皮理气运脾;知母、黄柏、地骨皮、柴胡滋阴清热。并可加冬虫夏草、百部、白及以补肺杀虫;若咳嗽痰白者,可加姜半夏、橘红等燥湿化痰;咳嗽痰稀量多,可加白前、紫菀、款冬、苏子温润止咳;咯血色红量多者加白及、仙鹤草、地榆等凉血止血药,色淡红者,可加山茱肉、阿胶、仙鹤草、参三七等,配合补气药,共奏补气摄血之功;若骨蒸盗汗者,酌加鳖甲、牡蛎、五味子、地骨皮、银柴胡等以益阴除蒸敛汗;如纳少腹胀,大便溏薄者,加扁豆、薏苡仁、莲肉、山药、谷芽等甘淡健脾之品,并去知母、黄柏苦寒伤中及地黄、当归、阿胶等滋腻碍胃之品。

4.阴阳两虚

主症:咳逆喘息少气,痰中或夹血丝,血色暗淡,形体羸弱,劳热骨蒸,面浮肢肿。

兼次症:潮热,形寒,自汗,盗汗,声嘶或失声,心慌,唇紫,肢冷,或见五更泄泻,口舌生糜,大肉尽脱,男子滑精阳痿,女子经少、经闭。

舌脉:舌质光红少津,或淡胖边有齿痕;脉微细而数,或虚大无力。

分析:久病不愈,阴伤及阳,则成阴阳俱损,肺、脾、肾多脏同病之证,为本病晚期证候,病情较为严重。精气虚损,无以充养形体,故形体羸弱,大肉尽脱;肺虚失降,肾虚不纳,则咳逆、喘息、少气;肺虚失润,金破不鸣故声嘶或失声;肺肾阴虚,虚火内盛,则劳热骨蒸、潮热盗汗;虚火上炎则口舌生糜;脾肾两虚,水失运化,外溢于肌肤则面浮肢肿;病及于心,心失所养,血行不畅则心慌、唇紫;"阳虚生外寒"则自汗、肢冷、形寒;脾肾两虚,肾虚不能温煦脾土,则五更泄泻;精亏失养,命门火衰,故男子滑精阳痿;精血不足,冲任失充,故女子经少、经闭;舌质光红少津,或淡胖边有齿痕,脉微细而数,或虚大无力,乃阴阳俱衰之象。

治法:温补脾肾,滋阴养血。

方药:补天大造丸加减。本方功在温养精气,培补阴阳,用于肺痨五脏俱伤,真气亏损之证。方中人参、黄芪、白术、山药、茯苓补益肺脾之气;枸杞、熟地、白芍、龟甲培补肺肾之阴;鹿角胶、紫河车、当归滋补精血以助阳气;酸枣仁、远志宁心安神。另可加百合、麦冬、阿胶、山茱萸滋补肺肾;若肾虚气逆喘息者,配冬虫夏草、蛤蚧、紫石英、诃子摄纳肾气;心慌者加丹参、柏子仁、龙齿镇心安神;见五更泄泻,配煨肉蔻、补骨脂补火暖土,并去地黄、阿胶等滋腻碍脾之品。阳虚血瘀唇紫水停肢肿者,加红花、泽兰、益母草、北五加皮温阳化瘀行水,咯血不止加云南白药。总之阴阳两虚证是气阴耗伤的进一步发展,因下损及肾,阴伤及阳而致,病情深重,当注意温养精气,以培根本。

六、转归预后

肺痨的转归预后主要取决于患者正气的盛衰、病情的轻重和治疗是否及时。若肺损不著,正气尚盛,或诊断及时,早期治疗,可逐渐康复;若邪盛正虚,正不胜邪,或误诊失治,邪气壅盛,病情可加重,甚至恶化,由肺虚渐及脾、肾、心、肝,由阴及气及阳,形成五脏皆损。若正气亏虚,正邪相持,可致病情慢性迁延。从证候而言,初期主要为阴虚肺燥,若失治误治,一则向气阴耗伤转化,久治不愈阴损及阳,可成阴阳两虚,此时多属晚期证候;另有少数阴虚火旺者,伤及肺络,大量咯血可生气阴欲脱危候,预后不良。正如《明医杂著》所说,"此病治之于早则易,若到肌肉消灼,沉困着床,脉沉伏细数,则难为矣。"

(胡德志)

第五节 肺 痈

肺痈是指由于热毒血瘀,壅滞于肺,以致肺叶生疮,形成脓疡的一种病证。临床表现以咳嗽,胸痛,发热,咯吐腥臭浊痰,甚则脓血相兼为主要特征。

一、病因病机

本病主要是风热火毒,壅滞于肺,热盛血瘀,蕴酿成痈,血败肉腐化脓,肺络损伤而致本病。病位在肺,病理性质属实属热。热壅血瘀是成痈化脓的病理基础。

(一)感受外邪

多为风热毒邪,经口鼻或皮毛侵袭肺脏;或因风寒袭肺,未得及时表散,内蕴不解,郁而化热,邪热薰肺,肺失清肃,肺络阻滞,以致热壅血瘀,蕴毒化脓而成痈。

(二)痰热内盛

平素嗜酒太过,或嗜食辛辣煎炸厚味,蕴湿蒸痰化热,熏灼于肺,或原有其他宿疾,肺经及他脏痰浊瘀热,蕴结日久,熏蒸于肺,以致热盛血瘀,蕴酿成痈。

二、辨证论治

(一)辨证要点

辨病程阶段,初期辨证总属实证,热证。一般按病程的先后划分为初期、成痈期、溃脓期、恢复期四个阶段。初期痰白或黄,量少,质黏,无特殊气味;成痈期痰呈黄绿色,量多、质黏稠有腥臭;溃脓期为脓血痰,其量较多,质如米粥,气味腥臭异常;恢复期痰色较黄,量减少,其质清稀,臭味渐轻。

(二)类证鉴别

风温:风温起病多表现为发热、恶寒、咳嗽、气急、胸痛等,但肺痈之寒战、高热、胸痛、咯吐浊痰明显,且喉中有腥味,与风温有别。且风温经正确及时治疗,一般邪在气分而解,多在一周内身热下降,病情向愈。如病经一周,身热不退或更盛,或退而复升,咯吐浊痰,喉中腥味明显,应进一步考虑有肺痈之可能。

(三)治疗原则

肺痈属实热证,治疗以祛邪为总则,清热解毒,化瘀排脓是治疗肺痈的基本原则。初期治以清肺散邪;成痈期则清热解毒,化瘀消痈;溃脓期治疗应排脓解毒;恢复期对阴伤气耗者治以养阴益气,如久病邪恋正虚者,当扶正祛邪,补虚养肺。

(四)分证论治

1.初期

(1)证候:恶寒发热,咳嗽,胸痛,咳时尤甚。咯吐白色黏痰,痰量由少渐多,呼吸不利,口干鼻燥。舌质淡红,舌苔薄黄或薄白少津。脉浮数而滑。

(2)治法:疏散风热,清肺散邪。

(3)方药:银翘散加减。

2.成痈期

(1)证候:身热转甚,时时振寒,继则壮热,胸满作痛,转侧不利,咳吐黄稠痰,或黄绿色痰,自觉喉间有腥味。咳嗽气急,口干咽燥,烦躁不安,汗出身热不解。舌质红,舌苔黄腻。脉滑数有力。

(2)治法:清肺解毒,化瘀消痈。

(3)方药:《备急千金要方》苇茎汤合如金解毒散加减。

3.溃脓期

(1)证候:咳吐大量脓血痰,或如米粥,腥臭异常,有时咯血,胸中烦满而痛,甚则气喘不能卧。身热,面赤,烦渴喜饮。舌质红或绛,苔黄腻,脉滑数。

(2)治法:排脓解毒。

(3)方药:加味桔梗汤加减。

4.恢复期

(1)证候:身热渐退,咳嗽减轻,咯吐脓血渐少,臭味不甚,痰液转为清稀。精神渐振,食欲渐增,或见胸胁隐痛,不耐久卧,气短,自汗,盗汗,低热,午后潮热,心烦,口燥咽干,面色不华,形体消瘦,精神萎靡;或见咳嗽,咯吐脓血痰日久不净,或痰液一度清稀而复转臭浊,病情时轻时重,迁延不愈。舌质红或淡红,苔薄。脉细或细数无力。

(2)治法:养阴益气清肺。

(3)方药:沙参清肺汤或桔梗杏仁煎加减。

（胡德志）

第六节 肺 痿

肺痿是指肺叶痿弱不用,临床以咳吐浊唾涎沫为主症,为肺脏的慢性虚损性疾病。《金匮要略心典·肺痿肺痈咳嗽上气病》中说:"痿者萎也,如草木之萎而不荣。"用形象比喻的方法以释其义。

一、源流

肺痿之病名,最早记载于仲景的《金匮要略》。该书将肺痿列为专篇,对肺痿的主症特点、病因、病机、辨证均做了较为系统的介绍。如《金匮要略·肺痿肺痈咳嗽上气病脉证并治》说:"寸口脉数,其人咳,口中反有浊唾涎沫者何?师曰:为肺痿之病。""肺痿吐涎沫而不咳者,其人不渴,必遗尿,小便数,所以然者,以上虚不制下故也。"隋·巢元方在《金匮要略》的基础上,对本病的成因、转归等作了进一步探讨。其在《诸病源候论·肺痿候》论及肺痿曰:"肺主气,为五脏上盖,气主皮毛,故易伤于风邪,风邪伤于脏腑,而气血虚弱,又因劳役大汗之后,或经大下而亡津液,津液竭绝,肺气壅塞,不能宣通诸脏之气,因成肺痿也。"明确认为是外邪犯肺,或劳役过度,或大汗之后,津液亏耗,肺气受损,壅塞而成。并指出其预后、转归与咳吐涎沫之爽或不爽、小便之利或不利、咽燥之欲饮或不欲饮等都有关联,如"咳唾咽燥欲饮者,必愈;欲咳而不能咳,唾干沫,而小便不利者难治。"唐·孙思邈《备急千金要方·肺痿门》将肺痿分为热在上焦及肺中虚冷二类,认为"肺痿虽有寒热之分,从无实热之例。"清·李用粹结合丹溪之说,对肺痿的病因病机、证候特点作了简要而系统的归纳。如《证治汇补·胸膈门》说:"久嗽肺虚,寒热往来,皮毛枯燥,声音不清,或嗽血线,口中有浊唾涎沫,脉数而虚,为肺痿之病。因津液重亡,火炎金燥,如草木亢旱而枝叶萎落也。"《张氏医通·肺痿》对肺痈和肺痿的鉴别,进行了分析比较,提出"肺痈属在有形之血……肺痿属在无形之气。"

综上所述,历代医家共同认识到肺痿是多种肺系疾病的慢性转归,故常与相关疾病合并叙述,单独立论者较少,并且提示肺痈、肺痨、久嗽、喘哮等伤肺,均有转化成为肺痿的可能。如明·王肯堂将肺痿分别列入咳嗽门和血证门论述。《证治准绳·诸气门》说:"肺痿或咳沫,或咯血,今编咳沫者于此,咯血者入血证门。"《证治准绳·诸血门》还认为"久嗽咯血成肺痿"。戴原礼在《证治要诀·诸嗽门》中提到:"劳嗽有久嗽成劳者,有因病劳久嗽者,其证往来寒热,或独热无寒,咽干嗌痛,精神疲极,所嗽之痰,或脓,或时有血,腥臭异常。"戴氏所指劳嗽之临床表现与肺痿有相似之处。陈实功纱《外科正宗·肺痈论》中说:"久嗽劳伤,咳吐痰血,寒热往来,形体消削,咯吐瘀脓,声哑咽痛,其候转为肺痿。"指出肺痈溃后,热毒不净,伤阴耗气,可以转为肺痿。唐·王焘《外台秘要·咳嗽门》引许仁则论云:"肺气嗽经久将成肺痿,其状不限四时冷热,昼夜咳常不断,唾自如雪,细沫稠粘,喘息上气,乍寒乍热,发作有时,唇口喉舌干焦,亦有时唾血者,渐觉瘦悴,小便赤,颜色青白,毛耸,此亦成蒸。"说明肺痨久嗽,劳热熏肺,肺阴大伤,进一步发展则成肺痿;它如内伤久咳,或经常喘哮发作,伤津耗气,亦可形成肺痿。

在肺痿的治法方面,《金匮要略·肺痿肺痈咳嗽上气病脉证并治》对肺痿的治疗原则也作了初步的探讨,认为应以温法治之。清·李用粹《证治汇补·胸膈门》说:"治宜养血润肺,养气清金。"喻嘉言《医门法律》对本病的理论认识和治疗原则作了进一步的阐述,此后,有的医家主张用他创制的清燥救肺汤治疗虚热肺痿。张璐在其《张氏医通·肺痿》按喻嘉言之论将肺痿的治疗要点概括为:"缓而图之,生胃津,润肺燥,下逆气,开积痰,止浊唾,补真气",旨在"以通肺之小管","以复肺之清肃。"这些证治要点,理义精深,非常切合实用。

在肺痿的选用药方面,《金匮要略》设甘草干姜汤以温肺中虚冷。唐·孙思邈《备急千金要方·肺痿门》指出虚寒肺痿可用生姜甘草汤、甘草汤,虚热肺痿可用炙甘草汤、麦门冬汤、白虎加人参汤,对《金匮要略》的治法,有所补充。清·李用粹《证治汇补·胸膈门》主张根据本病的不同阶段分别施治:"初用二地二冬汤以滋阴,后用门冬清肺饮以收功。"沈金鳌《杂病源流犀烛·肺病源流》进一步对肺痿的用药忌宜等作了补充。他说:"其症之发,必寒热往来,自汗,气急,烦闷多唾,或带红线脓血,宜急治之,切忌升散辛燥温热。大约此证总以养肺、养气、养血、清金降火为主。"可谓要言不烦。

二、病因病机

本病病因可分久病损肺和误治津伤两个方面,而以前者为主。病变机制为肺虚津气失于濡养所致。

(一)久病损肺

如痰热久嗽,热灼阴伤;或肺痨久嗽,虚热内灼,耗伤阴津;肺痈余毒未清,灼伤肺阴;或消渴津液耗伤;或热病之后,邪热伤津,津液大亏,以致热壅上焦,消灼肺津,变生涎沫,肺燥阴竭,肺失濡养,日渐枯萎。若大病久病之后,耗伤阳气;或内伤久咳,冷哮不愈,肺虚久喘等,肺气日耗,渐伤及阳;或虚热肺痿日久,阴伤及阳,亦可致肺虚有寒,气不化津,津液失于温摄,反为涎沫,肺失濡养,肺叶渐痿不用。此即《金匮要略》所谓"肺中冷"之类。

(二)误治津伤

因医者误治,滥用汗、吐、下等治法,重亡津液,肺津大亏,肺失濡养,发为肺痿。如《金匮要略·肺痿肺痈咳嗽上气病脉证并治》说:"热在上焦者,因咳为肺痿,肺痿之病……或从汗出,或从呕吐,或从消渴,小便利数,或从便难,又被快药下利,重亡津液,故得之。"

综上所述,本病总由肺虚,津气大伤,失于濡养,以致肺叶枯萎。其病位在肺,但与脾、胃、肾等脏腑密切相关。脾虚气弱,无以生化、布散津液,或胃阴耗伤,胃津不能上输养肺,土不生金,均可致肺燥津枯,肺失濡养;久病及肾,肾气不足,气化失司,气不化津,或因肾阴亏耗,肺失濡养,亦可发为肺痿。

因发病机制的不同,肺痿有虚热、虚寒之分。虚热肺痿,一为本脏自病所转归,一由失治误治,或它脏之病导致。因热在上焦,消亡津液,阴虚生内热,津枯则肺燥,肺燥且热,清肃之令不行,脾胃上输之津液转从热化,煎熬而成涎沫,或因脾阴胃液耗伤,不能上输于肺,肺失濡养,遂致肺叶枯萎。虚寒肺痿为肺气虚冷,不能温化布散脾胃上输之津液,反而聚为涎沫,复因治节无权,上虚不能制下,膀胱失于约束,而小便不禁。《金匮要略心典·肺痿肺痈咳嗽上气病》说:"盖肺为娇脏,热则气灼,故不用而痿;冷则气沮,故亦不用而痿也。遗尿,小便数者,肺金不用而气化无权,斯膀胱无制而津液不藏也。"指出肺主气化,为水之上源,若肺气虚冷,不能温化,固摄津液,由气虚导致津亏,肺失濡养,亦可渐致肺叶枯萎不用。

三、诊断

(1)有反复发作的特点。

(2)有肺系内伤久咳病史,如痰热久嗽,或肺痨久咳,或肺痈日久,或冷哮久延等。

(3)临床表现以咳吐浊唾涎沫、胸闷气短为主症。

四、病证鉴别

肺痿为多种慢性肺系疾病转化而来,既应注意肺痿与其他肺系疾病的鉴别,又要了解其相互联系。

(一)肺痈

肺痿以咳吐浊唾涎沫为主症,而肺痈以咳则胸痛,吐痰腥臭,甚则咳吐脓血为主症。虽然多为肺中有热,但肺痈属实,肺痿属虚,肺痈失治久延,可以转为肺痿。

(二)肺痨

肺痨主症为咳嗽,咯血,潮热,盗汗等,与肺痿有别。肺痨后期可以转为肺痿重症。

五、辨证

(一)辨证要点

主要辨虚热虚寒,虚热证易火逆上气,常伴咳逆喘息,虚寒证常见上不制下,小便频数或遗尿。

(二)辨证候

1.虚热证

咳吐浊唾涎沫,其质较黏稠,或咳痰带血,咳声不扬,甚则音哑,气急喘促,口渴咽燥,午后潮热,形体消瘦,皮毛干枯,舌红而干,脉虚数。

病机分析:肺阴亏耗,虚火内炽,肺失肃降,则气逆咳喘。热灼津液成痰,故咯吐浊唾涎沫,其质黏稠。燥热伤津,津液不能濡润上承,故咳声不扬,音哑,咽燥,口渴。阴虚火旺,灼伤肺络,则午后潮热,咳痰带血。阴津枯竭,内不能洒陈脏腑,外不能充身泽毛,故形体消瘦,皮毛干枯。舌红而干,脉虚数,乃是阴枯热灼之象。

2.虚寒证

咯吐涎沫,其质清稀量多,不渴,短气不足以息,头眩,神疲乏力,食少,形寒,小便数,或遗尿,舌质淡,脉虚弱。

病机分析:肺气虚寒,气不化津,津反为涎,故咯吐多量清稀涎沫。阴津未伤故不渴。肺虚不能主气,则短气不足以息。脾肺气虚则神疲食少。清阳不升故头眩。阳不卫外则形寒。上虚不能制下,膀胱失约,故小便频数或遗尿。舌质淡,脉虚弱,皆属气虚有寒之征。

3.寒热夹杂证

虚热及虚寒证状可以同时出现,或虚热证状较多,或虚寒证状较多,如咳唾脓血,咽干口燥,同时又有下利肢凉,形寒气短等,即是上热下寒之证。其他情况亦可出现,可根据临床证候分析之。

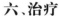

六、治疗

(一)治疗要点

治疗总以补肺生津为原则。虚热证,治当生津清热,以润其枯;虚寒证,治当温肺益气,而摄涎沫。寒热夹杂证,治当寒热平调,温清并用。

临床以虚热证为多见,但久延伤气,亦可转为虚寒证。治应时刻注意保护津液,重视调理脾肾。脾胃为后天之本,肺金之母,培土有助于生金;肾为气之根,司摄纳,温肾可以助肺纳气,补上制下。不可妄投燥热之药,以免助火伤津,亦忌苦寒滋腻之品碍胃,切勿使用峻剂驱逐痰涎,犯虚虚之戒。

(二)分证论治

1.虚热证

治法:滋阴清热,润肺生津。

方药:麦门冬汤合清燥救肺汤加减。前方润肺生津,降逆下气,用于咳嗽气逆,咽喉干燥不利,咳痰黏浊不爽。后方养阴润燥,清金降火,用于阴虚燥火内盛,干咳痰少,咽痒气逆。

药用麦门冬滋阴润燥;太子参益气生津;甘草、大枣、粳米甘缓补中;伍入半夏下气降逆,止咳化痰,以辛燥之品,反佐润燥之功;桑叶、石膏清泄肺经燥热;阿胶、麦冬、胡麻仁以滋肺养阴;杏仁、枇杷叶可化痰止咳。

如火盛,出现虚烦、咳呛、呕逆者,则去大枣,加竹茹、竹叶清热和胃降逆。如咳吐浊黏痰,口干欲饮,则可加天花粉、知母、川贝母清热化痰。津伤甚者加沙参、玉竹以养肺津。潮热加银柴胡、地骨皮以清虚热,退蒸。

2.虚寒证

治法:温肺益气。

方药:甘草干姜汤或生姜甘草汤加减。前方甘辛合用,甘以滋液,辛以散寒。后方则以补脾助肺,益气生津为主。

药用甘草入脾益肺,取甘守津回之意;干姜温肺脾,使气能化津,水谷归于正化,则吐沫自止。肺寒不著者亦可改用生姜以辛散宣通,并取人参、大枣甘温补脾,益气生津。

另可加白术、茯苓增强健脾之功;尿频、涎沫多者加煨益智;喘息、短气可配钟乳石、五味子,另吞蛤蚧粉。

3.寒热夹杂证

治法:寒热平调,温清并用。

方药:麻黄升麻汤加减。本方温肺散寒与清热润肺并用,适合于寒热夹杂,肺失润降之咽喉不利,咳唾脓血等症。

药用麻黄、升麻以发浮热;用当归、桂枝、生姜以散其寒;用知母、黄芩寒凉清其上热;用茯苓、白术以补脾;用白芍以敛逆气;用葳蕤、麦冬、石膏、甘草以润肺除热。

七、单方验方

(1)紫河车1具,研末,每天1次,每服3 g,适用于虚寒肺痿。

(2)熟附块、淫羊藿、黄芪、白术、党参各9 g,补骨脂12 g,茯苓、陈皮、半夏各6 g,炙甘草4.5 g,用于虚寒肺痿。

(3)山药 30 g,太子参 15 g,玉竹 15 g,桔梗 9 g,用于肺痿气虚津伤者。

(4)百合 30 g 煮粥,每天 1 次,适用于虚热肺痿。

(5)银耳 15 g,冰糖 10 g,同煮内服,适用于虚热肺痿。

(6)冬虫夏草 10~15 g,百合 15 g,鲜胎盘半个,鲜藕 50 g,隔水炖服,隔天 1 次,连服 10~15 次为一个疗程。

(7)新鲜萝卜 500 g,白糖适量。将萝卜洗净切碎,用洁净纱布绞取汁液,加白糖调服。每天 1 次,常服。

(8)夏枯草 15~25 g,麦冬 15 g,白糖 50 g。先将夏枯草、麦冬用水煎 10~15 min,再加白糖煮片刻,代茶饮,每天 1 剂,常服。用于虚热肺痿。

八、中成药

(一)六味地黄丸

1.功能与主治

滋阴补肾。用于虚热肺痿。

2.用法与用量

口服,一次 8 粒,一天 3 次。

(二)金匮肾气丸

1.功能与主治

温补肾阳。用于虚寒肺痿。

2.用法与用量

口服,一次 8 粒,一天 3 次。

(三)补中益气口服液

1.功能与主治

补中益气,升阳举陷。用于肺痿脾胃气虚,见发热、自汗、倦怠等症者。

2.用法与用量

口服,一次 1 支,一天 3 次。

(四)参苓白术散

1.功能与主治

益气健脾,和胃渗湿。用于肺痿脾胃虚弱,见食少便溏,或吐或泻,胸脘胀闷,四肢乏力等症者。

2.用法与用量

口服,一次 5 g,一天 3 次。

(五)琼玉膏

1.功能与主治

滋阴润肺,降气安神。用于虚热肺痿。

2.用法与用量

口服,一次 1 勺,一天 2 次。

九、其他疗法

艾条点燃,对准足三里穴,并保持一定距离,使局部有温热感、皮肤微红为度。艾灸时间一般为 10～15 min,每天 1 次。用于虚寒肺痿。

（胡德志）

第七节　哮　病

哮病是由于宿痰伏肺,遇诱因引触,导致痰阻气道,气道挛急,肺失肃降,肺气上逆所致的发作性痰鸣气喘疾病。发时喉中哮鸣有声,呼吸气促困难,甚则喘息不能平卧。

一、病因病机

哮病的发生,乃宿痰内伏于肺,复因外感、饮食、情志、劳倦等诱因引触,以致痰阻气道,气道挛急,肺失肃降,肺气上逆所致。

（一）外邪侵袭

外感风寒或风热之邪;未能及时表散,邪气内蕴于肺,壅遏肺气,气不布津,聚液生痰而成哮病之因。

（二）饮食不当

饮食不节致脾失健运,饮食不归正化,水湿不运,痰浊内生,上干于肺,壅阻肺气而发哮病。

（三）情志失调

情志不遂。肝气郁结,木不疏土;或郁怒伤肝,肝气横逆,木旺乘土均可致脾失健运,失于转输,水湿蕴成痰浊,上干于肺,阻遏肺气,发生哮病。

（四）体虚病后

素体禀赋薄弱,体质不强,或病后体弱(如幼年患麻疹、顿咳,或反复感冒,咳嗽日久等)导致肺、脾、肾虚损,痰浊内生,成为哮病之因。若肺气耗损,气不化津,痰饮内生;或阴虚火盛,热蒸液聚,痰热胶固;脾虚水湿不运,肾虚水湿不能蒸化,痰浊内生,均成为哮病之因。

哮病的病理因素以痰为根本,痰的产生责之于肺不能布散津液,脾不能转输精微,肾不能蒸化水液,以致津液凝聚成痰,伏藏于肺,成为哮病发生的"夙根"。此后每遇气候突变、饮食不当、情志失调、劳累过度等诱因导致气机逆乱而发作。

二、辨证论治

（一）辨证要点

1.辨已发未发

哮病发作期和缓解期临床表现不同,发作期以喉中哮鸣有声,呼吸气促困难,甚则喘息不能平卧等为典型临床表现。缓解期无典型症状,若病程日久,反复发作,导致身体虚弱,平时可有轻度哮症,而以肺、脾、肾虚损为主要表现,或肺气虚、或肺气阴两虚、或脾气虚、肾气虚、肺脾气虚、肺肾两虚等。

2.辨证候虚实

哮病属邪实正虚之证,发作时以邪实为主,证见呼吸困难,呼气延长,喉中痰鸣有声,痰粘量少,咯吐不利,甚则张口抬肩,不能平卧,端坐俯伏,胸闷窒塞,烦躁不安,或伴寒热,苔腻,脉实。未发时以正虚为主,肺虚者,气短声低,咳痰清稀色白,喉中常有轻度哮鸣音,自汗恶风;脾虚者,食少,便溏,痰多;肾虚者,平素短气息促,动则为甚,吸气不利,腰酸耳鸣。

3.辨痰性质

发作期痰阻气道,气道挛急,肺失肃降,以邪实为主,痰有寒痰、热痰、痰湿之异,分别引起寒哮、热哮、痰哮。一般寒哮内外皆寒,其证喉中哮鸣如水鸡声,咳痰清稀,或色白如泡沫,口不渴,舌质淡,苔白滑,脉浮紧;热哮痰热壅盛,其证喉中痰鸣如吼,胸高气粗,咳痰黄稠胶黏,咯吐不利,口渴喜饮,舌质红,苔黄腻,脉滑数。寒热征象不明显,喘咳胸满,但坐不得卧,痰涎涌盛,喉如曳锯,咳痰黏腻难出者,为痰哮。

（二）类证鉴别

喘证:喘证与哮病的病因病机不同,喘证由外感六淫、内伤饮食、情志,或劳欲、久病,致邪壅于肺,宣降失司所致,或肺不主气,肾失摄纳而成;哮病乃宿痰伏肺,遇诱因引触,致痰阻气道,气道挛急,肺失肃降而成。临床表现亦有明显区别,哮病与喘证都有呼吸急促的表现,但哮必兼喘,而喘未必兼哮。哮指声响言,喉中有哮鸣声,是一种反复发作的独立性疾病;喘指气息言,为呼吸气促困难,是多种急慢性疾病的一个症状。

（三）治疗原则

发时治标,平时治本为哮病治疗的基本原则。发时攻邪治标,祛痰利气,寒痰宜温化宣肺,热痰当清化肃肺,痰浊壅肺应去壅泻肺,风痰当祛风化痰,表证明显者兼以解表;反复日久,正虚邪实者又当攻补兼顾,不可拘泥;平时扶正治本,阳气虚者应温补,阴虚者宜滋养,分别采取补肺、健脾、益肾等法,以冀减轻、减少或控制其发作。

（四）分证论治

1.发作期

（1）寒哮。①证候:呼吸急促,喉中哮鸣有声,胸膈满闷如塞。咳不甚,痰少咯吐不爽,或清稀呈泡沫状,口不渴,或渴喜热饮,面色晦暗带青,形寒怕冷。或小便清,天冷或受寒易发,或恶寒、无汗、身痛。舌质淡、苔白滑。脉弦紧或浮紧。②治法:温肺散寒,化痰平喘。③方药:射干麻黄汤。若病久,本虚标实,当标本同治,温阳补虚,降气化痰,用苏子降气汤。

（2）热哮。①证候:气粗息涌,喉中痰鸣如吼,胸高胁胀。咳呛阵作,咳痰色黄或白,黏浊稠厚,咯吐不利,烦闷不安,不恶寒,汗出,面赤,口苦,口渴喜饮。舌质红,舌苔黄腻,脉滑数或弦滑。②治法:清热宣肺,化痰定喘。③方药:定喘汤。若病久痰热伤阴,可用麦门冬汤加沙参、冬虫夏草,川贝、天花粉。

（3）痰哮。①证候:喘咳胸满,但坐不得卧,痰涎涌盛,喉如曳锯,咳痰黏腻难出。呕恶,纳呆。口粘不渴,神倦乏力,或胃脘满闷,或便溏,或胸胁不舒,或唇甲发绀。舌质淡或淡胖,或舌质紫暗或淡紫,舌苔厚浊,脉滑实或带弦、涩。②治法:化浊除痰,降气平喘。③方药:二陈汤合三子养亲汤。如痰涎涌盛者。可合用葶苈大枣泻肺汤泻肺除壅;若兼意识朦胧,似清似昧者,可合用涤痰汤涤痰开窍。

2.缓解期

（1）肺虚。①证候:气短声低,咳痰清稀色白,喉中常有轻度哮鸣音,每因气候变化而诱发。

面色㿠白,平素自汗,怕风,常易感冒,发前喷嚏频作,鼻塞流清涕。舌质淡,苔薄白。脉细弱或虚大。②治法:补肺固卫。③方药:玉屏风散。

(2)脾虚。①证候:气短不足以息,少气懒言,平素食少脘痞,痰多,便溏,倦怠无力,面色萎黄不华,或食油腻易腹泻,或泛吐清水,畏寒肢冷,或少腹坠感,脱肛。舌质淡,苔薄腻或白滑,脉象细软。②治法:健脾化痰。③方药:六君子汤。若脾阳不振,形寒肢冷,便溏者,加桂枝、干姜或合用理中丸以振奋脾阳;若中气下陷,见便溏,少腹下坠,脱肛等,则可改用补中益气汤。

(3)肾虚。①证候:平素短气息促,动则为甚,吸气不利,劳累后喘哮易发。腰酸腿软,脑转耳鸣。或畏寒肢冷,面色苍白;或颧红,烦热,汗出粘手。舌淡胖嫩,苔白;或舌红苔少。脉沉细或细数。②治法:补肾摄纳。③方药:金匮肾气丸或七味都气丸。阴虚痰盛者,可用金水六君煎滋阴化痰。

(胡德志)

第八节　喘　证

喘证以呼吸困难,甚则张口抬肩,鼻翼翕动,难以平卧为特征。是肺系疾病常见症状之一,多由邪壅肺气,宣降不利或肺气出纳失常所致。

西医学中的喘息性支气管炎、肺部感染、肺气肿、慢性肺源性心脏病、心源性哮喘等,均可参照本篇进行辨证治疗。

一、病因病机

(一)外邪犯肺

外感风寒、风热之邪,或肺素有痰饮,复感外邪,卫表闭塞,肺气壅滞,宣降失常,肺气上逆而喘。

(二)痰浊内蕴

恣食肥甘油腻,过食生冷或嗜酒伤中,脾失健运,湿浊内生,聚湿成痰,上渍于肺,阻遏气道,肃降失常,气逆而喘。

(三)久病劳欲

久病肺虚,劳欲伤肾,肺肾亏损,气失所主,肾不纳气,肺气上逆而喘。

二、辨证论治

喘证的辨证,重在辨虚实寒热。实喘一般起病急,病程短,呼吸深长有余,气粗声高,脉有力;虚喘多起病缓慢,病程长,呼吸短促难续,气怯声低,脉无力;热喘胸高气粗,痰黄黏稠难咯,面赤烦躁、唇青鼻煽,舌红苔黄腻、脉数;寒喘面白唇青,痰涎清稀,舌苔白、脉迟。

治疗原则:实证祛邪降逆平喘;虚证培补摄纳平喘。

(一)实喘

1.风寒束肺

(1)证候:咳喘胸闷,痰稀色白,初起多兼恶寒发热,头痛无汗,身痛等表证,舌苔薄白,脉浮紧。

（2）治法：祛风散寒，宣肺平喘。

（3）方药：麻黄汤加减。方中麻黄、桂枝辛温发汗，散寒解表，宣肺平喘；杏仁、甘草降气化痰。若表寒不重，可去桂枝，即为宣肺平喘之三拗汤；痰白清稀量多起沫加细辛、生姜温肺化痰；痰多胸闷甚者加半夏、陈皮、白芥子理气化痰。

2.风热袭肺

（1）证候：喘促气粗，痰黄而黏稠，身热烦躁，口干渴，汗出恶风，舌质红，苔薄黄，脉浮数。

（2）治法：祛风清热，宣肺平喘。

（3）方药：麻杏石甘汤加减。方中麻黄、石膏相使为用疏风清热，宣肺平喘；杏仁、甘草化痰利气。若痰多黏稠、烦闷者加黄芩、桑白皮、知母、栝蒌皮、鱼腥草，增强清热泻肺化痰之力；大便秘结者加大黄、枳实泻热通便；喘甚者加葶苈子、白果化痰平喘。

3.痰浊壅肺

（1）证候：喘咳痰多，胸闷，呕恶，纳呆，口黏不渴，舌淡胖有齿痕，苔白厚腻，脉缓滑。

（2）治法：燥湿化痰，降逆平喘。

（3）方药：二陈汤合三子养亲汤加减。方中陈皮、半夏、茯苓、甘草燥湿化痰，理气和中；莱菔子、苏子、白芥子化痰降逆平喘，二方合用效专力宏。若痰涌、便秘、喘不能卧加葶苈子、大黄涤痰通便。

（二）虚喘

1.肺气虚

（1）证候：喘促气短，咳声低弱，神疲乏力，自汗畏风，痰清稀，舌淡苔白，脉缓无力。

（2）治法：补肺益气定喘。

（3）方药：补肺汤合玉屏风散加减。方中人参、黄芪补益肺气；白术、甘草健脾补中助肺；五味子、紫菀、桑白皮化痰止咳，敛肺定喘；防风助黄芪益气护表。若兼见痰少质黏，口干，舌红少津，脉细数者，为气阴两虚。治宜益气养阴，敛肺定喘。方用生脉散加沙参、玉竹、川贝、桑白皮、百合养阴益气滋肺。

2.肾气虚

（1）证候：喘促日久，气不得续，动则尤甚，甚则张口抬肩，腰膝酸软，舌淡苔白，脉沉弱。

（2）治法：补肾纳气平喘。

（3）方药：七味都气丸合参蛤散加减。方中熟地、山茱萸、山药、牡丹皮、泽泻、茯苓、五味子补肾纳气；人参大补元气，蛤蚧肺肾两补，纳气平喘。

3.喘脱

（1）证候：喘逆加剧，张口抬肩，鼻煽气促，不能平卧，心悸，烦躁不安，面青唇紫，汗出如珠，手足逆冷，舌淡苔白，脉浮大无根。

（2）治法：扶阳固脱，镇摄纳气。

（3）方药：参附汤送服黑锡丹。方中人参、附子回阳固脱、救逆；黑锡丹降气定喘。

三、针灸治疗

（一）实喘

尺泽、列缺、天突、大柱，针刺，用泻法。

（二）虚喘

鱼际、定喘、肺俞，针刺，用补法，可灸。

（三）喘脱

定喘、肺俞、关元、神阙，灸法。

四、护理与预防

饮食宜清淡而富有营养，忌油腻酒醪及辛热助湿生痰动火食物。室内空气要保持新鲜，避免烟尘刺激。痰多者要注意排痰，保持呼吸道通畅。慎起居，适寒温，节饮食，薄滋味，戒烟酒，节房事。适当参加体育活动，增强体质。保持良好的心态。

（胡德志）

第九节　失　声

失声是一个症状，凡是语声嘶哑，甚则不能发声者，统谓之失声。主要由于感受外邪，肺气壅遏，声道失于宣畅；或精气耗损，肺肾阴虚，声道失于滋润所致。古代将失声称为瘖或喑。

一、历史沿革

早在《黄帝内经》就已经对人体的发音器官有了认识。如《灵枢·忧恚无言》提到："喉咙者，气之所以上下者也。会厌者，音声之户也。口唇者，音声之扇也。舌者，音声之机也。悬雍垂者，音声之关也。颃颡者，分气之所泄也。横骨者，神气所使，主发舌者也。"说明喉咙、会厌、唇舌、悬雍垂、颃颡、横骨均与发音有关。

关于失声，《黄帝内经》中指出有2种不同的情况：一是感受外邪。如《灵枢·忧恚无言》中提到"人卒然无音者，寒气客于厌，则厌不能发，发不能下，至其开阖不致，故无音"，《素问·气交变大论篇》有"岁火不及，寒乃大行……民病……暴瘖"，说明了在感受外邪的情况下，声门的开阖作用受到影响而病失声。二是脏气内伤。如《素问·宣明五气篇》中有"五邪所乱……搏阴则为瘖"。所谓阴者，五脏之阴也，手少阴心脉上走喉咙系舌本，手太阴肺脉循喉咙，足太阴脾脉上行结于咽、连舌本、散舌下，足厥阴肝脉循喉咙之后，上入颃颡而络于舌本，足少阴肾脉循喉咙系舌本，故皆主病瘖。五脏为邪所扰而失声，《灵枢·邪气脏腑病形》有"心脉……涩甚为瘖"。《素问·脉解篇》提出"内夺而厥，则为瘖痱，此肾虚也；少阴不至者；厥也"，《素问·大奇论篇》有"肝脉骛暴，有所惊骇，脉不至若瘖，不治自已"，《灵枢·忧恚无言》也有"人之卒然忧恚，而言无音"的记载。这些说明心气不足、肾精亏耗、突受惊扰等因素，皆可使心、肾、肝受损而失声；但是因情志变化而失声者，多可自愈。由此可见，《黄帝内经》所论述的两类失声，感受外邪者与肺有关，五脏内伤者，主要涉及心肝肾。

妇女因妊娠而失声者，称为"子瘖"。如《素问·奇病论篇》说："人有重身，九月而瘖……胞之络脉绝也……胞络者系于肾，少阴之脉贯肾系舌本，故不能言……无治也，当十月复。"

隋代巢元方《诸病源候论·卷二·风冷失声候》指出："声气通发，事因关户，会厌是音声之户，悬雍是音声之关。"宋代杨士瀛《仁斋直指方》指出："心为声音之主，肺为声音之门，肾为声音之根。"说明发声虽然与会厌、悬雍等有关，但从脏腑经络整体观点来看，实与心肺肾三脏有关。

宋代钱乙《小儿药证直诀·肾怯失声相似》提到："病吐泻及大病后，虽有声而不能言，又能咽药，此非失声，乃肾怯不能上接于阳故也，当补肾地黄丸主之，失声乃猝病耳。"将失声与重病大病之后无力发声的情况作了鉴别。

明代楼英《医学纲目》明确地将失声分为喉瘖及舌瘖2类，指出："瘖者，邪入阴部也。《经》云：邪搏于阴则为瘖""邪入于阴，搏则为瘖，然有二证：一曰舌瘖，乃中风舌不转运之类，但舌本不能转运言语，而喉咽音声则如故也。二曰喉瘖，乃劳嗽失声之类，但喉中声嘶，而舌本则能转运言语也。"这种分法，对失声的鉴别具有重要的指导意义。舌瘖主要见于中风，而喉瘖则是本篇讨论的重点。

明代徐春甫《古今医统·卷四十六·声音候》对本症的认识较为深入，如说："舌为心之苗，心痛舌不能转，则不能语言，暴病者尚可医治，久病者不可治也，故心为声音之主者此也。肺者属金，主清肃，外司皮腠，风寒外感者，热郁于内，则肺金不清，咳嗽而声哑，故肺为声音之门者此也。肾者人身之根本，元气发生之主也，肾气一亏，则元气寝弱而语言瘖者有之。"并指出病分3因："有内热痰郁，窒塞肺金，而声哑及不出者，及有咳嗽久远，伤气而散者，此内因也。有外受风寒，腠理闭塞，外束内郁，嗽而口声哑……此外因也。又有忽暴吸风，卒然声不出者，亦外因也。有因争竞，大声号叫，以致失声，或因歌唱伤气而声不出，此不内外因也，养息自愈。"这3类原因引起的失声，均属喉瘖的范畴。明代李梴《医学入门·卷四·痨瘵》说"咽疮失声者死"，指出了痨瘵出现喉头生疮而失声者，预后较差，难于治愈。

明代张景岳《景岳全书·声瘖》论述失声的辨证提到："实者其病在标，因窍闭而瘖也；虚者其病在本，因内夺而瘖也。窍闭者，有风寒之闭，外感证也；有火邪之闭，热乘肺也；有气逆之闭，肝滞强也……此皆实邪之易治者也。至若痰涩之闭，虽曰有虚有实，然非治节不行，何致痰邪若此？此其虚者多而实者少，当察邪正分缓急而治之可也。内夺者，有色欲之夺，伤其肾也；忧思之夺，伤其心也；大惊大恐之夺，伤其胆也；饥馁疲劳之夺，伤其脾也；此非求其属，而大补元气，安望其嘶败者复原，而残损者复振乎？此皆虚邪之难治也。"说明了，五脏皆可以为瘖，而以心、肺、肾三脏为主。失声的辨证要分虚实，实邪易治，虚邪难治。实邪为窍闭，可因风寒、火邪、气逆、痰涩所致；虚邪则有伤肾、伤心、伤胆、伤脾之分。并认为："此外复有号叫、歌唱、悲哭，反因热极暴饮水，或暴吹风寒而致瘖者……但知养息，则弗药可愈，是皆所当辨者。"指出有些情况是饮食、起居、生活不慎所造成的一时性失声，养息可愈。另外，还有些喉科疾病的恢复期，也可自愈，如说："凡患风毒或病喉痛病既愈，而声则瘖者，此其悬雍已损，虽瘖无害也，不必治之。"张景岳对失声的辨证，亦将中风的舌强不语与之分开论治。

清代张璐《张氏医通·诸气门·瘖》指出："失声，大都不越于肺，然须以暴病得之为邪郁气逆，久病得之为津枯血槁；盖暴瘖总是寒包热邪，或本内热而后受寒，或先外感而食寒物……若咽破声嘶而痛是火邪遏闭伤肺……肥人痰湿壅滞气道不通而声瘖……至若久病失声，必是气虚挟痰之故""更有舌瘖不能言者，亦当分别新久，新病舌瘖不能言，必是风痰为患……若久病或大失血后，舌萎不能言。"说明了失声与舌瘖有别，两者皆各有新病与久病之分。这对于辨证、治疗及预后的判断，均有一定意义。

清代还出现了不少喉科专著，如《重楼玉钥》《咽喉脉证通论》《咽喉经验秘传》《尤氏喉科秘书》《包氏喉证家宝》《焦氏喉科枕秘》等，均认识到失声在多种喉科病证中都可出现，如有喉中呼吸不通、言语不出的喉痹，风痰所致的哑瘴喉风，喉癣久则喉哑的失声，虚损劳瘵咳伤咽痛的声哑等。各书均未单独将失声列出,亦说明至清代已逐渐认识到失声仅是一个症状,可见于多种咽喉病证。

总之,对于失声一证,古代医家从脏腑经络的整体观点来看,以心、肺、肾三脏病变为主。其中属于中风的舌强不语(舌瘖),主要与心有关;属于喉瘖者,则与肺、肾有关。

二、范围

本篇内容以"喉瘖"为主。主要见于各种原因引起的急性喉炎、慢性喉炎、喉头结核、声带创伤、声带小结、声带息肉等,也见于癔症性失声。若其他疾病而兼有失声的,也可参照本节辨证治疗。

三、病因病机

失声的致病因素多端,主要与感受外邪、久病体虚、情志刺激和用声过度有关,导致肺、肾、肝等脏腑功能失调,声道不利。

(一)外邪犯肺
由于风寒外袭,邪郁于肺,肺气失于宣畅,会厌开合不利,音不能出,以致卒然声嘎。如感受风热燥邪,或寒郁化热,肺受热灼,清肃之令不行,燥火灼津,声道燥涩,均可导致发音不利。或因热邪灼津为痰,痰热交阻,壅塞肺气,而使声音不扬。此外也有因肺有蕴(痰)热、复感风寒、寒包热邪、肺气壅闭、失于宣肃而致失声者。

(二)肺肾阴虚
慢性疾病,久咳劳嗽,迁延伤正;或酒色过度,素质不强,以致体虚积损成劳,阴虚肺燥,津液被灼;或肺肾阴虚,虚火上炎,肺失濡润,而致声瘖。亦有因阴伤气耗、气阴两虚、无力鼓动声道而致失声者。如《古今医统》指出:"凡患者久嗽声哑,乃是元气不足,肺气不滋。"

(三)气机郁闭
此因忧思郁怒,或突受惊恐,而致气机郁闭,声暗不出。情志因素致瘖与内脏功能失调密切有关。

(四)声道受损
用声过多、过强,损伤声道,津气被耗,也可导致失声。

综上所述,失声可归纳为外感和内伤所致两大类。外感属实,为"金实无声";因感受外邪,阻塞肺窍,肺气壅遏,失于宣畅,会厌开合不利,而致声音嘶哑。内伤属虚,为"金碎不鸣";多系久病体虚、肺燥津伤,或肺肾阴虚、精气耗损,咽喉、声道失于滋润,而致发音不利。《临证指南医案·失音》亦有"金实则无声,金破碎亦无声"之说。一般说来,内伤失声临床表现多以阴虚为主,但因"声由气而发",因此常可同时有气虚的一面。如属情志致病,郁怒伤肝,肝气侮肺,或悲忧伤肺,肺气郁闭,不能发音者,又属内伤中的实证。其他如高声号叫引起的一时性失声,由于声道受损,亦常有津气耗伤之候。

就病位而言,失声虽属喉咙和声道的局部疾病,病变脏器主要是在肺系,但同时与肾密切相关。因喉属肺系,肺脉通于会厌,肾脉上系于舌,络于横骨,终于会厌。肺主气,声由气而发,肾藏精,精足则能化气,精气充足,自可上承于会厌,鼓动声道而发音。若客邪闭肺,或肺肾阴气耗损,会厌受病,声道不利,皆可导致失声。

四、诊断与鉴别诊断

(一)诊断

1.发病特点

失声发病有急有缓,急者突然而起,常伴外感表证;缓者逐渐形成,持续加重,多有慢性病史可询,表现正虚之候,另外亦有呈发作性者。病情轻者,语声嘶哑,重者声哑不出;若慢性虚劳久病,全身衰竭而伴有失声者,为病情严重的征兆。

2.临床表现

本病以声音嘶哑或声哑不出为特征。

3.相关专科检查

如耳鼻咽喉科喉镜检查,神经科检查可协助诊断。

(二)鉴别诊断

失声一证,应当分喉瘖和舌瘖。本篇论述的为喉瘖,当与舌瘖相鉴别。喉瘖为喉中声嘶,或声哑不出,而舌本运转自如;舌瘖为舌本不能运转言语,而喉咽音声如故,每有眩晕、肢麻病史,或同时伴有口眼㖞斜及偏瘫等症。

五、辨证

(一)辨证要点

1.辨外感内伤

对失声的辨证,当从发病缓急、病程长短,区别外感内伤。凡急性发病,病程短者,多属外感引起;病起缓慢,病程长者,多因内伤疾病所致。

2.辨虚证实证

一般可分为暴瘖、久瘖两类。暴瘖为卒然起病,多因邪气壅遏,窍闭而失声,其病属实;久瘖系逐渐形成,多因肺肾阴虚,声道燥涩而失声,或兼肺肾气虚,鼓动无力所致,其病属虚。但内伤气郁致瘖者也可属实,外感燥热表现为肺燥津伤者也可属虚。

(二)证候

1.实证

(1)风寒:卒然声音不扬,甚则嘶哑;或兼咽痒,咳嗽不爽,胸闷,鼻塞声重,寒热,头痛等症,口不渴,舌苔薄白,脉浮。或兼见口渴,咽痛,烦热,形寒,气粗,舌苔薄黄,脉浮数者。或见卒然声暗,咽痛欲咳而咳不出,恶寒身困,苔白质淡,脉沉迟或弦紧。

病机分析:风寒袭肺,会厌开合不利,故卒然声音不扬,甚至嘶哑,肺被邪遏,气失宣畅,则咳嗽咽痒、胸闷、鼻塞声重;风寒束表,则见寒热头痛、舌苔薄白、脉浮。若邪热内郁,风寒外束,又可见口渴、咽痛、气粗、烦热、形寒等"寒包热"证。若肾虚受寒,太阳少阴两感,可见恶寒身困、苔白舌淡、脉沉迟或弦紧。

(2)痰热:语声嘎哑,重浊不扬,咳痰稠黄,咽喉干痛,口干苦,或有身热。舌苔黄腻,脉滑数。

病机分析:风热犯肺,蒸液成痰,肺失清肃,故语声嘎哑、重浊不扬;痰热壅肺,则咳痰稠黄;邪热灼津,故见咽喉干痛、口苦;若风热在表,可见身热;舌苔黄腻、脉滑数乃痰热郁肺之征象。

(3)气郁:突然声哑不出,或呈发作性。常因情志郁怒悲忧引发。心烦易怒,胸闷气窒,或觉咽喉梗塞不舒。舌苔薄,脉小弦或涩滞不畅。

病机分析:郁怒伤肝,肝气侮肺,悲忧伤肺,肺气郁闭,而致突然声哑不出;肝郁化火则心烦易怒;肝气上逆,肺气不降,则胸闷气窒,咽喉如物梗阻;脉小弦、涩滞不畅,是属肝郁之候。

2.虚证

(1)肺燥津伤:声嘶,音哑,咽痛,喉燥,口干;或兼咳呛气逆,痰少而黏。舌质红少津、苔薄,脉小数。

病机分析:燥火伤肺,声道燥涩而致声嘶、音哑;燥伤肺津,咽喉失于滋润,故咽喉干燥疼痛、口干;肺失清润,燥邪灼津为痰,则咳呛气逆、痰少质黏;舌红少滓,脉象小数,乃属燥热蕴肺之象。

(2)肺肾阴虚:声音嘶哑逐渐加重,日久不愈,兼见干咳少痰,甚则潮热、盗汗、耳鸣、目眩、腰酸膝软、形体日瘦。舌质红,苔少,脉细数。

病机分析:肺阴不足,病损及肾,阴精不能上承,以致声音嘶哑日渐加重,久延不愈,肺失滋润,清肃无权,则干咳少痰;阴虚内热,阴不内守,故见潮热、盗汗;肾虚肝旺,而致耳鸣、目眩;肾虚,阴精不能充养腰脊,外荣形体,故腰膝酸软、形体日瘦;舌质红、苔少、脉细数为阴虚之象。

六、治疗原则

凡属暴瘖因邪气壅遏而致窍闭者,治当宣散清疏;久瘖因精气内夺所致者,治当清润滋养,或气阴并补。具体言之,实证则辨别风寒、痰热的不同,分别予以宣、清;久瘖应区分肺燥津伤与肺肾阴虚的轻重,或润或养。病缘气郁者,气郁化火,日久也可灼伤津液,导致肺肾阴虚,因此又当注意本虚与标实之间的关系,权衡施治。

凡失声日久,经治疗效果差者,可在辨证的基础上酌配活血化瘀之品,也可径以活血化瘀为主进行治疗,如《张氏医通》论失声中即有"若膈内作痛,化瘀为先,代抵当丸最妥"的记载。

七、治法方药

(一)实证

1.风寒

治法:疏风散寒,宣肺利窍。

方药:三拗汤、杏苏散加减。麻黄、苏叶、生姜功能疏风散寒;前胡、杏仁宣肺止咳;桔梗、甘草利咽化痰。

"寒包热"者,当疏风散寒,兼清里热,方用大青龙汤,或在疏风散寒的药物上配以石膏、黄芩、知母,并合蝉蜕、木蝴蝶以利咽喉、开声音。太阳少阴两感证,可用麻黄附子细辛汤。

2.痰热

治法:清肺泻热,化痰利咽。

方药:清咽宁肺汤加减。方中桔梗、甘草清利咽喉,桑白皮、黄芩、栀子清泻肺热;前胡、知母、贝母清宣肺气、化痰止咳。并可酌情选用蝉蜕、胖大海、牛蒡子、枇杷叶等清肺泻热、利咽开音之品。

若觉痰阻咽喉,哽痛不适,加僵蚕、射干消痰利咽;内热心烦,加石膏清热除烦;痰热伤阴,口渴、咽喉肿痛,加玄参、天花粉养阴清咽。

3.气郁

治法:疏肝理气,开郁利肺。

方药:小降气汤、柴胡清肝汤加减。前方中紫苏、乌药、陈皮理气,白芍、甘草柔肝,用于肝郁暴逆、气闭为瘖；后方中柴胡疏肝，黄芩、栀子、连翘清肝泻肺，桔梗、甘草清利咽喉，用于气郁化火，有清肝散郁之功，并可兼清肺热。

对于气郁失声，尚可酌情选用百合、丹参养心解郁闷；厚朴花、绿梅花、白蒺藜、合欢花疏肝解郁，川楝子泻肝降气，木蝴蝶解郁通音。

肺气郁闭，胸闷气逆，配苏子、瓜蒌皮降气化痰。忧思劳心，精神恍惚，失眠多梦者，酌配党参、远志、茯神、石菖蒲、龙齿、酸枣仁以安神定志。

气郁所致的失声，虽应理气解郁，但忌过用辛香之品，若病久气郁化火伤滓，当酌配润燥生津之品。

(二)虚证

1.肺燥伤津

治法：清肺生津，润燥利咽。

方药：桑杏汤、清燥救肺汤加减。方中沙参、麦门冬、梨皮有生津润燥之功；桑叶、枇杷叶、栀子皮清宣肺热；杏仁、贝母化痰止咳；桔梗、甘草清利咽喉。可加蝉蜕、木蝴蝶利咽喉、开声音。

若兼微寒、身热、鼻塞、头痛等表证，可酌配荆芥、薄荷以疏风透表；燥火上逆、咳呛气急加桑白皮以清润止咳；津伤较著，口咽干燥、舌红唇裂加天门冬、天花粉滋润肺燥。

2.肺肾阴虚

治法：滋养肺肾，降火利咽。

方药：百合固金汤、麦味地黄丸等加减。方中百合、麦门冬、熟地、玄参滋养肺肾，五味子、白芍滋阴敛肺，桔梗、甘草、贝母化痰利咽，当归养血活血。可酌加诃子肉、凤凰衣、木蝴蝶、蜂蜜等敛肺利咽、濡润声道之品。

虚火偏旺，潮热、盗汗、口干、心烦、颧红者，加知母、黄柏；兼有气虚、神疲、自汗、短气者，去玄参、生地，加黄芪、太子参。

如因用声过度，声道损伤，津气被耗而失声者，注意适当休息，避免大声说话。同时可用响声丸，每天含化1～2粒。或用桔梗、甘草、胖大海等泡茶服。也可配合养阴之剂内服，如二冬膏、养阴清肺膏等。

八、其他治法

(一)蒸汽吸入

风寒证用苏叶、藿香、佩兰、葱白各适量，水煎，趁热吸入其蒸汽。风热证用薄荷、蝉蜕、菊花、桑叶各适量，水煎，趁热吸入其蒸汽。

(二)针灸

主穴：天突、鱼际、合谷；配穴：尺泽、曲池、足三里。每天取主穴1～2个，配穴1～2个，暴瘖者用泻法，每天1次。

九、转归及预后

凡外感风寒、痰热蕴肺的失声，一般容易治疗。但燥热伤肺所致者，如迁延日久，需防其趋向肺虚劳损之途。

若肺肾阴虚，久喑不愈，濒于虚损之境者，称为"哑劳"，每为严重征兆。如《简明医彀》指出："酒色过度，肾脏亏损，不能纳气归元，气奔咽嗌，嗽痰喘胀，诸病杂糅，致气乏失声者，俗名哑劳是也,神人莫疗。"(转引自《杂病广要·瘖》)当辨病求因,分别对待。其他如因情志所伤、气郁失声,则又可呈反复性发作。

十、预防与护理

对失声患者,除药物治疗外,必须注意避免感冒,少进辛辣、厚味,并忌吸烟、饮酒。

风寒痰火所致者,宜宣宜清,切忌酸敛滋腻,以免恋邪闭肺,迁延不愈。

因痰热交结或肺燥津伤者,可食用梨子、枇杷、橙子等清润生津;肺肾两虚者,可以白木耳、胡桃肉作为食疗。

因于情志郁怒所致的失声,则应避免精神刺激。

如与用声有关者,又当避免过度及高声言语,以利恢复。

（席蕊珠）

221

第九章 消化内科病证

第一节 呃 逆

呃逆是以喉间呃呃有声,声短而频,不能自控为主要临床表现的一种病证。古称"哕",又称"哕逆",俗称打嗝。

呃逆在《黄帝内经》中称"哕",并阐发了其病机,《素问·宣明五气》篇曰:"胃气上逆,为哕。"同时记载了三种简便的治疗方法,如《灵枢·杂病》云:"哕,以草刺鼻,嚏而已;无息而立迎引之,立已;大惊之,亦可已。"至元·朱丹溪始称"呃",《丹溪心法·呃逆》篇曰:"古谓之哕,近谓之呃,乃胃寒所生,寒气自逆而呃上。亦有热呃,亦有其他病发呃者。"至明代统称"呃逆",《景岳全书·呃逆》篇曰:"而呃之大要,亦惟三者而已,则一曰寒呃,二曰热呃,三曰虚脱之呃。"对本病分类可谓提纲挈领。清·李用粹《证治汇补·呃逆》篇,将呃逆分为火、寒、痰、虚、瘀五种,并对每种呃逆的临床表现进行了较详细的论述,至今仍有一定的临床指导意义。

现代医学的单纯性膈肌痉挛、胃肠神经官能症、食管癌、胃炎、胃扩张、肝硬化晚期、脑血管病、尿毒症等疾病,以及胃、食管手术后或其他原因引起的膈肌痉挛,出现呃逆的临床表现时,可参考本节进行辨证论治。

一、病因病机

呃逆的病因多为饮食不当、情志不舒和正气亏虚等,或突然吸入冷空气而引发呃逆。其病机主要是胃失和降,胃气上逆,动膈冲喉。

(一)外感寒邪

外感寒邪,胃中吸入冷气,寒遏胃阳,气机不利,气逆动膈,上冲于喉,发出呃呃之声,不能自制。

(二)饮食不当

由于过食生冷,或因病而服寒凉药物过多,寒气蕴结中焦,损伤胃阳,胃失温煦,或过食辛辣煎炒之物,或醇酒厚味,或因病过用温补之剂,燥热内生,胃火炽盛,胃失和降,反作上逆,发生呃逆。

(三)情志不舒

因恼怒太过,肝失条达,气机不利,以致肝气横逆犯胃,胃失和降,气逆动膈。或因肝气郁结,不能助脾运化,聚湿生痰;或因忧思伤脾,脾失健运,滋生痰湿;或因气郁化火,灼津成痰;或素有痰饮内停,复因恼怒,皆可致逆气挟痰,上犯动膈而发生呃逆。

(四)体虚病后

禀赋不足,年老体弱,久病肾虚,或劳累太过耗伤中气,脾阳失温,胃气虚衰,清气不升,浊气不降,气逆动膈冲喉而发生呃逆。或过汗、吐、下,虚损误攻,妇人产后,或热病伤阴,使胃阴不足,失于润养,和降失职,虚火上炎动膈冲喉而发生呃逆。

呃逆之病位在膈,病变关键脏腑在胃,与肺、肝、脾、肾诸脏有关。膈位于肺胃之间,膈上为肺,膈下为胃,二脏与膈位置邻近,经脉又相连属。若肺失肃降或胃气上逆,皆可致膈间气机不利,逆气动膈,上冲喉间,发出呃呃之声。手太阴肺之经脉,起于中焦,下络大肠,还循胃口,上膈属肺,将胃、膈、肺三者紧密相连。另外,胃之和降,还赖于肝之条达,若肝气郁滞,横逆犯脾胃,气逆动膈,亦成呃逆。肺胃之气的和降,又赖于肾气的摄纳,若久病伤肾,肾失摄纳,则肺胃之气不能顺降,上逆动膈而发呃逆。可见呃逆病机关键在于胃失和降,胃气上逆,动膈冲喉。胃气上逆,除胃本身病变外,同时与肺气肃降,肾气摄纳,肝气条达之功能紊乱等均有关系。

二、诊断要点

(一)症状

自觉气逆上冲,喉间呃呃连声,声短而频,不能自制为主证,其呃声或高或低,发作间隔或疏或密,间歇时间不定。伴有胸膈痞闷,胃脘不舒,嘈杂灼热,腹胀嗳气,心烦不寐等症状。多与受凉、过食寒凉、辛辣,或情志郁怒等诱发因素有关。偶发性的呃逆,或病危胃气将绝时之呃逆,为短暂症状,不列为呃逆病。

(二)检查

X 线胃肠钡透及内镜等检查有助于诊断。必要时检查肝、肾功能,进行 B 超、心电图、CT 等有助于鉴别诊断的检查。

三、鉴别诊断

(一)嗳气

嗳气与呃逆同属胃气上逆之证,嗳气声音低缓而长,可伴酸腐气味,气排出后自感舒适,病势较缓,多在饱食、情志不畅时发病。而不同于呃逆喉间呃呃连声,声短而频,不能自制。

(二)干呕

干呕与呃逆同属胃气上逆之证,干呕患者可见呕吐之状,但有声无物,或有少量痰涎而无食物吐出。干呕之声为呕声,也不同于呃逆的呃呃连声,声短而频。

四、辨证

辨证时首先要分清功能性呃逆、病理性呃逆。若因受寒或肝郁出现短暂的呃逆,又无明显兼症,可不治自愈。非器质性病变引起的呃逆为功能性疾病,经治可愈。若呃逆反复发作,并有明显的兼症,或出现在其他慢性病症的过程中,可视为病理性呃逆,当辨证治疗。首先辨清此病的寒热虚实。寒者呃声沉缓有力,得热则减,遇冷加重,伴胃脘不适,苔白脉缓;热者呃声洪亮,声高短促,伴口臭烦渴,便秘溲赤,苔黄脉大;虚者呃声低长,时断时续,体虚脉弱;实者呃声洪亮,连续发作,脉弦有力等。

(一)胃寒气逆

1.证候

呃逆声沉缓有力,得热则减,遇寒加重,喜食热饮,恶食冷饮,膈间及胃脘痞满不适,或有冷感,口淡不渴,舌质淡,苔白或白滑,脉象迟缓。多在过食生冷,受凉、受寒后发病。

2.分析

由过食生冷或受凉等,致寒积中焦,胃气为寒邪阻遏,胃失和降,上逆动膈冲喉而成呃逆;胃中实寒,故呃声沉缓有力;胃气不和,故脘膈痞闷不适。得热则减,遇寒更甚者,是因寒气得温则行,遇寒则凝之故;口淡不渴,舌苔白,脉迟缓者,均属胃有寒之象。

(二)胃火上逆

1.证候

呃声洪亮,冲逆而出,口臭烦渴,多喜冷饮,尿黄便秘,舌红苔黄或黄燥,脉滑数。多在过食辛辣,或饮酒等后发病。

2.分析

由于嗜食辛辣烤制及醇酒厚味之品,或过用温补药物,或素体阳盛再加辛辣等品,久则胃肠积热化火,胃火上冲,故呃声洪亮,冲逆而出;阳明热盛,灼伤胃津,故口臭烦渴而喜冷饮;热邪内郁,肠间燥结,故大便秘结,小便短赤;舌苔黄,脉滑数,均为胃热内盛之象。

(三)气逆痰阻

1.证候

呃逆连声,呼吸不利,脘胁胀满,或肠鸣矢气,可伴恶心嗳气,头目昏眩,脘闷食少,或见形体肥胖,平时多痰,舌苔薄腻,脉象弦滑。常在抑郁恼怒后加重,情志舒畅时缓解。

2.分析

因七情所伤,肝气郁结,失于条达,横犯脾胃,胃气上冲动膈而成呃逆;肝郁气滞,故胸胁胀满不舒;气郁日久化火,灼津成痰,或因肝木克脾,脾失健运,聚湿成痰,痰气互结,阻于肺则呼吸不利,阻于胃则恶心嗳气,阻于肠则肠鸣矢气;清气不升,浊阴不降,故见头目昏眩;舌苔薄腻,脉象弦滑,皆为气逆痰阻之象。

(四)脾胃虚寒

1.证候

呃声低沉无力,气不得续,泛吐清水,面色苍白,手足欠温,伴有脘腹冷痛,食少乏力,或见腰膝无力,大便稀溏或久泻。舌淡苔白,脉沉细而弱。

2.分析

若饮食不节或劳倦伤中,使脾胃阳气受损;或素体阳虚,脾胃无力温养,脾胃升降失调,则胃气上逆,故呃声低弱无力,气不得续。脾胃俱虚,运化无力,则食少乏力;阳虚则水饮停胃,故泛吐清水;若久病及肾,肾阳衰微,则腰膝无力,便溏久泻;手足不温,舌淡苔白,脉沉而细,均为阳虚之象。

(五)胃阴不足

1.证候

呃声短促,气不连续,口干舌燥,烦渴少饮,伴不思饮食,或食后饱胀,大便干燥,舌质红少苔,或有裂纹,脉细而数。

2.分析

由于热病或郁火伤阴,或辛温燥热之品耗损津液,使胃中津液不足,胃失濡养,难以和降,气逆扰膈,故呃声短促,虚则气不连续;胃阴耗伤不能上润,则见口干舌燥,烦渴少饮;脾胃虚弱,运化无力,故见不思饮食,食后饱胀;津液耗伤,大肠失润,故大便干燥;舌质红,苔少而干,脉细数,均为阴虚之象。

五、治疗

呃逆治疗当以和胃、降逆、平呃为主。但要根据病情的寒热虚实之偏重不同,分别以寒则温之,热则清之,实则泻之,虚则补之。若重病中出现呃逆,治当大补元气,或滋阴养液以急救胃气。

(一)中药治疗

1.胃寒气逆

(1)治法:温中散寒,降逆止呃。

(2)处方:丁香散(《古今医统》)。方中丁香辛温,散寒暖胃为君,柿蒂味苦,下气降逆止呃为臣,二者相合,温中散寒,降逆止呃,两者相得益彰,疗效甚好,为临床治疗呃逆常用要药;佐以良姜温中散寒,宣通胃阳;使以炙甘草和胃益气。

若兼痰湿者,症见脘闷腹胀不舒,可加半夏、厚朴、陈皮等和降胃气,化痰导滞;兼表寒者,加苏叶、藿香以散寒解表,和胃降逆。

寒呃日久,中阳受伤可选用丁香柿蒂汤,以益气温中,降逆止呃;日久虚寒呃逆,可选用加味四逆汤,以补阳散寒,降逆止呃。

另可选用朴沉化郁丸,每次9g,每天2次,温开水送服;或用荜澄茄、良姜各等分,研末,加醋少许调服,每天1剂,连用3d。

2.胃火上逆

(1)治法:清热和胃,降逆止呃。

(2)处方:竹叶石膏汤(《伤寒论》)。方中竹叶、生石膏辛凉甘寒,清泻胃火为主药;佐以法半夏和胃降逆;人参、麦冬养胃生津;粳米、甘草益胃和中。

若胃气不虚者去人参,常加柿蒂、竹茹降逆止呃;便秘者则合小承气汤,用大黄、枳实、厚朴通利大便,釜底抽薪,此乃上病下治之法;若中焦积热日久伤阴,可选用清胃散以清泻胃火,凉血养阴,降逆止呃。

另可用左金丸,每次9g,每天2次,温开水送服;或用柿蒂、黄连各10g,水煎内服治疗热呃。

3.气逆痰阻

(1)治法:理气化痰,降逆止呃。

(2)处方:旋覆代赭石汤(《伤寒论》)方中旋覆花下气消痰,代赭石重镇降逆,二药相配,一轻一重,共成和降之功为主药;法半夏、生姜化痰和胃,佐以人参补中益气;甘草、大枣和中并引药归经。

如胃气不虚,可去人参、甘草、大枣,以防壅滞气机,加木香以行气止呃;若痰湿明显,可加陈皮、茯苓、浙贝以醒脾化痰;若兼热象,可加黄芩、竹茹以清热化痰。

本型还可选用木香顺气丸,每次6g,每天2次,温开水冲服;疏肝丸,每次1丸,每天2次,温开水送服。

4.脾胃虚寒

(1)治法:温补脾胃,和中降逆。

(2)处方:理中丸(《伤寒论》)加减。方中干姜温中祛寒为主药;辅以人参、白术、炙甘草健脾益胃;加入刀豆甘温,温中下气,善治呃逆;丁香、白豆蔻辛温芳香,行气暖胃,宽膈止呃。

若寒甚者,加附子温中祛寒;肾阳不足者加肉桂、山萸肉等以温肾补脾。本型也可选用附子理中丸,每次1丸,每天2次,温开水送服。

5.胃阴不足

(1)治法:益气养阴,和胃止呃。

(2)处方:益胃汤(《温病条辨》)加减。方中沙参、麦冬、玉竹、生地、冰糖甘润养阴益胃;可酌加柿蒂、刀豆、枇杷叶等顺气降逆。全方合用以达益气养阴、和胃止呃之效。

若神疲乏力,气阴两虚者,可加沙参、白术、山药;若纳差腹胀加炒麦芽、炒谷芽等;若阴虚火旺,咽喉不利加石斛、芦根以养阴清热。

本型也可选用枇杷膏,每次10 g,每天3次,温开水冲服;或用大补阴丸,每次1丸,每天2次,温开水送服。

(二)针灸治疗

1.基本处方

取穴:膈俞、内关、膻中、中脘、足三里。

膈俞利膈止呃;内关宽胸利膈,畅通三焦气机;膻中宽胸理气,降逆止呃;中脘、足三里和胃降逆。

2.加减运用

(1)胃寒气逆证:加梁门、气海以温胃散寒、疏通膈气、降逆止呃,针用补法,或加灸法。余穴针用平补平泻法,或加灸法。

(2)胃火上逆证:加内庭以清泻胃火、降逆止呃。诸穴针用泻法。

(3)气逆痰阻证:加太冲、阴陵泉以降逆化痰。诸穴针用平补平泻法。

(4)脾胃虚寒证:加关元、命门以温补中焦、和胃止呃。诸穴针用补法,或加灸法。

(5)胃阴不足证:加胃俞、三阴交以养阴止呃。诸穴针用补法。

3.其他

(1)耳针疗法:取耳中、胃、神门、肝、心,毫针强刺激,留针30 min,每天1次;也可采用耳针埋藏或用王不留行籽贴压法。

(2)拔罐法:取中脘、梁门、气海,或用膈俞、肝俞、胃俞,每次留罐15~20 min,每天1~2次。

(3)穴位贴敷法:用麝香粉0.5 g,放入神阙穴内,用伤湿止痛膏固定,适用于实证呃逆,尤其以肝郁气滞者取效更捷;或用吴茱萸10 g,研细末,用醋调成膏状,敷于双侧涌泉穴,胶布或伤湿止痛膏固定,可引气火下行,适用于各种呃逆,对肝、肾气逆引起的呃逆尤为适宜。

(4)指压疗法:翳风、攒竹、内关、天突,任取1穴,用拇指或中指重力按压,以患者能耐受为度,连续按揉1~3 min,同时令患者深吸气后屏住呼吸,常能立即止呃;或取T_2~L_1双侧夹脊穴、肺俞-肾俞的膀胱经,先用拇指或掌根摩揉,再提捏膀胱经3~5遍,后用拇指点按双侧膈俞1~2 min。

(冯姣娜)

第二节　噎　膈

　　噎膈是指以吞咽食物哽噎不顺,重则食物不能进入胃腑,食入即吐为主要临床表现的一种病证。噎,指吞咽时梗塞不顺;膈,指格拒,食物不能下,下咽即吐。噎较轻,是膈之前期表现,在临床中往往二者同时出现,故并称噎膈。

　　膈之病名,首见于《黄帝内经》。《素问·阴阳别论》篇指出"三阳结,谓之膈"。《灵枢·上膈》篇曰:"脾脉……微急为膈中,食饮入而出,后沃沫。"在《黄帝内经》的许多章节中还记述了本病证的病因、病位、传变及转归,认识到其发病与精神因素、阳结等有关,所病脏腑多在胃脘,对后世治疗启迪很大。隋朝对此病有进一步的认识,如巢元方《诸病源候论·痞噎病诸候·气膈候》中认为:"此由阴阳不和,脏气不理,寒气填于胸膈,故气噎塞不通,而谓之气噎。"并将噎膈分为气、忧、食、劳、思五噎;忧、恚、气、寒、热五膈。唐宋以后将噎膈并称,孙思邈《备急千金要方·噎塞论》引《古今录验》,对五噎的证候,作了详细描述,"气噎者,心悸,上下不通,噎哕不彻,胸胁苦满。"至明清时期对其病因病机的认识较为全面,如李用粹在《证治汇补·噎膈》篇中曰:"有气滞者,有血瘀者,有火炎者,有痰凝者,有食积者,虽有五种,总归七情之变,由气郁化火,火旺血枯,津液成痰,痰壅而食不化也。"这些理论至今仍有重要的指导意义。

　　现代医学的食管癌、贲门癌、贲门痉挛、贲门弛缓、食管憩室、反流性食管炎、弥漫性食管痉挛、胃神经官能症等疾病,出现噎膈的临床表现时,可参考本节进行辨证论治。

一、病因病机

　　噎膈之病,主要为七情内伤,饮食不节,年老体弱等原因,致使气、痰、瘀相互交阻,日久津气耗伤,食管失于润养,胃失通降而见噎膈。

(一)七情内伤

　　由于忧思恼怒,情志不遂,肝郁气滞,肝气横犯脾胃,脾伤则气结,运化失司,水湿内停,滋生痰浊,痰气相搏,阻于食道,食管不利或狭窄而见噎膈;肝伤则气郁,气郁则血凝,瘀血阻滞食道,饮食噎塞难下而成噎膈。

(二)饮食不节

　　因过食肥甘辛辣燥热之品,或嗜酒过度,造成胃肠积热,则津伤血燥,以致食道干涩而成噎膈。或常食发霉、粗糙之品,损伤食管脾胃而致噎膈。

(三)久病年老

　　由于大病久病,或年老气虚,或阴损及阳,久则脾肾衰败,阳气虚衰,运化无力,浊气上逆,壅阻食管咽喉,则吞咽困难而成噎膈。

　　噎膈之病位在食道,属胃所主,其病变脏腑又与肝、脾、肾有密切关系,因三脏与胃、食道皆有经络联系。脾为胃行其津液,若脾失健运,可聚湿生痰,阻于食道。胃气之和降,赖于肝气之条达,若肝失疏泄,则胃失和降,气机郁滞,久则气滞血瘀,食管狭窄。中焦脾胃赖于肾阴的濡养和肾阳的温煦,若肾阴不足,失于濡养,或脾肾衰败,阳气虚弱,运化受阻,浊气上逆均可发为噎膈。

　　噎膈之病因病机复杂,但主要为七情内伤,饮食不节,日久则气郁生痰,气滞血阻,滞于食管

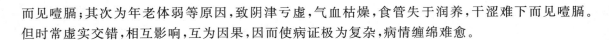

而见噎膈;其次为年老体弱等原因,致阴津亏虚,气血枯燥,食管失于润养,干涩难下而见噎膈。但时常虚实交错,相互影响,互为因果,因而使病证极为复杂,病情缠绵难愈。

二、诊断要点

(一)症状

初起咽部或食道内有异物感,进食时有停滞感,继则咽下哽噎,重则食不得咽下或食入即吐。常伴有胃脘不适,胸膈疼痛,甚则形体消瘦,肌肤甲错,精神疲惫等。

(二)检查

口腔与咽喉检查,食管、胃的 X 线检查,食管与胃的内镜及病理组织学检查,食管脱落细胞检查、CT 检查有助于早期诊断。

三、鉴别诊断

(一)梅核气

噎膈与梅核气两者均见吞咽过程中梗塞不舒的症状。梅核气自觉咽喉中有物梗塞,吐之不出,咽之不下,但饮食咽下顺利,无噎塞感,系气逆痰阻于咽喉所致。噎膈则饮食咽下暗梗阻难下,甚则不通。

(二)反胃

噎膈与反胃两者均有食入复出的症状,但反胃饮食能顺利咽下入胃,经久复出,朝食暮吐,暮食朝吐,宿谷不化,病证较噎膈轻,预后较好。

四、辨证

首先辨清噎膈的虚实。气滞血瘀,痰浊内阻者为实;津枯血燥,气虚阳弱者为虚。新病多实,或实多虚少;久病多虚,或虚中夹实。吞咽困难,梗塞不顺,胸膈胀痛者多实;食道干涩,饮食难下,或食入即吐者多虚。然而临证时,多为虚实相杂,应注意详辨。噎膈以正虚为本,夹有气滞、痰阻、血瘀等为标实。初起以标实为主,可见梗塞不舒,胸膈胀满、疼痛等气血郁滞之证。后期以正虚为主,出现形体消瘦,皮肤枯燥,舌红少津等津亏血燥之候;面色㿠白,形寒气短,面浮足肿等气虚阳微之证。临证时应仔细辨明标本的轻重缓急,利于辨证施治。

(一)气滞痰阻

1.证候

咽食梗阻,胸膈痞满,甚则疼痛,随情志变化可加重或减轻,伴有嗳气呃逆,呕吐痰涎,口干咽燥,大便干涩,舌质红,苔薄腻,脉弦滑。

2.分析

由于气滞痰阻于食管,食道不利,则咽食困难,胸膈痞满,遇情绪舒畅可减轻,精神抑郁则加重;气结津液不能上承,且郁热伤津,故口干咽燥;津不下润则大便干涩;痰气交阻,胃气上逆,则嗳气呃逆,呕吐痰涎;舌质红,苔薄腻,脉弦滑,为气郁痰阻,兼有郁热伤津之象。

(二)瘀血阻滞

1.证候

吞咽梗阻,胸膈疼痛,食不得下,甚则滴水难进,食入即吐,或吐出物如赤豆汁,兼面色黯黑,肌肤枯燥,形体消瘦,大便坚如羊屎,或便血,舌质紫暗,或舌红少津,脉细涩。

2.分析

血瘀阻滞食道或胃口,道路狭窄,故吞咽困难,胸膈疼痛,食不得下,食入即吐;久病阴伤肠燥,故大便干结,坚如羊屎;久瘀伤络,血渗脉外,则吐物如赤豆汁,或便血;长期饮食不入,化源告竭,肌肤失养,故形体消瘦,肌肤枯燥,面色黯黑,为瘀血阻滞之征;舌质紫暗,少津,脉细涩为血亏瘀结之象。

(三)津亏热结

1.证候

进食时咽喉梗涩而痛,水饮可下,食物难进,或入食即吐,兼胸背灼痛,五心烦热,口干咽燥,形体消瘦,肌肤枯燥,大便干结,舌质红而干,或有裂纹,脉弦细数。

2.分析

由于胃津亏耗,不能上润,故进食时咽喉梗涩而痛;热结痰凝,阻塞食道,故食物反出;热结灼阴,津亏失润,则口干咽燥,大便干结;胃不受纳,无以化生精微,故五心烦热,形体消瘦,肌肤枯燥;舌红而干,或有裂纹,脉弦细而数,均为津亏热结之象。

(四)脾肾阳衰

1.证候

长期吞咽受阻,饮食不下,胸膈疼痛,面色㿠白,形瘦神衰,气短畏寒,面浮足肿,泛吐清涎,腹胀便溏,舌淡苔白,脉细弱。

2.分析

噎膈日久,阴损及阳,脾肾阳衰,饮食无以受纳和运化,浊气上逆,故吞咽受阻,饮食不下,泛吐涎沫;脾肾衰败,化源衰微,肌体失养,故面色㿠白,形瘦神衰;阳气衰微,寒湿停滞,气短畏寒,面浮肢肿,腹胀便溏;舌淡苔白,脉细弱,均为脾肾阳衰之象。

五、治疗

噎膈的治疗在初期重在治标,宜以行气化痰、活血祛瘀为主;中、后期重在治本,以滋阴润燥、补气温阳为主。但本病表现极为复杂,常常虚实交错,治疗时应根据病情区分主次,全面兼顾。

(一)中药治疗

1.气滞痰阻

(1)治法:化痰解郁,润燥降气。

(2)处方:启膈散(《医学心悟》)。方中丹参、郁金、砂仁理气化痰,解郁宽胸;沙参、贝母、茯苓润燥化痰,健脾和中;荷叶蒂和胃降逆;杵头糠治卒噎。

痰湿较重可加瓜蒌、天南星、半夏以助化痰之力;若津液耗伤加麦冬、石斛、天花粉以润燥;若郁久化热,心烦口干者,加黄连、栀子、山豆根;若津伤便秘者加桃仁、蜂蜜以润肠通便。

2.瘀血阻滞

(1)治法:活血祛瘀,滋阴养血。

(2)处方:通幽汤(《脾胃论》)。方中生地、熟地、当归身滋阴润肠,解痉止痛;桃仁、红花活血祛瘀,通络止痛;甘草益脾和中;升麻升清降浊。

若胸膈刺痛,酌加三七、丹参、赤芍、五灵脂活血祛瘀,通络止痛;胸膈闷痛,加海藻、昆布、贝母、瓜蒌软坚化痰,宽胸理气;若呕吐痰涎,加莱菔子、生姜汁以温胃化痰。

3.津亏热结

(1)治法:滋阴养血,润燥生津。

(2)处方:沙参麦冬汤(《温病条辨》)加减。方中沙参、麦冬、玉竹滋补津液;桑叶、天花粉养阴泻热;扁豆、甘草安中和胃;可加玄参、生地、石斛以助养阴之力;加栀子、黄连、黄芩以清肺胃之热。

若肠燥失润,大便干结,可加当归、瓜蒌仁、生首乌润肠通便;若腹中胀满,大便不通,胃肠热盛,可用人参利膈丸或大黄甘草汤泻热存阴,但应中病即止,以免耗伤津液;若食道干涩,口燥咽干,可用滋阴清膈饮以生津养胃。

4.脾肾阳衰

(1)治法:温补脾肾,益气回阳。

(2)处方:补气运脾汤(《统旨方》)加减。方中人参、黄芪、白术、茯苓、甘草补脾益气;砂仁、陈皮、半夏和胃降逆;加旋覆花降逆止呕;加附子、干姜温补脾阳;加枸杞子、杜仲温养肝肾,填充精血。若气阴两虚加石斛、麦冬、沙参以滋阴生津。

若中气下陷、少气懒言可用补中益气汤;若气血两亏、心悸气短可用十全大补汤加减。

在此阶段,阴阳俱竭,如因阳竭于上而水谷不入,阴竭于下而二便不通,称为关格,系开合之机已废,为阴阳离决的一种表现,当积极救治。

(二)针灸治疗

1.基本处方

取穴:天突、膻中、内关、上脘、膈俞、足三里、胃俞、脾俞。天突散结利咽,宽贲门;膻中、内关宽胸理气,降逆止吐;上脘和胃降逆,调气止痛;膈俞利膈宽胸;足三里、胃俞、脾俞和胃扶正。

2.加减运用

(1)气滞痰阻证:加丰隆、太冲以理气化痰,针用泻法。余穴针用平补平泻法。

(2)瘀血阻滞证:加合谷、血海、三阴交以行气活血,针用泻法。余穴针用平补平泻法。

(3)津亏热结证:加天枢、照海以滋补津液、泻热散结,针用补法。余穴针用平补平泻法。

(4)脾肾阳衰证:加命门、气海、关元以温补脾肾、益气回阳。诸穴针用补法,或加灸法。

3.其他

(1)耳针疗法:取神门、胃、食道、膈,用中等刺激,每天1次,10次为一个疗程,或贴压王不留行籽。

(2)穴位注射疗法:取足三里、内关,用维生素 B_1、维生素 B_6 注射液,每穴注射 1 mL,每 3 d 注射1次,10次为一个疗程。

(沙　莎)

第三节　反　　胃

反胃是以脘腹痞胀、宿食不化、朝食暮吐、暮食朝吐为主要临床表现的一种病。

一、历史沿革

反胃又称胃反。胃反之名,首见于汉代张仲景《金匮要略·呕吐哕下利病脉证治》篇。宋代《太平圣惠方·治反胃呕吐诸方》则称为"反胃"。其后亦多以反胃名之。

《金匮要略·呕吐哕下利病脉证治》中说:"趺阳脉浮而涩,浮则为虚,涩则伤脾;伤脾则不磨,朝食暮吐,暮食朝吐,宿谷不化,名为胃反。"明确指出本病的病机主要是脾胃损伤,不能腐熟水谷。有关治疗方面,提出了使用大半夏汤和茯苓泽泻汤,至今仍为临床所常用。

隋代巢元方《诸病源候论·胃反候》对《金匮要略》之说有所发挥,将病因病机归纳为血气不足、胃寒停饮、气逆胃反,指出"荣卫俱虚,其血气不足,停水积饮,在胃脘则脏冷,脏冷则脾不磨,脾不磨则宿谷不化,其气逆而成胃反也"。

唐代王冰在《素问》注文中更将本病精辟总结为"食入反出,是无火也"。宋代《圣济总录·呕吐门》也说:"食久反出,是无火也。"

金元时期,朱丹溪《丹溪心法·翻胃》提出血虚、气虚、有热、有痰之说,治法方药则更趋丰富全面。

明代张景岳对于反胃的病因、病机、辨证、治法、方药等有了系统性的阐发,他在《景岳全书·反胃》一节中说:"或以酷饮无度,伤于酒湿,或以纵食生冷,败其真阳,或因七情忧郁,竭其中气;总之,无非内伤之甚,致损胃气而然。"又说:"反胃一证,本属火虚,盖食入于胃,使胃暖脾强,则食无不化,何至复出……然无火之由,则犹有上中下三焦之辨,又当察也。若寒在上焦,则多为恶心或泛泛欲吐者,此胃脘之阳虚也。若寒在中焦,则食入不化,每食至中脘,或少顷或半日复出者,此胃中之阳虚也。若寒在下焦,则朝食暮吐,暮食朝吐,乃以食入幽门,丙火不能传化,故久而复出,此命门之阳虚也。""虚在上焦,微寒呕吐者,惟姜汤为最佳,或橘皮汤亦可,虚在中焦而食入反出者,宜五君子煎、理中汤……虚在下焦而朝食暮吐……其责在阴,非补命门以扶脾土之母,则火无以化,土无以生,亦犹釜底无薪,不能腐熟水谷,终无济也。宜六味回阳饮,或人参附子理阴煎,或右归饮之类主之。此屡用之妙法,不可忽也。""反胃由于酒湿伤脾者,宜葛花解酲汤主之,若湿多成热,而见胃火上冲者,宜黄芩汤或半夏泻心汤之类主之"。其中补命门火之说是他对本病治疗上的一大创见。

明代李中梓根据临床实际,进一步丰富了反胃的辨证内容。他在《医宗必读·反胃噎膈》中说:"反胃大都属寒,然不可拘也。脉大有力,当作热治,脉小无力,当作寒医。色之黄白而枯者为虚寒,色之红赤而泽者为实热,以脉合证,以色合脉,庶乎无误。"

清代李用粹《证治汇补·反胃》对七情致病认识较为深刻。他说:"病由悲愤气结,思虑伤脾……皆能酿成痰火,妨碍饷道而食反出。"对反胃的病因病机,作了新的补充。清代陈士铎《石室秘录·噎膈反胃治法》说:"夫食入于胃而吐出,似乎病在胃也,谁知肾为胃之关门,肾病而胃始病。"这种看法,与张景岳补命门以扶脾土的观点基本相同。清代沈金鳌《杂病源流犀烛·噎塞反胃关格源流》言:"反胃原于真火衰微,胃寒脾弱,不能纳谷,故早食晚吐,日日如此,以饮食入胃,既抵胃之下脘,复返而出也。若脉数,为邪热不杀谷,乃火性上炎,多升少降也"。同时指出:"亦有瘀血阻滞者,亦有虫而反出者,亦有火衰不能生土,其脉沉迟者。"进一步丰富了对反胃病因病机的认识。

以上所引各家之说,从不同的方面对反胃作了阐述,使本病的辨证论治内容日趋完善。

二、范围

西医学的胃十二指肠溃疡病、胃十二指肠憩室、急慢性胃炎、胃黏膜脱垂症、十二指肠郁积症、胃部肿瘤、胃神经症等,凡并发胃幽门部痉挛、水肿、狭窄,或胃动力紊乱引起胃排空障碍,而在临床上出现脘腹痞胀,宿食不化,朝食暮吐,暮食朝吐等症状者,均可参照本篇内容辨证论治。

三、病因病机

反胃多由饮食不节,酒色过度,或长期忧思郁怒,损伤脾胃之气,并产生气滞、血瘀、痰凝阻胃,使水谷不能腐熟,宿食不化,导致脘腹痞胀,胃气上逆,朝食暮吐,暮食朝吐。

(一)脾胃虚寒

饥饱失常,嗜食寒凉生冷,损及脾阳,以致脾胃虚寒,不能消化谷食,终至尽吐而出。思虑不解,或久病劳倦多可伤脾,房劳过度则伤肾,脾伤则运化无能不能腐熟水谷;肾伤则命火衰微,不能温煦脾土,则脾失健运,谷食难化而反。

(二)痰浊阻胃

酒食不节、七情所伤、房室、劳倦等病因,均可损伤脾胃,因之水谷不能化为精微而成湿浊,积湿生痰,痰阻于胃,逐使胃腑失其通降下行之功效,宿食不化而成反胃。

(三)瘀血积结

七情所伤,肝胃气滞,或遭受外伤,或手术创伤等原因可导致气滞血瘀。胃络受阻,气血不和,胃腑受纳、和降功能不及,饮食积结而成反胃。

(四)胃中积热

多由于长期大量饮酒,吸烟,嗜食甘肥浓、膏粱厚味,经常进食大量辣椒等辛烈之品,均可积热成毒,损伤胃气,而成反胃之证。抑或痰浊阻胃,瘀血积结,郁久化热。邪热在胃,火逆冲上,不能消化饮食,而见朝食暮吐,暮食朝吐。此即《素问·至真要大论篇》病机十九条中所说"诸逆冲上,皆属于火""诸呕吐酸……皆属于热"之意。

由此可见,本病病位在胃,脾胃虚寒、不能腐熟水谷是导致本病的最主要因素,但同时与肝、脾、肾等脏腑密切相关。除气滞、气逆外,还有痰浊、水饮、积热、瘀血等病理因素共同参与发病过程,而且各种病因病机之间往往相互转化。痰浊、水饮多为脾胃虚寒所致;痰浊、瘀血等可使气虚、气滞、食停,同时也可郁久化热;诸因均可久病入络,而成瘀血积结。

四、诊断与鉴别诊断

(一)诊断

1.发病特点

反胃在临床上较为常见,患者以成年人居多,男女性别差异不大,对老年患者要特别提高警惕,注意是否有癌肿等病存在。

2.临床表现

本病一般多为缓起,先有胃脘疼痛、吐酸、嘈杂、食欲缺乏,食后脘腹痞胀等症状,若迁延失治或治疗不当,病情则进一步加剧,逐渐出现脘腹痞胀加剧,进食后尤甚,饮食不能消化下行,停积于胃腑,终致上逆而呕吐。其呕吐的特点是朝食暮吐,暮食朝吐,呕出物多为未经消化的宿食,或伴有痰涎血缕;严重患者亦可呕血。

患者每因呕吐而不愿进食,人体缺乏水谷精微之濡养,日见消瘦,面色萎黄,倦怠无力。由于饮食停滞于胃脘不能下行,按压脘部则感不适,有时并可触及包块;振摇腹部,可听到漉漉水声。

脉象,舌质,舌苔,则每随其或寒或热,或虚或实而表现不同,可据此作为进一步的辨证依据。

(二)鉴别诊断

1.呕吐

从广义言,呕吐可以包括反胃,而反胃也主要表现为呕吐。但一般呕吐多是食已即吐,或不食亦吐,呕吐物为食物、痰涎、酸水等,一般数量不多。反胃则主要是朝食暮吐,暮食朝吐,患者一般进食后不立即呕吐,但因进食后,食物停积于胃腑,不能下行,至一定时间,则尽吐而出,吐后始稍感舒畅。所吐出的多为未经消化的饮食,而且数量较多。

2.噎膈

噎膈是指吞咽时哽噎不顺,饮食在胸膈部阻塞不下,和反胃不同。反胃一般多无吞咽哽噎,饮食不下是饮食不能下通幽门,在食管则无障碍。噎膈则主要表现为吞咽困难,饮食不能进入贲门。噎膈虽然也会出现呕吐,但都是食入即吐,呕吐物量不多,经常渗唾痰涎,据此亦不难作出鉴别。

五、辨证

(一)辨证要点

1.注意呕吐的性质和呕吐物的情况

反胃的主要特征是朝食暮吐,暮食朝吐,因此在辨证中必须掌握这一特点。要详细询问病史,例如呕吐的时间、呕吐的次数、呕吐物性状及多少等,这对于辨证很有价值。

2.要细辨反胃的证候

反胃的辨证可概括为寒、热、痰、瘀四个主要证型。除从呕吐物的性质内容判断外,其他症状、脉象、舌质、舌苔、患者过去和现在的病史、身体素质等,均有助于辨证。

(二)证候

1.脾胃虚寒

症状:食后脘腹胀满,朝食暮吐,暮食朝吐,吐出宿食不化及清稀水液,吐尽始觉舒适,大便溏少,神疲乏力,面色青白,舌淡苔白,脉细弱。甚者面色苍白,手足不温,眩晕耳鸣,腰酸膝软,精神萎靡。舌淡白,苔白滑,脉沉细无力。

病机分析:此证之主要病机是脾胃虚寒,即胃中无火。因胃中无火,胃失腐熟通降之职,不能消化与排空,乃出现朝食暮吐,暮食朝吐,宿食不化之症状,一旦吐出,消除停积,故吐后即觉舒适。《素问·至真要大论篇》云:"诸病水液,澄澈清冷,皆属于寒。"患者吐出清稀水液,故云属寒,大便溏少,神疲乏力,面色青白,亦属脾胃虚寒;舌淡白,脉弱,均为阳气虚弱之症。其严重者面色苍白,手足不温,舌质淡白,脉沉细无力,为阳虚之甚;腰酸膝软,眩晕耳鸣属肾虚;精神萎靡属肾精不足神气衰弱之征。这些表现,是由肾阳衰弱,命火不足,火不生土,脾失温煦而致,此属脾肾两虚之证,较前述之脾胃虚寒更为严重。

2.胃中积热

症状:食后脘腹胀满,朝食暮吐,暮食朝吐,吐出宿食不化及混浊酸臭之稠液,便秘,溺黄短,心烦口渴,面红。舌红干,舌苔黄厚腻,脉滑数。

病机分析:朝食暮吐,暮食朝吐,宿食不化,是属反胃之症。《素问·至真要大论篇》说:"诸转反戾,水液浑浊,皆属于热。"今患者吐出混浊酸臭之液,故属于热证。内热消烁津液,故口渴便秘,小便短黄;内热熏蒸,故心烦,面红。舌红干,苔黄厚,脉滑数,皆为胃中积热之征。

3.痰浊阻胃

症状:经常脘腹胀满,食后尤甚,上腹或有积块,朝食暮吐,暮食朝吐,吐出宿食不化,并有或稠或稀之痰涎水饮,或吐白沫,眩晕,心下悸。舌苔白滑,脉弦滑,或舌红苔黄浊,脉滑数。

病机分析:有形痰浊,阻于中焦,故不论已食未食,经常都见脘腹胀满。呕吐白色痰涎水饮或白沫,乃痰浊之征;痰浊积于中焦,故可见上腹部积块;眩晕乃因痰浊中阻,清阳不升所致;心下悸为痰饮阻于心下;舌苔白滑,脉弦滑,是痰证之特征;舌红,苔黄浊,脉滑数者,是属痰郁化热的表现。

4.血瘀积结

症状:经常脘腹胀满,食后尤甚,上腹或有积块,朝食暮吐,暮食朝吐,吐出宿食不化,或吐黄沫,或吐褐色浊液,或吐血便血,上腹胀满刺痛拒按,上腹部积块坚硬,推之不移。舌质暗红或兼有瘀点,脉弦涩。

病机分析:有形之瘀血,阻于胃关,影响胃气通降下行,故不论已食未食,经常都见腹部胀满;吐黄沫或褐液,解黑便,皆由瘀血阻络,血液外溢所致;腹胀刺痛属血瘀;上腹积块坚硬,推之不移,舌暗有瘀点,脉涩等皆为血瘀之征。

六、治疗

(一)治疗原则

1.降逆和胃

以降逆和胃为基本原则,阳气虚者,合以温中健脾,阴液亏者,合以消养胃阴,气滞则兼以理气,有瘀血或痰浊者,兼以活血祛痰。病去之后,当以养胃气、胃阴为主。如此,方能巩固疗效,促进健康。

2.注意服药时机

掌握服药的时机,也是治疗反胃的一个关键。由于反胃患者,宿食停积胃腑,若在此时服药,往往不易吸收,影响药效。故反胃患者应在空腹时服药,或在宿食吐净后再服药,疗效较佳。

(二)治法方药

1.脾胃虚寒

治法:温中健脾,和胃降逆。

方药:丁蔻理中汤加减。方中以党参补气健脾,干姜温中散寒;寒多以干姜为君,虚多以党参为君;辅以白术健脾燥温;甘草补脾和中,加白豆蔻之芳香醒胃,丁香之理气降浊,共奏温阳降浊之功。

加减:吐甚者,加半夏、砂仁,以加强降逆和胃作用。病久脾肾阳虚者,可在上方基础上,加入温补命门之药,如附子、肉桂、补骨脂、吴茱萸之类;如寒热错杂者,可用乌梅丸。

除上述方药之外,尚可用丁香透膈散或二陈汤加味。如《证治汇补·反胃》说:"主以二陈汤,加藿香、蔻仁、砂仁、香附、苏梗;消食加神曲、麦芽;助脾加人参、白术;抑肝加沉香、白芍;温中加炮姜、益智仁;壮火加肉桂、丁香,甚者用附子理中汤,或八味丸。"又介绍用伏龙肝水煎药以补土,糯米汁以泽脾,代赭石以镇逆。《景岳全书·反胃》用六味回阳饮,或人参附子理阴煎,或右归饮之类,皆经验心得之谈,可供临床参考。

2.胃中积热

治法:清胃泻热,和胃降浊。

方药:竹茹汤加减。方中竹茹、栀子清胃泄热,兼降胃气;半夏、陈皮、枇杷叶和胃降浊。

热重可加黄芩、黄连;热积腑实,大便秘结,可加大黄、枳实、厚朴以降泄之。

加减:久吐伤津耗气,气阴两虚,表现反胃而唇干口燥,大便干结,舌红少苔,脉细数者,宜益气生津养阴,和胃降逆,可用大半夏汤加味。《景岳全书·反胃》谓:"反胃出于酒湿伤脾者,宜葛花解酒汤主之;若湿多成热,而见胃火上冲者,宜黄芩汤,或半夏泻心汤主之。"亦可随宜选用。

3.痰浊阻胃

治法:涤痰化浊,和胃降逆。

方药:导痰汤加减。方中以半夏、南星燥湿化痰浊;陈皮、枳实以和胃降逆;茯苓、甘草以渗湿健脾和中。

加减:痰郁化热者,宜加黄芩、黄连、竹茹;若体尚壮实者可用礞石滚痰丸攻逐顽痰。痰湿兼寒者,可加干姜、细辛;吐白沫者,其寒尤甚,可加吴茱萸汤;脘腹痞满、吐而不净者可选《证治汇补》木香调气散(白豆蔻、丁香、木香、檀香、藿香、砂仁、甘草)行气醒脾、化浊除满。

吐出痰涎如鸡蛋清者,可加人参、白术、益智仁,以健脾摄涎。如《杂病源流犀烛·噎膈反胃关格源流》云:"凡饮食入胃,便吐涎沫如鸡子白,脾主涎,脾虚不能约束津液,故痰涎自出,非参、术、益智不能摄也。"

4.瘀血积结

治法:祛瘀活血,和胃降浊。

方药:膈下逐瘀汤加减。方中以香附、枳壳、乌药理气和胃,气为血帅,气行则血行;复以川芎、当归、赤芍以活血;桃仁、红花、延胡索、五灵脂以祛瘀;牡丹皮以清血分之伏热。可再加竹茹、半夏以加强降浊作用。

加减:吐黄沫,或吐血,便血者,可加降香、田七以活血止血;上腹剧痛者可加乳香、没药;上腹结块坚硬者,可加鳖甲、牡蛎、三棱、莪术。

(三)其他治法

(1)九伯饼:天南星、人参、半夏、枯矾、枳实、厚朴、木香、甘草、豆豉为末,老米打糊为饼,瓦上焙干,露过,每服一饼,细嚼,以姜煎平胃散下,此方加阿魏甚效。

(2)壁虎(即守宫)1～2只(去腹内杂物捣烂),鸡蛋1个。用法:将鸡蛋一头打开,装入壁虎,仍封固蒸熟,每天服1个,连服数天。

(3)雪梨1个、丁香50粒,梨去核,放入丁香,外用纸包好,蒸熟食用。

七、转归及预后

反胃之证,可由胃痛、嘈杂、泛酸等证演变而来,一般起病缓慢,变化亦慢。临床所分四证,可以独见,亦可兼见。

病初多表现为单纯的脾胃虚寒或胃中积热,其病变在无形之气,温之清之,适当调治,较易治疗。

患病日久,反胃频繁,除影响进食外,还可损伤胃阴,常在脾胃虚寒的同时并见气血、阴液亏虚;同时多为本虚而标实,或见寒热错杂,或合并痰浊阻胃或瘀血积结,其病变在有形之积,耗伤气血更甚,较难治疗。此时治疗时应注重温清同进,补泻兼施,用药平稳,缓缓图之。

久治不效,应警惕癌变可能。年高体弱者,发病之时已是脾肾两亏,全身日见衰弱,四种证候可交错兼见,进而发展为真阴枯竭或真火衰微之危症,则预后多不良。

八、预防与护理

要注意调节饮食,戒烟酒刺激之品,保持心情舒畅,避免房事劳倦。出现胃痛、嘈杂、泛酸之证者,应及时诊治,尽量避免贪食竹笋和甜腻等食品,以免变生反胃。得病之后,饮食宜清淡流质,避免粗硬食物;患者呕吐之时,应扶助患者以利吐出。药汁宜浓缩,空腹服。中老年患者一旦出现反胃,应注意排除癌肿可能。

(沙 莎)

第四节 吐 酸

一、概念

吐酸是指胃中酸水上泛,随即吐出的病证,历代尚有"醋心""噫醋"之称。本病主要涵盖了西医学中的食管、胃十二指肠以吐酸为主要临床表现的疾病,如胃食管反流病、急性胃炎、慢性胃炎、功能性消化不良、胃及十二指肠球部溃疡等疾病。

二、病因病机

吐酸的病因主要与饮食、情志有关。"肝失疏泄、胃失和降、胃气上逆,酸水泛溢"是本病主要病机。

(一)病因

1.外感风寒

寒邪犯胃,胃阳被遏,湿浊内停,郁而化热为酸。

2.情志因素

郁怒伤肝,肝木疏泄失常,气机阻滞,横逆犯胃,肝郁化热;或思虑过度,损伤脾胃,脾阳不足,痰浊内聚,酿而成酸。

3.内伤饮食

饮食不洁,或过食肥甘厚味醇酒煎炸食物,损伤脾胃,食不消化,湿热内生;或过食生冷,中阳受伤,致胸膈痞塞,胃气不和而致本症。

4.脾胃虚弱

先天不足或劳倦内伤,脾胃受损,中焦失运,谷不消化,酿而为酸。

(二)病机

1.病位在脾胃,与肝胆关系密切

《灵枢·四时气》云:"邪在胆,逆在胃。"张景岳在《景岳全书·吞酸》曰:"腹满少食,吐涎呕恶,吞酸嗳气,谵语多思者,病在脾胃。"刘完素在《素问玄机原病式·六气为病·吐酸》中说:"酸者,肝木之味也。由火盛制金,不能平木,则肝木自甚,故为酸也。"《四明心传》云:"凡为吞酸,尽属肝木,曲直作酸也。"明·秦景明《症因脉治·外感吐酸水、内伤吐酸水》论及的"呕吐酸水之因,恼怒忧郁,伤肝胆之气,木能生火,乘克脾胃则饮食不能消化遂成酸水浸淫之患矣"。

2.肝气郁结,横逆犯胃,胃失和降是本病病机的关键

《症因脉治》认为:"呕吐酸水之因,平时郁结,水饮不化,外被风寒所束,上升之气,郁而成积,积之既久,湿能生热,湿盛木荣,肝气太盛,遂成木火之化,因吞酸、吐酸之症作矣",而"恼怒忧郁,伤肝胆之气,木能生火,乘胃克脾,则饮食不能消化,停积于胃,遂成酸水浸淫之患矣"。

3.郁热与痰阻是本病的重要病理因素

《素问·至真要大论》指出:"诸呕吐酸,暴注下迫,皆属于热""少阳之胜,热客于胃,烦心心痛,目赤欲呕,呕酸善饥"。《医宗金鉴》云:"干呕吐酸苦,胃中热也。"《诸病源候论·噫醋候》认为"噫醋"是"上焦有停痰,脾胃有宿冷,故不能消谷,谷不消则胀满而气逆,所以好噫而吞酸,气息醋臭"。明·龚信在《古今医鉴·梅核气》中将其病机描述为:"始因喜怒太过,积热蕴隆,乃成厉痰郁结,致斯疾耳"。

三、诊断与病证鉴别

(一)诊断依据

(1)吐酸以酸水由胃中上泛,从口吐出为主要诊断依据。

(2)常伴有胃痛,嗳气,腹胀,嘈杂易饥等上消化道症状。

(3)多有反复发作病史,发病前多有明显的诱因,如外感风寒、饮食不当,情志不畅等。

(4)胃镜、上消化道钡餐等理化检查有明确的胃十二指肠疾病,并排除其他引起吐酸的疾病。

(二)辅助检查

电子胃镜、上消化道钡餐,可做急、慢性胃炎,胃十二指肠溃疡病,上消化道肿瘤等诊断;肝功能、淀粉酶化验和B超、CT、MRI等检查可与肝、胆、胰疾病作鉴别诊断。

(三)病证鉴别

1.吐酸与嘈杂

吐酸与嘈杂在病因病机上有许多相同之处,但临床表现不一致。吐酸是胃中不适,口吐酸水为主要临床表现的病证。嘈杂是胃中空虚,似饥非饥,似辣非辣,似痛非痛,胸膈懊憹,不可名状,或得食而暂止,或食已而复嘈为主要临床表现的病证。

2.吐酸与呕吐

吐酸与呕吐同属胃部疾病,吐酸即是呕吐酸水的临床表现,可属呕吐的范畴,但因其又有特殊的表现和病机,因此又当与呕吐相区别。呕吐是胃失和降,气逆于上,胃中之物从口吐出的病证,以有物有声为特征,病机为邪气干扰,胃虚失和所致。吐酸多由肝气郁结,胃气不和而发,属于热者,多由肝郁化热而致;属于寒者,可由寒邪犯胃,或素体脾胃虚寒而成;饮食停滞者嗳腐吞酸,是由食伤脾胃之故。

四、辨证论治

(一)辨证思路

本病多由肝气郁结,胃气不和而发,其中有偏寒、偏热之差异。属于热者,多由肝郁化热而致;属于寒者,可由寒邪犯胃,或素体脾胃虚寒而成;饮食停滞之泛酸嗳腐者,是由食伤脾胃之故。临床首当辨寒热,次辨病在肝在胃,再辨是否兼夹食滞或痰湿。

（二）治疗原则

吐酸的临床治疗,常以调肝为其根本,但必须根据寒热证型,或泄肝和胃,辛开苦降,或温中散寒,和胃制酸,夹食加消导和中,兼痰配化痰祛湿,并可适当加入海螵蛸、煅瓦楞子等制酸药。病位均不离脾、胃、肝三者,基本病机在于中焦升降失常,胃气上逆而致病。正是基于这种认识,"疏肝理气,和胃降逆"乃治疗本病的基本原则。

（三）分证论治

1.肝胃郁热证

症状:吐酸时作,胃脘灼热,口苦而臭,心烦易怒,两胁胀闷,舌红,脉弦数。

病机分析:肝郁化火,横逆犯胃,胃失和降,浊气上泛,故见吐酸时作;肝脉布胁肋,故两胁胀闷;肝火上炎则口苦、心烦易怒;胃火炽盛则口臭、胃脘灼热;舌红苔黄,脉象弦数乃肝胃火郁的征象。

治法:疏肝泄热,降逆和胃。

代表方药:逍遥散合左金丸。前方疏肝解郁,健脾和营适用于肝气不疏者;后方清泻肝火,降逆止呕适用于肝火犯胃者。方中柴胡疏肝解郁;当归、白芍养血柔肝;白术、茯苓健脾去湿;生姜、炙甘草温中益气;薄荷少许,助柴胡疏肝清热;黄连清肝火,泻胃热;吴茱萸疏肝解郁,和胃降逆。

加减:热甚者,可加黄芩、焦山栀;泛酸甚者,加煅瓦楞、海螵蛸;大便秘结者,加虎杖、全瓜蒌;不寐者,加珍珠母、夏枯草。

2.脾胃虚寒证

症状:吐酸时作,兼吐清水,口淡喜暖,脘闷食少,少气懒言,肢倦不温,大便时溏,舌淡苔白,脉沉弱或迟缓。

病机分析:脾胃虚寒,胃气不和,浊阴上逆故见吐酸时作、兼吐清水;脾阳不足,运化失健,则脘闷食少;脾胃气虚,纳运乏力,则少气懒言;阳虚阴盛,寒从中生,故口淡喜暖,肢倦不温;阴寒之气内盛,水湿不化,见大便溏泄。

治法:温中散寒,和胃制酸。

代表方药:吴茱萸汤合香砂六君子汤。前方温中补虚,降逆止呕适用于肝胃虚寒,浊阴上逆者;后方益气健脾,行气化痰适用于脾胃气虚,痰阻气滞者。方中人参致冲和之气,白术培中宫,茯苓清治节,甘草调五脏,陈皮以利肺金之逆气,半夏以疏脾土之湿气,木香以行三焦之滞气,砂仁以通脾肾之元气,吴茱萸温胃暖肝、和胃降逆,生姜温胃散寒、降逆止呕。

加减:胃气上逆者加旋覆花、代赭石;嗳气频繁者,加白蔻、佛手;若病久及肾,肾阳不足,腰膝酸软,肢冷汗出,可加附子、肉桂温补脾肾。

3.湿阻脾胃证

症状:吐酸时作,喜唾涎沫,时时欲吐,胸脘痞闷,嗳气则舒,不思饮食,舌淡红,苔白滑,脉弦细或濡滑。

病机分析:湿浊中阻,脾胃不和,升降失常,胃气上逆,故吐酸时作、时时欲吐;湿阻气滞,则胸脘痞闷、嗳气则舒;湿邪伤脾,脾运失健,则不思饮食;津液布散失常则喜唾涎沫;舌淡红,苔白滑,脉弦细或濡滑为脾虚湿滞的征象。

治法:化湿和胃,理气解郁。

代表方药:藿香正气散。方中藿香和中止呕;半夏曲、陈皮理气燥湿,和胃降逆以止呕;白术、茯苓健脾运湿;大腹皮、厚朴行气化湿;紫苏、白芷醒脾宽中,行气止呕;桔梗宣肺利膈,又助化湿;

生姜、甘草、大枣,调和脾胃。

加减:湿浊留恋,苔腻不化者,可加苍术、佩兰化湿醒脾;湿郁化热,舌苔黄腻者,可加黄连、黄芩清热化湿;大便稀溏者,加山药、扁豆健脾止泻。

4.食滞胃腑证

症状:胃脘饱胀,嗳腐吞酸,甚至呕恶,宿食上泛,纳谷乏味或不思饮食,舌苔黄腻,脉滑实。

病机分析:暴饮暴食,损伤脾胃,脾胃纳化失常,中焦气机受阻。食浊内阻则胃脘饱胀、纳谷乏味或不思饮食;胃失和降,胃气上逆,胃中腐败谷物上泛,故嗳腐吞酸、甚至呕恶,宿食上泛;舌苔黄腻,脉滑实是食滞内停的征象。

治法:宽中行滞,健脾助消。

代表方药:保和丸。方中山楂消油腻肉积;神曲消酒食陈腐之积;莱菔子消面食痰浊之积;陈皮、半夏、茯苓理气和胃,燥湿化痰;连翘散结清热。诸药合用,有消食导滞、理气和胃之功。

加减:若积滞化热,腹胀便秘,可用小承气汤通腑泄热;胃中积热上冲,可用竹茹汤清胃降逆;若饮食停滞兼有脾胃虚弱者,可用枳术丸消食健脾;若饮食停滞兼有湿热内阻者,可用枳实导滞丸消积导滞,清利湿热。

(四)其他疗法

1.单方验方

(1)煅牡蛎、煅鸡蛋壳,研末口服,每次 4.5 g,每天 3 次,治胃酸过多。

(2)海螵蛸 120 g,砂仁 30 g,共研末,每次 3 g,每天 2 次,开水送服,治胃寒、吐酸。

(3)吴茱萸 9 g(开水泡去苦水),生姜 3 g,水煎服,治恶心吐酸。

2.常用中成药

(1)胃苏冲剂,每次 1 包,每天 3 次,口服。

(2)健胃愈疡片,每次 4 粒,每天 3 次,口服。

(3)舒肝片,每次 4 粒,每天 2 次,口服。

(4)温胃舒胶囊,每次 3 粒,每天 2 次,口服。

3.针灸疗法

针刺中脘、内关、足三里。热证加刺阳陵泉,用泻法;寒证用补法,并加艾灸。

五、预防调护

(1)进食应细嚼慢咽,避免吃刺激性及促进胃液分泌的食物,如多纤维的芹菜、韭菜、黄豆芽、海带和浓缩果汁等。辣椒、芥末、烈性酒、咖喱、胡椒粉、蒜、薄荷等也不宜食用。此外,甜食、红薯在胃内易产酸,也要尽量少食。

(2)避免吃生冷及不易消化的食物。饭菜要软、烂、容易消化,以减轻胃的负担。

(3)减少脂肪摄入,脂肪可延缓胃排空,刺激胆囊收缩与分泌,降低食管括约肌压力,烹调以煮、炖、烩为主,不用油煎炸。

(4)日常膳食中应有足够的营养素,如蛋白质和易消化的食物。因为蛋白质能中和胃酸,有利于减少胃酸和修复病灶。

(沙 莎)

第五节 呕 吐

　　呕吐是指胃失和降,气逆于上,胃内容物经食管、口腔吐出的一类病证。古代医家认为呕吐有别,谓"有物有声为呕""有物无声为吐"。但呕与吐常同时发生,很难截然分开,故并称为呕吐。呕吐可见于多种急慢性病证中,本篇讨论的是以呕吐为主症的病证。干呕、恶心病机相同,只是轻重有别,故合入本篇讨论。

　　《黄帝内经》对呕吐的病因论述颇详。如《素问·举痛论》曰:"寒气客于肠胃,厥逆上出,故痛而呕也。"《素问·六元正纪大论》曰:"火郁之发,民病呕逆。"《素问·至真要大论》曰:"诸呕吐酸,暴注下迫,皆属于热";"厥阴司天,风淫所胜……食则呕";"少阴之胜……炎暑至……呕逆";"燥淫所胜……民病喜呕,呕有苦";"太阴之复,湿变乃举,体重中满,食饮不化,阴气上厥……呕而密默,唾吐清液。"认为呕吐可由寒气、火热、湿浊等引起。另外,还指出呕吐与饮食停滞有关,对肝、胆、脾在呕吐发生中的作用等都有论述,奠定了本病的理论基础。

　　在治疗上古代医家创立了许多至今行之有效的方剂,并指出呕吐有时是机体排除胃中有害物质的反应,如《金匮要略·呕吐秽下利病脉证治》曰:"夫呕家有痈脓,不可治呕,脓尽自愈。"《金匮要略·黄疸病脉证并治》曰:"酒疸,心中热,欲吐者,吐之愈。"这类呕吐常由痰水、宿食、脓血所致,不可止呕,邪去呕吐自止。

　　西医学的急慢性胃炎、胃黏膜脱垂症、贲门痉挛、幽门梗阻、十二指肠壅积症、肠梗阻、肝炎、胰腺炎、胆囊炎、尿毒症、颅脑疾病及一些急性传染病等,当以呕吐为主要表现时,可参考本节辨证论治。

一、病因病机

　　胃主受纳和腐熟水谷,其气主降,以下行为顺,若邪气犯胃,或胃虚失和,气逆而上,则发生呕吐。《圣济总论·呕吐》曰:"呕吐者,胃气上逆而不下也。"

(一)外邪犯胃

　　感受风寒湿燥火之邪,或秽浊之气,邪犯胃腑,气机不利,胃失和降,水谷随逆气上出,发生呕吐。正如《古今医统大全·呕吐哕》所言:"无病之人猝然而呕吐,定是邪客胃府,在长夏暑邪所干,在秋冬风寒所犯。"由于感邪不同,正气之盛衰,体质之差异,胃气之强弱,外邪所致的呕吐,常因性质不同而表现各异,以寒邪致病居多。

(二)饮食不节

　　暴饮暴食,温凉失宜,或过食生冷油腻不洁之物,皆可伤胃滞脾,食滞内停,胃失和降,胃气上逆,发生呕吐。如《重订严氏济生方·呕吐论治》所曰:"饮食失节,温凉失调,或喜餐腥脍乳酪,或贪食生冷肥腻,露卧湿处,当风取凉,动扰于胃,胃既病矣,则脾气停滞,清浊不分,中焦为之痞塞,遂成呕吐之患焉。"

(三)情志失调

　　恼怒伤肝,肝失条达,横逆犯胃,胃失和降,胃气上逆;或忧思伤脾,脾失健运,食停难化,胃失和降,亦可致呕。《景岳全书·呕吐》云:"气逆作呕者,多因郁怒致动肝气,胃受肝邪,所以作呕。"

(四)脾胃虚弱

脾胃素虚,病后体虚,劳倦过度,耗伤中气,胃虚不能受纳水谷,脾虚不能化生精微,停积胃中,上逆成呕。《古今医统大全·呕吐哕》谓:"久病吐者,胃气虚不纳谷也。"若脾阳不振,不能腐熟水谷,以致寒浊内生,气逆而呕;或热病伤阴,或久呕不愈,以致胃阴不足,胃失濡养,不得润降,而成呕吐。如《证治汇补·呕吐》所谓:"阴虚成呕,不独胃家为病,所谓无阴则呕也。"

(五)其他因素

误食毒物或使用化学药物,伤及胃肠,加之情志因素及饮食调养失当,导致脾胃进一步损伤,脾胃虚弱、升降失常而出现恶心呕吐,脘腹胀满,纳呆,体倦乏力等症;后天之本受损,则气血化源不足,日久气阴亏虚。

呕吐的病因是多方面的,外感六淫,内伤饮食,情志不调,脏腑虚弱均可致呕。且常相互影响,兼杂致病。如外邪可以伤脾,气滞可以食停,脾虚或可成饮,故临床当辨证求因。

呕吐病位在胃,与肝、脾相关。胃气之和降,有赖于脾气的升清运化及肝气的疏泄条达,若脾失健运,则胃气失和,升降失职;肝失疏泄,则气机逆乱,胃失和降,均可致呕吐。

呕吐实者由外邪、饮食、痰饮等邪气犯胃,致胃失和降,气逆而发;虚者由气虚、阳虚、阴虚等正气不足,使胃失温养、濡润,胃气不降所致。一般说来,初病多实,呕吐日久,损伤脾胃,中气不足,由实转虚。基本病机在于胃失和降,胃气上逆。《景岳全书·呕吐》云:"呕吐一证,最当详辨虚实,实者有邪,去其邪则愈;虚者无邪,则全由胃气之虚也。所谓邪者,或暴伤寒凉,或暴伤饮食,或因胃火上冲,或因肝气内逆,或以痰饮水气聚于胸中,或以表邪传里,聚于少阳阳明之间,皆有呕证,此皆呕之实邪也。所谓虚证,或其本无内伤,又无外感,而常为呕吐者,此既无邪,必胃虚也。或遇微寒,或遇微劳,或遇饮食少有不调,或肝气微逆,即为呕吐者,总胃虚也。"

二、诊断

(1)以呕吐食物、痰涎、水液诸物为主症,一天数次不等,持续或反复发作,常兼有脘腹不适,恶心纳呆,泛酸嗜杂等症。

(2)起病或急或缓,常有先恶心欲吐之感,多由气味、饮食、情志、冷热等因素而诱发,或因服用化学药物,误食毒物而致。

三、相关检查

(1)胃镜、上消化道钡餐透视可了解胃、十二指肠情况。

(2)血常规、血尿淀粉酶、腹部B超对确定胰腺及胆囊病变的性质有意义。

(3)腹部透视、头部CT或MRI以了解有无肠梗阻、颅脑占位性病变。

(4)若患者面色萎黄,呕吐不止,伴有尿少、水肿,应及时检查肾功能,以确诊肾功能不全所致呕吐。

(5)育龄期妇女,应作尿液检查,查妊娠试验。

(6)呕吐不止,需检查电解质,了解有无电解质紊乱。

四、鉴别诊断

(一)反胃

反胃多系脾胃虚寒,胃中无火,难于腐熟,食入不化所致。表现为食饮入胃,滞停胃中,良久尽吐而出,吐后转舒,即古人称"朝食暮吐,暮食朝吐"。而呕吐是以有声有物为特征,病机为邪气干扰,胃虚失和所致。实者食入即吐,或不食亦吐,并无规律,虚者时吐时止,但多吐出当日之食。

(二)霍乱

急性呕吐当与霍乱鉴别。急性呕吐以呕吐为主,不伴腹泻;而霍乱则上吐下泻,或伴有腹痛如绞,吐泻剧烈者可出现肢冷、脉沉等危象。

(三)噎膈

呕吐与噎膈,皆有呕吐的症状。然呕吐之病,进食顺畅,吐无定时。噎膈的病位在食管,呕吐的病位在胃。噎膈之病,进食哽噎不顺或食不得入,或食入即吐,甚者因噎废食。呕吐大多病情较轻,病程较短,预后尚好。而噎膈多病情深重,病程较长,预后欠佳。

五、辨证要点

(一)辨可吐不可吐

降逆止呕为治疗呕吐的正治之法,但人体在应激反应状态下会出现保护性的呕吐,使胃内有害物质排出体外,不需要运用止吐的方法。如胃有痰饮、食滞、毒物、痈脓等有害之物发生呕吐时,不可见呕止呕,因这类呕吐可使邪有出路,邪去则呕吐自止。甚至当呕吐不畅时,尚可用探吐之法,切不可降逆止呕,以免留邪,与应该止吐之证区别清楚。

(二)辨实与虚

因外邪、饮食、七情因素,病邪犯胃所致,发病急骤,病程较短,呕吐量多,呕吐物多酸腐臭秽,或伴有表证,脉实有力,多为实证;因脾胃虚寒,胃阴不足而成,起病缓慢,病程较长,呕而无力,时作时止,吐物不多,酸臭不甚,常伴有精神萎靡,倦怠乏力,脉弱无力,多为虚证。

(三)辨呕吐物

吐物的性质常反映病变的寒热虚实、病变脏腑等。如酸腐难闻,多为食积内腐;黄水味苦,多为胆热犯胃;酸水绿水,多为肝气犯胃;痰浊涎沫,多为痰饮中阻;泛吐清水,多属胃中虚寒,或有虫积;黏沫量少,多属胃阴不足。

(四)辨可下与禁下

呕吐之病不宜用下法,病在胃不宜攻肠,以免引邪内陷。且呕吐尚能排除积食、败脓等,若属虚者更不宜下,兼表者下之亦误。所以,仲景有"患者欲吐者不可下之"之训。但若确属胃肠实热,大便秘结,腑气不通,而致浊气上逆,气逆作呕者,可用下法,通其便,折其逆,使浊气下行,呕吐自止。

六、治疗

呕吐的治疗原则以和胃降逆为主。实者重在祛邪,根据病因分别施以解表、消食、化痰、降气之法,辅以和胃降逆之品,以求邪去胃安呕止。虚者重在扶正,分别施以益气、温阳、养阴之法,辅以降逆止呕之药,以求正复胃和呕止之功。虚实夹杂者,应适当兼顾治之。

(一)实证

1.外邪犯胃

主证:发病急骤,突然呕吐。

兼次证:常伴发热恶寒,头身疼痛,或汗出,头身困重,胸脘满闷,不思饮食。

舌脉:苔白;脉濡缓。

分析:外感风寒之邪,或夏令暑秽浊之气,动扰胃腑,浊气上逆,故突然呕吐,胸脘满闷,不思饮食;邪束肌表,营卫失和,故恶寒发热,头身疼痛;伤于寒湿,则苔白,脉濡缓。

治法:解表疏邪,和胃降逆。

方药:藿香正气散加减。

加减:方中藿香辛散风寒,芳化湿浊,和胃悦脾;辅以半夏燥湿降气,和胃止呕;厚朴行气化湿,宽胸除满;苏叶、白芷助藿香外散风寒,兼可芳香化湿;陈皮理气燥湿,并能和中;茯苓、白术健脾运湿;大腹皮行气利湿;桔梗宣肺利膈;生姜、大枣和脾胃,共为佐药;使以甘草调和诸药。若风寒偏重,寒热无汗,可加荆芥、防风疏风散寒;若暑湿犯胃,身热汗出,可加香薷饮解暑化湿;如秽浊犯胃,呕吐甚剧,可吞服玉枢丹辟秽止呕;若风热犯胃,伴头痛身热,可用银翘散去桔梗之升提,加橘皮、竹茹清热和胃;若兼食滞,脘闷腹胀,嗳腐吞酸,可去白术、甘草,加神曲、鸡内金、莱菔子以消积导滞;若暑热犯胃,壮热口渴,可选用连朴饮。

2.饮食停滞

主症:呕吐酸腐,脘腹胀满,嗳气厌食,得食愈甚,吐后反快。

兼次症:大便或溏或结,气味臭秽。

舌脉:苔厚腻;脉滑实。

分析:食滞内阻,浊气上逆,故呕吐酸腐;食滞中焦,气机不利,故脘腹胀满,嗳气厌食;升降失常,传导失司,则大便不正常,化热与湿相搏,则便溏,热邪伤津,则便结;湿热内蕴,则苔厚腻,脉滑实。

治法:消食导滞,和胃降逆。

方药:保和丸加减。

加减:方中山楂为主药,以消一切饮食积滞;辅以神曲消食健脾,莱菔子消食下气;佐以半夏、陈皮行气化滞,和胃止呕;茯苓健脾利湿和中;食积易化热,故佐连翘清热而散结。若积滞化热,腹胀便秘,可合小承气汤通腑泄热,使浊气下行,呕吐自止;若食已即吐,口臭干渴,胃中积热上冲,可用大黄甘草汤清胃降逆;若误食不洁、酸腐败物,而见腹中疼痛,欲吐不得者,可因势利导,用瓜蒂散探吐祛邪。

3.痰饮内停

主症:呕吐多为清水痰涎,头眩心悸。

兼次症:胸脘痞闷,不思饮食,或呕而肠鸣有声。

舌脉:苔白腻;脉滑。

分析:脾不运化,痰饮内停,胃气不降,则胸脘痞闷,呕吐清水痰涎。水饮上犯,清阳之气不展,故头眩。水气凌心则心悸。苔白腻,脉滑,为痰饮内停之征。

治法:温化痰饮,和胃降逆。

方药:小半夏汤合苓桂术甘汤加减。

加减:前方重在和中止呕,为治痰饮呕吐的基础方;后方重在健脾燥湿,温化痰饮。方中半夏、生姜和胃降逆,茯苓、桂枝、白术、甘草温脾化饮。若气滞腹痛者,可加厚朴、枳壳行气除满;若脾气受困,脘闷不食,可加砂仁、白豆蔻、苍术开胃醒脾;若痰浊蒙蔽清阳,头晕目眩,可用半夏白术天麻汤;若痰郁化热,烦闷口苦,可用黄连温胆汤清热化痰。另还可辨证选用二陈汤、甘遂半夏汤等。

4.肝气犯胃

主症:呕吐吞酸,嗳气频作。

兼次症:胸胁胀满,烦闷不舒,每因情志不遂而呕吐吞酸更甚。

舌脉:舌边红,苔薄腻;脉弦。

分析:肝气不疏,横逆犯胃,胃失和降,因而呕吐吞酸,嗳气频作,气机阻滞,肝失疏泄,胸胁胀满,烦闷不舒;舌边红,苔薄腻,脉弦,为气滞肝旺之征。

治法:疏肝理气,和胃止呕。

方药:半夏厚朴汤合左金丸加减。

加减:前方以厚朴、紫苏理气宽中,半夏、生姜、茯苓降逆和胃止呕;后者黄连、吴茱萸辛开苦降以止呕。若气郁化火,心烦口苦咽干,可合小柴胡汤清热止呕;若兼腑气不通,大便秘结,可用大柴胡汤清热通腑;若气滞血瘀,胁肋刺痛,可用膈下逐瘀汤活血化瘀。还可辨证选用越鞠丸、柴胡疏肝散等。

(二)虚证

1.脾胃虚寒

主症:饮食稍有不慎,即易呕吐,大便溏薄,时作时止。

兼次症:胃纳不佳,食入难化,脘腹痞闷,口淡不渴,面色少华,倦怠乏力。

舌脉:舌质淡,苔薄白;脉濡弱。

分析:脾胃虚弱,中阳不振,水谷熟腐运化不及,故饮食稍有不慎即吐,时作时止,阳虚不能温布,则面白少华,倦怠乏力;中焦虚寒,气不化津,故口干而不欲饮。脾虚则运化失常,故大便溏薄。舌质淡,苔薄白,脉濡弱,乃脾阳不足象。

治法:益气健脾,和胃降逆。

方药:理中丸加味。

加减:方中人参甘温入脾,补中益气;干姜辛热温中;白术燥湿健脾;炙甘草和中扶正,以达益气健脾,和胃降逆。若胃虚气逆,心下痞硬,干噫食臭,可用旋覆花代赭汤降逆止呕;若中气大亏,少气乏力,可用补中益气汤补中益气,升阳举陷;若病久及肾,肾阳不足,腰膝酸软,肢冷汗出,可用附子理中汤加肉桂、吴茱萸等温补脾肾。

2.胃阴不足

主症:呕吐反复发作,时作干呕。

兼次症:呕吐量不多,或仅涎沫,口燥咽干,胃中嘈杂,似饥而不欲食。

舌脉:舌质红,少津;脉细数。

分析:胃热不清,耗伤胃阴,以致胃失濡养,气失和降,所以呕吐反复发作,时作干呕,似饥而不欲食。津液不能上承,故口燥咽干;舌质红少津,脉细数,为津液耗伤,虚中有热之象。

治法:滋养胃阴,降逆止呕。

方药:麦门冬汤加减。

加减:方以人参、麦门冬、粳米,甘草等滋养胃阴,半夏降逆止呕。若阴虚甚,五心烦热者,可加石斛、天花粉、知母养阴清热;若呕吐较甚,可加橘皮、竹茹、枇杷叶降气化痰止呕;若阴虚便秘,可加火麻仁、瓜蒌仁、白蜜润肠通便;阴虚呕吐者,去半夏加鲜芦根、刀豆子。

七、转归及预后

一般来说,实证呕吐病程短,病情轻,易治愈,虚证及虚实夹杂者,则病程长,病情重,反复发作,时作时止,较为难治。若失治误治,亦可由实转虚,虚实夹杂,由轻转重,久病久吐,脾胃衰败,化源不足,易生变证。所以,呕吐应及时诊治,防止后天之本受损。呕吐在其他各种病证过程中出现时也应重视。

(李修庆)

第十章 内分泌科病证

第一节 虚 劳

　　虚劳是指以五脏虚证为主要临床表现的多种慢性虚弱证候的总称,又称虚损。

　　历代医籍对虚劳的论述甚多。《素问·通评虚实论》提出的"精气夺则虚"是虚证的提纲。而《素问·调经论》所谓"阳虚则外寒,阴虚则内热",进一步说明虚证有阴虚、阳虚之别,并明确了阴虚、阳虚的主要特点。《难经·十四难》论述了"五损"的症状及病势传变,并根据五脏的所主及其特性提出相应的治疗大法,如"损其肺者益其气,损其心者调其营卫,损其脾者调其饮食、适其寒温,损其肝者缓其中,损其肾者益其精"。汉·张仲景在《金匮要略·血痹虚劳病脉证并治》篇首先提出了"虚劳"的病名,分阳虚、阴虚、阴阳两虚三类,详述症、因、脉、治,治疗着重于温补脾肾,并提出扶正祛邪、祛瘀生新等治法,首倡补虚不忘治实的治疗要点。《诸病源候论·虚劳病诸候》比较详细地论述了虚劳的原因及各类症状,对五劳(心劳、肝劳、肺劳、脾劳、肾劳)、六极(气极、血极、筋极、骨极、肌极、精极)、七伤(大饱伤脾,大怒气逆伤肝,强力举重、久坐湿地伤肾,形寒、寒饮伤肺,忧愁思虑伤心,风雨寒暑伤形,大恐惧不节伤志)等内容做了具体阐释。金元以后,对虚劳的理论认识及临床治疗都有较大的发展。如李东垣重视脾胃,长于甘温补中。朱丹溪重视肝肾,善用滋阴降火。明·张景岳深刻地阐发了阴阳互根的理论。提出"阴中求阳,阳中求阴"的治则,在治疗肾阴虚、肾阳虚的理论及方药方面有新的发展。汪绮石重视肺、脾、肾在虚劳中的重要性,所著《理虚元鉴》中明确指出:"治虚有三本,肺、脾、肾是也。肺为五脏之天,脾为百骸之母,肾为性命之根,治肺、治脾、治肾,治虚之道毕矣。"清·吴澄的《不居集》系统汇集整理了虚劳的资料,是研究虚劳的一部有价值的参考书。

　　虚劳所涉内容很广,是中医内科中范围最广的一种病证。凡先天禀赋不足,后天调护失当,病久体虚,积劳内伤,久虚不复等导致的多种以脏腑气血阴阳亏损为主要表现的病证,均属于本病证的范畴。

　　现代医学中多系统的众多慢性消耗性疾病及功能衰退性疾病,出现虚劳的临床表现时,可参考本节进行辨证论治。

一、病因病机

　　引起虚劳的原因很多。《理虚元鉴·虚证有六因》全面归纳了虚劳之因,提出"有先天之因,有后天之因,有痘疹及病后之因,有外感之因,有境遇之因,有医药之因",表明多种病因作用于人体,引起脏腑亏损,气血阴阳亏虚,日久不复,皆可发展为虚劳。概言之,其病因不外先天、后天两大因素。以脏腑亏损、气血阴阳虚衰为主要病机。

(一)禀赋不足

因父母体虚,禀赋薄弱,或孕育不足,胎中失养,或后天喂养不当,水谷精气不充,均可导致先天禀赋不足,体质不强,易于患病,病后久虚不复,脏腑气血阴阳日渐亏虚,发为虚劳。

(二)烦劳过度

烦劳过度,因劳致虚,损伤五脏。如《素问·宣明五气》篇指出:"久视伤血,久卧伤气,久坐伤肉,久立伤骨,久行伤筋。"《医家四要·病机约论》也说:"曲运神机则劳心,尽心谋虑则劳肝,意外过思则劳脾,预事而忧则劳肺,色欲过度则劳肾。"在各种劳损中,尤以劳神过度及恣情纵欲较为常见。

(三)饮食不节

暴饮暴食,饥饱无常,或嗜欲偏食,营养不良,或饮酒过度,均会损伤脾胃,久则气血无以生化,内不能和调于五脏六腑,外不能洒陈于营卫经脉,形成虚劳。

(四)大病久病

邪气强盛,正气短时难复,损伤脏气,耗伤气血阴阳,复以病后失于调养,每易发展为虚劳;或久病迁延失治,邪气留恋,病情转变日深,损耗人体的气血阴阳;或妇人产后调理失当,正虚难复,均可演变为虚劳。

(五)误治失治

因误诊误治,或遣方用药不当,以致精气耗损,既延误治疗,又损及阴精或阳气,从而发为虚劳。

虚劳之病位主要在五脏,尤以脾肾为主。由于五脏相关,气血同源,阴阳互根,所以一脏受病,可以累及他脏,互相影响和转化。虽病因各异,或是因虚致病,因病致劳,或是因病致虚,久虚不复成劳,但究其病理性质,主要为气、血、阴、阳的亏耗。气虚不能生血,血虚无以载气。气虚日久阳亦渐衰,血虚日久阴也不足。阳损日久,累及于阴;阴亏日久,累及于阳。病势日渐发展,而病情趋于复杂。

二、诊断要点

(一)症状

多见于形神衰败,身体瘦弱,大肉尽脱,心悸气短,自汗盗汗,面容憔悴,食少厌食,或五心烦热,或畏寒肢冷,脉虚无力等症。具有引起虚劳的致病因素及较长的病史。

(二)检查

虚劳涉及的病种甚多,必须结合患者的具体情况,针对主要症状有选择地做相应的检查,以便重点掌握病情。一般常选用血常规、血生化、心电图、X线摄片、免疫功能测定等检查。特别要结合原发病做相关检查。

三、鉴别诊断

(一)肺痨

宋代严用和在《济生方·五劳六极论治》中指出:"医经载五劳六极之证,非传尸、骨蒸之比,多由不能卫生施于过用,逆于阴阳,伤于荣卫,遂成五劳六极之病焉。"两者鉴别的要点是:肺痨乃因正气不足而被痨虫侵袭所致,病位主要在肺,具有传染性,以阴虚火旺为其病理特点,以咳嗽、咳痰、咯血、潮热、盗汗、消瘦为主要临床症状;而虚劳由多种原因所导致,久虚不复,病程较长,一般无传染性,以脏腑气、血、阴、阳亏虚为其基本病机,可分别出现五脏气、血、阴、阳亏虚的多种临床症状。

(二)其他疾病中的虚证

虚劳与内科其他病证中的虚证证型虽然在临床表现、治疗方药方面有类似之处,但两者仍有区别:虚劳的各种证候,均以出现一系列精气亏虚的症状为特征;而其他病证的虚证则各以其病证的主要症状为突出表现。例如,眩晕一证的气血亏虚型,虽有气血亏虚的症状,但以眩晕为最突出、最基本的表现;水肿一证的脾阳不振型,虽有脾阳亏虚的症状,但以水肿为最基本、最突出的表现。此外,虚劳一般都有比较长的病程,且病势缠绵,往往涉及多脏甚至整体。而其他病证的虚证类型虽然也以久病属虚者居多,但亦有病程较短而表现虚证者。例如,泄泻一证的脾胃虚弱型,以泄泻为主要临床表现,有病程长者,亦有病程短者。

四、辨证

《杂病源流犀烛·虚损劳瘵源流》说:"虽分五脏,而五脏所藏无非精气,其所以致损者有四,曰气虚,曰血虚,曰阳虚,曰阴虚""气血阴阳各有专主,认得真确,方可施治"。一般说来,病情单纯者,病变比较局限,容易辨清受累脏腑及其气、血、阴、阳亏虚的属性。但由于气血同源,阴阳互根,五脏相关,所以各种原因所致的虚损往往相互影响,由一虚而渐致多虚,由一脏而累及他脏,使病情趋于复杂和严重,辨证时应加以注意。

虚劳的证候虽繁,但总离不开五脏,而五脏之虚损,又不外乎气、血、阴、阳。因此,现以气、血、阴、阳为纲,五脏虚证为目,分类列述其证治。

(一)气虚

症见面色㿠白或萎黄,少气懒言,声音低怯,头昏神疲,肢体无力,舌苔淡白,脉细软弱。

1.肺气虚

证候:咳嗽无力,痰液清稀,自汗气短,语声低微,时寒时热,平素易于感冒,面白,舌质淡,脉弱。

分析:肺气不足,则咳嗽无力,痰液清稀;表卫不固,故自汗气短,语声低微;肺气亏虚,营卫失和则时寒时热;肺主皮毛,肺虚则腠理疏松,故易感受外邪;肺气亏虚,不能朝百脉,故见面白、舌淡、脉弱。

2.心气虚

证候:心悸,气短,动则尤甚,神疲体倦,自汗,面色㿠白,舌质淡,脉弱。

分析:心气虚弱,心失所养,则心悸、气短;因心开窍于舌,其华在面,故心气不足则面色㿠白,舌质淡;心主血脉,故心气虚则脉道空虚;汗为心之液,故心气不足则摄津无力,而见自汗;心主神志,心气不足,则神疲体倦,劳则尤甚,舌淡、脉弱。

3.脾气虚

证候:纳食减少,食后胃脘不适,神疲乏力,大便溏薄,面色萎黄,舌淡苔薄,脉弱。

分析:脾虚不能健运,胃肠受纳及传化功能失常,故纳食减少,食后胃脘不适,大便溏薄;脾虚不能化生水谷精微,气血来源不充,形体失养,故倦怠乏力,面色萎黄,舌淡、脉弱。

4.肾气虚

症状:神疲乏力,腰膝酸软,小便频数而清长,白带清稀,舌质淡,脉弱。

分析:肾气亏虚则固摄无力,故小便频数而清长,白带清稀;腰为肾之府,故肾虚则腰膝酸软;神疲乏力,舌质淡,脉弱,均为气虚之征。

(二)血虚

症见面色淡黄或淡白无华,唇、舌、指甲色淡,头晕目眩,肌肤枯燥,舌质淡红,苔少,脉细。心主血,脾统血,肝藏血,故血虚之中以心、脾、肝的血虚较为多见。

1.心血虚

症状:心悸怔忡,健忘,失眠,多梦,面色不华,舌质淡,脉细或结代。

分析:心血亏虚,血不养心,则心神不宁,故致心悸怔忡,健忘,失眠或多梦;血虚不能上荣头面,故面色不华,舌质淡;血虚气少,血脉不充,故脉细或结代。

2.肝血虚

症状:头晕目眩,胁肋疼痛,肢体麻木,筋脉拘急,或惊惕肉瞤,妇女月经不调甚则闭经,面色无华,舌质淡,脉弦细或细涩。

分析:肝血亏虚,不能上养头目,故致头晕目眩;血不养肝,肝气郁滞故胁肋疼痛;由于血虚生风,筋脉失养,以致肢体麻木,筋脉拘急,或惊惕肉瞤;肝血不足,妇女冲任空虚,则月经不调甚或闭经;面色无华,舌淡,脉弦细或细涩,为肝血不足,血脉不充之象。

(三)阴虚

症见面赤颧红,唇红,手足心热,虚烦不安,潮热盗汗,口干,舌质光红少津,脉细数无力。五脏的阴虚在临床上均较常见,而以肾、肝、肺为主,且以肝肾为根本。病情较重时,可出现气阴两虚或阴阳两虚。

1.肺阴虚

症状:咳嗽,咽干,咯血,甚或失声,潮热盗汗,颧红如妆,舌红少津,脉细数。

分析:肺阴亏耗,肺失濡润,故干咳;肺络损伤,则咯血;阴虚津不上承,故咽干,甚则失声;阴虚火旺,虚热迫津外泄,则潮热盗汗;颧红如妆,舌红少津,脉细数,均为阴虚有热之象。

2.心阴虚

症状:心悸,失眠,烦躁,潮热,盗汗,面部潮红,口舌生疮,舌红少津,脉细数。

分析:心阴亏虚,心失濡养,故心悸,失眠;阴虚生内热,虚火亢盛,故烦躁,面部潮红,口舌生疮;虚热迫津外泄,则盗汗;舌红少津,脉细数,为阴虚内热,津液不足之象。

3.胃阴虚

症状:口干唇燥,不思饮食,大便秘结,甚则干呕,呃逆,面部潮红,舌干,少苔或无苔,脉细数。

分析:脾胃阴虚,运化失常,故不思饮食;津亏不能上承,故口干;胃肠失于滋润则大便秘结;若阴亏较甚,胃气失于和降,上逆为患,则干呕、呃逆;面部潮红,舌红,苔少,脉细数,均为阴虚内热之象。

4.肝阴虚

症状:头痛,眩晕,耳鸣,视物不明,目干畏光,急躁易怒,或肢体麻木,筋惕肉瞤,面部潮红,舌干红,脉弦细数。

分析:肝阴不足,肝阳偏亢,上扰清窍,故头痛,眩晕,耳鸣;肝阴不能上荣于目,故视物不明,目干畏光;阴血不能濡养筋脉,虚风内动,故肢体麻木,筋惕肉瞤;阴虚火旺,肝火上炎,则面部潮红;舌红少津,脉弦细数为阴虚肝旺之象。

5.肾阴虚

症状:腰酸,遗精,两足痿软,眩晕,耳鸣,甚则耳聋,口干,咽痛,颧红,舌红少津,脉沉细数。

分析:肾虚失养,故感腰酸;肾阴亏损,相火妄动,精关不固,则遗精;肾阴亏虚,髓海不充,脑失濡养,则眩晕,耳鸣;虚火上炎,故口干、咽痛、颧红;舌红少津、脉沉细数,均为肾阴亏虚之征。

(四)阳虚

症见面色苍白或晦暗,畏寒肢冷,出冷汗,神疲乏力,气息微弱,或水肿,下肢较甚,舌质胖嫩,边有齿印,苔淡白而润,脉沉迟或虚大。阳虚常由气虚进一步发展而成,阳虚则寒,其症比气虚更重,并出现里寒的征象。阳虚之中,以心、脾、肾的阳虚为多见。由于肾阳为人身之元阳,所以心、脾阳虚日久,必累及于肾,而出现心肾阳虚或脾肾阳虚的病变。

1.心阳虚

症状:心悸,自汗,神倦嗜卧,形寒肢冷,心胸憋闷疼痛,面色苍白,舌淡或紫黯,脉细弱或沉迟。

分析:心阳不足,心气亏虚,故心悸、自汗,神倦嗜卧;阳虚不能温养四肢百骸,故形寒肢冷;阳虚气弱,不能推动血液运行,心脉瘀阻,气机滞塞,故心胸憋闷疼痛,舌质紫黯;面色苍白,舌淡,脉沉迟,均属心阳亏虚,运血无力之征。

2.脾阳虚

症状:面色萎黄,形寒,食少,神倦乏力,少气懒言,大便溏泄,肠鸣腹痛,每因遇寒或饮食不慎而加剧,舌质淡,苔白,脉弱。

分析:脾阳亏虚,不能运化水谷,充养四肢百骸,故形寒,食少,神倦乏力,少气懒言;气虚中寒,清阳不升,寒凝气滞则腹痛肠鸣,大便溏泄;感受寒邪或饮食不慎,以致中阳更虚,更易加重病情;面色萎黄,舌淡,苔白,脉弱均为中阳虚衰之征。

3.肾阳虚

症状:腰背酸痛,遗精,阳痿,多尿或尿失禁,面色苍白,形寒肢冷,下利清谷或五更泄泻,舌质淡胖,有齿痕,苔白,脉沉迟。

分析:肾阳不足,失于温煦,故腰背酸痛,形寒肢冷;阳气衰微,精关不固,故遗精,阳痿;肾气不固,则小便失禁;气化不及,则尿多;命门火衰,火不生土,不能蒸化腐熟水谷,故下利清谷或五更泄泻;面色苍白,舌淡胖有齿痕,脉沉迟,均为阳气亏虚,阴寒内盛之象。

五、治疗

对于虚劳的治疗,根据"虚则补之""损者益之"的理论,当以补益为原则。在进行补益的时候,一是必须根据病理属性的不同,分别采取益气、养血、滋阴、温阳的治疗方药;二是要密切结合五脏病位的不同而选用方药,以加强治疗的针对性。此外,由于脾为后天之本,是水谷、气血生化之源;肾为先天之本,寓元阴元阳,是生命的本源,所以补益脾肾在虚劳的治疗中具有比较重要的意义。

(一)气虚

1.中药治疗

(1)肺气虚。①治法:补益肺气。②处方:补肺汤。方中人参、黄芪益气补肺固表;因肺气根于肾,故以熟地、五味子益肾固元敛肺;桑白皮、紫菀清肃肺气。③加减:若自汗较多者,加牡蛎、麻黄根固表止汗;若气阴两虚,而兼见潮热盗汗者,加鳖甲、地骨皮、秦艽等养阴清热;肺气虚损,卫阳不固,易感外邪,症见发热恶寒,身重,头目眩冒,治宜扶正祛邪,可仿《金匮要略》薯蓣丸意,佐防风、豆卷、桂枝、生姜、杏仁、桔梗之品,以疏风散表。

(2)心气虚。①治法:益气养心。②处方:七福饮。方中人参、白术、炙甘草益气养心;熟地、当归滋阴补血;酸枣仁、远志养心安神。③加减:若自汗多者,加黄芪、五味子益气敛汗;不思饮食,加砂仁、茯苓开胃健脾。

(3)脾气虚。①治法:健脾益气。②处方:加味四君子汤。方中以人参、黄芪、白术、甘草益气健脾;茯苓、扁豆健脾除湿。③加减:若兼胃脘胀满,嗳气呕吐者,加陈皮、半夏理气和胃降逆;腹胀脘闷,嗳气,苔腻者,证属食积停滞,酌加神曲、麦芽、山楂、鸡内金消食健胃;若气虚及阳,脾阳渐虚而兼见腹痛泄泻,手足欠温者,加肉桂、炮姜温中散寒止痛;若脾气虚损而主要表现为中气下陷,症见脘腹坠胀,气短,脱肛者,可改用补中益气汤以补益中气,升阳举陷。

(4)肾气虚。①治法:益气补肾。②处方:大补元煎。方中用人参、山药、炙甘草益气强肾固本;杜仲、山茱萸温补肾气;熟地、枸杞、当归补精养血。③加减:若神疲乏力较甚者,加黄芪补气;尿频较甚及小便失禁者,加菟丝子、五味子、益智仁补肾摄精;脾失健运而兼见大便溏薄者,去熟地、当归,加肉豆蔻、补骨脂以温补脾肾,涩肠止泄。

在气、血、阴、阳的亏虚中,气虚是临床最常见的一类,尤以肺、脾气虚为多见,而心、肾气虚亦不少。肝病而出现神疲乏力,纳少便溏,舌质淡,脉弱等气虚症状时,多在治肝的基础上结合脾气亏虚论治。

2.针灸治疗

(1)基本处方:膻中、中脘、气海。膻中补上焦肺气;中脘补中焦水谷之气;气海补下焦元气。

(2)加减运用:①肺气虚证:加肺俞、膏肓俞以培补肺气。诸穴针用补法,或加灸法。②心气虚证:加心俞、内关以培补心气。诸穴针用补法,或加灸法。③脾气虚证:加百会、足三里以升阳举陷。诸穴针用补法,或加灸法。④肾气虚证:加肾俞关元以补肾纳气。诸穴针用补法,或加灸法。

(二)血虚

1.中药治疗

(1)心血虚。①治法:养血宁心。②处方:养心汤。方中人参、黄芪、茯苓、甘草益气养血;当归、川芎、五味子、柏子仁、酸枣仁、远志养血宁心安神;肉桂、半夏曲温中健脾,以助气血之生化。③加减:若失眠、多梦,加夜交藤、合欢花养心安神。

脾血虚常与心血虚同时并见,临床常称心脾血虚。除养心汤外,还可选用归脾汤。归脾汤为补脾与养心并进,益气与养血相融之剂,具有补益心脾、益气摄血的功能,是治疗心脾血虚的常用方剂。

(2)肝血虚。①治法:补血养肝。②处方:四物汤。方中熟地、当归补血养肝;芍药、川芎调和营血。③加减:血虚甚者,加制首乌、枸杞子、鸡血藤以增强补血养肝的作用;胁痛,加丝瓜络、郁金、香附理气通络止痛;肝血不足,目失所养所致视物模糊,加枸杞子、决明子养肝明目。

若肝郁血瘀,新血不生,羸瘦,腹满,腹部触有癥块,质硬而痛,拒按,肌肤甲错,状如鱼鳞,妇女经闭,两目黯黑,舌有发绀瘀点、瘀斑,脉细涩者,可同服大黄䗪虫丸祛瘀生新。

2.针灸治疗

(1)基本处方:膈俞、肝俞、足三里、三阴交。血会膈俞,辅以肝俞,养血补血;足三里、三阴交健脾养胃,补气养血。

(2)加减运用。①心血虚证:加心俞、内关、神门以养血安神。诸穴针用补法。②肝血虚证:加期门、太冲、阳陵泉以补血养肝、柔筋缓急。诸穴针用补法。

(三)阴虚

1.中药治疗

(1)肺阴虚。①治法:养阴润肺。②处方:沙参麦冬汤。方中用沙参、麦冬、玉竹滋补肺阴;天花粉、桑叶、甘草清热润燥生津。③加减:咳甚者,加百部、款冬花肃肺止咳;咯血,酌加白及、仙鹤草、鲜茅根凉血止血;潮热,加地骨皮、银柴胡、秦艽、鳖甲养阴清热;盗汗,加五味子、乌梅、瘪桃干敛阴止汗。

(2)心阴虚。①治法:滋阴养心。②处方:天王补心丹。方中以生地、玄参、麦冬、天冬养阴清热;人参、茯苓、五味子、当归益气养血;丹参、柏子仁、酸枣仁、远志养心安神;桔梗载药上行。本方重在滋阴养心,适用于阴虚较甚而火热不亢者。③加减:若火热旺盛而见烦躁不安,口舌生疮者,去当归、远志之辛温,加黄连、木通、淡竹叶清泻心火,导热下行;若见潮热,加地骨皮、银柴胡清虚热;盗汗,加牡蛎、浮小麦固表敛汗。

(3)胃阴虚。①治法:养阴和胃。②处方:益胃汤。方中以沙参、麦冬、生地、玉竹滋阴养液;配伍冰糖养胃和中。③加减:若口唇干燥,津亏较甚者,加石斛、天花粉养阴生津;不思饮食者,加麦芽、扁豆、山药益胃健脾;呃逆,加刀豆、柿蒂、竹茹和胃降逆止呃;大便干结者,用蜂蜜润肠通便。

(4)肝阴虚。①治法:滋养肝阴。②处方:补肝汤。方中以四物汤养血柔肝;木瓜、甘草、酸枣仁酸甘化阴。③加减:若头痛、眩晕、耳鸣较甚,或筋惕肉瞤,为肝风内动之征,加石决明、菊花、钩藤、刺蒺藜镇肝熄风潜阳;目干涩畏光,或视物不明者,加枸杞子、女贞子、决明子养肝明目;若肝火亢盛而见急躁易怒,尿赤便秘,舌红脉数者,加夏枯草、龙胆草、山栀清肝泻火。若肝阴虚证而表现为以胁痛为主要症状者,可改用一贯煎。

(5)肾阴虚。①治法:滋补肾阴。②处方:左归丸。方中以熟地、龟甲胶、枸杞、山药、牛膝滋阴补肾;山茱萸、菟丝子、鹿角胶补肾填精。③加减:若精关不固,腰酸遗精,加牡蛎、金樱子、芡实、莲须固肾涩精;虚火较甚,而见潮热,口干,咽痛,舌红,脉细数者,去鹿角胶、山茱萸,加知母、黄柏、地骨皮滋阴泻火。

2.针灸治疗

(1)基本处方:肾俞、足三里、三阴交。肾俞、足三里补先后天而益阴;三阴交为精血之穴,益肝脾肾之阴。

(2)加减运用:①肺阴虚证,加肺俞、膏肓、太渊以养阴润肺。诸穴针用补法。②心阴虚证:加心俞、神门以滋阴养心。诸穴针用补法。③胃阴虚证:加胃俞、中脘以养阴和胃。诸穴针用补法。④肝阴虚证:加肝俞、期门、太冲以滋养肝阴。诸穴针用补法。⑤肾阴虚证:加志室、太溪以滋补肾阴。诸穴针用补法。

(四)阳虚

1.中药治疗

(1)心阳虚。①治法:益气温阳。②处方:保元汤。方中以人参、黄芪益气扶正;肉桂、甘草、生姜温通心阳。③加减:若血脉瘀阻,而见心胸疼痛者,酌加郁金、丹参、川芎、三七活血定痛;阳虚较甚,而见形寒肢冷,脉迟者,酌加附子、巴戟天、仙茅、淫羊藿、鹿茸温补阳气。

（2）脾阳虚。①治法：温中健脾。②处方：附子理中汤。方中以党参、白术、甘草益气健脾,燥湿和中;附子、干姜温中祛寒。③加减:若腹中冷痛较甚,为寒凝气滞,可加高良姜、香附或丁香、吴茱萸温中散寒,理气止痛;食后腹胀及呕逆者,为胃寒气逆,加砂仁、半夏、陈皮温中和胃,降逆止呃;腹泻较甚,为阳虚寒甚,加肉豆蔻、补骨脂、薏苡仁温补脾肾,涩肠止泻。

（3）肾阳虚。①治法：温补肾阳。②处方：右归丸。方中以附子、肉桂温肾补阳;杜仲、山茱萸、菟丝子、鹿角胶补益肾气;熟地、山药、枸杞子、当归补益精血,滋阴以助阳。③加减:若精关不固而见遗精,加金樱子、桑螵蛸、莲须,或金锁固精丸以收涩固精;若脾虚而见下利清谷,则去熟地、当归等滋腻滑润之品,加党参、白术、薏苡仁补气健脾,渗湿止泻;若命门火衰而见五更泄泻,宜合四神丸（《证治准绳》）温补脾肾,固肠止泻;若阳虚水泛而见水肿、尿少者,加茯苓、泽泻、车前子,白术利水消肿;若肾阳虚衰,肾不纳气而见喘促短气,动则尤甚,加补骨脂、五味子、蛤蚧补肾纳气。

2.针灸治疗

（1）基本处方：关元、命门、肾俞。关元、命门温肾固本,培养下元;肾为水火之宅,肾俞温阳化气。

（2）加减运用。①心阳虚证:加心俞、内关、少海、膻中以益气温阳。诸穴针用补法,或加灸法。②脾阳虚证:加脾俞、胃俞、中脘以温中健脾。诸穴针用补法,或加灸法。③肾阳虚证:加志室、神阙以温补肾阳。诸穴针用补法,或加灸法。

（李 垒）

第二节 消 渴

消渴是以多饮、多食、多尿、形体消瘦为主要临床表现的一类疾病。消渴的临床表现及发病规律与西医学的糖尿病基本一致。消渴是由于先天禀赋不足,素体阴虚,复加过食肥甘,形体肥胖,活动减少,情志失调,外感六淫,劳欲过度所致。其病变过程可分为三个阶段,即脾瘅期（糖尿病前期）、消渴期（糖尿病期）、消瘅期（糖尿病并发症期）。脾瘅期大多表现为形体肥胖、食欲旺盛,其他症状不明显;典型的消渴期可出现多饮、多尿、多食、形体消瘦、疲乏无力等临床表现,但目前由于健康查体使消渴早期发现,大多症状不明显或无症状;消瘅期常伴有心、脑、肾、视网膜、神经及下肢血管病变,严重可导致失明、肾衰竭、截肢。其基本病机是阴虚燥热,以阴虚为本,燥热为标。故治疗以养阴生津,清热润燥为基本原则。

根据国际糖尿病联盟（IDF）2017 年统计数据显示:全球糖尿病成人患者约有 4.25 亿,全球 20~79 岁女性的糖尿病患病率约为 8.4%,男性患病率约为 9.1%。预计到 2045 年,糖尿病患者可能达到 6.29 亿。我国糖尿病患病率也呈快速增长趋势,2017 年,中国 20~79 岁人群中糖尿病患者有 1.144 亿,居世界首位。但是,我国糖尿病的诊断率仅有 30%~40%,即每 10 个糖尿病患者中,只有 3~4 人知道自己有糖尿病。目前,中国糖尿病患者估计达 1.18 亿,位列世界第一。我国 2 型糖尿病的患病率为 10.4%,男性和女性患病率分别为 11.1% 和 9.6%,男性高于女性。肥胖和超重人群的糖尿病患病率显著增加。空腹静脉血浆葡萄糖（简称空腹血糖）和口服葡萄糖耐量试验（oral glucose tolerance test,OGTT）负荷后 2 h 血糖是诊断 2 型糖尿病的主要指标。

其治疗是以生活方式干预结合控制体重、降糖、降压、调脂、抗血小板治疗等多方面的综合管理。

中医预防与治疗糖尿病有悠久的历史,积累了较为丰富的经验,具有鲜明的特色,尤其在诊治糖尿病慢性并发症方面具有一定优势。形成了包括中药、针灸、食疗、体育、推拿按摩等独特的治疗方法。

中医防治糖尿病的研究,从临床治疗经验的汇总、发掘,到循证医学理论指导下的大样本证候学特点的系统化研究,再到中医综合治疗方案的规范化临床试验,从基础理论到临床实践的研究均取得较大的进展。已经完成的国家"九五""十五"攻关课题结果显示,中医治疗糖尿病微血管并发症疗效显著,中医综合治疗方案已经建立,并在初步的临床实践中得到验证,展示了中医综合治疗糖尿病及其并发症的良好前景。

一、诊断标准

(一)中医诊断标准

(1)口渴多饮,多食易饥,尿频量多,形体消瘦。

(2)初起可"三多"症状不著。病久常并发眩晕、肺痨、胸痹、中风、雀目、疮疖等。严重者可见烦渴、头痛、呕吐、腹痛、呼吸短促,甚或昏迷厥脱危象。

(3)查空腹、餐后 2 h 尿糖和血糖,尿比重,葡萄糖耐量试验。必要时查尿酮体,血尿素氮、肌酐、二氧化碳结合力及血钾、钠、钙、氯化物等。

(二)西医诊断标准

1.糖尿病的诊断标准

(1)糖尿病诊断是依据空腹、任意时间或 OGTT 中 2 h 血糖值。空腹指 8～14 h 内无任何热量摄入;任意时间指 1 d 内任何时间,与上次进餐时间及食物摄入量无关;口服葡萄糖耐量试验(OGTT)是指以 75 g 无水葡萄糖为负荷量,溶于水内口服(如为含 1 分子水的葡萄糖则为 82.5 g)。

(2)在无高血糖危象,即无糖尿病酮症酸中毒及高血糖高渗性非酮症昏迷状态下,一次血糖值达到糖尿病诊断标准者必须在另一天按三个标准之一复测核实。如复测未达到糖尿病诊断标准,则需在随访中复查明确。再次强调,对无高血糖危象者诊断糖尿病时,绝不能依据一次血糖测定值进行诊断。

(3)糖耐量减低(IGT)诊断标准:空腹血浆血糖＜7 mmol/L,OGTT 2 h 血糖 ≥7.8 mmol/L,＜11.1 mmol/L。

(4)空腹血糖受损(IFG)诊断标准:空腹血浆血糖≥6.1 mmol/L,＜7.0 mmol/L,OGTT 2 小时血糖＜7.8 mmol/L。

(5)IGT 和 IFG 统称为糖调节受损(IGR)。

(6)以上血糖水平均指静脉血浆葡萄糖,用葡萄糖氧化酶法测定。

(7)急性感染、创伤或其他应激情况下可出现暂时血糖升高,不能依此诊断为糖尿病,须在应激消除后复查。

(8)儿童的糖尿病诊断标准与成人一致。

(9)妊娠妇女的糖尿病诊断标准长期以来未统一,建议亦采用 75 g OGTT。

2.糖尿病的分型

糖尿病分型包括临床阶段及病因分型两方面。

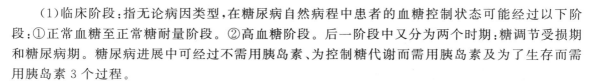

（1）临床阶段：指无论病因类型，在糖尿病自然病程中患者的血糖控制状态可能经过以下阶段：①正常血糖至正常糖耐量阶段。②高血糖阶段。后一阶段中又分为两个时期：糖调节受损期和糖尿病期。糖尿病进展中可经过不需用胰岛素、为控制糖代谢而需用胰岛素及为了生存而需用胰岛素3个过程。

（2）病因分型：根据目前对糖尿病病因的认识，将糖尿病分为4大类，即1型糖尿病、2型糖尿病、其他特殊类型糖尿病及妊娠糖尿病。

二、鉴别诊断

（一）口渴症

口渴症是指口渴饮水的症状，可出现于多种疾病过程中，外感热病之实热证为多见，或失血后，或其他原因导致的阴液耗伤后，与本病的口渴有相似之处。但口渴症无多食、多尿、消瘦等临床表现，一般随原发病的好转，口渴能缓解或消失，且血糖、尿糖检查呈阴性。

（二）瘿病

瘿病中气郁化火、阴虚火旺型，以急躁易怒、多食易饥、形体日渐消瘦、心悸、眼突、颈前一侧或两侧肿大为特征。其中的多食易饥、消瘦，类似消渴的中消。但瘿病还有心悸、多汗、眼突、发热、颈部一侧或两侧肿大等症状和体征，甲状腺功能检查异常等，无明显的多饮、多尿症状及血糖偏高。两者一般不难区别。

三、证候诊断

为了便于临床诊治，根据《黄帝内经》记载，将本病分为Ⅲ期。发展到Ⅲ期即为并发症期，根据各种并发症的严重程度，又分为Ⅲ早、Ⅲ中、Ⅲ晚期。

（一）Ⅰ期

消渴（糖尿病）隐匿期（脾瘅）。

1.临床特征

（1）多为肥胖形体，体质尚壮，食欲旺盛，耐久力有所减退，舌红，脉数。

（2）血糖偏高，常无尿糖，应激状态下血糖明显升高，出现尿糖。血脂多数偏高（胆固醇、甘油三酯，其中1项高即是）。

2.病机特点与证候

阴虚为主。常见以下3种证候。①阴虚肝旺证：食欲旺盛，便干尿黄，急躁易怒，舌红苔黄，脉弦细数。②阴虚阳亢证：头晕目眩，颜面潮红，舌红苔黄，脉弦或数。③气阴两虚证：四肢乏力，口渴引饮，舌质淡红，苔白而干，脉弱。

（二）Ⅱ期

消渴（糖尿病）期（消渴）。

1.临床特征

（1）常有多尿、多饮、多食、消瘦、怕热，口舌咽干，尿黄便干，舌红苔黄，脉数。

（2）血糖、糖化血红蛋白、尿糖均高，血脂偏高。

2.病机特点与证候

阴虚化热为主。常见以下5种证候。①胃肠结热证：大便干结，消谷善饥，口咽干燥，多饮多尿，怕热喜凉，舌红苔黄，脉数有力。②湿热困脾证：胸脘腹胀，纳后饱满，渴不欲饮，肌肉酸胀，四肢沉重,舌胖嫩红,苔黄厚腻,脉滑数。③肝郁化热证:胸胁苦满,急躁易怒,常有太息,口苦咽干,头晕目眩,易于疲乏,舌质黯红,舌苔薄黄,脉沉弦。④燥热伤阴证:口咽干燥,多饮多尿,大便干结,怕热喜凉,舌红有裂,舌苔糙黄,脉细数。⑤气阴两伤,经脉失养证:精神不振,四肢乏力酸软,体瘦,不耐劳作,舌红少苔,脉沉细无力。

(三)Ⅲ期

消渴(糖尿病)并发症期(消瘅)由于个体差异并发症的发生不完全相同,可单一出现,也可两种以上并见,严重程度也不尽相同,可能心病在早期,而眼病已进入中期或晚期。所以在研究各种并发症时,尚需拟定各种并发症发展到早、中、晚期的具体指标,总体上以全身病变及主要脏器的损害程度分辨。

1.Ⅲ早期

(1)主要病机:气阴两虚,经脉不和。

(2)临床特征:气阴两虚加腰背或肢体酸疼,或有胸闷、心悸、心痛、记忆力减退,头晕,手足麻疼,性功能减退等。但其功能仍可代偿,即维持原有的工作和生活。

2.Ⅲ中期

(1)主要病机:痰瘀互结,阴损及阳。

(2)临床特征:神疲乏力,胸闷心悸,咳有黏痰,心悸气短,头晕目眩,记忆力减退,下肢水肿,手足发凉,口唇舌黯,脉弱等。如视网膜病变进入Ⅲ～Ⅳ期,冠心病心绞痛频发,肾功能失代偿致血红蛋白下降,肌酐、尿素氮升高,脑血管病致脑供血不全而眩晕,记忆力减退不能正常工作,因神经疼痛,血管坏疽,肌肉萎缩致不能正常生活和工作。

3.Ⅲ晚期

(1)主要病机:气血阴阳俱虚,痰湿瘀郁互结。

(2)临床特征:在Ⅲ中期基础上发展成肢体残废,脏器严重受损甚至危及生命。如冠心病发展为心肌梗死、严重的心律失常、心力衰竭。肾衰竭尿毒症期。视网膜病变Ⅱ～Ⅳ期。脑血栓形成或脑出血等。

四、病因

消渴的发生与诸多因素有关,是一复合病因的综合病症。发病的内因为素体阴虚,禀赋不足。外因有饮食不节,过食肥甘;形体肥胖,体力活动减少,精神刺激,情志失调;外感六淫,邪毒侵害;化学毒物损害或嗜服温燥药物;劳欲过度,损耗阴精等。外因通过内因而发病。

(一)素体阴虚,五脏虚弱

素体阴虚,五脏虚弱是消渴发病的内在因素。素体阴虚是指机体阴液亏虚及阴液中某些成分缺乏。其主要原因是先天禀赋不足,五脏虚弱。后天阴津化生不足。

(二)饮食不节,过食肥甘

长期过食肥甘,醇酒厚味,损伤脾胃,脾胃运化失司,积热内蕴,消谷耗液,损耗阴津,易发生消渴。

(三)活动减少,形体肥胖

富贵人由于营养丰盛,体力活动减少,形体肥胖,故易患消渴。随着经济的发展,生活水平提高,由于长期摄取高热量饮食,或过多膳食,加之体力活动的减少,身体肥胖,糖尿病的发病率也逐渐增高。

（四）精神刺激,情志失调

长期过度的精神刺激,情志不舒,或郁怒伤肝,肝失疏泄,气郁化火,上灼肺胃阴津,下灼肾阴;或思虑过度,心气郁结,郁而化火,心火亢盛,损耗心脾精血,灼伤胃肾阴液,均可导致消渴的发生。

（五）外感六淫,毒邪侵害

外感六淫,燥火风热毒邪内侵散膏(胰腺),旁及脏腑,化燥伤津,也可发生消渴。

（六）久服丹药,化燥伤津

在中国古代,自隋唐以后,常有人为了壮阳纵欲或养生延寿而嗜服用矿石类药物炼制的丹药,致使燥热内生,阴津耗损而发生消渴。现服石药之风不复存在,但长期服用温燥壮阳之剂,也可导致燥热伤阴,继发消渴。

（七）长期饮酒,房劳过度

长期嗜酒,损伤脾胃,积热内蕴,化燥伤津;或房事不节,劳伤过度,肾精亏损,虚火内生,灼伤阴津可发生消渴。

五、病机

（一）发病

消渴可发生于任何年龄。中年以后发病者所占比例较大,多数起病缓慢,病势由轻渐重;青少年患消渴者所占比例较小,但发病急骤,病势较重。

（二）病位

病位在肺胃肾,涉及肝脾二脏,晚期则侵及五脏六腑,筋脉骨髓。

（三）病性

消渴以本虚标实、虚实夹杂为特点。本虚以气阴两虚为主,标实以燥热内结、瘀血内停和痰浊中阻为多见。

（四）病势

突发者重,缓发者轻;年少发病者重,年老发病者轻;单发本病者轻,出现变证者重。

（五）病机转化

1.病变早期,阴津亏耗,燥热偏盛

消渴是一个复合病因的病证。素体阴虚,五脏虚弱是消渴发病的内在因素;过食肥甘、形体肥胖、情志失调、外感六淫、房劳过度为消渴发病的重要环境因素。过食肥甘,醇酒厚味,损伤脾胃,积热内蕴;精神刺激,气郁化火;外感六淫,毒邪侵害,均可化燥伤津,发生消渴。消渴早期,基本病机为阴津亏耗,燥热偏盛,阴虚为本,燥热为标。

消渴虽有在肺、脾(胃)、肾的不同,但常相互影响,如肺燥津伤,津液失于敷布,则脾不得濡养,肾精不得滋助;脾胃燥热偏盛,上可灼伤肺津,下可耗损肾阴;肾阴不足则阴虚火旺,也可上灼肺胃,终至肺燥胃热脾虚肾亏常可同时存在,而多饮、多食、多尿三多症状常可相互并见。

2.病程迁延,久病入络,气阴两伤,络脉瘀阻

若病程迁延,阴损耗气,燥热伤阴耗气而致气阴两虚,脏腑功能失调,津液代谢障碍,气血运行受阻,痰浊瘀血内生。消渴中阴虚的形成已如前述,气虚主要由于阴损耗气,燥热伤气,先天不足、后天失养,过度安逸,体力活动减少所致;痰浊主要由于过食肥甘厚味,损伤脾胃,健运失职,聚湿成痰所致;瘀血主要由于热灼津亏,气滞血瘀、气虚血瘀、阳虚寒凝、痰湿阻络而致。气阴两

虚,痰瘀阻络,久病入络导致络病,从而产生络气郁滞、络脉瘀阻、络脉绌急、络脉瘀塞、络脉瘀结、络虚失荣等主要病理变化,而导致多种慢性并发症的发生。

(1)消渴心病:气阴两虚,心之络脉瘀阻则出现胸痹、心痛、心悸、怔忡等心系并发症,上述并发症病位在心,继发于消渴,因此称为消渴心病。其病机特点是心络郁滞或心络虚滞为发病之本,基本病理环节为心络瘀阻、心络绌急、心络瘀塞。气阴两伤,心络郁滞则气机不畅,故胸中憋闷;若心络虚滞则心痛隐隐、心悸、怔忡、气短、活动后加重;若心络瘀阻则心胸憋闷疼痛,痛引肩背内臂,胸痛以刺痛为特点;若受寒或情志刺激可诱发心络绌急,猝然不通,则见突然性胸闷胸痛发作;若心络瘀塞则气血完全阻塞不通,则突发胸痛,痛势剧烈,不能缓解,伴有大汗淋漓、口唇发绀;若病情进一步发展,心气虚衰,血运无力,络脉瘀阻、津运失常,湿聚为水而见水肿,可伴有心悸、胸闷、呼吸困难、不能平卧。

(2)消渴脑病:肝肾气阴两虚,脑之络脉瘀阻则出现眩晕、中风偏瘫、口僻、健忘、痴呆等脑系并发症,上述并发症病位在脑,继发于消渴,因此称为消渴脑病。其基本病机为肝肾气阴两虚,风痰瘀血阻滞脑络所致,基本病理环节为脑络瘀阻、脑络绌急、脑络瘀塞。若肝肾阴虚,水不涵木,肝阳上亢则头晕目眩;若痰瘀阻滞脑络,脑神失养,则健忘、反应迟钝或痴呆;若脑络绌急,气血一过性闭塞不通,脑神失用则偏身麻木、视物昏花、一过性半身不遂、语言謇涩;若脑络瘀塞,脑神失去气血濡养而发生功能障碍,而见半身不遂,口眼㖞斜,语言謇涩;若病程迁延日久,络气虚滞,络脉瘀阻,肢体筋脉失去气血濡养,则出现肢体瘫软无力,肌肉萎缩等后遗症。

(3)消渴肾病:肝肾气阴两虚,肾络瘀阻则出现尿浊、水肿、腰疼、癃闭、关格等肾系并发症,上述并发症病位在肾,继发于消渴,因此称为消渴肾病。其基本病机以肝肾气阴两虚,肾络瘀滞为发病之本,基本病理环节为肾络瘀阻、肾络瘀结。发病之初,病在肝肾,气阴两虚,肾络瘀滞。肾主水,司开阖,消渴日久,肾阴亏损,阴损耗气,而致肾气虚损,固摄无权,开阖失司,尿频尿多,尿浊而甜;肝肾阴虚,阴虚阳亢,头晕、耳鸣,血压偏高。病程迁延,阴损及阳,脾肾虚衰,肾络瘀阻。脾肾虚衰,肾络瘀阻,水液代谢障碍则水湿潴留,泛溢肌肤,则面足水肿,甚则胸腔积液、腹水;阳虚不能温煦四末,则畏寒肢冷。病变晚期,肾络瘀结,肾体劳衰,肾用失司,浊毒内停,五脏受损,气血阴阳衰败。肾阳衰败,水湿泛滥,浊毒内停,变证蜂起。浊毒上泛,胃失和降,则恶心呕吐,食欲缺乏;脾肾衰败,浊毒内停,血液化生无源,则见面色萎黄,唇甲舌淡,血虚之候;水湿浊毒上犯,凌心射肺,则心悸气短,胸闷喘憋不能平卧;肾元衰竭,浊邪壅塞三焦,肾关不开,则少尿或无尿,已发展为关格病终末阶段。

(4)消渴眼病:肝肾亏虚,目络瘀滞,则出现视物模糊,双目干涩,眼底出血,甚则目盲失明等眼部并发症,上述并发症病位在眼,继发于消渴,因此称为消渴眼病。肝肾亏虚,目络瘀滞,精血不能上承于目则视物模糊,双目干涩;病变早期,目络瘀滞,血流瘀缓,眼底可见目之络脉扩张形成葡萄珠样微血管瘤;病变中期,肝肾阴虚,阴虚火旺,灼伤目之血络,血溢脉外则眼底出血,视物模糊;病变晚期,肝肾亏虚,痰瘀阻塞目络,络息成积,目络瘀结,精血完全阻塞,不能濡养于目,则目盲失明。

(5)消渴痹痿:肝肾阴虚,络气虚滞,经脉失养,早期出现肢体麻木,疼痛,感觉障碍,晚期出现肌肉萎缩等肢体并发症,上述症状类似中医学的"痹证""痿证",继发于消渴,因此称为消渴痹痿。肝肾阴虚,络气虚滞,则温煦充养功能障碍,可见下肢麻木发凉;痰浊瘀血瘀阻四肢络脉,不通则痛,故见肢体疼痛、窜痛、刺痛、电击样疼痛;病程日久,肾虚真精亏乏,肝虚阴血不足,肝主筋,肾主骨,络虚失荣,髓枯筋痿,则出现下肢痿软,肌瘦无力,甚则腿胫肉脱,步履全废。

(6)消渴脱疽：肝肾亏虚,肢体络脉瘀阻,则出现肢端发凉,患肢疼痛,间歇跛行,甚则肢端坏疽等足部并发症,上述症状类似于中医学的"脱疽",继发于消渴,因此称为消渴脱疽。肝肾亏虚,肢体络脉瘀滞,筋脉失养,则肢端发凉,肤温降低;病程进展,肢体络脉瘀阻,血流不畅,则出现患肢疼痛,间歇跛行,肤色黯红;病程日久,肢体络脉瘀塞,气血完全阻塞不通,患肢缺血坏死,肢端焦黑干枯;若肢体络脉瘀阻,气血壅滞,热腐成脓,则出现肢端坏疽,腐黑湿烂,脓水臭秽,甚则腐化筋骨,足残废用。

综上,消渴慢性并发症是消渴日久,久病入络所致,络病是广泛存在于消渴慢性并发症中的病理状态,其病理环节虽有络气瘀滞、络脉瘀阻、络脉绌急、络脉瘀塞、络脉毒结等不同,但是"瘀阻"则是其共同的病机。因此,从络病论治消渴慢性并发症,应以通为用,化瘀通络是其重要治则,在消渴慢性并发症中,络病常是络虚与络瘀并存,治疗当以通补为宜。

3.病变后期,阴损及阳,阴阳俱虚

消渴之本在于阴虚,若病程迁延日久,阴损及阳,或因治疗失当,过用苦寒伤阳之品,终致阴阳俱虚。若脾阳亏虚,肾阳衰败,水湿潴留,浊毒内停,壅塞三焦则出现全身水肿,四肢厥冷,纳呆呕恶,面色苍白,尿少尿闭等症;若心肾阳衰,阳不化阴,水湿浊邪上凌心肺则出现胸闷心悸,水肿喘促,不能平卧,甚则突然出现心阳欲脱,气急倚息,大汗淋漓,四肢厥逆,脉微欲绝等危候;若肝肾阴竭,五脏之气衰微,虚阳外脱,则出现猝然昏仆,神志昏迷,目合口张,鼻鼾息微,手撒肢冷,二便自遗等阴阳离决之象。临床资料表明消渴晚期大多因并发消渴心病、消渴脑病、消渴肾病而死亡。

另有少数消渴患者发病急骤,病情严重,迅速导致阴津极度损耗,阴不敛阳,虚阳浮越而出现面赤烦躁,头疼呕吐,皮肤干燥,目眶下陷,唇舌干红,呼吸深长,有烂苹果样气味。若不及时抢救,则真阴耗竭,阴绝阳亡,昏迷死亡。

六、分证论治

(一)辨证思路

1.辨病位

本病病位在肺、胃、脾、肾,日久五脏六腑、四肢五官均可受累。口干舌燥,烦渴多饮,病在肺;多食善饥,多饮多尿,神疲乏力,病在脾胃;尿频量多,尿浊如膏,腰酸耳鸣,病在肾;病久视物模糊,雀目内障,病在肝;胸闷气短,胸痛彻背,病在心;神志昏迷,肢体偏瘫,偏身麻木,病在脑;肢体水肿,腰酸乏力,尿浊如膏,病在脾肾。

2.辨病性

消渴之病性为本虚标实。阴津亏耗为本虚,燥热偏盛为标实。烦渴多饮,多食善饥,大便干结,舌红苔黄,为阴虚热盛;口干欲饮,腰酸乏力,舌胖有齿印,脉沉细,为气阴两虚;口干欲饮,倦怠乏力,舌胖质黯,舌有瘀斑瘀点,为气阴两虚兼瘀血阻络;尿频量多,腰膝酸软,头晕耳鸣,舌红少苔,为肾阴亏虚;饮多溲多,手足心热,畏寒肢冷,为阴阳两虚。

消渴的基本病机是阴虚燥热,以阴虚为本,燥热为标。故治疗以养阴生津,清热润燥为基本原则。治疗应在此基础上,根据肺、胃、脾、肾病位的偏重不同,阴精亏损,阴虚燥热,气阴两虚证候的情况,配合清热生津、益气养阴及润肺、养胃、健脾、滋肾等法为治。病久阴损及阳,阴阳俱虚者,则应阴阳俱补。夹瘀者则宜活血化瘀。合并心脑疾病、水肿、眼疾、痈疽、肺痨、肢体麻木等病证者,又当视具体情况,合理选用补肺健脾、滋养肝肾、益气养血、通络祛风、清热解毒、化瘀除湿等治法。

(二)分证论治

1.阴津亏虚

症舌脉:口干欲饮,尿频量多,形体消瘦,头晕耳鸣,腰膝酸软,皮肤干燥瘙痒,舌瘦红而干,苔薄少或黄或白,脉细。

病机分析:阴津亏虚不足,脏腑失去濡养,脾胃阴虚则见口干欲饮,脾主肌肉,病久则见形体消瘦;后天之本亏虚,则五脏失去精微物质濡养,日久则肝肾亏虚,头晕耳鸣,腰膝酸软;津液不能上达于肺,则见肺燥,肺主皮毛,见皮肤干燥瘙痒;舌瘦红而干,苔薄,脉细均为阴津亏虚之征象。

治法:滋阴增液。

常用方:六味地黄丸(《小儿药证直诀》)加减。生地、山萸肉、怀山药、牡丹皮、茯苓、泽泻、麦冬、北沙参。加减:阴虚肝旺,加柴胡、赤白芍、牡丹皮、栀子;阴虚阳亢加天麻、钩藤、赤白芍、菊花、枸杞子、石决明。

常用中成药:六味地黄丸每次20～30粒,每天2次。滋阴补肾。用于肾阴亏损、头晕、耳鸣、腰膝酸软、骨蒸潮热、盗汗遗精、消渴者。杞菊地黄丸每次1丸,每天1次。滋肾养肝。用于肝肾阴亏的眩晕,耳鸣,目涩畏光,视物昏花者。

针灸:①治法:滋阴生津。②配穴:膈俞、脾俞、胰俞、肾俞、足三里、曲池、太溪。③操作:平补平泻,得气为度,留针15～20 min。④方义:膈俞、脾俞、胰俞、肾俞等背阳穴从阳引阴,使阴生而燥热除,足三里为胃足阳明之合穴,可使气升津生,曲池、太溪泄热益阴。

临证参考:此证型多见于消渴前期,血糖偏高,多见于40岁以上的中老年患者,临床症状多不明显,仔细询问才有腰酸乏力,口干等症状,临床需结合舌象和脉象进行辨证。

2.阴虚热盛

症舌脉:烦渴多饮,多食易饥,尿频量多,舌红少津、苔黄而燥,脉滑数。

病机分析:饮食不节,积热于胃,胃热熏灼于肺,肺热伤阴,阴津耗伤,欲饮水以自救,故烦渴多饮;胃主腐熟水谷,今胃热内盛,腐熟力强,则多食易饥;肺主宣发,今肺热内盛,则肺失宣降而治节失职,饮水虽多,但不能敷布全身,加之肾关不固,故而尿频量多;舌红少津、苔黄而燥,脉滑数,均为阴虚热盛征象。

治法:滋阴清热。

常用方:增液汤(《温病条辨》)加白虎汤(《伤寒论》)加减。生地、玄参、麦冬、生石膏、知母、葛根、天花粉、黄连、枳实、甘草。加减:胃肠结热,合小承气汤;肝郁化热,合大柴胡汤。

常用中成药:玉泉丸每次9 g,每天4次,3个月为一个疗程。生津消渴,清热除烦,养阴滋肾,益气和中。虚热烦咳,多饮,多尿,烦躁失眠等症。用于因胰岛功能减退而引起的物质代谢、碳水化合物代谢紊乱,血糖升高之糖尿病。麻仁软胶囊每次3～4粒,每天2次。润肠通便。用于津亏肠燥之便秘。

针灸:①治法,养阴清热。②配穴:膈俞、脾俞、胰俞、肾俞、足三里、曲池、太溪、肺俞、胃俞、丰隆。③操作:平补平泻,得气为度,留针15～20 min。④方义:膈俞、脾俞、胰俞、肾俞等背阳穴从阳引阴,使阴生而燥热除,足三里为足阳明胃经之合穴,可使气升津生,曲池、太溪泄热益阴,肺俞生津止渴,胃俞、丰隆泄热通便。

临证参考:此证型多见于消渴血糖明显升高的患者,一般血糖在13.9 mmol/L以上,可出现明显的三多一少症状,但目前在城市中三多一少症状并不明显,可能与健康查体早期发现糖尿病

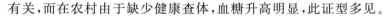

有关,而在农村由于缺少健康查体,血糖升高明显,此证型多见。

3.气阴两虚

症舌脉:典型的多饮、多尿、多食症状不明显,口干咽干,神疲乏力,腰膝酸软,心悸气短,舌体胖或有齿印、苔白,脉沉细。

病机分析:消渴日久,阴精亏虚,同时燥热日久伤及元气而致全身五脏元气不足,阴液不足,不能上承口咽而见口干咽干,脾气亏虚则神疲乏力,肾虚无以益其府故腰膝酸软,心气不足则见心悸气短;舌体胖或有齿印、苔白,脉沉细均为气阴两虚征象。

治法:益气养阴。

常用方:生脉散(《医学启源》)加增液汤(《温病条辨》)加减。黄精、太子参、麦冬、五味子、生地、玄参。加减:气虚明显者,加党参、黄芪;夹有血瘀证者,加桃仁、红花、丹参、赤芍、牡丹皮等活血化瘀药。

常用中成药:消渴丸每天3次,初服者每次5丸,逐渐递增至每次10丸,出现疗效后,再逐渐减少为每天2次的维持量。滋肾养阴,益气生津,用于多饮,多尿,多食,消瘦,体倦无力,眠差腰痛,尿糖及血糖升高之气阴两虚型消渴症。注:每10丸消渴丸中含有2.5 mg格列本脲,服用本品时禁止再服用磺脲类降糖药。渴乐宁胶囊每次4粒,每天3次,3个月为一个疗程。益气养阴,生津止渴。用于2型糖尿病。降糖甲片每次6片,每天3次,1个月为一个疗程。补中益气,养阴生津。用于气阴两虚型消渴(2型糖尿病)。

针灸:①治法,益气养阴。②配穴:中脘、气海、足三里、脾俞、肾俞、地机、三阴交。③操作:平补平泻,得气为度,留针15~20 min。④方义:中脘、气海、足三里、脾俞健脾益气,肾俞、三阴交滋补肝肾。

临证参考:本型多见于血糖控制较好的消渴患者,是临床上消渴最常见的证型,本型多与瘀血阻络证候合并出现,此时大多有消渴早期并发症。临床研究显示,益气养阴,活血化瘀治则不仅可以治疗并发症,而且可以预防并发症。

4.脾虚痰湿

症舌脉:形盛体胖,身体重着,困乏神疲,晕眩,胸闷,口干,舌胖、苔腻或黄腻,脉弦滑。

病机分析:形盛体胖,而肥人多痰湿,故湿浊内盛,湿郁肌肤故身体重着;湿浊内盛日久损伤脾气,故见困乏神疲;湿浊中阻,清阳不升,可致眩晕;消渴久入络,瘀血阻滞,气血运行不畅,阻于胸中则可见胸闷不舒;舌质黯、苔腻或黄腻,脉弦滑,均为湿浊痰瘀征象。

治法:健脾化湿。

常用方:六君子汤(《校注妇人良方》)加减。党参、白术、茯苓、生甘草、陈皮、半夏、砂仁、泽泻、瓜蒌。加减:化热加小陷胸汤。

针灸:①治法,健脾化痰。②配穴:足三里、脾俞、胰俞、丰隆、中脘。③操作:平补平泻,得气为度,留针15~20 min。④方义:中脘、胰俞、足三里、脾俞健脾益气,丰隆化痰。

临证参考:本证型多见于消渴早期及消渴并发症期,消渴早期空腹血糖或餐后血糖偏高,但达不到糖尿病诊断标准,辨证以体胖,苔腻,倦怠为主要辨证依据,在消渴并发症期多见于消渴腹泻和消渴肾病,辨证以苔腻,舌胖为主要辨证依据。

5.阴阳两虚

症舌脉:小便频数,夜尿增多,浑浊如脂膏,甚至饮一溲一,五心烦热,口干咽燥,神疲乏力,耳轮干枯,面色黧黑,腰膝酸软,畏寒肢凉,阳痿,下肢水肿,舌淡,苔白,脉沉细无力。

病机分析:阴阳互根互用,病程日久,阴损及阳,造成阴阳两虚。阴阳两虚,肾之固摄失常,则见小便频数,夜尿增多,甚至饮一溲一;大量水谷精微下泄,则尿如膏脂;肾开窍于耳,五色主黑,肾阴阳两亏,可见耳轮干枯,面色黧黑;肝肾同源,肾阴阳两虚致肝主筋功能受到影响,则腰膝酸软,阳痿;肾损及脾,脾运化失司,则见神疲乏力,下肢水肿;肺主皮毛,卫阳不足则见畏寒肢凉;舌淡,苔白,脉沉细无力亦为阴阳亏虚的征象。

治法:滋阴补阳。

常用方:金匮肾气丸(《金匮要略》)加减。附子、肉桂、熟地、山萸肉、怀山药、牡丹皮、茯苓、泽泻。加减:阴虚明显者加生地、玄参、麦冬;阳虚明显者加重肉桂、附子用量,选加鹿茸、仙茅、淫羊藿等;阳虚水泛者,合用真武汤。

常用中成药:金匮肾气丸每次 20～30 粒,每天 2 次。温补肾阳,化气行水。用于肾阳虚之消渴,腰膝酸软,小便不利,畏寒肢冷。

针灸:①治法:滋阴补阳。②配穴:气海、关元、中脘、足三里、地机、肾俞、脾俞、三阴交、尺泽。③操作:均用补法,得气后留针 30 min。阳虚寒盛者灸气海、关元、中脘各 5 壮。④方义:气海、中脘、关元为腹阴之穴,从阴引阳,壮阳补虚,肾俞、三阴交补益肝肾,足三里、地机、脾俞、尺泽助脾胃之运化,肺之输布,诸穴相配,共奏健脾温肾,调补阴阳之功效。

临证参考:本证型多见于消渴并发症的中晚期阶段,常见于消渴肾病、消渴眼病、消渴心病、消渴脱疽、消渴痹痿等多种并发症同时并见,临床治疗应根据各并发症的轻重程度,在调补阴阳的基础上,结合辨病遣方用药。

(三)兼夹证

1.血瘀

临床表现:肢体麻木或疼痛,下肢紫黯,胸闷刺痛,中风偏瘫,或言语謇涩,眼底出血,唇舌紫黯,舌有瘀点瘀斑,或舌下青筋显露,苔薄白,脉弦涩。

病机分析:消渴日久入络,气阴两虚,气虚无力推动血行,阴虚则血失化源,而致瘀血阻络。瘀阻于肢体,则见肢体麻木或疼痛,下肢紫黯;阻于清窍,则见中风偏瘫,或言语謇涩;阻于目络,则见眼底出血;阻于胸胁,则见胸闷刺痛;血瘀之象在舌脉则表现为舌有瘀点瘀斑,或舌下青筋显露,脉弦涩。

治法:活血化瘀。

常用方:桃红四物汤(《医宗金鉴》)加减。桃仁、红花、丹参、生地、当归、赤芍、牡丹皮。

常用中成药:丹七片每次 2 片,每天 2～3 次。活血化瘀。用于血瘀气滞,心胸痹痛,眩晕头痛,经期腹痛。亦适用于消渴见血瘀证表现者。复方丹参滴丸每次 10 粒,每天 3 次。活血化瘀。理气止痛。用于胸中憋闷,心绞痛。亦适用于消渴见血瘀证表现者。苦碟子注射液:40 mL 加入 0.9%氯化钠注射液 250 mL 中,静脉滴注,每天 1 次,14 d 为一个疗程。苦碟子注射液适用于消渴瘀血闭阻者。

临证参考:血瘀证病机贯穿于消渴始终,随着消渴病程的延长,血瘀证的表现也越来越重,血瘀证常常与气阴两虚和阴阳两虚证同时并见,活血化瘀治法常常贯穿于消渴治疗的始终,临床上单独运用活血化瘀法比较少,常与益气养阴、健脾化痰、调补阴阳等治法配合使用。

2.气滞

临床表现:胸闷不舒,喜叹息,以一呼为快,胁腹胀满,急躁易怒,或情志抑郁,口苦咽干,脉弦。

病机分析:消渴日久,痰浊、瘀血内生,阻碍气机;肝体阴而用阳,肝阴虚导致肝用失司,失于疏泄,肝郁气滞,可见胸闷不舒,胁腹胀满,喜叹息,以一呼为快,口苦咽干;肝主情志,肝郁则急躁易怒,或情志抑郁;脉弦亦为肝郁气滞的征象。

治法:疏肝理气。

常用方:四逆散(《伤寒论》)加减。柴胡、赤白芍、枳实、生甘草。

常用中成药:逍遥颗粒每次 1 袋,每天 2 次。疏肝健脾,养血调经。用于肝气不舒所致胸胁胀痛,头晕目眩,食欲缺乏。

临证参考:气滞也是消渴最常见的兼夹证候之一,可见于消渴前期、消渴期和消渴并发症期,在消渴前期和消渴期以肝郁化热多见,而在消渴并发症期以肝郁脾虚为多见,临床研究证实,疏肝理气可以改善临床症状,同时可以降低血糖。

七、变证治疗

(一)消渴肾病

发病之初,病在肝肾,气阴两虚,络脉瘀结。病程迁延,阴损及阳,脾肾虚衰。病变晚期,肾体劳衰,肾用失司,浊毒内停,五脏受损,气血阴阳衰败,变证蜂起。水湿浊毒上犯,凌心射肺可致心衰;浊邪壅塞三焦,肾关不开,则少尿或无尿,发展为关格。

1.肝肾气阴两虚,肾络瘀滞

临床表现:腰膝酸软,疲乏无力,头晕目眩,怕热,便干,双目干涩,视物模糊,舌体胖,舌质黯,或有瘀斑瘀点,苔白,脉弦细数。

治法:滋补肝肾,益气养阴,化瘀通络。

常用方:山萸肉、枸杞子、生黄芪、太子参、制首乌、生地、丹参、川芎、谷精草。

2.脾肾两虚,肾络瘀阻

临床表现:腰膝酸疼,神疲乏力,纳少腹胀,面足水肿,畏寒肢冷,夜尿多。舌体胖有齿印,舌质淡暗或有瘀斑瘀点,苔白,脉沉细无力。

治法:温肾健脾,益气活血。

常用方:仙茅、淫羊藿、白术、生黄芪、当归、川芎、丹参、猪苓、芡实、金樱子、熟大黄。

3.气血阴阳俱虚,肾络瘀结,浊毒内停

临床表现:腰膝酸疼,神疲乏力,面色萎黄,唇甲色淡,心悸喘憋,尿少水肿,纳呆呕恶,大便秘结。舌体胖,舌质黯淡无华,苔厚腻,脉沉细无力。

治法:益气养血,化瘀散结,通腑泻浊。

常用方:生黄芪、当归、卫矛、莪术、瓜蒌、大黄。

(二)消渴痹痿

肝肾阴虚,络气虚滞,经脉失养,早期出现肢体麻木,疼痛,感觉障碍,晚期出现肌肉萎缩,甚则腿胫肉脱,步履全废等并发症,因继发于消渴,故称为消渴痹痿。

1.分证论治

(1)气血两虚,络脉失荣:步履歆侧,或站立不稳,两足如踩棉花,手足指趾麻木,甚或手指不能摄物,肌肤不仁,触之木然,腓肠触痛,肌肉瘦瘪,且觉无力,张力减退。舌胖嫩红,边有齿痕,苔薄净,脉濡细。

治法:益气养血,调和营卫。

常用方:黄芪桂枝五物汤(《金匮要略》)合当归补血汤(《内外伤辨惑论》)加减。

生黄芪、当归、白芍、桂枝、白术、川牛膝、木瓜。

(2)气阴两虚,络脉瘀阻:始觉足趾发冷,渐次麻木,年经月累,上蔓至膝,渐及上肢,手指麻木,甚或痛如针刺,或如电灼,拘挛急痛,或如撕裂,昼轻夜重,轻轻抚摸,即觉疼痛,肌肤干燥,甚或皲裂,乏力,口干喜饮,大便干燥,四末欠温。舌黯红,舌体胖大,苔薄而干或少苔,脉弦细或数。

治法:益气养阴,活血通络。

常用方:生黄芪、生地黄、山萸肉、丹参、鬼箭羽、赤芍、狗脊、牛膝、木瓜、枸杞子、当归、全蝎、蜈蚣。

(3)肝肾亏虚,络虚风动:腰尻腿股剧烈疼痛,犹如刀割电灼,无时或休,入夜尤甚,腿股无力,张力低下,肌肉萎缩,久坐之后,未能站立。腰酸腿软,头晕耳鸣,骨松齿摇,舌淡,少苔或有剥裂,脉弦细无力。

治法:滋补肝肾,益精填髓。

常用方:狗脊、续断、牛膝、木瓜、杜仲、熟地黄、当归、枸杞子、菟丝子、丹参、赤白芍、炙龟甲、地龙。

2.其他治疗

(1)中成药:丹参注射液 20 mL 溶于 0.9%氯化钠溶液 250 mL 中,静脉滴注,每天 1 次。

(2)按摩:双下肢按摩可促进局部血液循环,改善症状,但用力应轻柔,或局部穴位按摩,取双侧足三里、环跳、委中、承山、三阴交、涌泉穴,每次 15 min,每天 1～2 次,具有滋养肝肾,疏通脉络,调畅气血的功能。

(三)消渴眼病

糖尿病日久,耗气伤阴,气阴两虚,瘀阻目络;或阴损及阳,致阴阳两虚,目络阻滞,痰瘀互结,而导致目络受损,以眼底出血、渗出、水肿、增殖、视物模糊、视力下降为主要临床表现。本病病位在目,主要涉及肝、脾、肾等脏腑;病性为本虚标实,虚实夹杂,寒热并见。在治疗上以益气养阴,滋养肝肾,阴阳双补治其本;通络明目,活血化瘀,化痰散结治其标。

临证要整体辨证与眼局部辨证相结合。首当辨全身虚实、寒热,根据眼底出血时间,酌加化瘀通络之品。早期出血以凉血化瘀为主,出血停止两周后以活血化瘀为主,后期加用化痰软坚散结之剂。

1.分证论治

(1)气阴两虚,脉络瘀滞:多饮、多尿、多食症状不典型、口咽干燥、神疲乏力、少气懒言、眠少汗多、大便干结,或头晕耳鸣,或肢体麻木、舌体胖、舌淡红、苔薄白或舌红少苔、中有裂纹、脉细或细而无力。眼症:视力减退,视网膜病变多为单纯型的 Ⅰ～Ⅱ 期(如见或多或少的视网膜微血管瘤。并有小点片状出血或黄白色硬性渗出)。

治法:益气生津,化瘀通络。

常用方:生脉饮(《内外伤辨惑论》)加减。

生黄芪、太子参、麦冬、五味子、枸杞子、菊花、丹参、当归。

(2)肝肾阴虚,脉络瘀阻:多饮、多尿、多食症状不明显、口干乏力、心悸气短、头晕耳鸣、腰膝酸软、肢体麻木,或双下肢微肿、大便干燥与稀溏交替出现、舌体胖嫩、舌色紫黯或有瘀斑、脉细乏力或细涩。眼症:视物模糊,或视物变形,或自觉眼前黑花漂移,甚至视力严重障碍,视网膜病变多为单纯型或由单纯型向增殖型发展(Ⅱ～Ⅳ期),如见,或多或少的视网膜微血管瘤,新旧杂陈的点片状和火焰状出血,黄白色的硬性渗出及白色的棉絮状斑,或黄斑水肿渗出,视网膜新生血管等。眼底出血多时可融合成片,或积聚于视网膜前,或形成玻璃体积血。

治法:滋补肝肾,化瘀通络。

常用方:杞菊地黄丸(《医级宝鉴》)加减。

枸杞子、菊花、熟地黄、山萸肉、怀山药、茯苓、泽泻、牡丹皮、丹参。

(3)阴阳两虚,痰瘀阻络:面色苍黄晦暗、气短乏力、腰膝酸软、畏寒肢冷、颜面或下肢水肿、食欲缺乏、大便溏泻或溏泻与便秘交替、夜尿频数、浑浊如膏、舌淡苔白、脉沉细无力。眼症:视力严重障碍。甚至盲无所见。视网膜病变多为增殖型(Ⅳ～Ⅵ期,眼底所见同前)。

治法:阴阳双补,逐瘀散结。

常用方:右归饮(《景岳全书》)加减。

附子、肉桂、鹿角胶、熟地黄、山萸肉、枸杞子、怀山药、菟丝子、杜仲、当归、淫羊藿、鬼箭羽、穿山甲、瓦楞子、浙贝母、海藻、昆布、三七。

2.其他疗法

(1)中成药:明目地黄丸水蜜丸每次 6 g,小蜜丸每次 9 g,大蜜丸每次 1 丸,每天 2 次。滋肾,养肝,明目。用于肝肾阴虚,目涩畏光,视物模糊等。石斛夜光丸每次 5 片,每天 3 次。清除湿热,利尿排石。用于肝肾两亏,阴虚火旺,内障目暗,视物昏花等。

(2)针灸:对于糖尿病视网膜病变1～3级,出血较少者,可慎用针刺疗法,取太阳、阳白、攒竹、足三里、三阴交、光明、肝俞、肾俞等穴,可分两组轮流取用,每次取眼区穴1～2个,四肢及背部3～5个,平补平泻。

(3)电离子导入:采用电离子导入的方式,使中药制剂直接到达眼部的病灶组织,从而促进视网膜出血、渗出和水肿的吸收,具有方法简便、创伤小、作用直接等特点。

(四)消渴脱疽

糖尿病日久,耗气伤阴,五脏气血阴阳俱损,肌肤失养,血脉瘀滞,日久化热,灼伤肌肤和/或感受外邪致气滞、血瘀、痰阻、热毒积聚,以致肉腐骨枯所致。病情发展至后期则阴损及阳,阴阳两虚,阳气不能敷布温煦,致肢端阴寒凝滞,血脉瘀阻,发为脱疽。

临证辨治要分清标本,强调整体辨证与局部辨证相结合,注意扶正与祛邪并重。内治法重在整体辨证,结合局部辨证;外治法以局部辨证为主。

1.分证论治

(1)湿热毒盛,络脉瘀阻:患趾腐黑湿烂,脓水色败臭秽,坏疽有蔓延趋势,坏死部分向近心端扩展并累及旁趾,足部红肿疼痛,边界不清,甚者肿及小腿,可伴有发热。舌质黯红或淡、苔黄腻,脉沉滑。

治法:清热利湿,解毒通络。

常用方:四妙丸(《成方便读》)加减。

苍术、黄柏、牛膝、薏苡仁、草薢、金银花、生地、白花蛇舌草、蒲公英、川连、红花、忍冬藤、赤芍、牡丹皮、丹参。

(2)气阴两伤,络脉瘀毒:患足红肿消退,蔓延之势得到控制,患趾干黑,脓水减少,臭秽之气渐消,坏死部分与正常组织界线日趋清楚,疼痛缓解,口干,乏力,舌胖,质黯,苔薄白或薄腻,脉沉细。

治法:益气养阴,祛瘀托毒。

常用方:托里消毒散(《外科正宗》)加减。

生黄芪、太子参、丹参、白花蛇舌草、鹿衔草、麦冬、五味子、白术、桃仁、红花、地龙、川芎、丝瓜络、忍冬藤。

(3)气血两虚,络脉瘀阻:截趾创面脓腐已去,腐化筋膜组织减少,并逐渐内缩,新生肉芽红润,上皮新生,疮面渐收,足部无红肿疼痛,全身情况平稳。

治法:益气养血,化瘀通络。

常用方:生黄芪、当归、太子参、丹参、鹿衔草、鸡血藤、茯苓、山萸肉、红花、地龙、川芎、丝瓜络。

2.其他疗法

(1)局部处理:局部清创的方法有一次性清法和蚕食清法两种。一次性清法适应于:生命体征稳定,全身状况良好;湿性坏疽(筋疽)或以湿性坏疽为主,而且坏死达筋膜肌肉以下,局部肿胀明显、感染严重、血糖难以控制者。蚕食清法适应于:生命体征不稳定,全身状况不良,预知一次性清创难以承受;干性坏疽(脱疽)分界清楚者或混合型坏疽,感染、血糖控制良好者。

(2)外敷药。①湿热毒盛期:疮面糜烂,脓腔,秽臭难闻,肉腐筋烂,多为早期(炎症坏死期),宜祛腐为主,方连九一丹等。②正邪纷争期:疮面分泌物少,异味轻,肉芽渐红,多为中期(肉芽增生期),宜祛腐生肌为主,方选红油膏等。③毒去正胜期:疮面干净,肉芽嫩红,多为后期(瘢痕长皮期),宜生肌长皮为主,方选生肌玉红膏等。

(3)中药浸泡熏洗。①清化湿毒法:适用于脓水多而臭秽重、引流通畅者,药用土茯苓、马齿苋、苦参、明矾、黄连、重楼等煎汤,温浸泡患足。②温通经脉法:适用于阳虚络阻者,药用桂枝、细辛、红花、苍术、土茯苓、黄柏、百部、苦参、毛冬青、忍冬藤等煎汤,温浸泡患足。③清热解毒、活血化瘀法:适用于局部红、肿、热、痛明显,热毒较甚者,药用大黄、毛冬青、枯矾、马勃、元明粉等煎汤,温浸泡患足。中药浸泡熏洗时,应特别注意引流通畅和防止药液烫伤。

(五)消渴阳痿

糖尿病日久,肝脾肾受损,气血阴阳亏虚,阴络失荣导致宗筋不用而成。本病的病位在宗筋,主要病变脏腑为肝、脾、肾。病理性质有虚实之分,且多虚实相兼。

1.分证论治

(1)肾阳不足:阳痿阴冷,精薄精冷,头晕耳鸣,面色㿠白,精神萎靡,腰膝酸软,畏寒肢冷,短气乏力,舌淡胖润,或有齿痕,脉沉细尺弱。

治法:温补肾阳。

常用方:右归丸(《景岳全书》)加减。鹿角胶、附子、肉桂、熟地、菟丝子、当归、杜仲、怀山药、山萸肉、枸杞子。

(2)心脾两虚:阳痿不举,精神不振,心悸气短,乏力自汗,形瘦神疲,夜寐不安,胃纳不佳,面色不华,舌质淡,脉沉细。

治法:补益心脾。

常用方:归脾汤(《济生方》)加减。黄芪、白术、茯神、龙眼肉、人参、木香、当归、远志、甘草、酸枣仁。

(3)湿热下注:阳痿茎软,阴囊潮湿,臊臭或痒痛,下肢酸困,小便短赤,舌苔黄腻,脉濡数。

治法:清热利湿。

常用方:龙胆泻肝汤(《医方集解》)加减。龙胆草、黄芩、栀子、泽泻、车前子、当归、柴胡、生

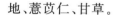

地、薏苡仁、甘草。

加减:阴部瘙痒、潮湿甚加地肤子、蛇床子。

(4)肝郁气滞:阳痿失用,情志抑郁或易激动,失眠多梦,腰膝酸软,舌黯苔白,脉沉弦细。

治法:疏肝理气,兼以活血。

常用方:四逆散(《伤寒论》)加减。柴胡、枳实、枳壳、当归、白芍、蜈蚣、甘草、佛手、刺猬皮。

(5)气滞血瘀:阳痿不举,龟头青黯,或见腰、小腹、会阴部位刺痛或不适,舌质紫黯或有瘀斑瘀点,脉弦涩。

治法:行气活血,化瘀起痿。

常用方:少腹逐瘀汤(《医林改错》)加减。小茴香、干姜、延胡索、当归、川芎、肉桂、赤芍、生蒲黄、五灵脂。

2.其他疗法

(1)中成药:五子衍宗丸水蜜丸每次 6 g,小蜜丸每次 9 g,大蜜丸每次 1 丸,每天 2 次。补肾益精。用于肾虚精亏所致的阳痿不育、遗精早泄等。参茸丸水蜜丸每次 5 g,大蜜丸每次 1 丸,每天 2 次。滋阴补肾,益精壮阳。用于肾虚肾寒,腰腿酸痛等。

(2)针灸:①取穴神阙、气海、关元、肾俞、命门、百会、太溪、足三里。前三穴用灸法,余用针刺施以补法,使腹部穴热感传至阴部。②主穴取大赫、命门;配穴取足三里、气海、关元。操作采用"探刺感传法",随意轻微使捻转,使针感传向阴茎;取"烧山火"补法,作龙眼推使,完毕,左手拇、示指用力夹住针柄上端,不使针向回松动,以右手拇指指甲从上向下刮动针柄。退针时,用左手拇、示指向下轻压,待针下松弛时,右手将针快速撤出,急速揉按针孔。③主穴取中极、归来、大赫;配穴取风池、内关。操作:针刺中极、归来、大赫时,需使针感传至尿道;针刺风池时,应是针感放射至整个头部。适用于各型患者。若命门火衰者,加腰阳关、命门、关元;心脾受损者,加脾俞、足三里、神门;肝气郁结者,加肝俞、太溪、阳陵泉;惊恐伤肾者,加心俞、志室、神门;湿热下注者,加足三里、膀胱俞、丰隆。

(六)消渴汗证

糖尿病泌汗异常病位在皮肤腠理,病位虽在表,却是体内脏腑功能失调的表现。病性为本虚标实。汗出过多主要为气虚不固或热逼汗出;汗出过少则主要为阴津亏虚。

1.分证论治

(1)阴阳失调:上半身多汗,下半身少汗或无汗,怕冷又怕热,失眠多梦,每遇情绪波动时,常易自汗,甚则汗出淋漓,舌黯苔白,脉沉细。

治法:调和阴阳。

常用方:桂枝加龙骨牡蛎汤(《伤寒论》)加减。桂枝、白芍、五味子、龙骨、牡蛎、浮小麦、炙甘草。

(2)脾肺气虚:心胸头面汗出,进食尤甚,面色㿠白,气短乏力,心悸健忘,纳呆便溏,舌质淡嫩,脉象虚弱。

治法:补益脾肺,固表止汗。

常用方:玉屏风散(《丹溪心法》)加减。黄芪、白术、防风、党参、黄精、炙甘草、生龙牡。

(3)心肾阴虚:心胸汗出,虚烦失眠,心悸健忘,头晕耳鸣,咽干舌燥,腰酸膝软,多梦遗精,骨蒸潮热,小便短赤,舌红苔白,脉象细弱。

治法:补益心肾,敛阴止汗。

常用方:六味地黄丸(《小儿药证直诀》)加减。山萸肉、熟地、怀山药、茯苓、牡丹皮、泽泻、五味子、银柴胡、陈皮。

2.其他疗法

(1)中成药:玉屏风颗粒每次 5 g,每天 3 次。益气,固表,止汗。用于表虚不固,自汗恶风等。知柏地黄丸水蜜丸每次 6 g,小蜜丸每次 9 g,大蜜丸每次 1 丸,每天 2 次。滋阴降火。用于阴虚火旺、潮热盗汗等。

(2)外治:以麻黄根、牡蛎火煅,与赤石脂、龙骨共为细末,以绢袋贮存备用。将皮肤汗液擦干后,以此粉扑之。

八、疗效评定标准

本标准是对患者治疗中总体的评定标准,在科研中应说明研究的主要目标,若单为降血糖,可按降糖程度评定,但应说明配合其他治疗的方法。各种并发症的评定标准另订。

(一)临床缓解

(1)空腹血糖<6.1 mmol/L(110 mg/dL),餐后 2 h 血糖≤8.3 mmol/L(150 mg/dL),糖化血红蛋白<6%。

(2)血脂正常。

(3)24 h 尿糖<5 g。

(4)临床症状消失。

(5)体重向标准方向发展,并在标准体重上下 20%以内。

(6)生存质量上升 2 级以上。

(7)并发症缓解(各病症解除的具体指标另订)。

(二)显效

(1)空腹血糖<7.2 mmol/L(130 mg/dL),餐后 2 h 血糖≤10.8 mmol/L(180 mg/dL),糖化血红蛋白<8%。

(2)血脂:TC<5.96 mmol/L(230 mg/dL),TG<1.47 mmol/L(180 mg/dL)。

(3)24 h 尿糖<10 g。

(4)临床症状明显减轻。

(5)体重向标准方向发展,疗程内体重趋向标准体重>2 kg(偏瘦者,体重增加>2 kg,偏胖者,体重减少>2 kg)。

(6)生存质量提高到相应期的上限。

(7)并发症显著减轻(各病症解除的具体指标另订)。

(三)有效

(1)空腹血糖<8.3 mmol/L(150 mg/dL),餐后 2 h 血糖≤11.1 mmol/L(200 mg/dL)。

(2)血脂:总胆固醇(TC)<6.48 mmol/L(250 mg/dL),甘油三酯(TG)<1.7 mmol/L(200 mg/dL)。

(3)24 h 尿糖<15 g。

(4)临床症状有所减轻。

(5)体重向标准方向有所发展。

(6)生存质量有所提高。

（7）合并症有所减轻（各病症解除的具体指标另订）。

（四）无效

各项指标达不到上述要求标准。

九、护理与调摄

（1）宣传消渴知识，使患者及其家属对本病有基本的认识，解除心理负担，配合医师对消渴进行合理、全面的治疗和监测。

（2）节饮食：节制饮食在消渴的调护中占有相当重要的位置。对于消渴患者来讲，无论采取何种治疗措施，不管形体、年龄、证候类型如何，合理的饮食控制是治疗成功的关键。主要包括对饮食数量、品种及规律饮食进行合理的安排。

（3）调情志：中医学认为，消渴的发生和情志异常有密切关系。发生消渴后，若情志不遂可加重病情，而调节情志可以消除内部之火，解除消渴诱发因素。日常生活中，消渴患者应避免太过或不及的情志变化，保持平和的心态，使精神内守。切忌恼怒、郁闷、忧思等不良情绪。

（4）慎起居：消渴患者平常应保持生活规律，起居有常，睡觉充足，动静结合，劳役适度，避免外邪侵入肌体。同时，保持适当、规律、定时的体育锻炼，增强体质，提高抗病能力。

（5）坚持治疗：消渴难痊愈。治疗后虽症状或有所缓解，但疾病多未痊愈，此时应注意监测病情，坚持服药治疗而万不可中断。

十、预后与转归

目前认为消渴尚无法根治，但是通过多种措施，可使本病得到良好的控制，控制良好的患者与正常人的寿命及生活质量接近，而控制不良的患者寿命缩短，生活质量明显降低。消渴常病及多个脏腑，病变影响广泛，最终引发各种并发症，形成消渴与其他病证共见的复杂局面。其预后与多种因素相关：①各项相关指标控制的好坏，血压、血糖、血脂、体重及临床症状 5 个指标不仅是消渴控制好坏的指标，而且也是并发症发证的重要危险因素，这五个指标控制良好者，预后较好，控制不佳者则易于发生变证，预后较差；②是否合并有并发症及其病变的程度，若并发症较少或不严重，则预后尚可，若并发症较多且较重，则预后、病情较重。

（李　垒）

第三节　汗　证

汗证是指人体阴阳失调，营卫不和，腠理不固引起汗液外泄失常的一类病证。根据汗出的临床表现，可分为自汗、盗汗、脱汗、战汗、黄汗五种。

早在《黄帝内经》中就有对汗的生理和病机的精辟论述。《素问·宣明五气篇》载"心为汗"，《素问·阴阳别论篇》载"阳加于阴谓之汗"，明确指出汗为心液，为心所主，是阳气蒸化阴液而形成。《灵枢·五癃津液别》曰："天暑衣厚则腠理开，故汗出……天寒则腠理闭，气湿不行，水下留于膀胱，则为溺与气。"《素问·经脉别论》曰："故饮食饱甚，汗出于胃；惊而夺精，汗出于心；持重远行，汗出于肾；疾走恐惧，汗出于肝；摇体劳苦，汗出于脾。"均阐明了出汗与外界环境的关系，及汗证与脏腑的关系。

在病机上《灵枢·经脉》曰："六阳气绝,则阴与阳相离,离则腠理发泄,绝汗乃出。"这些论述为后世认识和治疗汗证奠定了理论基础。汉代张仲景将外感病汗出的症状分为汗出、自汗出、大汗出、手足濈然汗出、头汗出、额汗出、汗出而喘、盗汗和黄汗等,并根据汗出的性质、程度、部位来推断疾病的病机,判别表、里、寒、热、虚、实的差异,拟定了桂枝汤、白虎汤、承气汤、茵陈蒿汤等,给予对证治疗。有关盗汗,《金匮要略·水气病脉证并治》指出:"食已汗出,又常暮盗汗者,此劳气也。"《金匮要略·血痹虚劳病脉证并治》又指出:"男子平人,脉虚弱细微者,喜盗汗也。"有关战汗,《伤寒论·辨太阳病脉证并治》指出:"太阳病未解,脉阴阳俱实,必先振栗,汗出而解。"有关黄汗,《金匮要略·水气病脉证并治》指出:"黄汗之为病,身体肿,发热汗出而渴,状如风水,汗沾衣,腰髋驰痛,如有物在皮中状,剧者不能食,身疼重,烦躁,小便不利。"以上论述对后世认识和治疗汗证很有启发。前人有自汗属阳虚,盗汗属阴虚之说,系指自汗、盗汗发病的一般规律,但不能概括全部,如《丹溪心法》载:"自汗属气虚、血虚、湿、阳虚、痰""盗汗属血虚、气虚。"《景岳全书·汗证》载:"自汗、盗汗亦各有阴阳之证,不得谓自汗必属阳虚,盗汗必属阴虚也。""凡伤寒欲解,将汗之时,若是正气内盛,邪不能与之争,汗出自不作战,所谓不战,应知体不虚也。若其人本虚,邪与之争,微者为振,甚者为战,正胜邪则战而汗解也"。《温疫论》对战汗的发生机制,以及病情转归的关系都有一定见解,认为战汗在临床上常作为观察病情变化和预后的一个重要标志。清代王清任《医林改错·血府逐瘀汤所治之症目》曰:"竟有用补气、固表、滋阴、降火,服之不效,而反加重者,不知血瘀亦令人自汗、盗汗,用血府逐瘀汤。"对血瘀导致自汗、盗汗的治疗作了补充。

西医学多种疾病如甲状腺功能亢进、自主神经功能紊乱、更年期综合征、风湿热、结核病、低血糖、虚脱、休克及肝病、黄疸等某些传染病以汗出为主要症状者,均可参考本篇进行辨证论治。

一、病因病机

本病大多由邪客表虚、营卫不和,肺气亏虚、卫表不固,阳气虚衰、津液失摄,阴虚火旺、虚火烁津,热邪郁蒸、迫津外泄等所致。

(一)营卫不和

阴阳偏盛、偏衰之体,或表虚之人,卒感风邪,可使营卫不和,卫强营弱,卫外失司,营阴不能内守而汗出。

(二)肺气亏虚

素体虚弱,病后体虚,或久患咳喘之人,肺气不足,肌表疏松,腠理不固而汗自出。如明代王肯堂《证治准绳·自汗》曰:"或肺气微弱,不能宣行荣卫而津脱者"。

(三)阳气虚衰

《素问·生气通天论》云:"阳者卫外而为固也"。久病重病,脏气不足,阳气过耗,不能敛阴,卫外不固而汗液外泄,甚则发生大汗亡阳之变。

(四)虚火扰津

烦劳过度,精神过用,伤血失精,致血虚精亏,或邪热伤阴,阴液不足,虚火内生,心液被扰,不能自藏而外泄作汗,如《素问·评热病论》云:"阴虚者,阳必凑之,故少气时热而汗出也"。

(五)心血不足

劳心过度,或久病血虚,致心血不足,心失所养,心液不藏而外泄则盗汗。

（六）热邪郁蒸

风寒入里化热或感受风热、暑热之邪,热淫于内,迫津外泄则大汗出,如《素问·举痛论》载:"炅则腠理开,荣卫通,汗大泄。"或因饮食不节,湿热蕴结,熏蒸肝胆,见汗出色黄等。

综上所述,汗证的病位在卫表肌腠,其发生与肺、心、肾密切相关。病机性质有虚、实两端。由热邪郁蒸,迫津外泄者属实;由肺气亏虚、阳气虚衰、阴虚火旺所致者属虚,因气属阳,血属阴,故此类汗证总由阴阳失衡所导致,或为阴血不足,虚火内生,津液被扰而汗出,或为阳气不足,固摄无权,心液外泄而汗出;至于邪客表虚,营卫不和则为本虚标实之证。古有自汗多阳气虚,盗汗多阴血虚之说,此为常理,但临证每见兼夹错杂,需详加鉴别。

二、诊断

（1）不因外界环境影响,在头面、颈胸、四肢、全身出汗超出正常者为诊断的主要依据。

（2）昼日汗出溱溱,动则益甚者为自汗;寐中汗出津津,醒后自止者为盗汗;在外感热病中,全身战栗而汗出为战汗;在病情危重时全身大汗淋漓,汗出如油者为脱汗;汗出色黄,染衣着色者为黄汗。

三、相关检查

血沉、抗"O"、血清甲状腺激素和性激素测定、胸部X线摄片、痰培养等,以鉴别风湿热、甲状腺功能亢进、肺结核等疾病引起的汗多。

四、鉴别诊断

生理性汗出与病理性汗出出汗为人体的生理现象。因外界气候、运动、饮食等生活环境等因素影响,稍有出汗,其人并无不适,此属正常现象,应与病理性汗出鉴别。

五、辨证要点

（一）辨虚实

邪气盛多实,或存表,或在里,或为寒,或为热;正气衰则虚,或气虚,或血虚,或阴虚,或阳虚;正衰邪恋则虚实夹杂。一般来说自汗多属气虚不固,然实证也或有之;盗汗多属阴虚内热,然气虚、阳虚、湿热也间或有之;脱汗多属阳气亏虚,阴不内守,阴极阳竭。黄汗多属感受外邪,湿热内蕴,则为实证。战汗则常发于外感热病,为邪正相争之证以实证为主,若病变重者正不胜邪,则可出现虚实错杂的情况。

（二）辨寒热

汗证由热邪迫津外泄或阴虚火旺,心液被扰而失常者属热;由表里阳气虚衰,津液不固外泄为汗者属寒。

六、治疗原则

治疗当以虚者补之,脱者固之,实者泄之,热者清之,寒者热之为原则。虚证当根据证候的不同而治以益气、温阳、滋阴、养血、调和营卫;实证当清泄里热、清热利湿、化湿和营;虚实夹杂者,则根据证候的虚实主次而适当兼顾。此外,汗证以腠理不固,津液外泄为基本病变,故可酌加麻黄根、浮小麦、牡蛎等固涩止汗之品。

七、分证论治

(一)自汗

1.营卫不和

主症:汗出恶风,周身酸楚。

兼次症:或微发热,头痛,或失眠,多梦,心悸。

舌脉:苔薄白,脉浮或缓。

分析:营卫失和,腠理不固,故汗出恶风,周身酸楚。如风邪在表者,则兼见头痛,发热,脉浮等。营卫不和,心失所养,心神不宁,则失眠,多梦,心悸,苔薄白,脉缓。

治法:调和营卫。

方药:桂枝汤。本方解肌发表,调和营卫。既可用于风寒表虚证,又可用于体虚营卫不和之证。方中桂枝温经解肌,白芍敛阴和营,桂枝、白芍同用,调和营卫以使腠理固密,佐生姜、大枣、炙甘草和中,助其调和营卫之功。

若气虚明显,加黄芪益气固表;失眠多梦、心悸者,加龙骨、牡蛎,以安神止汗。

2.肺气虚弱

主症:汗出恶风,动则益甚。

兼次症:久病体虚,平时不耐风寒,易于感冒,体倦乏力。

舌脉:苔薄白,脉细弱。

分析:肺主皮毛,病久体虚,伤及肺气,皮毛不固而见汗出畏风,平素易于感冒,动则耗气,气不摄津,故汗出益甚,体倦乏力,脉细弱,苔薄白,均为肺气不足之征。

治法:益气固表。

方药:玉屏风散。本方益气固表止汗,用于肺气虚弱、卫气不固的自汗。方中黄芪补气固表,白术健脾补气以实表,佐防风祛风走表而助黄芪固表之力。

汗多者加麻黄根、浮小麦、五味子、煅牡蛎以止汗敛阴。病久脾胃虚弱者合用四君子汤培土生金。兼中气虚者加补中益气汤补中益气。

3.心肾亏虚

主症:动则心悸汗出,或身寒汗冷。

兼次症:胸闷气短,腰酸腿软,面白唇淡,小便频数而色清,夜尿多。

舌脉:舌质淡,舌体胖润,有齿痕,苔白,脉沉细。

分析:久病重病,耗伤心肾之阳,阳气不足,不能护卫腠理,故见汗出;心失温养则见心悸。身寒,腰酸腿软,面白唇淡,小便频数而色清,夜尿多,舌质淡体胖有齿痕,苔白,脉沉细,均为肾阳亏虚之征。

治法:益气温阳。

方药:芪附汤加味。本方补气温阳,主治气阳不足,虚汗不已之证。方中黄芪益气固表止汗,附子温肾益阳。以振奋卫气生发之源。

乏力甚加人参、白术、大枣补中益气;四肢厥冷加桂枝、肉桂通阳补肾;汗多者加浮小麦、龙骨、牡蛎以止汗敛阴。

4.热郁于内

主症:蒸蒸汗出,或但头汗出,或手足汗出。

兼次症:面赤,发热,气粗口渴,口苦,喜冷饮,胸腹胀闷,烦躁不安,大便干结,或见胁肋胀痛,身目发黄,小便短赤。

舌脉:舌质红,苔黄厚,脉洪大或滑数。

分析:素体阳盛,感邪日久,郁而化热,热淫于内,迫津外泄,故见蒸蒸汗出,面赤气粗;津液被劫,故口渴饮冷,大便干结。舌质红,苔黄,脉洪大滑数,为内有积热之征。若饮食不节,湿热蕴结肝胆,则见胁肋胀痛,身目发黄,小便短赤。

治法:清泄里热。

方药:竹叶石膏汤加减。本方清热养阴,生津止汗,适用于热病伤阴,方中生石膏、竹叶清气分热,人参(可改用沙参)、麦冬滋养阴液。白芍敛阴,甘草和中。里热得清,汗出自止。

宿食在胃者,可用枳实导滞丸消导和胃,佐以泄热。如大便秘结,潮热汗出,脉沉实者,可用增液承气汤,不应,改大承气汤攻下热结。肝胆湿热者,可用龙胆泻肝汤清热利湿。

(二)盗汗

1.心血不足

主症:睡则汗出,醒则自止,心悸怔忡,失眠多梦。

兼次症:眩晕健忘,气短神疲,面色少华或萎黄,口唇色淡。

舌脉:舌质淡,苔薄,脉虚或细。

分析:劳心过度,心血耗伤,或久病血虚,心血不足,神不守舍,入睡神气外浮则盗汗;血不养心,故心悸怔忡,失眠多梦;气血不足,故面色不华,气短神疲,眩晕健忘,口唇色淡;舌质淡,苔薄,脉虚或细,均为心血亏虚之征。

治法:补血养心。

方药:归脾汤加减。方中茯神、酸枣仁、龙眼肉、远志养心安神,当归养血补血,人参、黄芪、白术、甘草补脾益气;脾为后天之本,气血生化之源,脾健气旺则血生,化源不绝,心神得养。

若心悸甚者加龙骨、琥珀粉、朱砂以镇惊安神;不寐加柏子仁、合欢皮以养心安神;气虚甚者加生黄芪、浮小麦以固表敛汗。

2.阴虚火旺

主症:寐则汗出,虚烦少寐,五心烦热。

兼次症:久咳虚喘,形体消瘦,两颧发红,午后潮热,女子月经不调,男子梦遗。

舌脉:舌质红少津,少苔,脉细数。

分析:肺痨久咳,或亡血失精,阴血亏虚,虚火内生,寐则阳气入阴,营阴受蒸则外泄,故见夜寐盗汗。阴虚则阳亢,虚火内生,形体消瘦,午后潮热,两颧发红,五心烦热;热扰神明,则虚烦少寐;阴虚火旺,相火妄动,引起女子月经不调,男子遗精。舌质红少津少苔,脉细数,为阴虚火旺之象。

治法:滋阴降火。

方药:当归六黄汤加减。方中当归、生地、熟地滋阴养血;黄芩、黄连清心肺之火;黄柏泻相火而坚阴;黄芪益气固表。可加龙骨、牡蛎、糯稻根以敛汗。

骨蒸潮热重者,可合青蒿鳖甲汤滋阴退热。阴虚相火妄动者,可合知柏地黄丸加减应用。

(三)脱汗

主症:多在病情危重之时,出现大汗淋漓,汗出如油。

兼次症:精神疲惫,四肢厥冷,气短息微。

舌脉:舌萎少津,脉微欲绝或脉大无力。

分析:急病或重病耗伤正气,阳气暴脱,阳不敛阴,阴阳离决,汗液大泄,故见突然大汗淋漓,汗出如油,精神疲惫,四肢厥冷,声短息微。脉微欲绝或散大无力,舌萎少津为阴阳离决之象。

治法:益气回阳固脱。

方药:参附汤加减。方中重用人参大补元气,益气固脱;附子回阳救逆。可加生黄芪益气止汗。病情危急,用药应功专力宏,积极抢救。亦可静脉滴注黄芪注射液、参麦注射液等急救之品。

若在热病中所见,尚可加麦冬、五味子敛阴止汗。汗多时可加煅龙骨、煅牡蛎、麻黄根等敛汗之品,随症应用。亦可用止汗红粉,绢布包扑之以助止汗。

(四)战汗

主症:多在急性热病中,突然全身恶寒、战栗,而后汗出。

兼次症:发热口渴,躁扰不宁。

舌脉:舌质红,苔薄黄,脉细数。

分析:热邪客于气分,故见发热口渴,躁扰不宁。正气抗邪外出,正邪交争,故恶寒、战栗。若正能胜邪,则汗出病退,脉静身凉,烦渴自除。舌质红,苔薄黄,脉浮数为邪热在气分之象;脉细示正气已伤。

治法:扶正祛邪。

方药:主要针对原发病进行辨证论治。战栗恶寒而汗出顺利者,一般不需特殊治疗,可适当进食热汤、稀粥之品,予以调养。

若恶寒战栗而无汗者,此属正气亏虚,用人参、生姜煎汤服之,以扶正祛邪;若汗出过多,见精神疲惫,四肢厥冷者,治宜益气回阳固脱,用参附汤、生脉散煎汤频服;若战汗之后,汗出不解,再战再汗病情反复者,若已无表证,里热内结,可用滋阴增液,通便泄热之法,以增液承气汤加减治之。若表证未尽,腑气热闭,应表里同治,以凉膈散加减治之。

(五)黄汗

主症:汗出色黄,染衣着色。

兼次症:或有身目黄染,胁肋胀痛,小便短赤;或有发热、口渴不欲饮,或身体水肿。

舌脉:舌质红,苔黄腻,脉弦滑或滑数。

分析:湿热素盛,感受温热之邪,湿热熏蒸肝胆,胆汁不循常道,随汗液外渍肌肤,故汗出色黄,染衣着色,身目黄染,胁肋胀痛;或感受温热之邪,交阻于肌表,故发热,身体水肿;湿热交阻中焦,故口渴不欲饮;舌质红,苔黄腻,脉弦滑或滑数,皆为湿热之征。

治法:清热化湿。

方药:龙胆泻肝汤加减。本方清肝火,清利湿热,主治肝胆实火,湿热内蕴,用于邪热郁蒸所致的黄汗。方中龙胆草、黄芩、山栀、清泄肝热;泽泻、木通、车前子清热利湿;柴胡、当归、生地疏肝滋阴、养血和营;甘草调和诸药,清热解毒。

若热势不甚,小便短赤,身体水肿,予茵陈五苓散清热利水退黄。若湿热未清而气阴已亏者,可用清暑益气汤清热利湿,益气养阴并举。

八、转归与预后

单纯出现的自汗、盗汗,一般预后良好,经过治疗大多可在短期内好转。若伴见于其他疾病过程中出现出汗,往往病情较重,治疗时应着重针对原发疾病,随着原发疾病的好转,出汗才能减轻或消失。由于引起汗证的疾病较多,如结核、感染性疾病、肝胆病及危重病证等引起的汗证,则该病的发展转归决定其预后。

(李　垒)

第十一章 妇科病证

第一节 月经过多

月经量较正常明显增多(大于 80 mL),而周期基本正常者,称为"月经过多"或"经水过多"。本病可与周期、经期异常并发,如月经先期、经期延长、月经后期伴量多,尤以前两者多见。

西医学中的子宫腺肌病、子宫肌瘤、排卵障碍、子宫内膜原因(子宫内膜炎和感染)、全身凝血相关疾病,以及医源性和未分类等造成的月经过多均可参考本病治疗。

一、病因病机

月经过多的主要病机是冲任不固,经血失于制约。常见的病因有血热、气虚、血瘀。而本病在发展过程中,因病程日久,常致气随血耗,阴随血伤,或热随血泄而出现由实转虚,或虚实兼夹之象,如阴虚内热、气阴两虚或气虚夹瘀等证。

(一)血热

素体阳盛,或肝郁化火、过食辛躁动血之品,或外感热邪,热扰冲任,迫血妄行,则经量增多。与西医学子宫内膜原因中子宫内膜炎症、感染、炎性反应异常和子宫内膜血管生成异常、凝血异常的全身性疾病等所致月经过多相关。

(二)气虚

素体虚弱,或饮食不节,或过劳久思,或大病久病,损伤脾气,致使中气不足,冲任不固,血失统摄,以致经行量多。久之可使气血俱虚,又可致心脾两虚,或脾损及肾,致脾肾两虚。与西医学排卵障碍中黄体功能不足、甲状腺功能减退,凝血异常的全身性疾病等所导致的月经过多相关。

(三)血瘀

素体多抑郁,气滞而致血瘀;或经期产后余血未尽,感受外邪或不禁房事,瘀血内停。瘀阻冲任,血不归经,以致经行量多。与西医学子宫平滑肌瘤、子宫腺肌病及医源性所致月经过多相关。

二、诊断

(一)病史

可有大病久病、精神刺激、饮食失宜、经期、产后感邪或房事不禁史,或宫内节育器避孕史。

(二)临床表现

月经量明显增多,超过 80 mL。月经周期、经期一般正常,或伴有月经提前或延后,或行经时间延长。亦可伴有癥瘕(子宫肌瘤、子宫腺肌病、盆腔炎性包块)、痛经、不孕等病症。病程长者可引起继发性贫血。

(三)检查

1.妇科检查

排卵障碍中的黄体功能不足、医源性中使用左炔诺孕酮宫内缓释系统、凝血异常的全身性疾病致月经过多者,妇科检查多无明显器质性病变;子宫肌瘤、子宫腺肌病、子宫内膜原因等引起月经过多者,多有宫体增大、压痛等体征。

2.辅助检查

卵巢功能测定、子宫内膜病理检查,有助于排卵障碍相关疾病的诊断;B超检查有助于盆腔器质性病变的诊断;宫腔镜检查可明确子宫内膜息肉、黏膜下子宫肌瘤的诊断。

三、鉴别诊断

中医当与崩漏的鉴别。

(一)周期

崩漏的阴道出血无周期性,而月经过多周期基本正常。

(二)经期

崩漏出血时间一般超过 2 周,而月经过多经期基本正常。

(三)经量

崩漏可量多如崩,亦可淋漓日久不尽,而月经过多经量明显超出正常范围的 30～50 mL,常大于 80 mL。

另有"经崩"者,月经如期来潮,但经行量多如崩,亦有别于月经过多。同时也应注意对引起月经过多的西医疾病之间的相互鉴别,以明确病因对症治疗。

四、治疗

本病辨证以经血量多为主要症状,结合经色、经质及全身症状进行辨证。血热证经血量多、色鲜红或紫红、质黏稠,伴心烦口渴;气虚证经血色淡、质稀,伴倦怠乏力;血瘀证经血色黯有块,伴经行腹痛拒按。若病程日久,证候转化,因果交织,可出现气虚血瘀或气阴(血)亏虚证。

对本病的治疗当分经期与平时,经期重在固冲止血、减少月经量,平时调理气血,辨证求因治本。止血之法,气虚者益气摄血,血热者凉血止血,血瘀者化瘀止血。以每个月经周期为一个疗程,重在经前、经期调经止血治疗。一般连续治疗 2～3 个月经周期。

(一)针灸

1.毫针

(1)取穴:曲池、太冲、三阴交、行间、通里。操作方法:穴位常规消毒。毫针刺,用泻法,得气后留针20～30 min,每天 1 次,自经前 5～7 d 开始,连续治疗 7～10 d。适应证:血热型月经过多。

(2)取穴:三阴交、足三里、气海、心俞、脾俞。操作方法:穴位常规消毒。毫针刺,用补法,得气后留针 20～30 min,每天 1 次,施术时间宜从经前 5～7 d 开始,连续治疗 7～10 d。适应证:气虚型月经过多。

(3)取穴:通里、隐白、三阴交、丰隆、中脘、足三里。操作方法:穴位常规消毒,毫针刺,用泻法,得气后留针 20～30 min,每天 1 次,自经前 5～7 d 开始,连续治疗 7～10 d。适应证:痰湿型月经过多。

(4)取穴:膈俞、合谷、血海、太冲、行间、三阴交、通里。操作方法:穴位常规消毒。毫针刺,用泻法,得气后留针 20～30 min,每天 1 次,自经前 5～7 d 开始,连续治疗 7～10 d。适应证:血瘀型月经过多。

2.耳针

选取主穴取肾、子宫、附件、盆腔、内分泌、肾上腺、皮质下、卵巢。配穴取膈、肝、脾、心、腰痛点。操作方法:穴位皮肤常规消毒,将王不留行籽置于 0.5 cm×0.5 cm 胶布上,贴压于穴位上,主穴必贴,配穴随证选用。每次只贴一侧,左右交替。嘱患者每天按压 3～4 次,每次 10～15 min,以能耐受为度。隔天 1 次,15 次为一个疗程。

3.耳压法

选取主穴取肾、子宫、附件、盆腔、内分泌、皮质下、肾上腺。配穴取肝、膈、脾、心、腰痛点。操作方法:将王不留行籽贴压于诸主穴各 1 籽,配穴随症选用,贴压后按压 15～20 min,每天 3～4 次。每次取 1 侧耳穴,两侧交替,隔天贴 1 次,15 次为一个疗程,连续 2 个疗程。

4.子午流注法

选取隐白。操作方法:取隐白穴在辰、巳两个时辰(上午 7～11 时),先涂少许硼酸软膏,后在穴位上放置米粒大的艾炷,连灸 5 壮,每天 1 次。

5.灸法

选取大敦、隐白。操作方法:取艾条点燃一端后,对隐白、大敦两穴位依次温和灸,左右各 1 小时,共 2 h。每天 1 次。

6.针刺断红穴

断红,经外奇穴名。位于手背部,当第 2、3 掌骨之间,指端下 1 寸,握拳取之。主治月经过多,崩漏。毫针针刺加灸法:沿掌骨水平方向刺入 1.5～2 寸,使针感上行至肩,留针 20 min。起针后灸之,以艾条行雀啄术灸法,灸 10～15 min,灸时患者自觉有一股热气直窜至肘者良。

(二)推拿治疗

取穴:八髎、足三里、三阴交、隐白、通里。操作方法:先用按揉法施治于八髎穴 5 min,再用指按法分别施治于双侧足三里、三阴交穴,每穴 5 min,用推法分别施治于双侧隐白、通里穴,每穴 2 min。气虚型月经量多者,加揉按双侧脾俞、肾俞各 5 min;血虚型月经量多者,加按双侧行间、太冲穴各 5 min,按双侧曲池穴 3 min;血瘀型月经量多者,加按双侧合谷、血海、膈俞穴各 5 min;痰湿型月经量多者,加推双侧丰隆穴 5 min。

五、转归与预后

本病是脏腑、气血功能失常影响到冲任的一种病症,为妇女常见月经病之一。该病以经量增多为主,一般无明显器质性病变,运用中医药辨证论治具有明显的优势,本病经积极治疗预后一般良好。但因误治或延治,可使病情加重而发展为崩漏甚至其他变证,导致病势缠绵难愈;或因失血过多致气阴(血)亏虚,故应针对病因,结合症状标本同治。

(曹怀宁)

第二节 月 经 过 少

月经过少属于中医"月经不调"范畴,是指以经量较正常明显减少,每次行经总量不超过 30 mL者,甚或点滴而净,或者经期不足 2 d,经量少为主症的一类病症,可有小腹不适、腰部酸软及头晕等伴随症状,亦称"经水涩少""经量过少"等。

一、病机

虚者多因精亏血少,冲任血海亏虚,经血乏源;实者多由瘀血内停,或痰湿内生,痰瘀阻滞冲任血海,血行不畅发为月经过少。

二、诊断要点

(1)月经量较正常明显减少,甚或点滴而净,或者经期不足 2 d,经量少,连续 2 个月经周期以上。

(2)功能失调性子宫出血、多囊卵巢综合征及卵巢早衰均有神经内分泌调节紊乱,如黄体功能减退,孕酮水平低,雌二醇相当于增生期早期和中期水平。

(3)部分疾病有特定诱发因素;如宫腔粘连常发生于人流术后;大出血常见于异位妊娠后出血、产后出血、手术出血等。

(4)功能失调性子宫出血、多囊卵巢综合征有多毛、肥胖、泌乳症状;多囊卵巢综合征亦见无排卵或稀发排卵,妇检可触及增大卵巢,可伴有高雄激素血症、高胰岛素血症、血催乳素升高。

(5)血管舒缩功能不稳定及神经精神症状见于卵巢早衰可伴有潮热、出汗、心悸、头晕、头痛、抑郁及易激动等。

三、辨证分型

(一)肝血亏虚证
月经量少或点滴即净,色淡无块,或伴头晕眼花,心悸怔忡,面色萎黄,小腹空坠,舌质淡红,脉细。

(二)肾阳亏虚证
月经量少,色淡红或黯红,质稀,腰脊酸软,头晕耳鸣,或小腹冷,夜尿多。舌质淡,脉弱或沉迟。

(三)瘀滞胞宫证
月经量少,色紫黑,有血块,小腹胀痛,拒按,血块排出后胀痛减轻。舌正常或紫黯,或有瘀点,脉细弦涩。

(四)痰湿阻滞证
月经量少,色淡红,质黏腻,形体肥胖,胸闷呕恶,或带多黏稠。苔白腻,脉滑。

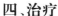

四、治疗

(一)穴位

主穴:关元、中极、归来、肾俞、肝俞。

配穴:肝血亏虚证加足三里、脾俞,肾阳亏虚证加命门、三阴交,瘀滞胞宫证加期门、膈俞,痰湿阻滞证加丰隆、阴陵泉。功能失调性子宫出血病加气海、脾俞,多囊卵巢综合征加丰隆,卵巢早衰加神阙。

(二)药物

1.中药外敷

益母草 0.5 kg 加水煎 3 次,去渣过滤后混合,浓缩成糊状。取药膏适量,敷于神阙、肾俞、阴交、三阴交穴,覆盖玻璃纸、纱布,外以胶布固定。外加热敷,1 次 30 min,每天 1～2 次。

2.中药热熨

酒炒蚕沙(不拘多少)热熨腰部。

3.中药外洗

取益母草 120 g 水煎外洗小腹。

4.药枕

取云苓、菊花、钩藤、竹叶、灯芯草、琥珀、薄荷、玫瑰花,填入枕袋供睡眠枕用。

五、注意事项

天灸贴敷可有效增加月经血量,但症状易反复,注意巩固治疗及配合日常饮食调养。

(曹怀宁)

第三节　痛　　经

痛经指妇女在经期及其前后,出现小腹或腰部疼痛,甚至痛及腰骶,每随月经周期而发,严重者可伴恶心呕吐、冷汗淋漓、手足厥冷,甚至晕厥,给工作生活带来影响。好发于 15～25 岁及初潮后的 6 个月至两年内,是妇科最常见的症状之一。痛经分为原发性和继发性两类,原发性痛经是指生殖器官无器质性病变的痛经,占痛经 90% 以上;继发性痛经是指盆腔器质性疾病引起的痛经。本节主要叙述原发性痛经。本病中医亦称为"痛经",或称为"经行腹痛"。

一、病因病机

中医学认为痛经的发生与素体因素及经期、经期前后特殊的生理环境有关。非行经期间,冲任气血平和,致病因素不能引起冲任、胞宫瘀滞或不足,故不发生疼痛,而在经期或经期前后,血海由满盈而泄溢,胞宫气血由气盛血旺至经后暂虚,气血变化急骤,致病因素乘时而作,使气血运行不畅,胞宫经血流通受阻,以致不通则痛;或致冲任胞宫失于濡养不荣而痛。

(一)气滞血瘀

素多抑郁,或经期前后伤于情志,以致"经欲行而肝不应,则拂其气而痛生"(《傅青主女科》);

或经期产后(包括堕胎、小产、人工流产),余血内留,离经之血内蓄于胞中而成瘀。气滞血瘀,不通则痛。

(二)寒凝血瘀

经行产后,冒雨涉水,贪食生冷或坐卧湿地,寒湿伤于下焦,客于冲任,与经血相结,阻于胞脉,经行不畅,"寒湿满二经而内乱,两相争而作痛"(《傅青主女科》)。

(三)湿热瘀互结

经期产后感受湿热之邪(如洗涤不洁、不禁房事等),或宿有湿热内蕴,流注冲任,搏结于胞脉而留瘀,致经行不畅,发为痛经。

(四)气血虚弱

禀赋不足,或脾胃素弱,生化乏源,或大病久病,耗损气血,经期阴血下泻为经,势必更虚,"血海空虚气不收也"(《胎产证治》),冲任胞脉失于濡养而发痛经。

(五)肝肾不足

先天禀赋不足,肝肾本虚,或多产房劳,损及肝肾。精亏血少,冲任不足,胞脉失养,经将净血海更虚,故而作痛。

二、临床表现

(一)症状

1.腹痛

(1)一般于初潮后数月出现,也有发生在初潮后 2～3 年的年轻妇女。

(2)疼痛多自月经来潮后开始,最早出现在经前 12 h,以行经第 1 天疼痛最剧烈,持续2～3 d后缓解。疼痛常呈痉挛性,通常位于下腹部耻骨上,可放射至腰骶部和大腿内侧。

(3)腹痛剧烈时,可伴有面色苍白、出冷汗、手足发凉,甚至晕厥、虚脱等。

2.胃肠道症状

恶心、呕吐、腹泻及肠胀气或肠痉挛等。一般可持续数小时,1～2 d 后症状逐渐减轻、消失。

(二)体征

下腹部可有压痛,一般无腹肌紧张或反跳痛。妇科检查常无异常发现。

(三)常见并发症

经前期综合征月经来潮前 7～10 d 出现以躯体及精神症状为特征的综合征,除了腹痛外,还伴有头痛、乳房胀痛、紧张、压抑或易怒、烦躁、失眠、水肿等一系列症状,月经来潮后症状即自然消失。

(四)痛经的程度

一般可分为轻、中、重三度。

1.轻度

行经期或其前后,小腹疼痛明显,或伴腰部酸痛,但尚可坚持工作和学习,有时需服止痛药。根据月经期下腹坠痛,妇科检查无阳性体征,临床即可诊断。诊断时需与子宫内膜异位症、子宫腺肌病、盆腔炎性疾病引起的继发性痛经相鉴别。

2.中度

行经期或月经前后,小腹疼痛难忍,或伴腰部疼痛、恶心呕吐、四肢不温,采用止痛措施疼痛可缓解。

3.重度

行经期或其前后,小腹疼痛难忍,坐卧不安,不能坚持工作和学习。多伴有腰骶疼痛,或兼有呕吐、泄泻、肛门坠胀、面色苍白、冷汗淋漓、四肢厥冷、低血压等,甚至昏厥。

三、原发性痛经与继发性痛经的区别

区别要点在于生殖器官有无器质性病变。原发性痛经属功能性痛经,生殖器官无器质性病变,常发生在初潮或初潮后不久,多见于未婚或未孕妇女,在正常分娩后疼痛可缓解或消失;继发性痛经常发生在月经初潮后数年,常有月经过多、不孕、放置宫内节育器或盆腔炎性疾病病史,妇科检查有异常发现,如处女膜孔过小,子宫颈管过于狭窄,子宫位置过于前倾或后屈,或子宫发育不良、子宫内膜异位症、子宫肌腺病、盆腔炎症和宫腔粘连等。必要时需行宫腔镜、腹腔镜检查加以鉴别。

四、鉴别诊断

(一)异位妊娠破裂

异位妊娠破裂之腹痛,多有停经史及妊娠资料可查,孕后可有一侧少腹隐痛,不规则阴道流血史,发作时突然腹痛如撕裂,剧痛难忍,伴面色苍白、冷汗淋漓、手足厥冷,或伴有恶心呕吐。但亦有无明显停经史即发生异位妊娠破裂者。

(二)先兆流产

先兆流产有停经史及早孕反应,可见阴道流血,妊娠试验阳性,B超检查子宫腔内有孕囊,而痛经则无上述妊娠征象。

(三)肿瘤蒂扭转、破裂、变性

除有卵巢肿瘤病史和可触及盆腔肿物外,疼痛往往突然发作,过去并无明显之周期性痛经史,此次发作时亦与月经周期无关。

(四)卵泡破裂或黄体破裂

卵泡破裂或黄体破裂也可致腹腔内出血而出现突发性下腹痛。前者多发生于月经周期的中段,后者则发生于经前或妊娠早期,一般有诱因可查,如性交、剧烈运动或腹部挫伤等。

(五)急性盆腔炎

除腹部胀痛外,多伴有高热、烦渴等热证表现,并有带下异常等。

上述几种妇科痛证均与月经周期性发作无甚关系,应详加鉴别。其他内、外科之腹痛,如急性阑尾炎、胃肠出血等,亦需根据病史、症状、体征等仔细鉴别。

五、治疗

痛经的治疗原则总以调理冲任气血为主。治疗分两个阶段进行:月经期行气活血止痛以治其标,由通着手,虚则补而通之,实则泻而通之;平时审证求因以治本,以调为法,调气和血,调理冲任。同时还应兼顾素体情况,或调肝,或益肾,或扶脾,使之气顺血和,冲任流通,经血畅行则痛自止。

此外,因痛经与月经关系密切,故不论对何种病因病机的痛经,均宜在月经来潮前夕加用理气药,月经期中加用理血药,月经净后加用养血和血药。经期不宜用滋腻或过于寒凉的药物以免滞血。治疗时间一般主张 3 个周期以上,并应预防用药,经前 3~5 d 即开始治疗。

(一)内治法

1.辨证治疗

痛经的辨证要点是根据疼痛的性质、部位、程度、时间,结合月经的期、量、色、质与兼证、舌脉,辨明寒、热、虚、实。

疼痛的性质、程度:掣痛、绞痛、刺痛、拒按属实证;隐痛、坠痛、喜揉喜按属虚证;下腹冷痛,得温痛减,属于寒证;下腹痛如针刺,得热痛剧,属于热证;胀甚于痛,矢气则舒,属于气滞;痛甚于胀,经行血块排出,腹痛减轻,属于血瘀。

疼痛的时间:发生于经前或经潮1~2 d内多属实证;经后腹痛绵绵多是虚证。

疼痛的部位:痛在两侧少腹病多在肝;小腹痛引腰脊者病多在肾。

总而言之,痛经病位在冲任胞宫,变化在气血。临床上寒证多而热证少,实证多而虚证少,夹虚者多,而全实者少。审因论治,方能药到病除。

(1)气滞血瘀。证候特点:每于经前1~2 d或经期小腹胀痛,胀甚于痛,拒按,或伴乳房胀痛、胸胁胀满不适;或月经先后无定期,量少,或经行不畅,经色紫黯有块,血块排出后痛减;常伴有烦躁易怒,甚或恶心呕吐,舌紫黯或瘀点,脉弦滑或弦涩。治法:理气活血,祛瘀止痛。

推荐方剂:膈下逐瘀汤。

(2)寒凝血瘀。证候特点:经前或经期小腹冷痛拒按,得热痛减,或经期延后,月经量少,经色瘀黯有块,或畏寒身痛,手足欠温,面色青白,舌黯苔白润或腻,脉沉紧。治法:温经散寒,化瘀止痛。

推荐方剂:少腹逐瘀汤。

(3)湿热瘀互结。证候特点:经前或经期小腹疼痛拒按,有灼热感,或伴腰骶胀痛,或平时即感小腹疼痛,经期加剧,或低热起伏,伴有月经先期、月经过多或经期延长,经色黯红,质稠有块,或平时带下黄稠、阴痒,小便黄短,大便不爽,舌红苔黄腻,脉弦数或滑数。治法:清热除湿,化瘀止痛。

推荐方剂:清热调血汤。

(4)气血虚弱。证候特点:经期或经后1~2 d,小腹隐隐作痛,喜按,伴见小腹或阴部空坠,经血量少、色淡、质清稀,或月经后期,面色萎黄无华,神疲倦怠,气短懒言,舌淡苔白,脉细弱。治法:益气养血,调经止痛。

推荐方剂:八珍汤。

(5)肝肾不足。证候特点:经期或经后少腹绵绵作痛,腰部酸胀,月经色淡量少质稀薄,或有潮热,或耳鸣,或头晕目眩,舌淡,苔薄白或薄黄,脉细弱。治法:滋养肝肾,和营止痛。

推荐方剂:归肾丸。

2.中成药

(1)田七痛经胶囊:通调气血,止痛调经。适用于各类型痛经,尤其是因寒致痛者。胶囊,每次3~5粒,每天3次,经期或经前5 d服用。或每次3~5粒,每天2~3次,经期后继续服用,以巩固疗效。

(2)金佛止痛丸:行气止痛,疏肝和胃,祛瘀。适用于各类型痛经,每次5~10 g,每天2~3次。寒证者须用姜汤送服。

(3)七制香附丸:开郁顺气,调经养血。适用于肝郁气滞,气血运行不畅所致的痛经。每次1丸,每天2次。

（4）痛经丸：温经活血，调经止痛。适用于气滞寒凝，血行不畅的痛经。每次 6 g,每天 2 次。

（5）济坤丸：调经养血，和胃安神。适用于气滞血瘀而兼有心脾两虚之痛经。每次1丸,每天 2 次。

（6）散结镇痛胶囊：软坚散结，化瘀定痛。适用于各类型痛经。每次 4 粒,每天 3 次。

（二）外治法

1.针灸

（1）体针：选取合谷、三阴交。方法：实证用泻法,虚证用补法。方义：合谷乃手阳明经原穴,功善行气止痛,三阴交为足三阴经的交会穴,与合谷相配可达行气调血止痛之功效。加减：夹血块者加血海；湿邪重者加阴陵泉、太冲、行间；肝郁者加太冲、气海、内关；气血虚弱者加足三里、脾俞、血海；肝肾不足者加关元、肝俞、肾俞。

（2）电针：选取中极、关元、三阴交、血海、地机、足三里穴,针刺得气后,接上电针治疗仪,通以疏密波或连续波,电量以中度刺激为宜,每次通电 15～30 min,每天 1～2 次。于经前 3 d 施治,至疼痛缓解为止。

（3）灸法：取关元、气海、曲骨、上髎、三阴交,每次取 3 个穴,于经前 3 d 用艾条温和灸,每穴施灸 20 min,每天 1 次,连续治疗,4 d 为一个疗程,适用于各型痛经。

（4）穴位注射：取当归注射液 4 mL,于双侧三阴交穴位注射,一般 10 min 后疼痛可缓解,若气滞血瘀可配太冲；寒湿凝滞配内关；气血虚弱配足三里；肝肾不足配关元。

（5）梅花针：用梅花针从腰椎至尾椎,脐部至耻骨联合处轻叩（不出血为宜）,可调节冲、任、督脉之气,以达行气止痛之功。每次月经前 3～5 d 开始,每天 1 次,每次 15 min,连用3 个周期。

2.敷脐疗法

神阙为冲任经气汇聚之地,且渗透力强,采取敷脐疗法可达到调理冲任气血以止痛的治疗目的,可选用当归、川芎、吴茱萸等研为细末,加白酒和凡士林调为膏糊状,于经前 3 d 敷脐部,经至敷关元穴,可疏通经络,祛寒止痛。

3.耳穴治疗

取耳穴皮质下、内分泌、交感、子宫、卵巢,于月经来前 3～5 d,用王不留行籽或小磁珠压穴,每天按揉数次,调和气血以止痛；疼痛较重者可用埋针法。气滞血瘀可加耳穴肝、神门；痰湿凝滞加耳穴脾、胃；湿热瘀滞加耳穴三焦、腹；气血虚弱加耳穴心、脾；肝肾亏虚加耳穴肝、肾。

六、预防与调护

（一）预防

1.正确地认识和对待痛经

月经是生理现象,一般盆腔充血可能出现轻度腰酸、下坠感、嗜睡、疲倦等不适,但当行经前后出现的疼痛或不适影响个人的工作、学习和生活就是一种病理状态。原发性痛经患者如按照月经前后的保健原则,采用多层次和综合性防治保健措施,痛经症状可明显减轻甚至消失。

2.制定科学的个体化保健计划

原发性痛经患者科学的个体化保健计划应在医师指导下制定,其内容包括：良好的生活方式和饮食习惯、健康的精神心理、科学的营养补充、恰当的运动量、避免环境刺激和有害物质的摄入和坚持定期体检等。定期行妇科普查,妇科普查应每年进行 1 次,内容包括妇科、内科、内分泌科。特别注意子宫、卵巢、乳腺和内分泌疾病的防治。所有药物治疗均应在医师的指导下进行。

(二)调护

1.生活调护

(1)加强卫生宣教,广泛宣传月经生理和月经期卫生知识,使妇女了解月经来潮正常的生理过程,消除其顾虑和精神负担。

(2)积极参加适当的体育锻炼,增强体质,增强抵抗力,防止痛经。

(3)注意劳逸结合,睡眠充足,生活规律,经期避免过度疲劳和紧张,避免重体力劳动和剧烈体育运动。

(4)避免寒凉,经期不宜当风感寒,冒雨涉水,冷水洗脚或冷水浴等。

(5)保持外阴清洁,月经期禁止性交、盆浴和游泳。

2.饮食调养

痛经患者要注意少吃寒凉生冷,以免经脉凝涩,血行受阻;避免咖啡因,咖啡、茶、可乐、巧克力中含有咖啡因;禁酒。均衡饮食,避免过甜或过咸的食品,多吃蔬菜、水果、鸡、鱼、瘦肉等。注意补充维生素及矿物质。

3.精神调理

(1)大力开展心理健康教育,普及相关卫生知识。帮助患者了解月经来潮的变化规律,告知患者月经来潮时正常的生理现象。

(2)家属朋友协助配合:使患者家属朋友协助配合,给予同情、安慰和鼓励。

(3)社会调节:医务人员应耐心解答病者提出的问题,并给予指导解决。

(曹怀宁)

第十二章　骨伤科病证的针灸治疗

第一节　颈项部扭挫伤

颈项部扭挫伤是指颈椎周围的肌肉、韧带、关节囊等组织受到外力牵拉、扭捩或外力直接打击而损伤。

一、诊断要点

（1）头颈部有扭捩或外力打击病史。

（2）受伤后颈项、背部疼痛，有时可牵涉到肩部。

（3）检查：①颈项部活动受限，以侧屈、旋转位较明显。②颈项部可扪及痉挛的肌肉，局部有明显压痛，但无上肢放射痛。③臂丛神经牵拉试验阴性，无颈神经压迫体征。④颈椎 X 线片未见异常。

二、病因病机

头部突然受到外力打击或头部受到撞击或坐车时的急刹车，超过颈部生理活动的范围，造成颈部经筋、脉络的损伤，经血溢于脉外，瘀血痹阻，经气不通，发为疼痛。

三、辨证与治疗

（一）主症

项背部疼痛，连及肩部，颈部活动受限，有明显的压痛。舌质黯，脉弦。

（二）治则

活血化瘀，通经止痛。

（三）处方

天柱、完骨、阿是穴、后溪。

（1）侧屈疼痛加：中渚、三间。

（2）旋转疼痛加：风池、阳陵泉。

（3）压痛点位于督脉加：大椎。

（4）压痛点位于足太阳经加：养老、至阴。

（5）压痛点位于足少阳经加：外关、悬钟、关冲。

（6）压痛点位于阳明经加：合谷。

（四）操作法

诸穴均采用捻转泻法，首先在井穴用三棱针点刺出血，在阿是穴用刺络拔罐法，再针刺四肢远端穴位，针刺时针感要强，并使针感传导，同时令患者活动头颈部，一般会有明显好转。如好转不明显在针刺局部穴位。

（五）方义

本证是由于瘀血阻滞经脉所致，治疗以活血化瘀、破血化瘀为法。阿是穴是瘀血凝聚的部位，刺络拔罐可破瘀血的凝聚，疏通经脉的气血；井穴放血，可消除经脉中残留的瘀血，活血止痛。其他诸穴针刺泻法旨在进一步疏通经络活血止痛。

（秦照梅）

第二节 颈项部肌筋膜炎

颈项部肌筋膜炎又称颈项部肌纤维炎，或肌肉风湿病，是指筋膜、肌肉、肌腱和韧带等软组织的病变，引起项背部疼痛、僵硬、运动受限和软弱无力等症状。

一、诊断要点

（1）本病多发生于中年以上女性。

（2）颈项部疼痛、僵硬，常连及背部和肩部。

（3）晨起和气候变凉或受凉时疼痛加重，活动后或遇暖时疼痛减轻。

（4）颈项部可触及压痛点，颈后部可摸到皮下结节、条索肿块，颈项部活动受限。

（5）本病与颈项部扭挫伤症状相似，但颈项部扭挫伤有明显的外伤史，病程较短，颈项部检查无结节。

二、病因病机

本病常累及胸锁乳突肌、肩胛提肌等，一般认为颈项部筋膜炎的发生与轻微外伤、劳累、受凉等因素有关。其病理变化主要为肌筋膜组织纤维化、瘢痕及局限性小结节形成。

本病属于中医"痹症"范畴，引起本证的原因有以下两个方面。

（一）风寒湿邪阻滞

久卧湿地，贪凉受冷或劳累过度，卫外乏力，风寒湿邪入侵经筋，气血痹阻发为痹证。

（二）瘀血阻滞

慢性劳损积累，或轻伤络脉，瘀血停滞，久而成结，气血阻滞发为疼痛。

三、辨证与治疗

（一）风寒湿邪阻滞

1.主症

项背疼痛、僵硬，痛引肩臂，遇寒则痛重，得热则痛减。舌淡苔白，脉弦紧。

2.治则

散风祛湿,温经通脉。

3.处方

天柱、风池、肩井、肩外俞、阿是穴、三间、后溪。

4.操作法

诸穴均用捻转泻法,并在肩井、肩外俞、阿是穴拔火罐,起火罐后再加用灸法,每穴艾灸 3 min 左右。

5.方义

天柱、风池、三间、后溪散风祛邪,三间、后溪为五输穴中的"输穴","俞主体重节痛",且配五行属于"木",木主风,所以二穴是治疗外邪引起肌肉、关节疼痛的重要穴位,正如《针灸甲乙经》所说"颈项强,身寒,头不可以顾,后溪主之",《席弘赋》"更有三间、肾俞妙,善除肩背浮风劳"。

(二)瘀血阻滞

1.主症

项背疼痛、僵硬,呈刺痛性质,晨起明显,痛有定处,活动后好转。舌质黯,苔薄,脉涩。

2.治则

活血祛瘀,舒筋止痛。

3.处方

风池、阿是穴、肩外俞、膈俞、合谷、后溪。

4.操作法

阿是穴、肩外俞、膈俞刺络拔罐,术后加用灸法。其余诸穴用捻转泻法。

5.方义

本病主要位于胸锁乳突肌和肩胛提肌,手阳明经循行于胸锁乳突肌,其经筋"绕肩胛,夹脊";手太阳经循行于肩胛提肌部位,其经筋"上绕肩胛,循颈出走太阳之前",所以治取合谷、后溪为主穴,且二穴对治疗颈项部疼痛有很好的效果,合谷又有行气活血化瘀的作用。阿是穴、肩外俞、膈俞刺络拔罐出血,乃破血祛瘀法,加用灸法,血得热则行,可加强祛瘀通经的效果。

（秦照梅）

第三节　项韧带劳损与钙化

项韧带劳损与钙化是临床常见病,也是项背部疼痛的常见原因之一。项韧带属于棘上韧带的一部分,因其特别粗大、肥厚,故称其为项韧带。起于枕外隆凸,向下延续至第 7 颈椎棘突。项韧带的主要功能是维持颈椎的稳定和牵拉头部由屈变伸。

一、诊断要点

(1)有长期低头工作史,或颈项部外伤史。

(2)颈项部疼痛、酸胀,颈部屈伸时疼痛加重,抬头或颈后伸时疼痛减轻。

(3)检查:颈椎棘突尖压痛,有时在病变的局部可触及硬结或条索状物。X 线检查可见病变部位项韧带钙化影。

二、病因病机

长期的长时间低头工作,因头颈部屈曲而使项韧带拉紧,久而久之则项韧带自其附着点牵拉,部分韧带纤维撕裂,或从项韧带附着点掀起,产生损伤与劳损。损伤后局部出血,组织液渗出,之后发生机化和钙盐沉积,使劳损的项韧带钙化。

中医认为劳伤气血,颈项筋骨失于气血濡养则筋肉挛缩,气血运行受阻,导致络脉瘀血阻滞,久之则瘀血凝结成块;或卫外不固,复感风邪,加重了病情的发展。

三、辨证与治疗

(一)主症

颈项部疼痛、酸胀、僵硬,颈项活动时疼痛,可伴有响声,触摸有压痛。舌质黯,脉弦细。

(二)治则

养血柔筋,活络止痛。

(三)处方

天柱、阿是穴、风府、后溪、承浆、心俞。

(四)操作法

阿是穴针刺捻转泻法,天柱、风府、承浆、后溪龙虎交战手法,心俞针刺补法,天柱针刺后加用灸法。

(五)方义

本病隶属于督脉,故治疗以督脉经穴为主,风府是督脉与阳维脉的交会穴,既可疏通督脉,又可散风通络,主治颈项疼痛,正如《素问·骨空论》所说"颈项痛,刺风府"。承浆是任脉与手足阳明经的交会穴,又是任脉与督脉的连接穴,阳明经多气多血,任脉纳五脏之精血,故承浆可调任、督脉的气血,濡养督脉之经筋。承浆与风府配合,可加强颈项痛的治疗,《玉龙歌》"头项强痛难回顾,牙痛并作一般看,先向承浆明补泻,后针风府即时安。"即是这一组合的明证。后溪是八脉交会穴之一,通于督脉,又是治疗颈项痛的特效穴,是治疗本病的主穴,本穴与天柱相配,局部与远端结合,有利于舒筋通脉。补心俞可调血柔筋,疏解挛缩。

(秦照梅)

第四节　项背肌筋膜炎

一、概述

项背肌筋膜炎是指项背部的肌肉、筋膜由于急、慢性损伤或感受风寒湿邪等原因发生无菌性炎症,引起项、背、肩等处疼痛、麻木的疾病。本病又称纤维织炎、软组织劳损、肌肉风湿病等。

本病相当于中医学中的"背痛""肩背痛"的范畴,是针灸治疗的主要适应证之一。

二、诊断要点

(1)项背部疼痛、酸痛或伴有上肢或枕部、头顶部的放射痛,遇阴雨天、寒冷、潮湿等气候症状加重。

(2)背部有沉重感、紧束感,背如石压,或兼见头痛、头晕、视物模糊、胸闷、胸痛、心悸等。

(3)背部肌肉紧张、僵硬、压痛,并可触摸到结节或条索状阳性反应物,常见于肩胛骨内上角附分穴处(病位于肩胛提肌)、肩胛骨内侧缘附分、魄户、膏肓、神堂、等穴位处(病位于菱形肌)、肩井穴位处(病位于斜方肌上部)、肩中俞穴位处(病位于斜方肌中部)、膈关穴位处(病位于背阔肌)、脊旁夹脊穴(病位于竖脊肌)、棘突上(病位于棘上韧带)、两棘突间(病位于棘突间韧带)。

(4)颈背部有扭挫伤史,如慢性劳损史(如长期低头伏案、高枕睡眠等)。

(5)理化检查,排除风湿及类风湿脊柱炎。

三、病因病机

(一)风寒湿邪侵袭

本病位于肩背部,是诸阳经脉分布的区域,最易感受风寒湿邪。或汗出当风,或夜卧受寒,或久居寒湿之处,感受风寒湿邪,稽留于肌肤筋肉之间,致经络气血凝滞不通,发为经肩背痛。正如《灵枢·周痹》云:"风寒湿气,客于外分肉之间,迫切而为沫,沫得寒则聚,聚则排分肉而分裂也,分裂则痛。"

(二)瘀血阻滞

因劳力、扭挫或跌打损伤,久痛入络,致瘀血阻滞,脉络不通,不通则痛。

(三)气机逆乱,气血失调

《素问·阴阳别论》:"二阳一阴发病,主惊骇背痛,善噫善欠,名曰风厥。"久坐伏案或长久低头工作,劳伤气血,气血不足则筋肉失养,筋肉拘挛,发为疼痛。久坐伤肉损伤脾胃,阻碍气血生化之源。长久伏案,思虑过度,劳伤心脾,耗气伤血,致使气血虚弱,在外则筋肉失养,在内则脏腑功能失调,气机逆乱,肝阳趁机上逆,发为风厥。

(四)辨证与治疗

1.风寒湿邪痹阻

(1)主症:肩背疼痛,遇寒加重,得热痛减,按之作痛和筋结。舌淡红,苔薄白,脉浮紧。

(2)治则:疏风散寒,祛湿通络。

(3)处方:天池、大椎、风门、天宗、阿是穴、后溪、三间。

(4)操作法:针刺泻法,留针30 min,间歇运针,同时艾灸大椎、风门、阿是穴,出针后再拔火罐。

(5)方义:本证是由于风寒湿邪侵袭经络,气血凝滞,阻塞不通所致。太阳、阳维主表,故取足少阳、阳维之会穴风池、足太阳经穴风门及诸阳之会穴大椎,针而灸之,疏风散寒,通经祛邪。复取手太阳经穴天宗,再配以局部阿是穴,针灸同用,并拔火罐,以温通局部经气。后溪、三间是手太阳经和手阳明经的"输"穴,功善祛风止痛,因为二穴配五行属于风,"俞主体重节痛",且手阳明经筋"绕肩胛,夹脊",手太阳经筋"上绕肩胛,循颈",故二穴是可治疗项背疼痛。《标幽赋》"阳跷阳维并督脉,主肩背腰腿在表之病";《席弘赋》"更有三间、肾俞妙,善除肩背浮风劳",都表明后溪、三间是治疗肩背痛、项背痛的有效穴位。诸穴合用,可达疏风散寒,祛湿通络的功效。

2.瘀血阻滞

(1)主症:项背部或肩背部疼痛,痛如针刺,部位固定,痛连肩臂,甚或麻木不仁,活动受限,遇寒或劳累则加重。舌质黯有瘀点,苔薄白,脉弦细。

(2)治则:行气活血,通络止痛。

(3)处方:天柱、曲垣、秉风、阿是穴、膈俞、合谷、曲池。

(4)操作法:针刺泻法,间歇行针,留针 30 min。并于阿是穴、膈俞刺络拔罐出血,再加用艾条灸,每穴灸 3 min。

(5)方义:本证是由于外伤或久痛入络,瘀血阻滞所致,膈俞为血之会穴,阿是穴是瘀血凝聚的部位,刺血拔罐,可活血化瘀,加用灸法可增强活血化瘀的作用。曲池、合谷均属于手阳明经,阳明经多气多血,其经筋分布于肩胛部,曲池善于疏通经络气血,合谷善于行气活血化瘀,二穴同用可疏通肩胛部经络瘀血的痹阻。其余诸穴属于局部取穴,如此局部与远端相配合,可达活血化瘀,疏通经络气血的作用。

3.气血逆乱,肝阳上亢

(1)主症:肩背部酸痛、沉重,头痛头晕,视物模糊,胸闷胸痛,心悸不宁,脘腹胀痛。舌质胖大,脉弦细。

(2)治则:调补气血,平肝潜阳。

(3)处方:风池、心俞、阿是穴、中脘、手三里、足三里、三阴交、太冲。

(4)操作法:风池平补平泻法,阿是穴针刺泻法,并灸法,中脘平补平泻法,手足三里、三阴交针刺补法,太冲针刺泻法。

(5)方义:本证是由于升降失调,气血逆乱,肝阳上亢所致。针刺风池、太冲泻上亢的肝阳,治头痛头晕;心俞、手足三里、三阴交,补脾胃生心血,补益气血生化之源,荣心养目;中脘与足三里配合,既可调补脾胃,又可斡旋气机的升降,使气血调达,升降适度,诸症可解;阿是穴除局部经筋之痉挛,疏通局部经络的痹阻;手足阳明经筋均绕肩胛附属于脊背,故手足三里可补气血荣养肩背部的经筋,缓痉挛以止痛。如此,上下之配合,局部与远端相配合,气血调达,诸症可除。

(秦照梅)

第五节　胸壁挫伤

胸壁是由骨性胸廓与软组织两部分组成。软组织主要包括胸部的肌肉、肋间神经、血管和淋巴组织等。由于外界暴力挤压、碰击胸部导致胸壁软组织损伤。本病是临床上常见的损伤性疾病,多见于青壮年。

一、诊断要点

(1)患者多由外力致伤病史。

(2)受伤后胸胁部疼痛,疼痛范围相对明确,深呼吸或咳嗽时疼痛加重。

(3)检查:①胸廓部有局限性瘀血肿,有明显压痛点。②抬肩、活动肩胛、扭转躯体时疼痛加重。③X 线检查:无异常改变,但可除外骨折、气胸、血胸等。

二、病因病机

胸部挫伤,多因外力直接作用于胸部,如撞击、挤压、拳击、碰撞、跌打损伤等,使胸部皮肤、筋肉受挫,脉络损伤,血溢脉外,瘀血停滞,经脉不通而痛。

三、辨证与治疗

(一)主症

受伤之后,胸胁部痛,深呼吸、咳嗽、举肩、躯体扭转则疼痛加重,局部有明显压痛。舌质紫黯,脉弦。

(二)治则

活血祛瘀,通经止痛。

(三)处方

阿是穴、华佗夹脊穴、内关、支沟、阳陵泉。

(四)操作法

阿是穴用平刺法,术后刺络拔罐出血。华佗夹脊穴应根据病变的部位,选择相应的夹脊穴1~3个,直刺泻法,使针感沿肋间隙传导,最好达到病变处。内关直刺捻转泻法,最好少用提插手法,以免损伤正中神经,引起手指麻木、拘紧等后遗症。支沟、阳陵泉直刺捻转泻法。

(五)方义

阿是穴刺络拔罐出血,祛除瘀血,疏通局部气血的瘀阻;华佗夹脊穴,对于胸胁部疼痛及肋间神经痛有很好效果;内关属于手心包厥阴经,其经脉、经筋布于胸胁部,心包主血脉,故内关可有理血通脉,活血祛瘀的作用;内关又是手厥阴经的络穴,外联手少阳三焦经,三焦"主持诸气",故内关又有调气活血、理气止痛的功效,所以内关是治疗胸胁部疼痛的主穴;支沟、阳陵泉属于手、足少阳经,其经脉、经筋均分布于胸胁部,是治疗胁肋疼痛的重要组合。

(秦照梅)

第六节　蒂策综合征

蒂策综合征是一种非特异性疾病,又称肋软骨炎、特发性痛性非化脓性肋软骨肿大。本病是胸背部病变的常见病、多发病,表现为肋软骨的痛性肿胀,尤其好发于第二肋骨。本病好发于女性,病程长短不一,常迁延数月或数年,治愈后容易复发。中医无此病名,应属于胸胁痛范畴。

一、诊断要点

(1)好发于女性,男性少见。

(2)胸痛急剧或缓慢发作,伴有胸部压迫感或勒紧感。

(3)疼痛呈持续性或间断性,当深呼吸或平卧时疼痛加重。有时疼痛可向肩及手部放射。

(4)检查:第二、三肋骨与软骨交界处肿胀、隆起,可触及结节状或条索状阳性反应物,质地柔软,按之有明显的局限性压痛。

X线检查可除外胸腔和肋骨等器质性病变,对本病无诊断价值。

二、病因病机

西医对本病的病因尚不明确,一般认为与劳损、外伤或病毒感染有关;疲劳及气候的变化可能是发病的诱因。中医根据本病的病变部位固定、局部肿胀、劳累后发作等证候特点,认为本病与瘀血、痰湿及气血虚弱有关。本病应属于筋骨病,位于胸部,与此有关的经络及经筋主要有:足阳明经及经筋,其经筋从下肢"上腹而布,至缺盆而结";足太阴经及经筋,其经筋"循腹里结于肋,散于胸中";手少阴经及经筋,其经筋"挟乳里,结于胸中";手厥阴经及经筋,其经筋"入腋散胸中";足少阳经及经筋,其经筋"系于膺乳,结于缺盆";足厥阴经布胁肋等,这些经脉或经筋均于本病的发生有关。

(一)瘀血阻滞

胸部受跌打损伤或撞击,损伤经脉,血溢脉外;或上肢过度活动,胸大肌过度收缩,引起胸肋部韧带和肋软骨膜损伤,血溢脉外,经脉瘀阻,引起局部肿痛。

(二)痰瘀互结

肝气郁结,失于疏泄,气机郁滞,气滞则不能载血运性,血滞而为瘀;气滞则津液失于运行,凝聚为痰。痰瘀互结,脉络不通,发为肿痛。

(三)气虚血瘀

体质虚弱,复加长期胸壁劳作,耗伤气血,气虚则血行乏力,滞而成瘀血,经脉不通,发为肿痛。

三、辨证与治疗

(一)瘀血阻滞

1.主症

局部肿痛,痛有定处,痛如针刺,夜间加重,疼痛向肋部或脊背放射。舌质紫黯或有瘀点,舌苔薄白,脉弦或沉涩。

2.治则

活血化瘀,疏经通络。

3.处方

阿是穴、心俞、膈俞、合谷、郄门、太冲。

4.操作法

阿是穴、心俞、膈俞刺络拔火罐,其余诸穴直刺捻转泻法。

5.方义

本证是由于瘀血痹阻经脉所致,取阿是穴、心的背俞穴心俞、血之会穴膈俞,刺络拔火罐,祛瘀通络止痛。郄门是心包经的郄穴,心主血脉,功善治疗瘀血阻滞胸部经脉引起的疼痛症。合谷是手阳明经的原穴,原穴是元气流注的部位,与手太阴肺经相表里,阳明经多气多血,故合谷穴可行气祛邪,行气活血,行气通络,通经止痛。太冲是足厥阴肝经的原穴,肝主疏泄,肝藏血,故太冲功在理气调血,理气活血,理气通脉,理气止痛。合谷与太冲配合,名曰"四关",是疏通经络、调理气血、活血祛瘀、通经止痛的主要穴位组合。

（二）痰瘀互结

1.主症

病程较长,疼痛呈持续性隐痛,局部隆起,肿胀明显,胸部沉闷。舌苔白腻,脉弦滑。

2.治则

理气化痰,活血化瘀。

3.处方

阿是穴、膻中、内关、中脘、丰隆。

4.操作法

阿是穴采用刺络拔火罐法;膻中针尖向下平刺,捻转手法,平补平泻;其余诸穴均直刺,平补平泻手法。

5.方义

本证是由于痰瘀互结阻滞经络所致,阿是穴刺络拔火罐意在祛瘀通络。膻中是气之会穴,针刺平补平泻法,意在调气,调气可活血化瘀,调气可通经除痰;本穴又位于胸部中央,是治疗痰瘀滞留胸部的主穴。内关是手厥阴心包经的络穴,外络三焦经,心主血脉,三焦主气,故内关既可活血化瘀,又可理气化痰,善于治疗胸胁部病证。内关与膻中配合,局部与远端相结合,是治疗胸部、胁肋部及其内部脏腑疾病的主要组合。中脘与丰隆相配合,和胃祛痰,健脾化痰,是治疗痰浊病证的主要组合。

（三）气虚血瘀

1.主症

局部隐痛,疼痛与天气有关,遇冷易于发作,伴有胸背隐痛,心慌气短,体倦乏力。舌质黯红或淡红,脉沉弱。

2.治则

益气养血,通络祛瘀。

3.处方

阿是穴、膻中、太渊、足三里、隐白。

4.操作法

阿是穴采用刺络拔罐法,术后加用灸法。膻中、太渊、足三里针刺补法,隐白用艾炷灸7～9壮。注意针刺太渊时应避开动脉,直刺7～9 mm。

5.方义

本证是由于气虚行血乏力,血液瘀滞胸部,痹阻脉络所致。阿是穴的部位正是瘀血阻滞所在,宗《素问·针解》:"菀陈则除之者,出恶血也。"故在阿是穴处刺络出血,清除瘀血、死血,术后再加用灸法,血得热则行,可加强除瘀血通经络的作用。膻中是气之会穴,太渊是脉之会穴,又是手太阴经的原穴,二穴组合培补宗气,宗气积于胸中,以贯心脉,有益气通脉除瘀血的作用,并可消除胸部疼痛。足三里、隐白健脾补胃,培补气血生化之源,且隐白是治疗胸痛的经验效穴。

（秦照梅）

第七节 肋胸骨痛

肋胸骨痛是指肋软骨与胸骨连接处发生的自发性疼痛。本病多由于外伤、病毒感染、受寒冷刺激等原因，引起胸大肌附着处的肌纤维组织炎。

一、诊断要点

(1)胸部自发性疼痛，可连及胁肋部。

(2)疼痛的性质为锐痛或切割样、撕裂样疼痛。

(3)疼痛好发于第2~5肋骨软骨与胸骨的接合处。

(4)检查：胸骨外侧缘有明显压痛；加压两侧胸壁时，病变处出现疼痛。

在临床上本病常与肋软骨炎相混淆，应注意鉴别。本病的压痛点在胸骨的外侧缘与肋软骨交界处。

二、病因病机

(一)瘀血阻滞

外伤筋骨，损及血脉，血溢脉外，阻滞脉络，经气不通，不通而痛。

(二)寒瘀凝滞

胸肩部及上肢过度活动，耗伤气血，卫外不固，风寒湿邪乘虚入侵，寒主凝而血瘀，经络气血痹阻，发为疼痛。

三、辨证与治疗

(一)瘀血阻滞

1.主症

胸部疼痛，痛如针刺，部位固定，胸骨外侧缘按之疼痛。舌质紫黯或有瘀点，脉弦或沉涩。

2.治则

活血化瘀，通络止痛。

3.处方

阿是穴、膻中、心俞、膈俞、内关、合谷、太冲。

4.操作法

阿是穴、心俞、膈俞刺络拔火罐，其余诸穴均直刺捻转泻法。

5.方义

本证是由于瘀血痹阻经脉所致，处方选穴与肋软骨炎相同，方解也无差异。

(二)寒瘀凝滞

1.主症

胸部疼痛，痛则剧作，遇寒加重，得热痛减，触之作痛。舌质淡红，苔薄白，脉弦紧。

2.治则

温经祛邪,通经止痛。

3.处方

阿是穴、膻中、大椎、列缺、足三里、隐白。

4.操作法

刺阿是穴用 0.25 mm×25 mm 的毫针,沿着肋骨的上下缘向胸骨平刺,有酸痛感或胀痛感沿肋骨传导,捻转泻法,术后加用灸法。膻中针尖向下平刺,捻转补法。针大椎时患者坐位,微低头,针尖朝向胸骨柄,进针 25 mm(1 寸左右)左右,得气后捻转平补平泻法,术后加用灸法。列缺针尖向上斜刺,得气后行捻转补法。足三里直刺,捻转补法。隐白艾炷灸 7～9 壮。

5.方义

本证是由于寒瘀凝滞,经络痹阻所致,治疗时重用灸法,温经散寒,疏通经络。阿是穴是寒邪瘀血凝结的部位,属于局部取穴,针刺泻法并灸,针刺泻法可通经祛邪,艾灸可温经散寒,行血通脉。大椎属于督脉,又为诸阳之会,针灸并用,助阳祛邪,行气血通脉。气会膻中与列缺、足三里配合,培补宗气,贯通心脉,温阳除邪。隐白是治疗本病的经验穴,临床用之有明显效果。

(郑永万)

第八节　剑状突起痛

剑状突起痛主要是剑状突起部疼痛,并伴有胸部、胃脘部、胁肋部及肩背部疼痛。剑状突起即胸骨剑突,相当于中医的蔽心骨。

一、诊断要点

(1)剑突部有深在的持续地疼痛。

(2)胃饱满时、扩胸时、弯腰时及扭转身体时可引起疼痛发作。

(3)疼痛可连及胸部、胃脘部、胁肋部。

(4)检查:剑突部有明显压痛,并有向胸部、腹部、胁肋部及肩背部放射痛。

二、病因病机

本病发生在心的下部,应属于心胃病证,循行的经脉有任脉、足阳明胃经、足太阴脾经、足厥阴肝经、手太阳小肠经、手少阳三焦经等,其发生的病因病机与痰热互结、寒与痰浊凝滞、肝郁气滞有关。

(一)痰热互结

痰热内结,滞留心下,不通而痛。本正与伤寒论中的小陷胸汤证相似,《伤寒论·辨太阳病脉症并治》:"小结胸病,正在心下,按之则痛,脉浮滑者,小陷胸汤主之。"

(二)寒痰凝滞

寒与痰涎凝滞,结于胸膈,发为本病。本证与伤寒论中的寒实结胸证相似。痰涎结于膈上或膈下,胸与心下满闷作痛。

（三）肝郁气滞

肝气郁结，失于疏泄，胃气凝滞不通发为疼痛。

三、辨证与治疗

（一）痰热互结

1.主症

心下部疼痛，连及胸胁，按之则痛，心中烦乱，胃脘不适，有呕恶感。舌质红，苔黄腻，脉滑数。

2.治则

化痰清热，理气止痛。

3.主方

膻中、鸠尾、中脘、曲池、丰隆。

4.操作法

针膻中针尖向下平刺 12～20 mm，捻转泻法。针鸠尾穴时两手臂高举置于头部，针尖向下斜刺12 mm左右，切勿直刺，捻转泻法。其余诸穴均直刺捻转泻法。

5.方义

膻中属于任脉，位于胸部正中，为气之会穴，可理气止痛，可理气化痰，是治疗胸痛、胃痛的主要穴位。鸠尾位于胸骨剑突的下缘，又是任脉的络穴，其脉络散于腹，主治心胸痛、胃脘痛；鸠尾又为膏之原，膏即膏脂，由五谷之津液化合而成，所以本穴有化合津液为膏脂的作用，津液不能化合称为膏脂，即变为痰，所以鸠尾又有清化痰浊的作用。中脘、丰隆调理脾胃、除痰浊化生之源。总之，膻中、鸠尾理局部之气机，化病位处的痰浊，中脘、丰隆除痰浊生成之源，曲池清除邪热，标本兼治，病证可愈。

（二）寒痰凝滞

1.主症

心与胸部疼痛，心下按之作痛，痛及胸背，四肢厥冷，胃脘冷痛，呕吐痰饮。舌苔白腻，脉滑而迟。

2.治则

温化痰浊，通经止痛。

3.处方

膻中、鸠尾、中脘、大椎、合谷、足三里。

4.操作法

膻中、鸠尾、中脘针刺手法同前，针刺后加灸。针大椎取坐位，患者微低头，针尖向下颌方向进针，捻转补法，有针感向胸部传导较好，并加用灸法。合谷直刺平补平泻法，足三里针刺补法。

5.方义

膻中、鸠尾、中脘的方解同前，加用灸法，可温阳通脉，可温阳化痰。足三里扶正祛邪，健脾化痰。合谷行气化痰，行气止痛。大椎属于督脉，又是诸阳之会，主治寒热，《素问·骨空论》"灸寒热之法，先灸项大椎"，又是治疗结胸症的主穴，对本证的治疗有重要作用，《伤寒论》"太阳与少阳并病……时如结胸，心下痞鞕者，当刺大椎第一间"。

（三）肝郁气滞

1.主症

心下痛，胃脘痛，痛及胸胁，呈胀痛性质，心烦急躁，口苦咽干，局部触之作痛。舌质黯，脉弦。

2.治则

疏肝解郁，理气止痛。

3.处方

膻中、鸠尾、上脘、中脘、期门、内关、太冲。

4.操作法

膻中、鸠尾、中脘的针刺法同前；上脘直刺 7.5～10 mm（0.3～0.5 寸），平补平泻手法；期门平刺，平补平泻手法；内关、太冲直刺平补平泻手法。

5.方解

膻中、鸠尾方解同前，中脘和胃降逆，主治心胃痛，配期门治疗痛及胸胁，《针灸甲乙经》"心下大坚，肓俞、期门及中脘主之"；配上脘加强治疗心胃痛的效果，《玉龙歌》"九种心痛及脾痛，上脘穴内用神针，若还脾败中脘补，两针神效免灾侵……"。内关、太冲均属于厥阴经，上下配合，调气理气，是疏肝解郁、理气止痛的重要组合。

（郑永万）

第九节　胸椎小关节紊乱症

一、概述

胸椎小关节紊乱症是指胸椎后关节在劳损、退变或外伤等因素作用下，导致胸椎小关节发生急、慢性损伤或解剖移位，以及椎旁软组织发生无菌性炎症反应，刺激、牵拉或压迫其周围的肋间神经、交感神经，引起神经支配区域疼痛、不舒适或胸腹腔脏器功能紊乱等一系列症状，称为胸椎小关节紊乱症。由于胸腹腔脏腑功能紊乱的症状一般不是与胸椎小关节损伤同时出现，往往较晚一段时间出现，因此医师与患者均难于将胸腹腔脏腑功能紊乱症状与胸椎小关节损伤联系起来，导致临床上常常误诊，遗忘了疾病的根源是胸椎病变。

二、诊断要点

（1）患者有背部外伤或长期姿势不良史，如长期低头、伏案工作等。

（2）胸背部酸胀疼痛或沉重乏力，时轻时重，一般活动后减轻，劳累或受寒后加重。

（3）胸胁部疼痛，疼痛的具体部位因胸椎损伤的部位而异，如：胸椎 $T_{2\sim5}$ 损伤，可表现为乳房以上胸胁部位的疼痛、心前区痛；胸椎 $T_{5\sim12}$ 的损伤，可表现为乳房以下区域疼痛、胸痛、胁肋痛、胃区痛、肝区痛、腹部痛等。

（4）自主神经紊乱症状。①汗液排泄障碍：表现为多汗或无汗（局部或半身、全身）。②胸腔脏器功能紊乱症：可见心烦胸闷、胸部压迫感、心律失常、血压异常、咳嗽哮喘等心血管和呼吸系统症状，多见于胸椎 $T_{1\sim4}$ 小关节损伤。③腹腔脏器紊乱症状：可见胃脘胀痛、食滞纳呆、嗳气吞酸、腹胀便秘或腹泻等消化功能紊乱症。

（5）检查。①触诊：胸椎棘突、棘突间、椎旁有叩痛、压痛、棘突偏歪或有后凸，或有凹陷。棘突上、棘突间及椎旁的韧带有条索样改变或结节。②X线检查：可见胸椎有损伤性改变或退行改变、韧带钙化、胸椎侧弯或后凸畸形。可除外结核、肿瘤、类风湿、骨折等。③理化检查：可除外脏腑肿瘤、结石及损伤程度。

三、病因病机

（一）外邪侵袭

人体在疲劳、虚弱的情况下，复感风寒湿邪，导致筋脉痹阻，血行不畅，经脉不通，不通则痛，以致筋肉痉挛，进而引起胸椎小关节功能活动障碍，日久可致筋膜变性、增厚、粘连，从而影响脊神经和自主神经的功能，产生脊背疼痛和脏腑功能紊乱的症状。

（二）跌打损伤

外力打击背部，损伤筋肉、脉络，血溢脉外，瘀血阻滞，筋肉肿胀，挛缩作痛，搏击脊神经和交感神经而发病。

（三）劳伤气血

由于劳力过度或长久伏案用脑过度，劳伤气血，气血亏损。气血虚弱，筋骨失养，筋肉挛缩，胸椎及其小关节失稳，触及交感神经，而发病；气血虚弱，心脾两虚，则胸痛胸闷，心悸烦乱，胃脘疼痛，腹胀便溏等症。

四、辨证与治疗

（一）外邪侵袭

1.主症

背部疼痛，伴有沉重感、紧感、冷感，遇寒加重，得热痛减，疼痛可连及胸胁部。舌苔薄白，脉浮紧。

2.治则

散风祛寒，温经通络。

3.处方

胸椎夹脊阿是穴、大椎、后溪、合谷、外关。

4.操作法

夹脊阿是穴有两种，一是压痛点，二是结节、条索；针刺的方法是采用 0.30 mm×40 mm 的毫针，刺入 20 mm 左右，得气后用捻转泻法；术后加用艾条灸法。针大椎时患者微低头，直刺捻转泻法，术后加用灸法。后溪、合谷、外关均直刺泻法。

5.方义

本证是由于感受风寒湿邪而引起，病变部位属于督脉、太阳经及阳明经筋。针刺并温灸诸阳之会大椎，祛除邪气通经止痛。阿是穴处是邪气痹阻之处，针刺泻法祛邪，艾灸温通除邪。后溪、合谷属于手太阳经和手阳明经，其经筋分布背部，结聚于脊柱，又有良好的行气祛邪，通经止痛的功效。外关属于手少阳经，少阳经循行于胸胁部，是治疗胸胁痛的主要穴位之一；外关又通于阳维脉，阳维脉维系诸阳经而主表，故又有祛除邪气从表而解的功能。诸穴配合可达祛除邪气通经止痛的效果。

（二）瘀血阻滞

1.主症

背部疼痛,疼痛部位固定,呈刺痛性质,肩臂活动则疼痛加重,背部按之作痛。舌质紫黯,脉涩。

2.治则

活血化瘀,通经止痛。

3.处方

胸椎夹脊阿是穴、手三里、后溪、委中。疼痛连及胸胁部加:内关。

4.操作法

胸椎夹脊穴的刺法见上,术后刺络拔火罐,委中用三棱针点刺出血,手三里、后溪直刺捻转泻法。内关直刺,捻转泻法。

5.方义

本证是由于瘀血阻滞所致,故取阿是穴刺络拔火罐,取委中放血,祛瘀活血,消肿止痛。手三里、后溪分别属于手阳明经和太阳经,其经筋分布在背部并附着于脊柱,是治疗脊背疼痛的重要穴位。内关属于手厥阴心包经,其经脉、经筋分布在胸胁部,心主血脉,所以内关既可治疗胸胁部的疼痛,又有活血祛瘀的作用。疼痛剧烈时可内关透外关,可有较强的活血化瘀、行气化瘀、通经止痛的功效。

（三）劳伤气血,心脾两虚

1.主症

背部酸痛,劳累后加重,胸闷胸痛,心悸不宁,胃脘疼痛,时发时止,纳呆腹胀,便溏乏力。舌质胖淡,脉沉细。

2.治则

健脾宁心,补益气血。

3.处方

胸椎夹脊阿是穴、膻中、神门、中脘、足三里、三阴交。

4.操作法

胸椎阿是穴的刺法同前,术后加用灸法。膻中针尖向下平刺补法。其余诸穴均用直刺捻转补法。

5.方义

本证是由于气血亏损筋骨失养所致,阿是穴是病变症结的反应点,或为压痛点,或为结节、条索状物,针刺阿是穴可缓解经筋、肌肉的挛缩,消除结节和条索,使经脉通畅,有利于气血对筋骨的濡养。膻中位于胸部正中,是心包的募穴;神门是心经的原穴,二穴配合,可宁心安神,养血通脉。中脘、足三里、三阴交调补脾胃,既可治疗胃脘部和腹部的病证,又可补益气血,乃治本之法。

（郑永万）

第十节 胸廓出口综合征

一、概述

胸廓出口综合征是指臂丛神经、锁骨下动静脉在胸廓出口区域内受压而引起的一组综合征。

胸廓出口亦称胸廓上口(相当于缺盆),其上界为锁骨,下界为第一肋骨,前方为锁骨韧带,后方为中斜角肌,其内侧为肋锁关节,外侧为中斜角肌。在此空隙中,前斜角肌将其分为前后两部分,在前斜角肌与锁骨下肌之间,有锁骨下静脉通过;在前斜角肌与中斜角肌之间,有臂丛神经、锁骨下动脉通过。在正常情况下,臂丛神经、锁骨下动静脉在此间隙中不会受到影响,但当颈肋过长,斜角肌痉挛、肥厚,以及锁骨骨折畸形愈合等因素,导致此肋锁三角间隙变窄,引起病证。

二、诊断要点

(1)本病多发生于青年和中年,一般女性较多,单侧发病较双侧者多。常表现为臂丛神经和锁骨下动静脉受压或牵拉症状。

(2)臂丛神经受压症状,肩臂手的麻木、疼痛、乏力、酸胀,并有放射感。疼痛性质多为刺痛或灼痛。临床上以尺神经受压较多见。病久不愈,可见神经支配区肌肉萎缩、感觉减退和激励下降。

(3)血管受压的症状,动脉受压,患肢有间歇性无力和缺血性弥漫性疼痛、麻木,桡动脉搏动减弱,并伴有皮肤苍白、发凉、怕冷,患肢高举时更加明显。静脉受压时,患肢浅静脉曲张、水肿、手指发绀、僵硬。

(4)检查。①锁骨上窝饱满、压痛;有颈肋者,可触及骨性隆起;有斜角肌病变者,可触及前斜角肌僵硬、肥厚及压痛。②挺胸试验:患者直立,双手下垂,检查者双手分别触摸患者桡动脉。嘱患者挺胸,上肢伸直,并使肩胛骨尽量以向后下方,此时桡动脉搏动减弱或消失者为阳性。表示肋锁间隙狭窄,挤压臂丛神经及血管。③过度外展试验:将患者上肢过度外展并后伸,桡动脉明显减弱或消失为阳性,表示动脉被胸小肌挤压。④举臂外展运动试验:将患者双侧上肢外展并外旋,双手做连续快速伸屈手指运动,患肢迅速出现向心性疼痛、麻木、乏力,为阳性。健侧可持续1 min 以上。⑤头后仰试验(Adson 法):患者取坐位,检查者双手分别触摸患者桡动脉。嘱患者深吸气并憋住,头后仰并转向患侧,如桡动脉搏动减弱或消失者为阳性,表示斜角肌压迫臂丛神经及动脉。⑥X 线检查:颈椎正侧位片,有助于确诊是否有颈肋、第 7 颈椎横突过长、锁骨及第 1 肋骨畸形等。

三、病因病机

(一)外感风寒邪气

风寒邪气侵袭项背肩臂的肌肉、关节、经筋,使斜角肌、胸小肌、锁骨下肌等挛缩、紧张,导致锁肋三角间隙狭窄,经络痹阻,气血运行不畅,不通而痛。

(二)瘀血阻滞

跌扑损伤,瘀血阻滞,肩臂肿胀、疼痛;或疼痛久延不愈,气血长期运行不畅,经气闭塞而成瘀血,导致斜角肌等肌肉痉挛、肿胀、僵硬,使锁肋三角间隙狭窄,经气不通而发病。

(三)气血虚弱

年老体弱,气血不足;或劳作过度,气血亏损,使肩胛部肌肉、经筋乏力而松弛,肩部下垂,锁肋间隙变小,经气不通而痛。

(四)辨证与治疗

胸廓上口相当于缺盆的部位,有众多的经脉和经筋经过,如手太阴经及经筋,手阳明经、足阳明经及经筋,手少阴经及经筋,手太阳经、足太阳经筋,手少阳经、足少阳经及经筋等,故此处发生病变,会引起多条经脉的病证。在辨证与治疗时,既要治疗经络的病证,又要注意病因的治疗。

1.循经辨证论治

(1)主症:肩臂部桡侧疼痛、麻木,属于手阳明经与手太阴经;肩臂部尺侧疼痛、麻木,属于手太阳经与手少阴经;肩臂部内侧疼痛、麻木,属于手厥阴经。

(2)治则:通经止痛。

(3)处方。①肩臂部桡侧疼痛、麻木:颈臂穴、扶突、肩髃、曲池、列缺、合谷、商阳、少商。②肩臂部尺侧疼痛、麻木:颈臂穴、扶突、肩贞、极泉、少海、支正、后溪、少泽、少冲。③肩臂部及上肢内侧疼痛、麻木:颈臂穴、扶突、曲泽、内关、大陵、中冲。

(4)操作法:颈臂穴属于经外穴,位于锁骨内 1/3 与外 2/3 的交点处向上 1 寸,当胸锁乳头肌锁骨头后缘。沿水平方向向后刺入 0.5 寸左右,当出现触电感向上肢传导时,行捻转平补平泻手法后随即出针。扶突直刺 0.5 寸,提插手法,当出现麻感时,行捻转平补平泻法后随即出针。刺极泉时,上臂抬起,用切指法进针,提插手法,当出现触电感时,行捻转泻法,随即出针。井穴均采用三棱针点刺出血法,其余诸穴直刺捻转泻法。

(5)方义:上述处方系根据"经络所通,主治所及"的原则,按照疼痛部位循经取穴的方法,可达疏通经络,调理气血的作用,经络气血通达,疼痛可止。其中疼痛而兼有寒冷、麻木者,可加用灸法,以温通经气,增强止痛效果。

2.风寒痹阻

(1)主症:肩臂疼痛麻木,或上下走穿;或疼痛拒按,筋脉拘紧,皮肤苍白发凉。舌苔薄白,脉弦紧。

(2)治则:祛风散寒,通经止痛。

(3)处方:扶突、颈臂(阿是穴)、肩髃、曲池、外关、合谷、后溪。

(4)操作法:扶突、颈臂的刺法同上。其余诸穴均直刺捻转泻法,并可在肩髃穴或大椎穴或阿是穴加用灸法。

(5)方义:本证是由于风寒邪气痹阻引起的病证,扶突属于手阳明经,有散风祛邪通经止痛的作用,是治疗臂丛神经痛的经验穴。颈臂穴或在锁骨上窝寻找阿是穴,均位于锁骨上窝,属于缺盆范畴。缺盆是诸多经脉、经筋通过的部位,尤其与上肢的手三阳经、手三阴经的关系更为密切,是治疗上肢病证的主要穴位,正如《甲乙经》云缺盆主"肩引项臂不举,缺盆肿痛。"肩髃、曲池、合谷,同属于手阳明经,多气多血,既能疏通经络调理气血,又有祛除外邪的作用,是治疗上肢病变的重要组合。外关属于手少阳经,并通于阳维脉,及可疏通经脉,又可祛邪外出,长于通经除邪。后溪是手太阳经五输穴中的输穴,"俞主体重节痛",有散风除湿止痛的作用,是治疗筋骨疼痛的重要穴位。

3.瘀血阻滞

(1)主症:锁骨上窝肿胀疼痛,上肢刺痛或麻木,手指发绀、僵硬。舌质紫黯,脉沉涩。

(2)治则:活血化瘀,通络止痛。

(3)处方:颈臂(阿是穴)、膈俞、极泉、曲泽、少海、曲池、合谷。

(4)操作法:颈臂或阿是穴浅刺0.5寸左右,当出现触电感后,行捻转泻法,随即出针。针极泉时患者举肩,用切指法避开动脉进针,提插手法,当出现触电感时,行平补平泻法,随即持针。膈俞行刺络拔罐法,曲泽用三棱针点刺出血。其余诸穴直刺捻转泻法。

(5)方义:本证是由于瘀血阻滞所致,故取血之会穴膈俞和曲泽点刺放血,以活血化瘀,通络止痛。颈臂或阿是穴乃是病变的部位,泻之可消肿祛瘀。极泉、少海均属于手少阴心经,心主血脉,故二穴可行血通脉,主治上肢疼痛,正如《针灸大成》云极泉"主臂肘厥寒,四肢不收",《医宗金鉴》少海主"漏肩与风吹肘臂疼痛"。曲池、合谷属于手阳明经,阳明经多气多血,二穴配合行气通脉、行气化瘀,是调理气血疏通经络的重要组合。

4.气血虚弱

(1)主症:颈项肩背酸痛,肌肉萎缩,手臂酸痛麻木,手臂乏力,举臂艰难,手指拘挛,甚或头晕心悸。舌淡苔薄,脉细弱。

(2)处方:扶突、颈臂(或阿是穴)、脾俞、少海、手三里、合谷、足三里、三阴交。

(3)操作法:扶突、颈臂(或阿是穴)的针刺法同前,得气后捻转平补平泻法。其余诸穴用捻转补法。

(4)方义:本证是由于气血虚弱,筋肉失养、乏力,肩胛骨、锁骨下垂,导致肋锁间隙狭窄,挤压臂丛神经及锁骨下动静脉,引发病证,治当补气益血。补益气血总应培补生化之源为主,穴用脾俞、手足三里、三阴交调补脾胃,以助气血生化之源。补合谷助肺气,益宗气,"宗气积于胸中,出于喉咙,以贯心脉,而行呼吸。"故可益气通脉。少海是手少阴心经五输穴中的合穴,补之可补血养筋;配手三里用于手臂麻木的治疗,《百症赋》"且如两臂顽麻,少海就傍于三里。"

(郑永万)

第十一节　腰椎骨质增生症

腰椎骨质增生症又称腰椎退行性脊椎炎、腰椎老年性脊椎炎和腰椎骨关节病等。其特征是关节软骨的退行性变,并在椎体边缘有骨赘形成。退行性变多发生在椎体、椎间盘和椎间关节。本症多见于中年以上的腰痛患者。本症属于中医腰痛范畴。

一、诊断要点

(1)患者多在40岁以上、男性多于女性。

(2)腰部酸痛、僵硬。

(3)久坐或晨起疼痛加重、稍微活动后疼痛减轻、但活动过多或劳累后疼痛加重;天气寒冷或潮湿时症状加重。

（4）检查：①腰椎生理前凸减小或消失、弯腰活动受限；腰部肌肉僵硬、有压痛；臀上神经和坐骨神经的径路可有轻度压痛。②X线检查是诊断本病的主要依据、可见脊柱正常生理弧度减小或消失；腰椎体边缘有唇状骨质增生、边缘角形成骨赘、严重者形成骨桥。

二、病因病机

本病多见于中老人、腰骨质增生是一种生理性保护性改变、可以增加脊椎的稳定性、代替软组织限制椎间盘的突出、一般情况下无临床症状。但当脊椎的退行性改变使各椎骨之间的稳定性平衡受到破坏、韧带、关节囊和神经纤维组织受到过度牵拉或挤压时、就会引起腰部疼痛。导致椎骨稳定性失衡的原因主要有以下几个方面。

（一）肝肾亏损

人体随着年龄的增长，尤其是 40 岁以后、机体各组织细胞的含水分和胶体物质逐渐减少、而含钙的物质逐渐增多、组织细胞的生理功能而随之衰退、老化、其中以软骨的退行性变最显著、使脊椎失去稳定性。随着年龄的增长、人体五八、肾气衰、七八肝气衰、或由于禀赋虚弱、或由于房劳过度、精血亏虚、筋骨失养而作痛。腰为肾之府，所以肝肾亏损多见于腰痛。

（二）寒湿痹阻

在肾虚的基础上、复感寒湿邪气、经脉痹阻发为腰痛、《诸病源候论·腰背痛诸候》云"劳损于肾、动伤经络、又为风冷所侵、血气搏击、故腰痛也"、或在劳力汗出之后、衣着冷湿、寒湿邪气常乘虚入侵、或久居寒湿之地、或冒雨涉水、寒湿邪气内侵、气血运行不畅、发为腰痛。

（三）瘀血阻滞

随着年龄的增长、肾气逐渐虚弱、腰椎的稳定性减低、在腰部受到牵拉、摩擦、挤压的情况下、极易受到损伤、导致瘀血阻滞、经气不通、发为腰痛。

三、辨证与治疗

（一）肝肾亏损

1.主症

腰痛绵绵、反复发作、喜按喜揉、遇劳则痛甚、卧床休息则痛减、有时伴有耳鸣、阳痿、小便频数等症。舌质淡、脉沉弱。

2.治则

补益肝肾、濡养筋骨。

3.处方

肾俞、关元俞、腰阳关、阳陵泉、飞扬、太溪。

4.操作法

诸穴均采用捻转补法、肾俞、关元俞、腰阳关加用灸法。

5.方义

腰为肾之府、肾精亏损、腰府失养而作痛；肝藏血而主筋、肾虚则精血不足、筋失精血濡养而作痛。治取肾的背俞穴肾俞补肾气益精血、濡养筋骨而止痛；关元俞内应关元、是人体元气输注之处、补之可补元气、益精血濡筋骨、善于治疗肾虚腰痛、如《针灸大成》曰关元俞"主风劳腰痛"。太溪配飞扬属于原络配穴、旨在培补肾精调理太阳、少阳经脉以止痛。用飞扬治疗肾虚性腰痛由来已久、在飞扬穴处又有小络脉分出、名曰飞扬脉、主治腰痛、《素问·刺腰痛论》："飞扬之脉、令人腰痛、痛上怫怫然、甚则悲以恐、刺飞阳之脉……少阴之前与阴维之会。"用飞扬配太溪治疗肝肾亏损性腰痛确有良好效果。阳陵泉乃筋之会穴、可缓筋急以止痛。诸穴协同相助、补益精血濡养筋骨以止痛。

(二)寒湿腰痛

1.主症

腰部冷痛、遇寒湿则疼痛加重、得温则痛减、可伴有下肢麻木、沉重感。舌质淡、苔白腻、脉迟缓。

2.治则

散寒利湿、兼补肾气。

3.处方

肾俞、大肠俞、腰阳关、委中、阴陵泉。

4.操作法

肾俞用龙虎交战手法、腰阳关平补平泻法、并用灸法、委中、阴陵泉针刺泻法。

5.方义

本证的病变部位在督脉、足太阳经及其经筋、遵照循经取穴的治疗原则、故治疗取穴以足太阳经穴肾俞、大肠俞、委中为主、通经止痛。肾俞益肾助阳、扶正祛邪;《灵枢·终始》说"病在腰者取之腘",所以委中是治疗腰痛的主穴;大肠俞位于腰部、善于治疗腰痛、正如《针灸大成》所说大肠俞"主脊强不得俯仰、腰痛"。腰阳关属于督脉、通阳祛寒、利湿止痛。阴陵泉除湿利小便、通经止痛、《针灸甲乙经》:"肾腰痛不可俯仰、阴陵泉主之。"诸穴相配、可达扶正祛邪、通经止痛的功效。

(三)瘀血阻滞

1.主症

腰部疼痛、痛有定处、转侧不利、行动不便。舌质黯、或有瘀斑。

2.治则

活血化瘀、通经止痛。

3.处方

肾俞、阿是穴、膈俞、委中、阳陵泉。

4.操作

肾俞用龙虎交战手法、阿是穴、膈俞用刺络拔火罐法、委中用三棱针点刺放血、阳陵泉针刺平补平泻法。

5.方义

肾俞用龙虎交战手法、补泻兼施、扶正祛瘀。阿是穴、膈俞、委中点刺出血、祛瘀生新、通络止痛。阳陵泉是筋之会穴、舒筋止痛、又患者转侧困难、病在少阳转输不利、故阳陵泉可解转输之筋结、腰痛可除。

（郑永万）

第十二节 腰椎管狭窄症

任何原因引起的椎管、神经根管、椎间孔的变形或狭窄,使神经根或马尾神经受压迫,引起的一系列临床表现者,统称为腰椎管狭窄症。本病是一个综合征,所以又称腰椎管综合征。神经受压迫可能是局限性的,也可能是节段性的或广泛性的;压迫物可能是骨性的,也可能是软组织。腰椎间盘突出引起的椎管狭窄,因有其独特性,不列入腰椎管狭窄症内,但腰椎管狭窄症可合并有椎间盘突出。

腰椎管狭窄症的主要症状是腰腿痛,所以属于中医腰腿痛的范畴。

一、诊断要点

本病发展缓慢,病程较长,病情为进行性加重。

(1)主症:腰痛、腿痛和间歇性跛行。

(2)腰腿痛的特征:腰痛位于下腰部和骶部,疼痛在站立或走路过久时发作,躺下或下蹲位或骑自行车时,疼痛多能缓解或自行消失。腰腿痛多在腰后伸、站立或行走而加重,卧床休息后减轻或缓解。

(3)间歇性跛行是本病的重要特征:在站立或行走时,出现腰痛腿痛、下肢麻木无力,若继续行走可有下肢发软或迈步不稳。当停止行走或蹲下休息后,疼痛则随之减轻或缓解,若再行走时症状又会重新出现。

(4)病情严重者,可引起尿急或排尿困难,下肢不全瘫痪,马鞍区麻木,下肢感觉减退。

(5)检查:主诉症状多,阳性体征少是本病的特点。①腰部后伸受限,脊柱可有侧弯、生理前凸减小。②X 线检查:常在 $L_{4\sim5}$、L_5 和 S_1 之间见椎间隙狭窄、椎体骨质增生、椎体滑脱、腰骶角增大、小关节突肥大等改变,及椎间孔狭小等。

CT 及 MRI 扫描具有诊断价值。

二、病因病机

腰椎管狭窄症可分为先天性狭窄和继发性狭窄,导致椎管前后、左右内径缩小或断面形态异常。先天型椎管狭窄多由于椎管发育狭窄、软骨发育不良或骶椎裂等所致;后天性椎管狭窄主要是腰椎骨质增生、黄韧带及椎板肥厚、小关节肥大、陈旧性腰椎间盘突出、脊柱滑脱、腰椎骨折恢复不良和脊椎手术后等。先天性椎管狭窄症多见于青年患者,后天性椎管狭窄症多见于中年以上的患者。

中医认为本病发生的主要原因是先天肾气不足,肾气衰退,以及劳伤肾气,耗伤气血为其发病的内在因素;反复遭受外伤、慢性劳损及风寒湿邪的侵袭为其外因。其主要病机是肾气不足,气血虚弱,以及风寒湿邪痹阻,瘀血阻滞,经络气血不通,筋骨失养,发为腰腿疼痛。

三、辨证与治疗

(一)肾气虚弱

1.主症

腰部酸痛,腿细无力,遇劳加重,卧床休息后减轻,形羸气短,面色无华。舌质淡,苔薄白,脉沉细。

2.治则

调补肾气,壮骨益筋。

3.处方

肾俞、腰阳关、$L_{4、5}$夹脊穴、关元俞、阳陵泉、飞扬、太溪、三阴交。

4.操作法

$L_{4、5}$夹脊穴用龙虎交战手法,其余诸穴均采用捻转补法,并于肾俞、关元俞、腰阳关加用灸法。

5.方义

本证是由于肾气虚弱而引起,主症是腰腿痛,病位于督脉、足太阳、足少阴经。腰为肾之府,肾虚则腰府失养,故治取肾的背俞穴补益肾气,濡养腰府及经脉而止痛;关元俞内应关元,是人体元气输注之处,补之可益元气,益精血濡筋骨,善于治疗肾虚腰痛,如《针灸大成》曰关元俞"主风劳腰痛"。太溪配飞扬属于原络配穴,旨在补益肾气调理太阳、少阴经脉以止痛。在飞扬穴处又有小络脉分出,名曰飞扬脉,主治腰痛,《素问·刺腰痛论》:"飞扬之脉,令人腰痛,痛上怫怫然,甚则悲以恐,刺飞阳之脉……少阴之前与阴维之会。"故飞扬是治疗肾虚及肝虚引起的腰痛。三阴交补益气血,濡养筋骨。阳陵泉乃筋之会穴,可缓筋急以止痛。诸穴协同相助,补益肾气,养筋壮骨以止痛。

(二)寒湿痹阻

1.主症

腰腿疼痛重着,自觉拘紧,时轻时重,遇冷加重,得热症减。舌质淡,太白滑,脉沉紧。

2.治则

祛寒利湿,温通经络。

3.处方

肾俞、关元俞、$L_{4、5}$夹脊穴、腰阳关、委中、阴陵泉、三阴交。

4.操作法

肾俞、关元俞、腰阳关均采用龙虎交战手法,并加用灸法。腰部夹脊穴、委中、阴陵泉针刺泻法。三阴交平补平泻法。

5.方义

本证属于寒湿痹阻,但病之本是肾虚,治疗当用补泻兼施的方法。肾俞、关元俞,补肾气助元气;腰阳关温督脉,通脊骨;采用龙虎交战手法,补泻兼施,扶正祛邪,加用灸法可加强其温补肾气,散寒化湿的作用。腰夹脊穴是病变的症结处,针刺泻法祛除邪气之痹阻,可达痛经止痛的作用。委中通经祛邪,是治疗腰腿痛重要的有效的穴位。阴陵泉除湿利小便,通经止痛,是治疗湿邪痹阻性腰痛的有效穴位,正如《针灸甲乙经》所说:"肾腰痛不可俯仰,阴陵泉主之。"三阴交是足三阴经的交会穴,可健脾利湿,可补肝肾壮筋骨,与肾俞、关元俞配合,既可加强补肝肾的作用,又可利肾腰部的湿邪,加快腰腿痛的缓解。

(三)气虚血瘀

1.主症

腰痛绵绵,部位固定,不耐久坐、久立、久行,下肢麻木,面色少华,神疲乏力。舌质黯或有瘀斑,脉细涩。

2.治则

益气养血,活血化瘀。

3.处方

膈俞、肝俞、脾俞、肾俞、关元俞、腰阳关、腰夹脊穴、足三里、三阴交。

4.操作法

膈俞、腰夹脊穴针刺泻法,并刺络拔火罐法。其余诸穴用捻转补法,病在肾俞、关元俞、腰阳关加用灸法。

5.方义

本证是在肾虚的基础上,复加劳损经脉,瘀血阻滞及劳作日久耗伤气血,筋脉失养所致。选取血之会穴膈俞及病变之症结夹脊穴,刺络拔火罐,铲除瘀血之阻滞,以利气血的通行及筋脉濡养。取肾俞、关元俞、肝俞补肝肾益筋骨。腰阳关温通督脉,通畅脊骨。脾俞、足三里、三阴交温补脾胃,益气血生化之源。诸穴相配,补后天益先天,除瘀血阻滞,可达益气养血,活血化瘀的功效。

(乔九星)

第十三节　腰椎椎弓峡部裂并腰椎滑脱

腰椎椎弓上下关节突之间称为峡部。椎弓峡部裂是指椎弓峡部骨质连续性中断,第5腰椎受累最多。腰椎滑脱是指腰椎逐渐向前或后方滑动移位,椎弓峡部裂的存在,可在一定的条件下是导致腰椎滑脱。本病多见于40岁以上的男性,年龄越大发病率越高,发病部位以第5腰椎最多,第4腰椎次之,是引起腰腿痛的常见疾病。

一、诊断要点

(1)患者可能有腰部外伤或劳损史。

(2)慢性腰痛,站立或弯腰时疼痛加重,卧床休息后减轻;有时疼痛可放射到骶髂部甚至下肢。

(3)滑脱影响到马尾神经时可见下肢乏力、感觉异常、大小便障碍等。

(4)检查:①下腰段前突增加,腰骶交界处可出现凹陷或横纹,或腰部呈现保护性强直。②滑脱棘突有压痛,重压、叩击腰骶部可引起腰腿痛;部分患者可见直腿抬高试验和加强试验阳性。③X线检查应包括腰椎的正侧位片、左右双斜位片、过伸过屈位片;斜位片能显示"狗颈"及峡部的缺损;CT可帮助确定峡部裂的性质;MRI可帮助判断椎间盘的情况。

二、病因病机

腰椎的骨质结构由两部分组成,即前面的椎体和后面的椎弓。椎弓包括椎弓根、椎板、上下关节突、棘突和横突。腰椎峡部位于上下关节突之间,有一条狭窄的皮质骨桥构成将椎板和下关节突与椎弓根和上关节突连接在一起。所以腰椎峡部是椎弓最薄弱的部分,腰部外伤后容易造成损伤;或由于积累性劳损,导致腰椎峡部静力性骨折。一旦双侧腰椎峡部发生骨折,由于剪切力的作用腰椎就可能产生移位。

(一)瘀血阻滞

中医认为本病由于跌仆闪挫,损伤腰部筋骨,瘀血阻滞,筋骨失养,长久不能愈合,酿成本病。

(二)寒湿阻滞

由于劳伤气血,卫外不固,风寒湿邪乘虚而入,痹阻腰部经脉,气血不通,筋骨长久失养,酿成本病。

(三)肾精亏损

由于先天不足,或由于房劳过度,肾气虚弱,精血亏损,筋骨失养,是引起本病的内在因素。

三、辨证与治疗

(一)瘀血阻滞

1.主症

有明显的外伤史,腰骶痛骤作,疼痛剧烈,呈刺痛性,痛有定处,日轻夜重,俯仰受限,步履艰难。舌质紫黯,脉弦。

2.治则

活血化瘀,通经止痛。

3.处方

腰阳关、阿是穴、肾俞、后溪、委中。

4.操作法

先针刺后溪穴,直刺捻转泻法,在行针的同时,令患者轻轻活动腰部,疼痛好转后再针刺其他穴位。阿是穴用刺络拔火罐法,委中用三棱针点刺出血,出血量有黯红变鲜红为止。腰阳关针刺捻转泻法,肾俞用龙虎交战手法。

5.方义

本病证是由于瘀血阻滞所致,病变位于督脉,连及足太阳经,故治疗以督脉和足太阳经为主。腰阳关属于督脉,针刺泻法,疏通阳气,行气活血。后溪是手太阳经的"输穴",功于通经止痛,本穴又交会于督脉,是治疗急性督脉性腰痛的重要穴位。阿是穴位于病变部位,属于局部取穴,刺络拔罐出血,清除恶血,通经止痛。委中又称"穴郄",对于瘀血阻滞者有活血祛瘀,通络止痛的作用,正如《素问·刺腰痛论》:"解脉会令人腰痛如引带,常如折腰状,善恐。刺解脉在郄中结络如黍米,刺之血射,以黑见赤血而已。"解脉即是指位于腘窝委中部位的血脉,点刺放血对瘀血性腰痛有良好效果,出血由黑红变赤红为止。

(二)风寒湿邪阻滞

1.主症

腰骶部重着疼痛,时重时轻,喜温喜暖,得温痛减,肢体麻木。舌苔白腻,脉沉紧。

2.治则

祛风散寒,除湿通络。

3.处方

肾俞、十七椎穴、次髎、后溪、阴陵泉、委中、承山。

4.操作法

肾俞、次髎、十七椎针刺龙虎交战手法,先泻后补,即先拇指向后捻转6次,再用拇指向前捻转9次,如此反复进行,针刺后并用灸法。后溪、阴陵泉也用龙虎交战法。委中、承山针刺捻转泻法。

5.方义

本证是风寒湿邪阻滞督脉及足太阳经所致,故治疗以督脉及太阳经穴为主;本病的内在原因是肾气虚弱,外邪趁之,所以扶正祛邪是治疗本病的大法。肾俞是肾的背俞穴,十七椎穴隶属督脉,针刺补泻兼施,扶正祛邪;针刺后加用灸法,既可温经助阳,又可祛寒除湿。次髎属于足太阳经,有利湿止痛的功效,是治疗寒湿性腰骶痛的主要穴位,正如《针灸甲乙经》所说:"腰痛怏怏不可以俛仰,腰以下至足不仁,入脊腰背寒,次髎主之。"如针刺后再加用灸法可助其温阳利湿的作用。阴陵泉属于足太阴脾经,补之可健脾益肾,泻之可渗湿利尿,善于治疗湿浊性腰痛,如《针灸甲乙经》云:"肾腰痛不可俯仰,阴陵泉主之。"后溪属于手太阳经的"输穴",又交会于督脉,"俞主体重节痛",可用于湿浊性腰痛的治疗;后溪配五行属于木,"木主风",风可胜湿,所以后溪又有祛风止痛、祛湿止痛的功效。委中配承山疏通足太阳经脉,是治疗腰痛的重要组合。以上诸穴配合,可达祛除邪气通经止痛的作用。

(三)肾精亏损

1.主症

腰骶部酸痛,喜按喜揉,下肢乏力,遇劳则甚,卧床休息后减轻。舌质淡,脉沉细。

2.治则

补肾益精,濡养筋骨。

3.处方

肾俞、命门、关元俞、关元、飞扬、太溪。

4.操作法

飞扬针刺龙虎交战手法,其余诸穴均直刺捻转补法,并在肾俞、命门、关元俞、关元加用灸法。

5.方义

本证是由于肾气虚弱精血亏损而引起,主症是腰腿痛,病位于督脉、足太阳、足少阴经。腰为肾之府,肾虚则腰府失养,故治取肾的背俞穴肾俞及命门补益肾气,濡养腰府及经脉而止痛;关元是人体元阴元阳关藏之处,关元俞内应关元,是人体元气输注之处,补之可益元气,益精血濡筋骨,善于治疗肾虚腰痛,如《针灸大成》曰关元俞"主风劳腰痛。"太溪配飞扬属于原络配穴,旨在补益肾气调理太阳、少阴经脉以止痛。在飞扬穴处又有小络脉分出,名曰飞扬脉,主治腰痛,《素问·刺腰痛论》:"飞扬之脉,令人腰痛,痛上怫怫然,甚则悲以恐,刺飞阳之脉,……少阴之前与阴维之会。"故飞扬功在治疗肾虚及肝虚引起的腰痛。诸穴协同相助,补益肾气,养筋壮骨以止痛。

(乔九星)

第十四节　骶髂关节扭伤

骶髂关节扭伤是骶髂关节周围韧带被牵拉而引起的损伤,临床较多见,常造成腰痛,甚至坐骨神经痛,多见于中年以上患者。本病属于中医腰腿痛范畴。

一、诊断要点

(1)有急慢性腰腿痛史或外伤史,或慢性下腰部劳损史。

(2)骶髂关节疼痛,疼痛可放射到臀部、股外侧,甚至放射到小腿外侧。

(3)患侧下肢不敢负重,或不能支持体重,走路跛行,并用手扶撑患侧骶髂部,上下阶梯时需健侧下肢先行。

(4)站立时弯腰疼痛加剧,坐位时弯腰不甚疼痛,平卧时腰骶部有不适感,翻身困难。

(5)检查:①腰椎向健侧侧弯,髂后上、下棘之间有明显压痛。②旋腰试验:患者坐位,两手扶在项部,检查者站在患者背后,双手扶其两肩做左右旋转,使患者的腰部左右旋转,若患者骶髂部有明显疼痛者为阳性。③骨盆分离试验:患者仰卧位,检查着双手按在左右髂前上棘,并向后用力挤压,若患者骶髂关节疼痛加剧者为阳性。④屈髋屈膝试验:患者仰卧位,健侧下肢伸直,将患侧下肢髋、膝关节屈曲,使骶髂关节韧带紧张,患侧疼痛加剧者为阳性。⑤"4"字试验阳性、床边试验阳性。⑥X线检查:急性骶髂关节扭伤X线常无特殊改变;慢性扭伤或劳损,可有骨性关节炎改变,关节边缘骨质密度增加。

二、病因病机

骶髂关节是一个极稳定的关节。骶结节韧带、骶棘韧带和骶髂前韧带,能稳定骶椎,限制骶椎向骨盆内移动,因而骶髂关节只有极小量的有限活动。但当弯腰拿取重物时,下肢腘绳肌紧张,牵拉坐骨向下向前,髂骨被旋向后,易引起骶髂关节损伤。女性在妊娠期间,由于内分泌的改变,骶髂关节附近的肌腱和韧带变得松弛,体重和腰椎前凸增加,容易导致骶髂关节的慢性损伤。解剖结构的变异,如第5腰椎横突骶化,特别在单侧横突骶化的情况下,常因用力不平衡而使一侧骶髂关节发生急性损伤或慢性劳损。

(一)瘀血阻滞

《灵枢·百病始生》说:"用力过度,则络脉伤。阳络伤则血外溢……阴络伤则血内溢。"跌打损伤、猛然搬动过重物体、或姿势不当骤然用力,损伤筋肉、脉络,血脉破损血溢脉外,瘀血凝滞,脉络阻塞,则产生瘀血性痛、活动受限等症。

(二)气血虚弱

劳力过度或长久弯腰工作,耗伤气血,筋骨失于气血的温煦、濡养,即因虚而不荣,因不荣而不通,因不通而生痛。

(三)肝肾亏虚

先天不足,或房劳过度,或久行伤筋,久坐伤骨,导致精血亏损,筋骨失养发为腰骶部疼痛。

三、辨证与治疗

(一)瘀血阻滞

1.主症

扭伤之后,腰骶部骤然疼痛,疼痛激烈,呈刺痛或胀痛性质,痛有定处,日轻夜重,俯仰受限,转侧步履困难。舌紫黯,脉弦细。

2.治则

活血化瘀,通经止痛。

3.处方

十七椎、关元俞、次髎、阿是穴、委中、殷门、阳陵泉。

4.操作法

阿是穴、委中、殷门寻找血脉明显处用三棱针点刺出血,病在出血后加拔火罐。其余诸穴均直刺捻转泻法。

5.方义

本证属于瘀血阻滞引起的腰骶部疼痛,位于足太阳经,治疗当活血化瘀,以太阳经穴为主。《素问·针解》:"菀陈则除之者,出恶血也。"所以取瘀血结聚处阿是穴、血之郄穴委中和衡络殷门点刺出其恶血,通络止痛。殷门位于腘横纹上8寸,主治腰骶部疼痛,《针灸大成》殷门"主腰脊不可俯仰举重,恶血泄注,外股肿。"殷门穴位于股后浮郄穴之上,衡络处,《素问·刺腰痛论》:"衡络之脉,令人腰痛,不可以俯仰,仰即恐仆,得之举重伤腰,衡络绝,恶血归之,刺之在郄阳筋之间,上郄数寸,衡居为二痏出血。"所以衡络应属于股后殷门附近横行的脉络,点刺出血可治疗扭伤性腰骶部疼痛。十七椎穴、关元俞位于腰骶连接处,可疏通此关节的瘀血阻滞。阳陵泉属于足少阳经,其经筋"结于尻",可治疗腰骶部的疼痛,尤其善于治疗腰骶部左右转侧困难的证候。

(二)气血虚弱

1.主症

腰骶部酸痛,连及臀部和下肢,痛而隐隐,遇劳则甚,体倦乏力,面色无华。舌质淡,脉沉细。

2.治则

补益气血,养筋通脉。

3.处方

膈俞、肝俞、脾俞、肾俞、关元俞、次髎、秩边、三阴交。

4.操作法

膈俞、肝俞、脾俞、肾俞均浅刺补法,关元俞、次髎、秩边均采用龙虎交战手法,三阴交直刺捻转补法。

5.方义

膈俞为血之会,肝俞补肝益肝,二穴配合,调理营血濡养筋骨。脾俞、肾俞、三阴交调后天补先天,益气血生化之源,温煦筋骨。关元俞、次髎、秩边补泻兼施,补法可调气血濡筋养骨,泻法可通经止痛。以上诸穴相配,可达补益气血,濡养筋骨,通脉止痛的功效。

(三)肝肾亏虚

1.主症

腰骶部酸软疼痛,腰背乏力,遇劳则甚,卧则减轻,喜按喜揉。舌质淡,脉沉细。

2.治则

补益肝肾,濡养筋骨。

3.处方

肾俞、肝俞、关元俞、关元、次髎、阳陵泉、悬钟、太溪。

4.操作法

次髎直刺采用平补平泻手法,其余诸穴均用捻转补法,并在肾俞、关元俞、次髎加用灸法,每穴艾灸 3～5 min。

5.方义

肾俞是肾的背俞穴,肝俞是肝的背俞穴,太溪是足少阴肾经的原穴,旨在补肝肾益精血。关元是任脉与足三阴经的交会穴,有补益元气的作用,关元俞是元气输注的部位,二穴前后配合,补元气益精血,善于治疗虚性腰痛,《针灸大成》关元俞:"主风劳腰痛"。阳陵泉乃筋之会穴,悬钟乃髓之会穴,补之可柔筋养骨而止痛。

(袁　彪)

第十五节　骶臀部筋膜炎

骶臀部筋膜炎又称骶臀部纤维质炎、肌肉风湿病、肌筋膜综合征等。本病主要是由于外伤、劳累、潮湿、寒冷等多种原因导致骶臀部肌肉、筋膜、肌腱和韧带等软组织的慢性疼痛性疾病,是骶臀部的一种常见病,多见于中老年人,属于中医痹证、腰腿痛范畴。

一、诊断要点

(1)骶臀部有广泛的疼痛。

(2)疼痛可涉及腰部和大腿部,为酸痛性质,常伴有沉重、寒凉感。

(3)疼痛在轻微活动后或得温热后减轻,剧烈运动、劳累、寒冷、久站、久坐可诱发或加重疼痛。

(4)检查。①压痛:有明显的压痛,压痛点多位于骶髂关节附近。②结节:可触及结节,多为椭圆形,质地柔软,可移动,有压痛感。③X线检查:多为阴性。

二、病因病机

(一)寒湿邪侵袭

本病位于骶臀部部,是足太阳经、督脉分布的区域,属于中医的痹证,感受风寒湿邪,稽留于肌肤筋肉之间,致经络气血凝滞不通,发为经骶臀疼部痛。日久邪气与气血凝结形成结节,《诸病源候论·结筋候》:"体虚者,风冷之气中之,冷气停积,故结聚,为之结筋也。"

(二)气血虚弱

劳役过度,耗伤气血,经筋失于气血的濡养,筋急而痛,《医学正传·卷一》"若动之筋痛,是无血滋筋故痛",或如筋急日久,气血不通,气虚无力通脉,也可导致气虚血瘀。

（三）肝肾亏损

人到中年之后，肾气渐衰；或房事不节，肾气早衰；或劳役过度，久站伤骨，久行伤筋，耗伤肾气，劳伤筋骨，导致骶臀部疼痛。

三、辨证与治疗

（一）寒湿邪闭阻

1.主症

骶臀部疼痛僵硬，按压可触及结节，疼痛连及腰部及大腿，遇阴雨天或寒冷则疼痛加重，得温热则疼痛减轻。舌质淡，苔薄白，脉弦紧。

2.治则

祛风散寒，利湿止痛。

3.处方

肾俞、腰阳关、次髎、阿是穴、秩边、阳陵泉、委中。

4.操作法

肾俞、腰阳关、阳陵泉针刺龙虎交战手法，秩边用 0.30 mm×75 mm 毫针直刺，并有触电感沿经传导，其余诸穴直刺捻转泻法，并在肾俞、次髎、阿是穴施以灸法。

5.方义

本证是由于寒湿邪闭阻足太阳经引起的痹证，根据"经脉所过，主治所及"的原则，当以足太阳经穴为主，祛除邪气通经止痛。肾俞、次髎、秩边、委中均属于足太阳经，且次髎既可通经止痛，又可除湿利尿；秩边功善腰骶痛，又可除湿利尿；委中是治疗腰骶痛的主要穴位，即《灵枢·始终》所云"病在腰者取之腘"，且委中配五行属于土，所以委中既可祛邪通经止痛，又可健脾利湿；肾俞扶正祛邪，卫气出于下焦，所以肾俞既可祛除邪气通经止痛，又可助卫气以固表。阿是穴是邪气凝聚的部位，针刺泻法和灸法，通其凝散其结。本病属于经筋病证，足少阳经筋"结于尻"，故取筋之会穴阳陵泉散筋结，解筋痛。

（二）气血虚弱

1.主症

腰骶部酸软疼痛，不耐久劳，疲劳后疼痛加重，疲乏无力，在骶臀部按压可触及结节。舌质淡，舌的边缘可有瘀点，脉沉细。

2.治则

益气养血，通脉祛瘀。

3.处方

膈俞、肝俞、脾俞、肾俞、关元俞、阿是穴、足三里、三阴交。

4.操作法

膈俞穴针刺泻法，阿是穴针刺泻法，并兼艾条灸 5～8 min，或温针灸 3 壮。其余诸穴均针刺补法，并在肾俞、关元俞加用艾条灸 5 min。

5.方义

本证属于气血虚弱，兼有气虚血瘀，治疗以补气养血为主，兼以活血通瘀。故本证治取肝俞、脾俞、肾俞、关元俞、足三里、三阴交温补先天与后天，以益气血生化之源。膈俞乃血之会穴，泻之可活血化瘀。阿是穴是经筋挛缩之处，是血液滞瘀之所，针刺泻法并温灸，可解经筋的挛缩，通经脉的瘀血阻滞,经脉气血通达,经筋得到气血的濡养,疼痛可解。

(三)肝肾亏虚

1.主症

骶臀部疼痛日久不愈,疼痛绵绵,腰膝酸软,遇劳则甚,休息后好转,小便频数,带下清稀。舌质淡,脉沉细。

2.治则

调补肝肾,益筋壮骨。

3.处方

肾俞、关元俞、阿是穴、白环俞、飞扬、太溪。

4.操作法

阿是穴用齐刺法,其余诸穴用捻转补法,并在肾俞、关元俞、阿是穴加用灸法。

5.方义

本证是肾精亏损,筋骨失养,引起的骶臀部疼痛,补肾俞、关元俞以补肾益精,濡养筋骨。本病位于足太阳经及其经筋,故补足少阴经穴原穴太溪和足太阳经络穴飞扬,原络配合,补肾益精,濡养经筋,再配以阿是穴,可加强解痉止痛的效应。关元俞内应关元穴,是人体元气输注的部位,与白环俞配合培补元气,主治肾虚腰背痛,正如《针灸大成》所说白环俞主"腰脊冷痛,不得久卧,劳损虚风,腰背不便,筋挛痹缩……"。

(袁　彪)

第十六节　尾　骨　痛

尾骨痛是指尾骨部、骶骨下部及其邻近肌肉或其他软组织的疼痛。其疼痛特点是长时间的坐位,或从坐为起立时,或挤压尾骨尖端时疼痛加重,是临床常见病,多发于女性。

一、诊断要点

(1)可有尾骶部外伤史。

(2)尾部疼痛,多为局限性,有时可连及腰部、骶部、臀部及下肢。

(3)尾部疼痛,可在坐硬板凳、咳嗽、排大便尤其是大便秘结时疼痛加重,卧床休息后减轻或消失。

(4)检查:①尾骶联合处压痛。②肛门指检:患者取左侧卧位,尽量将髋、膝关节屈曲。检查者戴手套后,用右手示指轻轻伸入肛管内,抵住尾骨,拇指置于尾骨外后方,拇示指将尾骨捏住,前后移动尾骨,检查尾骨的活动度及其感觉,仅有尾骨微动而无疼痛,表明无病变;若尾骨活动时疼痛,表明有尾骨痛。③X线检查无异常发现。

二、病因病机

在尾骨上附着有重要的肌肉和韧带,如臀大肌、肛门括约肌、肛提肌、尾骨肌、骶尾韧带等,尾骨遭受到跌打损伤之后,局部组织出血、水肿形成纤维组织和瘢痕,牵拉或压迫尾骨及其末梢神经,以及局部血液循环障碍,产生疼痛。中医认为是由于外伤经脉,瘀血阻滞经脉,不通则痛,正如清·吴谦《医宗金鉴·正骨心法要旨》说:"尾骶骨,即尻骨也。……若蹲垫壅肿,必连腰胯。"

长期坐位,压迫尾骨周围组织,导致慢性尾骨部劳损,引起尾骨部疼痛,正如《素问·宣明五气》说"久坐伤肉",久坐则气机不畅,导致气滞血瘀,气血运行受阻,经脉不通,筋肉失养引起疼痛。

总之,本病主要是由于瘀血阻滞经脉,经气不通,引起尾骶部疼痛。

三、辨证与治疗

(一)主症

尾骶部疼痛,疼痛可连及臀部,坐位时疼痛明显,不敢坐硬板凳,按之作痛,甚或咳嗽、大便时疼痛加剧。舌质黯,脉涩。

(二)治则

活血化瘀,通经止痛。

(三)处方

百会、次髎、腰俞、会阳、承山。

(四)操作法

先针百会,沿经向后平刺,捻转平补平泻手法,使针感沿经项背部传导。次髎先用刺络拔火罐法,后用毫针直刺 30～40 mm,使用龙虎交战手法,并使针感向尾部传导,术后加用艾灸法。腰俞向尾部平刺,捻转平补平泻法,并加用艾灸法。合阳向尾骨斜刺,平补平泻手法。承山直刺,龙虎交战手法。

(五)方义

本病属于瘀血阻滞尾骨及其周围的经脉所致,位于督脉和足太阳经,故取腰俞、百会通督脉的经气,疏通尾骨部的瘀滞以止痛;百会是督脉与足太阳经的交会穴,《灵枢·终始》"病在下者高取之",可疏导尾骨部位气血的瘀滞以止痛。次髎刺络拔火罐可祛除尾骨的瘀血,即"菀陈则除之者,出恶血也"(《素问·针解》)。足太阳经别入于肛,承山、会阳、次髎均属于足太阳经,并且会阳又为督脉气所发,故三穴组合,局部与远端相配合,可有效地疏通尾骨部瘀血的阻滞,且承山是治疗肛门及其周围病变的经验效穴。

（袁　彪）

第十三章 骨伤科病证的推拿治疗

第一节 落 枕

落枕又名"失枕",是以晨起时出现颈部酸胀、疼痛、活动不利为主症的颈部软组织损伤疾病。本病多见于青壮年,男多于女,冬、春季发病率较高。轻者 4～5 d 可自愈,重者疼痛剧烈,并向头部及上肢部放射,迁延数周不愈。

一、病因病理

本病多由睡眠时枕头过高、过低或过硬,以及躺卧姿势不良等因素,使头枕部长时间处于偏歪姿势,导致颈部一侧肌群受到过度伸展牵拉,在过度紧张状态下而发生静力性损伤,临床上以一侧胸锁乳突肌、斜方肌及肩胛提肌痉挛多见。

中医认为,本病多因素体亏虚,气血不足,循行不畅,筋肉舒缩活动失调,或夜寐肩部外露,颈肩受风寒侵袭,致使气血凝滞,肌筋不舒,经络痹阻,僵凝疼痛而发病。《伤科汇纂·旋台骨》有"因挫闪及失枕而项强痛者"的记载,因此,颈部突然扭转闪挫损伤,或肩扛重物致局部筋肌扭伤、痉挛也是导致本病的原因之一。

二、诊断

(一)症状

(1)晨起后即感一侧颈部疼痛,颈项僵滞,头常歪向患侧,不能自由旋转,转头视物时往往连同身体转动。

(2)疼痛可向肩部、项背部放射。

(3)颈部活动受限,常受限于某个方位上,主动、被动活动均受牵掣,动则症状加重。

(二)体征

(1)颈部肌肉疼痛痉挛,触之呈条索状。

(2)压痛:在胸锁乳突肌处有肌张力增高感和压痛者,为胸锁乳突肌痉挛;在锁骨外 1/3 处(肩井穴)或肩胛骨内侧缘有肌紧张感和压痛者,为斜方肌痉挛;在上三个颈椎棘突旁和同侧肩胛骨内上角处有肌紧张感和压痛者,为肩胛提肌痉挛。

(3)活动障碍:轻者向某一方位转动障碍,严重时各方位活动均受限制。

（三）辅助检查

X线检查：一般颈椎骨质无明显变化。少数患者可有椎体前缘增生，颈椎生理弧度改变、序列不整、侧弯等。

三、治疗

（一）治疗原则

舒筋活血，温经通络，解痉止痛。

（二）手法

一指禅推法、滚法、按法、揉法、拿法、拔伸法、擦法等。

（三）取穴与部位

风池、风府、肩井、天宗、肩外俞等穴及受累部位。

（四）操作

1.舒筋活血

患者取坐位，术者立于其身后，用一指禅推法、按揉法沿督脉颈段、两侧颈夹脊穴上下往返操作 3～5 遍。自两侧肩胛带、颈根部、颈夹脊线用擦法操作，时间 3～5 min。

2.疏通经络

用拇指或中指点按风池、风府、天宗、肩井、肩外俞等穴，每穴按压半分钟；用拿法提拿颈椎两侧软组织，以患侧为重点部位，并弹拨紧张的肌肉，使之逐渐放松。

3.解痉止痛

根据压痛点及肌痉挛部位，分别在痉挛肌肉的起止点及肌腹部用按揉法、抹法、弹拨法操作，时间 2～3 min。

4.拔伸摇颈

嘱患者自然放松颈项部肌肉，术者左手持续托起下颌，右手扶持后枕部，维持在颈略前屈、下颌内收姿势，双手同时用力向上牵拉拔伸片刻，再缓慢左右摇颈 10～15 次，以活动颈椎小关节。

5.整复错缝

对颈椎后关节有侧偏、压痛者，在颈部微前屈的状态下，以一手拇指按于压痛点处，另一手托住其下颌部，做向患侧的旋转扳法，以整复后关节错缝。手法要稳而快，切忌暴力蛮劲，以防发生意外。在患部沿肌纤维方向做擦法、摩肩、拍打、叩击肩背部数次，结束治疗。

四、注意事项

(1)推拿治疗本病过程中，手法宜轻柔，切忌施用强刺激手法，防止发生意外。

(2)对症状持续 1 周以上不缓解，短期内有两次以上发作者，必须做 X 线检查，以明确诊断。

(3)注意颈项部的保暖，科学用枕，参照颈椎间盘突出症。

五、功能锻炼

(1)患者应有意识放松颈部肌肉，疼痛缓解后，应积极进行颈部功能锻炼，可做颈部前屈后仰、左右侧弯、左右旋转等活动，各做3～5次，每天1～2次。

(2)坚持做颈部保健操，参照颈椎病。

六、疗效评定

(一)治愈

颈项部疼痛、酸胀消失,压痛点消失,颈部功能活动恢复正常。

(二)好转

颈项部疼痛减轻,颈部活动改善。

(三)未愈

症状无改善。

(郑永万)

第二节　颈椎间盘突出症

颈椎间盘突出症是指颈椎间盘退行性改变,使纤维环部分或完全破裂,或因外力作用于颈部,使椎间盘纤维环急性破裂,髓核向外膨出或突出,压迫神经根,或刺激脊髓,而出现颈神经支配相应区域的症状和体征的病证。流行病学显示,近年来,由于人们生活方式改变,工作节奏加快,伏案低头工作时间延长,使得颈椎间盘突出症的发病率明显上升,成为颈椎发病的主要病证之一。因此,有必要对该病进行专门论述。

一、病因病理

颈椎间盘突出症多由脊柱急性损伤、慢性积累性劳损,颈椎生理弧度改变或侧弯等因素,在颈椎间盘退变的基础上发生,其病理与腰椎间盘突出基本一致。由于颈部长期负重,椎间盘长时间持续地受挤压,髓核脱水造成椎间盘的变性。纤维环发生变性后,其纤维首先肿胀变粗,继而发生玻璃样变性,弹性降低,纤维环部分、不完全或完全破裂。由于变性纤维环的弹性减退,承受盘内张力的能力下降,当受到头颅的重力作用,椎间盘受力不均匀,或椎周肌肉的牵拉,或突然遭受外力作用时,造成椎间盘纤维环向外膨出,严重时,髓核也可经纤维环裂隙向外突出或脱出,压迫神经根或脊髓,出现相应支配区域的疼痛、麻木症状。由于下段颈椎受力大,活动频繁,因此 $C_6 \sim C_7$ 椎间盘和 C_6 椎间盘最易发病。老年人肝肾亏损,筋失约束;或风寒侵袭,筋脉拘挛,失去了内在的平衡,均可诱发颈椎间盘突出。

影像学上的椎间盘突出症并不一定都会出现症状,只有当突出物压迫或刺激神经根时才会出现症状。临床症状的轻重,则与颈椎间盘突出位置和神经受压的程度有关。根据椎间盘突出的程度,可分为膨出、突出、脱出三种类型。

(一)膨出型

椎间盘髓核变性,向后方或侧后方沿纤维环部分破裂的薄弱部膨出,纤维环已超出椎体后缘,但髓核则未超出,硬脊膜囊未受压。

(二)突出型

椎间隙前宽后窄,椎间盘纤维环和髓核向后方或侧后方沿纤维环不完全破裂部突出,超过椎体后缘,但纤维环包膜尚完整,硬脊膜囊受压。

（三）脱出型

椎间隙明显变窄，纤维环包膜完全破裂，髓核向后方或侧后方沿完全破裂的纤维环向椎管内脱出，或呈葫芦状悬挂于椎管内，脊髓明显受压。

常见突出位置有以下 3 种：①外侧型突出。突出部位在后纵韧带的外侧，钩椎关节内侧。该处有颈神经根通过，突出的椎间盘压迫或刺激脊神经根而产生症状。②旁中央型突出。突出部位偏于一侧，介于脊神经和脊髓之间。突出的椎间盘可以压迫或刺激脊神经根和脊髓而产生单侧脊髓和神经根受压症状。③中央型突出。突出部位在椎管中央，脊髓的正前方。突出的椎间盘压迫脊髓腹面的两侧而产生脊髓双侧压迫症状。

椎间盘突出症临床症状往往表现为 3 种情况：一是疼痛明显，而无麻木；二是麻木明显，而无疼痛；三是疼痛与麻木并存。一般认为，疼痛是由于突出或膨出的椎间盘炎症、水肿明显，刺激硬脊膜或神经根所致；麻木是由于突出或脱出的椎间盘压迫脊神经所致；疼痛与麻木并存则有真性压迫和假性压迫之分，假性压迫由于突出物炎症水肿相当明显，既刺激又压迫脊神经，当炎症、水肿消退后，麻木也随之消失；真性压迫的，当炎症、水肿消退后，压迫依然存在，麻木也难以消失。

本病属中医"节伤"范畴。颈为脊之上枢，督脉之要道，藏髓之骨节，上通髓海，下连腰脊，融汇诸脉。颈脊闪挫、劳损，致使脊窍错移，气血瘀滞，筋肌拘急而痛。窍骸受损，突出于窍，碍于脊髓，诸脉络受阻，经气不通，则筋肌失荣，痿弛麻木，发为本病。

二、诊断

（一）症状

（1）多见于 30 岁以上青壮年。

（2）男性发病多于女性。

（3）本病多发生于 $C_6 \sim C_7$ 椎间盘和 $C_5 \sim C_6$ 椎间盘。

（4）有外伤者，起病较急；无明显外伤者，起病缓慢。

（5）患者常有颈部疼痛，上肢有放射性疼痛和麻木，卧床休息症状可有缓解，活动后症状加重。由于椎间盘突出部位和压迫组织的不同，临床表现也不一致。

（二）体征

1.外侧型突出

（1）主要症状为颈项部及受累神经根的上肢支配区域疼痛与麻木。咳嗽、打喷嚏时疼痛加重。

（2）疼痛仅放射到一侧肩部和上肢，很少发生于两侧上肢。

（3）颈僵硬，颈后肌痉挛，活动受限，当颈部后伸，再将下颌转向健侧时可加重上肢放射性疼痛，做颈前屈或中立位牵引时疼痛可缓解。

（4）由于颈椎间盘突出的间隙不同，检查时可发现不同受累神经节段支配区域的运动、感觉及反射的改变。

（5）颈椎拔伸试验阳性。部分病变节段成角严重的患者可反应为上肢放射性神经痛加重，称反阳性。

（6）椎间孔挤压试验阳性。

（7）病程日久者，可出现相关肌肉肌力减退和肌肉萎缩等。

颈椎不同间隙椎间盘突出神经根受压的症状与体征见表 13-1。

表 13-1　颈椎间盘突出神经根受压的临床定位

颈椎间隙	$C_4 \sim C_5$	$C_5 \sim C_6$	$C_6 \sim C_7$	$C_7 \sim T_1$
受压神经	C_5 神经	C_6 神经	C_7 神经	C_8 神经
疼痛区域	颈根、肩部和上臂	肩、肩胛内缘	肩胛内侧中部和胸大肌区	肩胛内缘下部、上臂和前臂内侧至手内侧
感觉异常	肩外侧	前臂桡侧、拇指	手背示指和中指	前臂内侧至环指、小指
肌肉萎缩和肌力减退	三角肌,或肱二头肌	肱二头肌	肱三头肌	大小鱼际肌,手握力减退
腱反射减退	肱二头肌腱	肱二头肌腱	肱三头肌腱	腱反射正常

2.旁中央型突出

患者除有椎间盘外侧型突出的症状、体征外,还有一侧脊髓受压的症状和体征,可出现同侧下肢软弱无力,肌肉张力增加。严重时可出现腱反射亢进,巴宾斯基征、霍夫曼征阳性。

3.中央型突出

主要表现为脊髓受压,最常见的症状为皮质脊髓束受累,由于病变程度不一,可出现下肢无力,平衡明显障碍,肌张力增高,腱反射亢进;踝阵挛、髌阵挛及病理反射。重症者可出现两下肢不完全性或完全性瘫痪,大小便功能障碍,胸乳头以下感觉障碍。

(三)辅助检查

1.X 线检查

正位片显示颈椎侧弯畸形,侧位片上可显示颈椎生理弧度改变、椎间隙变窄及增生性改变。斜位片上可显示椎间孔的大小及关节突情况。颈椎 X 线片不能显示是否有椎间盘突出,但可排除颈椎结核、肿瘤、先天性畸形。

2.CT 及 MRI 检查

CT 检查可显示颈椎椎管的大小及突出物与受累神经根的关系。MRI 检查可显示突出的椎间盘对脊髓压迫的程度,了解脊髓有无萎缩变性等。

3.肌电图和神经诱发电位检查

可确定受累神经根及损害程度,客观评价受损程度和评定治疗效果。

三、治疗

(一)治疗原则

舒筋通络,活血祛瘀,解痉止痛,扩大椎间隙,减轻或解除神经根和脊髓受压症状。

(二)手法

㨰法、按法、揉法、拿法、拔伸法、旋转复位法等。

(三)取穴与部位

风池、风府、肩井、秉风、天宗、曲池、手三里、小海、合谷等穴及颈根、颈臂等经验穴,突出节段相应椎旁、颈肩背及患侧上肢部。

(四)操作

1.舒筋通络

患者取坐位,术者立于其身后,用一指禅推法、按揉法沿督脉颈段、两侧颈夹脊穴上下往返操作 3～5 遍。自两侧肩胛带、颈根部、颈夹脊线用擦法操作,时间约 5 min。

2.解痉止痛

在上述操作的同时,在风池、风府、肩井、秉风、天宗穴及颈根、颈臂穴做一指禅推法或按揉法操作,时间约 5 min。

3.活血祛瘀

根据神经根受累的相应节段定位,在椎间盘突出间隙同侧,用一指禅推法、按揉法重点治疗,并对上肢相应穴位用按法、揉法操作,时间约 5 min。

4.扩大椎间隙

采用颈椎拔伸法操作,可配合颈椎摇法。时间 2～3 min。

5.颈椎整复

采用颈椎旋转复位法,减轻或解除神经根和脊髓受压症状。患者取坐位,术者立于其身后,以一手屈曲之肘部托住患者下颌,手指托住枕部,另一手拇指顶推偏凸之颈椎棘突;令患者逐渐屈颈,至拇指感觉偏凸棘突有动感时,即维持该屈颈姿势;然后术者将患者头部向上牵拉片刻,以消除颈肌反射性收缩,在逐渐将颈部向棘突偏凸侧旋转至弹性限制位,在拇指用力顶推患椎棘突下做一瞬间有控制的扳动,使颈椎复位。旋转幅度控制在 3°～5°。此法只用于患侧。对患者因心理紧张或老年人,可采用在仰卧位牵引拔伸状态下进行旋转整复。

6.理筋放松

重复舒筋通络手法操作,并拿肩擦颈项,搓、抖上肢,结束治疗。

四、注意事项

(1)科学用枕,对颈椎生理弧度变直、消失的,枕头宜垫在颈部;弧度过大的,宜垫在枕后部;侧卧时枕头宜与肩膀等高,使颈椎保持水平位。

(2)避免长时间连续低头位工作或看书,提倡做工间颈椎活动。

(3)注意颈部保暖,适当休息,避免劳累。

(4)乘机动车应戴颈托保护,以防紧急制动时引起颈椎挥鞭性损伤,甚至高位截瘫。

五、功能锻炼

(1)采用"与项争力"的功法以提高颈伸肌肌力和颈椎平衡代偿能力。

(2)坚持做颈保健操,同颈椎病。

(郑永万)

第三节　寰枢关节半脱位

寰枢关节半脱位又称为寰枢关节失稳,是指寰椎向前、向后脱位,或寰齿两侧间隙不对称,导致上段颈神经、脊髓受压以致患者出现颈肩上肢疼痛,甚至四肢瘫痪、呼吸肌麻痹,严重时危及生命。

寰枢关节为一复合关节,由 4 个小关节组成,其中部及外侧各有两个关节,中部的齿状突和寰椎前弓中部组成前关节,齿状突和横韧带组成后关节,即齿状突关节。在寰椎外侧由两侧块的下关节面和枢椎上关节面组成关节突关节。寰枢关节的关节囊大而松弛,关节面较平坦,活动幅度较大,且寰枢椎之间无椎间盘组织,因此受到外力或在炎症刺激下容易发生寰枢关节半脱位。

一、病因病理

寰枢关节半脱位是临床常见病证,其发病原因主要有炎症、创伤和先天畸形。

(一)寰枢关节周围炎症

咽部与上呼吸道的感染、类风湿等可以使寰枢关节周围滑膜产生充血水肿和渗出,引起韧带松弛而脱位;炎症又可使韧带形成皱襞而影响旋转后的复位,形成旋转交锁,造成关节半脱位。

(二)创伤

创伤可以直接造成横韧带、翼状韧带两者或两者之一发生撕裂或引起滑囊、韧带的充血水肿,造成寰枢关节旋转不稳并脱位。寰椎骨折、枢椎齿状突骨折可直接造成寰枢椎脱位。青少年可由于跳水时头部触及游泳池底,颈部过度屈曲,寰椎横韧带受到枢椎齿状突向后的作用力引起寰枢关节前脱位。而成年人多由于头颈部受到屈曲性外伤而引起不同程度的寰椎前脱位;也可表现为向侧方及旋转等方向移位,与外伤作用力方向有关。

(三)寰枢椎的先天变异和/或横、翼状韧带的缺陷

发育对称的寰枢两上关节面,受力均衡,关节比较稳定,当寰枢两上关节面不对称(即倾斜度不等大、关节面不等长)时,关节面则受力不均衡,倾斜度大的一侧剪力大,对侧小,使关节处于不稳定状态,易发生寰枢关节半脱位。

中医关于该病的论述,多记载于"筋痹""错缝"等病证中。中医认为患者素体气虚,筋肌松弛,节窍失固,或有颈部扭、闪、挫伤致脊窍错移,迁延不愈。脊之筋肌损伤,气血瘀聚不散则为肿为痛。筋肌拘挛,脊错嵌顿则活动受掣。

二、诊断

(一)症状

(1)有明显外伤史或局部炎症反应。其症状轻重与寰椎在枢椎上方向前、旋转及侧方等半脱位的程度有关。

(2)颈项部、头部、肩背部疼痛明显,活动时疼痛加剧,疼痛可向肩臂放射。

(3)颈项肌痉挛、颈僵,头部旋转受限或呈强迫性体位为主要症状。

(4)当累及椎-基底动脉时,可出现头晕、头痛、恶心、呕吐、耳鸣、视物模糊等椎-基底动脉供血不足症状。

(5)当累及延髓时,则主要影响延髓外侧及前内侧,出现四肢运动麻痹、发音障碍及吞咽困难等。

(二)体征

(1)枢椎棘突向侧后偏突,有明显压痛,被动活动则痛剧。

(2)如为单侧脱位,头偏向脱位侧,下颌转向对侧,患者多用手托持颌部。

(3)累及神经支配区域皮肤有痛觉过敏或迟钝。

(4)累及脊髓时则出现脊髓受压症状,上肢肌力减弱,握力减退,严重时腱反射亢进,霍夫曼征阳性。下肢肌张力增高,步态不稳,跟、膝腱反射亢进,巴宾斯基征阳性。

(5)位置及振动觉多减退。

(三)辅助检查

1.X线检查

颈椎张口正位,齿状突中线与寰椎中心线不重叠,齿状突与寰椎两侧块之间的间隙不对称或一侧关节间隙消失,齿状突偏向一侧。

2.CT检查

寰枢椎连续横断面扫描可显示寰枢椎旋转程度。矢状位和冠状位图像可显示关节突关节的序列,但大多数不能显示齿状突与寰椎分离。

3.肌电图和神经诱发电位检查

可评价神经功能受损害程度。

三、治疗

(一)治则

舒筋活血,松解紧张甚至痉挛的颈枕肌群;整复失稳的寰枢关节,纠正发生寰枢关节异常位移的因素,扩大椎管的有效容积,改善椎管内外的高应力状态,减少或消除椎动脉或脊髓的机械性压迫和刺激。采用松解类手法与整复手法并重,以颈项部操作为主的原则。

(二)手法

一指禅推法、㨰法、拔伸法、推法、拿法、按揉法和整复手法等。

(三)取穴与部位

颈项部、枕后部及患处等;风池、颈夹脊、天柱、翳风、阿是穴等。

(四)操作

(1)患者坐位,术者用轻柔的㨰法、按揉法、拿法、一指禅推法等手法在颈椎两侧的夹脊穴部位及肩部治疗,以放松紧张、痉挛的肌肉。

(2)整复手法。患者仰卧位,头置于治疗床外,便于手法操作。助手两手扳住患者两肩,术者一手托住后枕部,一手托住下颌部,使头处于仰伸位进行牵拉,助手配合做对抗性拔伸。在牵拉拔伸状态下,做头部缓慢轻柔的前后活动和试探性旋转活动。如出现弹响,颈椎活动即改善,疼痛减轻,表示手法整复成功。

(3)复位后,患者取仰卧位,采用枕颌带于头过伸牵引,牵引重量控制在2~3 kg,持续牵引,日牵引时间不少于6 h。经3~4周撤除牵引,用颈托固定。

四、注意事项

(1)严格掌握推拿治疗适应证,有重度锥体束体征者不宜手法复位。

(2)注意平时预防,纠正平时的不良习惯姿势,平时戴颈围固定保护。

(3)少数伴炎症患者,可有发热,体温可达38 ℃~40 ℃,注意观察,采取必要的降温措施。

(4)注意用枕的合理性和科学性;注意颈项、肩部的保暖。

五、功能锻炼

寰枢关节半脱位功能锻炼宜在病情基本稳定后进行,根据生物力学原理,强化颈部肌肉的功能锻炼,增强颈部的肌肉力量,对提高颈椎稳定性,延缓或防止肌萎缩,是很有必要的。锻炼方法有以下几种。

(1)立位或坐位,用全力收缩两肩。重复5～10次。

(2)立位或坐位,两手扶前额,给予一定的阻力,用全力使颈部向前屈,坚持6 s。重复3～5次。

(3)立位或坐位,一手扶头侧部,给予一定的阻力,用全力使颈部向同侧侧倾,坚持3～6 s。左、右交替,重复3～5次。

(4)立位或坐位,两手扶后枕部,给予一定的阻力,用全力使头部往后倾,坚持3～6 s。重复3～5次。

(郑永万)

第四节　前斜角肌综合征

前斜角肌综合征是指因外伤、劳损、先天颈肋、高位肋骨等因素刺激前斜角肌,或前斜角肌痉挛、肥大、变性等,引起臂丛神经和锁骨下动脉的血管神经束受压,而产生的一系列神经血管压迫症状的病证。本病好发于20～30岁女性,右侧较多见。

一、病因病理

颈部后伸、侧屈位时,头部突然向对侧旋转,或长期从事旋颈位低头工作,使对侧前斜角肌受到牵拉扭转而损伤,出现前斜角肌肿胀、痉挛而产生对其后侧神经根的压迫症状。神经根受压又进一步加剧前斜角肌痉挛,形成恶性循环。

先天性结构畸形,如肩部下垂、高位胸骨、第7颈椎横突肥大、高位第1肋骨、臂丛位置偏后等,使第1肋骨长期刺激臂丛,使受臂丛支配的前斜角肌发生痉挛,压迫臂丛神经而发病。若前斜角肌痉挛、变性、肥厚,则易造成锁骨上部臂丛及锁骨下动脉受压。如颈肋或第7颈椎横突肥大,或前、中斜角肌肌腹变异合并时,当前斜角肌稍痉挛,即可压迫其间通过的臂丛神经和锁骨下动脉而导致出现神经血管症状。本病运动障碍出现较迟,可表现为肌无力和肌萎缩,偶见手部呈雷诺征象。

中医将本病归属"劳损"范畴。多由过度劳损,或风寒外袭,寒邪客于经络,致使经脉不通,气血运行不畅,发为肿痛。

二、诊断

(一)症状

(1)一般缓慢发生,均以疼痛起病,程度不一。

(2)局部症状。患侧锁骨上窝稍显胀满,前斜角肌局部疼痛。

(3)神经症状。患肢有放射性疼痛和麻木触电感,以肩、上臂内侧、前臂和手部的尺侧及小指、环指明显,表现为麻木、蚁行、刺痒感等。少数患者偶有交感神经症状,如瞳孔扩大、面部出汗、患肢皮温下降,甚至出现霍纳综合征。

(4)血管症状。早期由于血管痉挛致使动脉供血不足而造成患肢皮温降低,肤色苍白;后期因静脉回流受阻,出现手指肿胀、发凉、肤色发绀,甚至手指发生溃疡难愈。

(5)肌肉症状。神经长期受压,患肢小鱼际肌肉萎缩,握力减弱,持物困难,手部发胀及有笨拙感。

(二)体征

(1)颈前可摸到紧张、粗大而坚韧的前斜角肌肌腹,局部有明显压痛,并向患侧上肢放射性痛麻。

(2)局部及患肢的疼痛症状在患肢上举时可减轻或消失,自然向下或用力牵拉患肢时则加重

(3)艾迪森试验、超外展试验阳性,提示血管受压。

(4)举臂运动试验、臂丛神经牵拉试验阳性,提示神经受压。

(三)辅助检查

X线检查:颈、胸段的 X 线正侧位摄片检查,可见颈肋或第 7 颈椎横突过长或高位胸肋征象。

三、治疗

(一)治疗原则

舒筋活血,通络止痛。

(二)手法

㨰法、按法、揉法、拿法、擦法等。

(三)取穴与部位

缺盆、肩井、翳风、风池、颈臂、曲池、内关、合谷、颈肩及上肢部。

(四)操作

1.活血通络

患者取坐位。术者站于患侧,先用㨰法在患侧自肩部向颈侧沿斜角肌体表投影区往返施术,同时配合肩关节活动,时间 3～5 min。

2.理筋通络

继上势,术者以一指禅推法沿患侧颈、肩、缺盆穴及上肢进行操作,斜角肌部位、颈臂穴重点治疗,时间 5～7 min。

3.舒筋通络

继上势,术者以拇指弹拨斜角肌起止点及压痛点,拇指揉胸锁乳突肌及锁骨窝硬结处为重点,拇指自内向外沿锁骨下反复揉压,时间 3～5 min。

4.通络止痛

沿患侧斜角肌用拇指平推法,然后施擦法,以透热为度。时间 1～2 min;然后摇肩关节,揉、拿上肢5～10 遍,抖上肢结束治疗。

四、注意事项

(1)注意不宜睡过高枕头,患部注意保暖。

(2)避免患侧肩负重物或手提重物,以免加重症状。

(3)嘱患者配合扩胸锻炼,每天 1～2 次,可缓解症状。

（郑永万）

第五节　胸椎小关节错缝

胸椎小关节错缝是指胸椎小关节的解剖位置改变,以致胸部脊柱功能失常所引起的一系列临床表现,属于脊柱小关节功能紊乱的范畴。本节主要讨论胸椎小关节滑膜嵌顿和因部分韧带、关节囊紧张引起反射性肌肉痉挛,致使关节面交锁在不正常或扭转的位置上而引起的一系列病变。多发生在胸椎第3～7节段,女性发生率多于男性。以青壮年较常见,老人则很少发生。

一、病因病理

脊柱关节为三点承重负荷关节,即椎体及椎体两侧的上、下关节突组成的小关节,构成三点承重,小关节为关节囊关节。具有稳定脊椎,引导脊椎运动方向的功能。胸椎间关节面呈额状位,故胸部脊柱只能做侧屈运动而不能伸屈,一般不易发生小关节序列紊乱。但是,当突然的外力牵拉、扭转,使小关节不能承受所分担的拉应力和压应力时,则可引起胸椎小关节急性错缝病变。

因姿势不良或突然改变体位引起胸背部肌肉损伤或胸椎小关节错位,使关节滑膜嵌顿其间,从而破坏了脊柱力学平衡和运动的协调性,引起活动障碍和疼痛。同时,损伤及炎性反应可刺激感觉神经末梢而加剧疼痛,并反射性地引起肌肉痉挛,也可引起关节解剖位置的改变,发生交锁。日久可导致小关节粘连而影响其功能。典型胸椎小关节错缝在发病时可闻及胸椎后关节突然错缝时的"咯嗒"声响,错缝局部疼痛明显。

本病属中医"骨错缝"范畴。常因姿势不当,或不慎闪挫,以致骨缝错开,局部气血瘀滞,经脉受阻,发为肿痛。

二、诊断

(一)症状
(1)一般有牵拉、过度扭转外伤史。

(2)局部疼痛剧烈,甚则牵掣肩背作痛,俯仰转侧困难,常固定于某一体位,不能随意转动,疼痛随脊柱运动增强而加重,且感胸闷不舒、呼吸不畅、入夜翻身困难,重者可有心烦不安、食欲减退。

(3)部分患者可出现脊柱水平面有关脏腑反射性疼痛,如胆囊、胃区等疼痛。

(二)体征
1.棘突偏歪

脊柱病变节段可触及偏歪的棘突。表现为一侧偏突,而对侧空虚感。

2.压痛

脊柱病变节段小关节处有明显压痛,多数为一侧,少数为两侧。

3.肌痉挛

根据病变节段的不同,菱形肌、斜方肌可呈条索状痉挛,亦有明显压痛。

4.功能障碍

多数无明显障碍,少数可因疼痛导致前屈或转侧时活动幅度减小,牵拉疼痛。

(三)辅助检查

胸椎小关节错缝属解剖位置上的细微变化,故而 X 线摄片常不易显示。严重者可见脊柱侧弯、棘突偏歪等改变。

三、治疗

(一)治疗原则

舒筋通络,理筋整复。

(二)手法

㨰法、按法、揉法、弹拨法、擦法、拔伸牵引、扳法等。

(三)取穴与部位

局部压痛点、胸段华佗夹脊穴及膀胱经等部位。

(四)操作

(1)患者取俯卧位,术者立于其一侧,以㨰法、按法、揉法在胸背部交替操作,时间 5～8 min。

(2)继上势,沿脊柱两侧竖脊肌用按揉法、弹拨法操作,以松解肌痉挛,时间 3～5 min。暴露背部皮肤,涂上介质,沿两侧膀胱经行侧擦法,以透热为度。

(3)俯卧扳压法。患者俯卧,术者站立在患侧,一手向上拨动一侧肩部,另一手掌抵压患处棘突,两手同时相对用力扳压。操作时可闻及弹响。

(4)患者取坐位,术者立于其身后,采用胸椎对抗复位扳法,或采用抱颈提升法操作,以整复关节错缝。

四、注意事项

(1)整复关节错缝手法宜轻、快、稳、准,勿以关节有无声响为标准。当一种复位法未能整复时可改用其他复位法。

(2)治疗期间应卧硬板床。

(3)适当休息,避免劳累,慎防风寒侵袭。

(郑永万)

第六节　肩峰下滑囊炎

肩峰下滑囊炎是指其滑囊的急、慢性损伤所致的炎症性病变。临床上以肩峰下肿胀、疼痛和关节活动功能受限为主要症状的一种病证。本病又称三角肌下滑囊炎。

一、病因病理

肩峰下滑囊位于三角肌深面,肩峰、喙肩韧带与肩袖和肱骨大结节之间,将肱骨大结节与三角肌、肩峰突隔开,冈上肌肌腱在肩峰下滑囊的底部。正常情况下,滑囊分泌滑液,起润滑作用,能减少肱骨大结节与肩峰及三角肌之间的磨损。肩峰下滑囊炎可分为原发性病变和继发性病变两种,以继发性病变为多见。原发性病变是因肩部遭受明显的直接撞击伤或肩部外展时受间接暴力损伤,使三角肌下滑囊受损,造成急性的肩峰下滑囊炎。继发性病变常因滑囊在肩峰下长期摩擦引起炎性渗出,滑囊周围邻近组织的损伤、劳损或退变,促使肩峰下滑囊产生水肿、增厚、囊内张力增高,或发生滑囊壁内互相粘连,从而限制了上臂外展和旋转肩关节的正常活动。同时由于炎症和张力的因素反射性地刺激神经末梢产生疼痛。冈上肌肌腱发生急、慢性损伤时,滑囊也同时受累,从而继发肩峰下滑囊的非特异性炎症。

肩峰下滑囊与三角肌下滑囊的囊腔是相通的,因而在病理情况下也是相互影响的。在手下垂时,三角肌下滑囊肿胀明显;当手上举时,则肩峰下滑囊肿胀明显。

本病属中医伤科"筋伤"范畴。肩髃部为手少阳经筋所循,手阳明、手太阴经筋所结。凡磕碰扭挫、慢性劳损,所循经筋受累,筋肌挛急,气滞血瘀,渗液积聚,故肿胀疼痛。久滞不散则筋肌失荣,拘僵牵掣。

二、诊断

(一)症状

(1)常有急、慢性损伤和劳损史,多继发于冈上肌肌腱炎。

(2)肩外侧深部疼痛,并向三角肌止点方向放散。疼痛一般为昼轻夜重,可因疼痛而夜寐不安。

(3)急性期可因滑囊充血水肿,三角肌多呈圆形肿胀。后期可出现不同程度的肌肉萎缩。

(4)初期肩关节活动受限较轻,日久与肌腱粘连而使活动明显受限,尤以外展、外旋受限更甚。

(二)体征

1.压痛

肩关节外侧肩峰下和肱骨大结节处有明显的局限性压痛;手下垂时则三角肌止点处饱满,有广泛性深压痛。

2.功能障碍

肩关节外展、外旋功能障碍。急性期多因疼痛引起,慢性期多因粘连而限制功能活动。

3.肌肉萎缩

病程日久可出现冈上肌萎缩,甚至三角肌也可出现失用性萎缩。

(三)辅助检查

X线摄片检查一般无异常,但可排除骨性病变。晚期可见冈上肌腱内有钙盐沉着。

三、治疗

(一)治疗原则

急性期以活血化瘀,活血止痛为主;慢性期以舒筋通络,滑利关节为主。

(二)手法

㨰法、一指禅推法、按法、揉法、拿法、弹拨法、摇法、搓法、抖法、擦法及运动关节类手法。

(三)取穴与部位

肩井、肩髃、肩髎、臂臑等穴,肩峰下方及三角肌止点处。

（四）操作

（1）患者取坐位。术者站于患侧，以一手托起患肢手臂，另一手用㨰法施术于患肩外侧，重点在肩峰下及三角肌部位。同时配合拿法，使之放松。时间约 5 min。

（2）继上势，用按揉法或一指禅推法在肩井、肩髃、肩髎、臂臑等穴施术，并在三角肌止点处重点按揉，时间 5～8 min。

（3）继上势，术者用拇指弹拨肩外侧变性、增厚的组织，约 3 min。

（4）继上势，在患肩三角肌部位用冬青膏或按摩霜等做擦法，以透热为度。

（5）医者先用双手掌放置患肩前后做对掌挤压、按、揉操作，时间 2～3 min。然后用托肘摇肩法或大幅度摇肩法摇肩关节，搓肩部，牵抖上肢结束治疗。

四、注意事项

（1）急性期手法宜轻柔，可配合局部热敷，以促进炎症、水肿吸收；慢性期手法宜深透，应加强肩关节各方向的被动运动，防止关节粘连。

（2）急性期应以制动休息为主；慢性期应坚持肩关节主动功能锻炼。

五、功能锻炼

可参照"肩关节周围炎"的功能锻炼方法。

六、疗效评定

（一）治愈

肩部无疼痛及压痛，肿块消失，功能恢复正常。

（二）好转

肩部疼痛减轻，肿块缩小或基本消失，功能改善。

（三）未愈

症状无改善。

（袁　彪）

第七节　冈上肌肌腱炎

冈上肌肌腱炎又称冈上肌肌腱综合征、外展综合征。指肩峰部由于外伤、劳损或感受风寒湿邪，产生无菌性炎症，从而引起肩峰下疼痛及外展活动受限。好发于中年以上的体力劳动者、家庭妇女和运动员。

一、病因病理

冈上肌肌腱炎的发病与损伤、劳损及局部软组织的退行性病变有关。冈上肌是组成肩袖的一部分，起于肩胛骨冈上窝，止于肱骨大结节的上部，被视为肩关节外展的起动肌。由于冈上肌肌腱从喙肩韧带及肩峰下滑囊下面的狭小间隙通过，与肩关节囊紧密相连，虽然增加了关节囊的稳定性,但影响了本身的活动。冈上肌与三角肌协同动作使上肢外展,在上肢外展 $60°\sim120°$ 时,肩峰与肱骨大结节之间的间隙最小,冈上肌在其间易受肩峰与大结节的挤压磨损,继发创伤性炎症,充血、水肿、渗出增加,引起疼痛、活动功能受限。日久,可致肌腱肿胀、纤维化、粘连。肿胀的肌腱纤维一方面加重了肌腱的挤压、摩擦损伤,另一方面促进了钙盐沉积,以致继发冈上肌肌腱钙化。

本病可急性发作或慢性发作,后者患者因无明显的功能活动影响,很少诊治。

本病属于中医伤科"筋伤"范畴。手阳明经筋循肩络节,凡肩部用力不当,或扭捩伤及筋络,血瘀经络,筋肌挛急而为筋拘;或积劳成伤,气血瘀滞,久之不散;或为风寒湿邪所侵,肌僵筋挛,筋肌失荣,发为筋结。

二、诊断

(一)症状

1.发病

起病缓慢,有急、慢性损伤史或劳损史。

2.疼痛

肩部外侧疼痛,并扩散到三角肌附近。有时疼痛可向上放射到颈部,向下放射到肘部及前臂,甚至手指。

3.活动受限

患者害怕做外展活动,常外展到某一角度时突然疼痛而不敢再活动,为本病的主要特点。

(二)体征

(1)压痛。常位于冈上肌肌腱的止点,即肱骨大结节之顶部和肩峰下滑囊区、三角肌的止端。同时可触及该肌腱增粗、变硬等。

(2)功能障碍。患肩在外展 $30°$ 以内启动困难,在外展 $60°\sim120°$ 范围内疼痛加剧,活动受限,超过此活动范围则活动不受限。

(3)肌肉萎缩。病情较久者,患肩三角肌、冈上肌萎缩。

(4)疼痛弧试验阳性。

(三)辅助检查

X 线检查,可排除骨性病变。少数患者可显示冈上肌肌腱钙化。

三、治疗

(一)治疗原则

舒筋通络,活血止痛。

(二)手法

滚法、一指禅推法、按法、揉法、拿法、弹拨法、摇法、搓法、抖法、擦法等。

(三)取穴与部位

肩井、肩髃、肩贞、秉风、天宗、曲池等穴,肩关节周围、三角肌等。

(四)操作

(1)患者取坐位。术者站于患侧,以一手托起患肢手臂,另一手用滚法施术于肩外部及肩后部、三角肌处,同时配合患肢做外展、内收和旋转活动。然后用拿法施术于同样部位,时间约 5 min。

（2）术者站于患侧，按揉肩井、肩髃、肩贞、秉风、天宗、曲池等穴，手法宜深沉缓和。时间每穴约 1 min。

（3）继上势，术者用拇指拨揉痛点及病变处，手法宜深沉缓和，时间约 3 min。

（4）继上势，医者先用双手掌放置患肩前后做对掌挤压、按揉，然后在肩关节外侧施掌擦法治疗，以透热为度。时间 3～5 min。

（5）摇肩关节，可选用托肘摇肩法或大幅度摇肩法操作。最后搓肩关节及上臂，牵抖上肢，结束治疗。时间 2～3 min。

四、注意事项

（1）急性损伤，手法宜轻柔缓和，适当限制肩部活动。

（2）慢性损伤，手法宜深沉内透，同时配合肩部适当功能锻炼。

（3）无论急、慢性损伤，在运用弹拨法时，刺激要柔和，不宜过分剧烈，以免加重损伤。

（4）注意局部保暖，可配合局部湿热敷。

五、功能锻炼

可参照"肩关节周围炎"的功能锻炼方法。

六、疗效评定

（一）治愈
肩部疼痛及压痛消失，肩关节活动功能恢复。

（二）好转
肩部疼痛减轻，功能改善。

（三）未愈
症状无改善。

（袁　彪）

第八节　肱二头肌长头腱腱鞘炎

肱二头肌长头腱腱鞘炎指肩关节急、慢性损伤，退变及感受风寒湿邪等，导致局部发生创伤性炎症、渗出、粘连、增厚等病理改变，引起肩前疼痛和外展、后伸功能障碍的一种病证。本病是肩关节常见疾病之一。

一、病因病理

肱二头肌长头肌腱起于肩胛骨盂上结节，越过肱骨头穿行于肱骨横韧带和肱二头肌腱鞘，藏于结节间沟的纤维管内，在肩部用力外展、外旋时，该肌腱在腱鞘内滑动的幅度最大。人到中年以后因退行性改变，使结节间沟底部粗糙或结节间沟底部骨质增生，沟床变浅，以及其他软组织因素造成肩部不稳等,均可增加肌腱的摩擦。长期从事肩部外展、外旋用力过度,加剧了肌腱与腱鞘的摩擦,造成腱鞘滑膜层慢性创伤性炎症。其病理表现为腱鞘充血、水肿,鞘壁肥厚,肌腱肿胀、粗糙、失去光泽,腱鞘内容积变小,处于超"饱和"状态,影响了肌腱在鞘内的活动,阻碍了肩关节的活动功能,甚至纤维粘连形成。

本病属于中医"筋伤""筋粘证"范畴。肩前部为手太阴经筋、络筋所聚,凡扭捩撞挫,伤及肩髃,或慢性积劳,致使血瘀凝聚,气滞不通而为肿痛;或风寒湿邪客于肩髃之筋,寒主收引,湿性重着,气血痹阻,筋失濡养,筋挛拘急,发为本病。

二、诊断

(一)症状

(1)发病缓慢,有急慢性损伤和劳损史。

(2)初起表现为肩部疼痛,可伴有轻度肿胀,以后逐渐加重,直至出现肩前或整个肩部疼痛。受凉或劳累后症状加重,休息或局部热敷后减轻,有时肩部有乏力感,提物无力。

(3)肩部活动受限,尤其以上臂外展、向后背伸及用力屈肘时明显,可向三角肌部放射,影响前臂屈肌。

(二)体征

1.压痛

肱骨结节间沟处有锐性压痛,少数患者可触及条索状物。

2.功能障碍

关节活动明显受限,尤其上臂外展再向后背伸时受限明显。肱二头肌收缩时,常能触及轻微的摩擦感。

3.特殊检查

肩关节内旋试验阳性,抗阻力试验阳性。

(三)辅助检查

X线摄片检查一般无病理体征,可排除骨性病变。病程较久者可有骨质疏松,肌腱、韧带不同程度的钙化征象。

三、治疗

(一)治疗原则

急性损伤者应以活血化瘀、消肿止痛为主;慢性劳损者应以理筋通络、松解粘连为主。

(二)手法

擦法、一指禅推法、按法、揉法、拿法、弹拨法、摇法、搓法、抖法等。

(三)取穴与部位

肩内陵、肩髃、肩髎、肩贞、曲池、手三里等穴。

(四)操作

(1)患者取坐位。术者站于患侧,以一手托起患肢手臂,另一手用擦法施术于肩前与肩外部。然后用拿法、一指禅推法施术于同样部位,重点在肱二头肌长头肌腱与三角肌前部,使之放松。时间约5 min。

(2)继上势,术者用拇指按揉肩内陵、肩髃、肩髎、肩贞、曲池、手三里等穴,每穴约1 min。

（3）继上势，术者用拇指弹拨结节间沟内的肱二头肌长头肌腱，手法宜深沉缓和，时间约3 min。

（4）接上势，医者先用双手掌放置患肩前后做对掌挤压、按、揉操作。然后用托肘摇肩法或大幅度摇肩法摇肩关节，搓肩部，牵抖上肢结束治疗。时间为3～5 min。

四、注意事项

（1）疼痛剧烈者，手法宜轻柔缓和，适当限制肩部活动，尤其不宜做外展、外旋活动。

（2）慢性损伤，手法宜深沉内透，同时配合肩部适当功能锻炼。

（3）注意局部保暖，可配合局部湿热敷。

五、功能锻炼

可参照"肩关节周围炎"的功能锻炼方法。

六、疗效评定

（一）治愈

肩部疼痛及压痛点消失，肩关节功能恢复。

（二）好转

肩部疼痛减轻，功能改善。

（三）未愈

症状无改善。

（袁　彪）

第九节　肱骨外上髁炎

肱骨外上髁炎是指因急、慢性损伤而致的肱骨外上髁周围软组织的无菌性炎症。临床上以肘关节外侧疼痛，旋前功能受限为主要特征。本病为劳损性疾病，好发于右侧，并与职业工种有密切关系。常见于从事反复前臂旋前、用力伸腕作业者，如网球运动员、木工、钳工、泥瓦工等。因本病最早发现于网球运动员，故又名"网球肘"。

一、病因病理

肱骨外上髁为肱桡肌及前臂桡侧腕伸肌肌腱的附着处。在前臂旋前位做腕关节主动背位的突然猛力动作，使前臂桡侧腕伸肌强烈收缩，最易造成急性损伤。其病理表现如下。

（1）桡侧腕伸肌肌腱附着处骨膜撕裂、出血、渗出、水肿，引起局部组织发生粘连、机化，或肌腱附着点钙化、骨化等病理改变。

（2）引起前臂腕伸肌群痉挛、挤压或刺激神经导致疼痛。

（3）肘关节囊的滑膜可能嵌入肱桡关节间隙，加剧疼痛。

（4）可能引起桡侧副韧带损伤，从而继发环状韧带损伤，而使疼痛范围扩大，甚至引起尺桡近侧关节疼痛。

（5）由于反复牵拉损伤,使肌腱附着点形成一小的滑液囊,渗出液积聚在囊内,致使囊内压力增高,反射性刺激局部组织和神经末梢,形成固定压痛。

本病属中医伤科"筋节损伤"范畴。肘节外廉为手阳明经筋所络结,其结络之处急、慢性劳伤,累及阳明经筋;或风寒湿邪客犯筋络,致使气血瘀滞,积聚凝结,筋络粘连,壅阻作痛,筋肌拘挛,则屈伸旋转失利。

二、诊断

（一）症状

（1）有急、慢性损伤史。

（2）肘关节桡侧疼痛,牵涉前臂桡侧酸胀痛。轻者症状时隐时现;重者反复发作,持续性疼痛。

（3）前臂旋转,腕背伸、提拉、端、推等活动时疼痛加剧,影响日常生活,如拧衣、扫地、端水壶、倒水等。

（二）体征

（1）肿胀:肱骨外上髁局部肿胀,少数患者可触及一可活动的小滑液囊。

（2）压痛:肱骨外上髁压痛,为桡侧腕短伸肌起点损伤;肱骨外上髁上方压痛,为桡侧腕长伸肌损伤;肱桡关节处压痛,为肱桡关节滑囊损伤;桡骨小头附近压痛,可能为环状韧带或合并桡侧副韧带损伤。可伴有前臂桡侧伸腕肌群痉挛、广泛压痛。

（3）前臂旋前用力时,肱骨外上髁处疼痛明显。

（4）前臂伸肌紧张试验阳性,网球肘试验阳性。

（三）辅助检查

X线摄片检查一般无异常,可排除骨性病变。有时可见钙化阴影或肱骨外上髁处粗糙。

三、治疗

（一）治疗原则

舒筋活血,通络止痛。

（二）手法

滚法、一指禅推法、按法、揉法、拿法、弹拨法、擦法等。

（三）取穴与部位

曲池、曲泽、手三里等穴,肱骨外上髁、前臂桡侧肌群。

（四）操作

（1）患者取坐位或仰卧位,将前臂旋前屈肘放于软枕上。术者站于患侧,用轻柔的滚法从患肘部桡侧至前臂桡外侧往返治疗,可配合按揉法操作。时间为3～5 min。

（2）继上势,在肱骨外上髁部位用一指禅推法和弹拨法交替重点治疗,用拇指按揉曲池、手三里、曲泽、合谷等穴位,手法宜缓和,同时配合沿前臂伸腕肌往返提拿。时间3～5 min。

（3）继上势,术者一手拇指按压肱骨外上髁处,其余四指握住肘关节内侧部,另一手握住其腕部做对抗牵引拔伸肘关节片刻,然后于肘关节完全屈曲位,前臂旋前至最大幅度时,快速向后伸直肘关节形成顿拉,连续操作3次。目的使滑液囊撕破,以利滑液溢出而吸收。

（4）继上势，在肱骨外上髁部用掌根或鱼际按揉，沿前臂伸腕肌群做按揉弹拨法治疗。时间约 3 min。施术后患者有桡侧三指麻木感及疼痛减轻的现象。

（5）最后，用拇指自肱骨外上髁向前臂桡侧腕伸肌推揉 8～10 次。以肱骨外上髁为中心行擦法，以透热为度。

四、注意事项

（1）疼痛剧烈者，手法宜轻柔缓和，以免产生新的损伤。
（2）治疗期间应避免做腕部用力背伸动作。
（3）注意保暖，可配合局部湿热敷。
（4）保守治疗无效时，可局部封闭治疗或小针刀治疗。

五、功能锻炼

患者屈患肘，用健侧手拇指按压肱骨外上髁痛点处，做患肢前臂向前向后的旋转活动，使旋转的支点落在肘外侧部。每天 2 次，每次 1～2 min。

六、疗效评定

（一）治愈
疼痛消失，持物无疼痛，肘部活动自如。
（二）好转
疼痛减轻，肘部功能改善。
（三）未愈
症状无改善。

（袁　彪）

第十节　桡骨茎突狭窄性腱鞘炎

桡骨茎突狭窄性腱鞘炎是指因腕及拇指经常用力过度或劳损，而致拇长展肌腱与拇短伸肌腱的腱鞘发生非特异性炎症，出现桡骨茎突处肿胀、疼痛为特点的病证。狭窄性腱鞘炎在指、趾、腕、踝等部位均可发生，但以桡骨茎突部最为多见，是中青年的好发病，多发生于经常用腕部劳作的人，如瓦工、木工、家庭妇女等，女性多于男性。本病又称拇短伸肌和拇长展肌狭窄性腱鞘炎。

一、病因病理

桡骨茎突腱鞘的内侧为桡骨茎突，外侧和背侧由腕背侧横韧带包裹，形成一狭窄的骨纤维管道，且腱沟浅窄而粗糙不平。腕部经常活动或短期内活动过度，腱鞘因摩擦而慢性劳损或慢性寒冷刺激是导致本病的主要原因。在日常生活和工作中，若经常用拇指捏持操作，或做拇指内收和腕关节过度尺偏动作的劳作，使拇长展肌腱和拇短伸肌腱在狭窄的腱鞘内不断地摩擦，日久可引起肌腱、腱鞘的损伤性炎症，如遇寒则症状加重。其主要病理变化表现为肌腱与腱鞘发生炎症、水肿,腱鞘内外层逐渐增厚,使原本狭窄的腱鞘管道变得更加狭窄。腱鞘炎症初期水肿明显,继而因受挤压而变细,两端增粗形成葫芦状,以致肌腱从腱鞘内通过变得困难,影响拇指的功能活动,可产生交锁现象。

由于肌腱的肿胀、受压,腱鞘内张力增加,在腱鞘部位产生肿胀、疼痛,甚至肌腱与腱鞘之间粘连,活动障碍更为明显。

本病属中医伤科"筋伤"范畴。腕桡之节为手阳明经筋所结,拇指过度展伸牵拉劳损,渗液积聚,留而不去,以致气血疲滞,筋肌僵粘,拘凝挛掣,发为本病。

二、诊断

(一)症状

(1)起病缓慢,一般无明显外伤史。早期仅感局部酸痛,腕部无力。

(2)腕背桡骨茎突及拇指掌指关节部疼痛,初起较轻,逐渐加重,可放散到肘部及拇指,严重时局部有酸胀感或烧灼感,遇寒冷刺激或拇指活动时疼痛加剧。

(3)拇指活动无力,伸拇指或外展拇指活动受限,常活动到某一位置时突然不能活动。日久可引起鱼际萎缩。

(二)体征

1.肿胀

桡骨茎突处轻度肿胀,可触及豆粒大小的硬结,质似软骨状。

2.压痛

桡骨茎突部明显压痛,腕部尺偏动作时疼痛加重。

3.摩擦感

拇指外展、背伸时,可触及桡骨茎突处有摩擦感或摩擦音,功能障碍常固定在拇指活动到某一位置时,待肌腱有摩擦跳动后则又能活动。

4.特殊检查

握拳尺偏试验阳性。

(三)辅助检查

X线检查一般无异常。

三、治疗

(一)治疗原则

舒筋活血,松解粘连,消肿止痛。

(二)手法

㨰法、一指禅推法、按法、揉法、拔伸法、弹拨法、擦法等。

(三)取穴与部位

手三里、偏历、阳溪、列缺、合谷,桡骨茎突部及前臂桡侧。

(四)操作

(1)患者坐位或仰卧位。患腕下垫软枕,小鱼际置于枕上,术者先于前臂桡侧伸肌群桡侧施㨰法往返操作4～5遍;再点按手三里、偏历、阳溪、列缺、合谷等穴,以达到舒筋活血之目的。时间为5～8 min。

（2）沿前臂拇长展肌与拇短伸肌到第一掌骨背侧,用轻快柔和的弹拨法,上下往返治疗 4～5 次,然后术者用拇指重点揉按桡骨茎突部及其上下方。时间为 3～5 min。

（3）术者以一手握住患腕,另一手握其拇指做拔伸法,同时配合做拇指的外展、内收活动,缓缓摇动腕关节并做掌屈、背伸活动。时间为 2～3 min。

（4）推按阳溪穴(相当于桡骨茎突局部)。以右手为例,术者左手拇指置于桡骨茎突部,右手示指及中指夹持患者拇指,拇指及示指等握住患者其他四指向下牵引,同时向尺侧屈曲,然后,术者用左手拇指捏紧桡骨茎突部,用力向掌侧推压挤按,同时右手用力将患者腕部屈曲,以后再伸展,反复 3～4 次。

（5）以桡骨茎突为中心做擦法,擦时可配合介质,以透热为度。并可配合热敷及外敷膏药。

四、注意事项

（1）治疗期间应避免或减少拇指外展、内收活动;手法应柔和,避免刺激量过大。

（2）注意局部保暖,避免风寒刺激;后期患者应主动功能锻炼。

（袁　彪）

第十一节　腕管综合征

腕管综合征是指由于腕管内压力增高,腕管狭窄,压迫从腕管内通过的正中神经及屈腕肌腱,导致功能障碍的一种病证。临床上以手指麻木、无力、刺痛、感觉异常、腕管部压痛为主要特征。本病又称"腕管卡压综合征""止中神经卡压征"。好发于中年人,女性多于男性。

一、病因病理

腕管是由背侧的 8 块腕骨组成的凹面与掌侧的腕横韧带构成的一个骨纤维管道,管内有正中神经、屈指浅肌腱(4 根)、屈指深肌腱(4 根)和拇长肌腱通过。正常情况下,管内有一定的容积供肌腱滑动。当局部遭受损伤,如骨折脱位、畸形愈合、骨质增生、韧带增厚等因素;或腕管内腱鞘囊肿、脂肪瘤压迫、指屈浅、深肌腱非特异性慢性炎症的影响,可导致腕管相对变窄,或腕管内容物体积增大,肌腱肿胀,正中神经即被卡压而发生神经压迫症状。

中医学认为本病由于急性损伤或慢性劳损,使血瘀经络,以及寒湿淫筋,风邪袭肌,致气血流通受阻而引起。

二、诊断

（一）症状

（1）起病缓慢,少数患者有急、慢性损伤史。

（2）初期主要为正中神经卡压症状,患手桡侧三个半手指(拇、示、中、环指桡侧半指)有感觉异常、麻木、刺痛。昼轻夜重,当手部温度增高时更显著。劳累后加重,甩动手指,症状可缓解。偶可向上放射到臂、肩部。患肢可发冷、发绀、活动不利。

（3）后期患者出现鱼际肌(拇展短肌、拇对掌肌)萎缩、麻痹及肌力减弱,拇指外展、对掌无力,握力减弱。拇、示、中指及环指桡侧的一半感觉减退。肌萎缩程度常与病程长短有密切关系，一般病程在 4 个月以后可逐步出现。

(二)体征

(1)感觉障碍：多数患者痛觉减退，少数患者痛觉过敏，温觉、轻触觉不受影响，痛觉改变以拇、示、中三指末节掌面为多。

(2)肌力减退：鱼际肌变薄，拇指肌力减弱，外展、对掌无力，活动功能受限。

(3)叩击腕管时，正中神经支配的手指有触电样放射性麻木、刺痛。

(4)屈腕试验阳性。

(三)辅助检查

1.X 线检查

一般无异常，可排除骨性病变。

2.肌电图检查

鱼际肌可出现神经变性。

三、治疗

(一)治疗原则

舒筋通络，活血化瘀。

(二)手法

一指禅推法、滚法、按法、揉法、拿法、摇法、擦法等。

(三)取穴与部位

曲泽、内关、大陵、鱼际、劳宫等穴，腕管部、前臂手厥阴心包经循行线。

(四)操作

(1)患者正坐，将手掌心朝上放于软枕上，术者面对患者而坐，用滚法沿前臂屈肌群至腕部往返治疗，并配合轻快的拿法使前臂肌肉放松。时间 2～3 min。

(2)继上势，术者用一指禅推法、拿揉法在前臂沿手厥阴心包经往返治疗。重点在腕管及鱼际处，手法先轻后重。时间 2～3 min。用拇指点按曲泽、内关、大陵、鱼际、劳宫等穴，每穴 1 min。

(3)摇腕法：患者正坐，前臂放于旋前位，手背朝上。术者双手握患者掌部，右手在桡侧，左手在尺侧，而拇指平放于腕关节的背侧，以拇指指端按入腕关节背侧间隙内。在拔伸情况下摇晃腕关节，然后，将手腕在拇指按压下背伸至最大限度，随即屈曲，并左右各旋转其手腕 2～3 次。

(4)患肢屈肘 45°，术者一手握患手以固定腕部，另一手拇指从腕管向前臂屈肌方向做推揉法 8～10 次。可使腕管内渗出液推至前臂肌群以利吸收，从而缓解管内压力。

(5)继上势，从腕管至前臂用掌擦法操作，以透热为度。最后，摇腕关节及各指关节，并捻各指关节结束治疗。时间 2～3 min。

四、注意事项

(1)治疗期间，腕部避免用力，必要时可应用护腕保护，或制动休息。

(2)注意保暖，可配合局部湿热敷。

五、功能锻炼

可进行各手指的灵活精细动作锻炼。

（袁　彪）

第十二节　腕关节扭伤

腕关节扭伤又称损伤性腕关节炎、腕关节软组织损伤等，指因外力作用，或慢性劳损，造成腕关节周围韧带、肌肉、肌腱、关节囊等软组织受到过度牵拉损伤，临床以腕关节周围肿胀、疼痛、功能障碍为主要特征。可发生于任何年龄。

一、病因病理

腕部结构复杂，软组织众多，活动又频繁，因此极易发生扭伤。慢性劳损多见于腕关节频繁劳作，或长期从事某一单调的动作，使韧带、肌腱过度紧张和牵拉所致；急性损伤常见于生产劳动、体育运动过程中，或不慎跌仆，手掌猛力撑地，腕关节突然过度背伸、掌屈或扭转，使腕关节超越了正常活动范围；或因持物而突然旋转及伸屈腕关节；或因暴力直接打击，致使韧带、肌腱、关节囊受损。轻者出血、关节周围的韧带撕裂，或部分纤维断裂；重者肌腱错位、韧带完全断裂。当暴力过大时可合并发生撕脱骨折和脱位。由于损伤的作用机制不同，所造成损伤的部位也各不相同。常见损伤的部位有腕掌侧韧带、腕背侧韧带、腕桡侧副韧带和腕尺侧副韧带，其相应部位疼痛明显。

中医认为本病由"筋脉受损，气血凝滞"所致，属中医"骨错缝""筋出槽"范畴。腕节为多气少血之节，为手三阴、手三阳经筋起循之处，各种急、慢性损伤，伤筋伤节，筋脉受损，气血凝滞，为肿为痛，有伤筋、伤节、伤窍之分。《诸病源候论》说腕关节扭伤"皆是卒然致损，故气血隔绝，不能周荣……按摩导引，令其血气复也。"

二、诊断

（一）症状

（1）有腕部急、慢性损伤史。

（2）急性损伤腕部疼痛，不敢活动，活动时疼痛加剧；慢性劳损者腕关节疼痛不甚，较大幅度活动时，可有痛感。腕部常有乏力、不灵活之感。

（3）肿胀程度。急性损伤明显，皮下有瘀肿，瘀肿范围大小与损伤程度有关，早期呈青紫色，后期呈紫黄相兼，慢性损伤则不明显。

（二）体征

1.压痛

损伤一侧的韧带有明显压痛，因损伤部位不同其压痛也不相同。

（1）腕背侧韧带与伸指肌腱损伤。压痛点常在桡背侧韧带部。

（2）腕掌侧韧带与屈指肌腱损伤。压痛点常在桡掌侧韧带部。

(3)腕桡侧副韧带损伤。压痛点常在桡骨茎突部。

(4)腕尺侧副韧带损伤。压痛点常在尺骨小头部。

2.功能障碍

常与损伤侧相反方向的活动障碍明显。

(1)腕背侧韧带与伸指肌腱损伤。腕关节掌屈时疼痛,活动受限。

(2)腕掌侧韧带与屈指肌腱损伤。腕关节背屈时疼痛,活动受限。

(3)腕桡侧副韧带损伤。腕关节向尺侧屈时疼痛,活动受限。

(4)尺侧副韧带损伤。腕关节向桡侧屈时疼痛,活动受限。

(5)伴有肌腱复合损伤。各方向活动均有疼痛,且活动明显受限。

3.辅助检查

X线摄片检查一般无异常,可排除腕骨骨折和脱位。

三、治疗

(一)治疗原则

舒筋通络,活血止痛。

(二)手法

一指禅推法、按法、揉法、拿法、弹拨法、摇法、拔伸法、擦法等。

(三)取穴与部位

内关、外关、神门、阳谷、阳溪、阳池、大陵、太渊、腕骨等穴及腕关节部。

(四)操作

患者取坐位。因损伤部位和时间不同,在手法的具体运用上也有所不同。

(1)在伤处附近选用相应经络上的穴位,如尺侧掌面,可选手少阴心经的神门穴;桡侧背面,可选手阳明大肠经的合谷、阳溪等穴;桡侧掌面,可选手太阴肺经的列缺、太渊等穴。其他部位同上法选取相应穴位,用点按法使之得气,每穴约 1 min。

(2)在伤处周围用按揉法或一指禅推法操作,同时配合拿法,并沿肌肉组织做垂直方向的轻柔弹拨时间为 3~5 min。

(3)一手握其前臂下端,一手握其手的掌骨部,做腕关节的拔伸摇动,并做腕关节的旋转、背伸、掌屈、侧偏等动作,以恢复其正常的活动功能。

(4)在腕关节损伤侧用擦法治疗,以透热为度。搓揉腕关节,局部可加用湿热敷。

四、注意事项

(1)推拿应在排除骨折、脱位、肌腱完全断裂后才能进行。

(2)急性损伤局部肿胀、皮下出血严重者,应及时给予冷敷或加压包扎,防止出血过多。推拿应在损伤后 24~48 h 进行。

(3)急性期手法宜轻柔缓和,以免加重损伤;慢性期手法宜深沉。

(4)治疗期间注意局部保暖,可佩戴护腕保护。

(5)合并脱位、撕脱性骨折时,应按脱位、骨折处理,固定 6~8 周。解除固定后再考虑推拿治疗。

五、功能锻炼

嘱患者在疼痛减轻后进行功能锻炼。可用抓空增力势,即五指屈伸运动,先将五指伸展张开,然后用力屈曲握拳。

六、疗效评定

(一)治愈

腕部肿痛消失,无压痛,腕关节活动自如。

(二)好转

腕部肿痛减轻,活动时仍有不适。

(三)未愈

症状无改善。

（袁　彪）

第十三节　掌指、指间关节扭挫伤

手指是日常生活中活动最频繁的器官,所以受伤的机会也多,尤以指间关节及掌指关节的侧副韧带及关节囊等软组织纤维的损伤最为常见。严重时可有一侧或两侧侧副韧带断裂。临床表现为关节周围肿胀、疼痛明显,且不易消失,多见于年轻人。近年来随着电脑应用的普及,"鼠标指"的发生率明显上升,尤以右手的示、中指发病居多。

一、病因病理

在正常情况下,掌指关节与指间关节两侧都有副韧带加强稳定,限制指关节的侧向活动。当掌指关节屈曲时,侧副韧带紧张;指间关节的侧副韧带在手指伸直时紧张,屈曲时松弛。

拇指的掌指关节和其他四指的近侧指间关节囊比较松弛,当关节遭受来自侧方或指端方向的暴力冲击,或指间关节受外力作用过度背伸扭转,使关节的侧向运动瞬间加大,而引起一侧副韧带的牵拉损伤或撕裂,甚至断裂。这种损伤往往伴有该关节的暂时性半脱位。有的在韧带附着处有撕脱骨折的小骨片,骨片常包含一部分关节软骨。由于侧副韧带和指间关节囊紧密地连在一起,当侧副韧带断裂时,必然有关节囊的撕裂伤,影响到关节的稳定性。临床上双侧副韧带损伤较少见。

本病属中医伤科"节伤"范畴。指节扭挫,筋腱撕掖,轻者伤及筋节,气血瘀滞于节窍,节肿如梭,拘挛疼痛;重者伤及节窍,节隙错脱,瘀肿痛剧,筋节畸挛,屈伸不能。

二、诊断

(一)症状

(1)有明显的暴力受伤史,或慢性劳损史。

(2)关节周围肿胀,疼痛明显,常伴有皮下出血。

(3)关节功能活动受限,少数患者伴有畸形,手指偏向一侧,并向该侧活动程度增加。

(二)体征

1.压痛

损伤关节周围有明显压痛,做被动侧向活动时疼痛加重。

2.肿胀

损伤关节呈梭形肿胀,瘀血初起为青紫色,逐渐转为紫黄相兼。

3.功能障碍

关节屈伸功能受限。侧副韧带断裂时,关节畸形突向伤侧,侧向活动幅度增大。

(三)辅助检查

X线摄片检查可明确是否有关节脱位和撕脱性骨折。

三、治疗

(一)治疗原则

有撕脱性骨折及脱位者,应及时复位固定;单纯性扭挫伤者,宜活血祛瘀,消肿止痛。

(二)手法

按法、揉法、捻法、摇法、拔伸法、擦法等。

(三)取穴与部位

以损伤关节部位为主。

(四)操作

(1)患者取坐位。术者一手捏住伤指,另一手拇、示指在其损伤关节的周围用捻法,配合按揉法在局部交替治疗。手法宜轻柔缓和,时间为5~8 min。

(2)继上势,术者一手用拇、示两指捏住伤指关节近侧,指骨两侧;另一手捏住伤指远端,做关节拔伸法,并轻轻摇动损伤关节6~7次;然后,在拔伸的同时做捻法、按揉法、抹法操作,反复伸屈关节数次,以理顺损伤筋膜,整复损伤关节。时间为3~5 min。

(3)在损伤关节周围用擦法,以透热为度。

(4)伴有侧副韧带断裂或关节脱位者,应先复位固定3周,待解除固定后才能进行推拿治疗。

四、注意事项

(1)损伤有出血者,应在伤后24~48 h后才能推拿。

(2)推拿应在排除骨折、脱位的情况下进行。

(3)治疗期间患指应减少活动量,制动休息。

(4)损伤伴撕脱性骨折者,按骨折处理,固定6~8周。待解除固定后再考虑推拿。

五、疗效评定

(一)治愈

腕桡侧肿痛及压痛消失,功能恢复,握拳尺偏试验阴性。

(二)好转

腕部肿痛减轻,活动时轻微疼痛,握拳尺偏试验(±)。

（三）未愈

症状无改善。

（袁　彪）

第十四节　急性腰扭伤

急性腰扭伤是指劳动或运动时腰部肌肉、筋膜、韧带、椎间小关节、腰骶关节的急性损伤，多为突然承受超负荷牵拉或扭转等间接外力所致。俗称"闪腰""岔气"。急性腰扭伤是临床中常见病、多发病。多见于青壮年和体力劳动者，平素缺少体力劳动锻炼的人，或偶尔运动时，用力不当亦易发生损伤。男性多于女性。急性腰扭伤若处理不当，或治疗不及时，可造成慢性劳损。

一、病因病理

造成急性腰扭伤的因素常与劳动强度、动作失误、疲劳，甚至气候、季节有关。大部分患者能清楚讲述受伤时的体态，指出疼痛部位。下列因素易造成腰部损伤：腰部用力姿势不当，如在膝部伸直弯腰提取重物时，重心距离躯干中轴较远，因杠杆作用，增加了肌肉的承受力，容易引起腰部肌肉的急性扭伤。行走失足，行走不平坦的道路或下楼梯时不慎滑倒，腰部前屈，下肢处于伸直位时，亦易造成腰肌筋膜的扭伤或撕裂。动作失调，两人搬抬重物，动作失于协调，身体失去平衡，重心突然偏移，或失去控制，致使腰部在肌肉无准备情况下，骤然强力收缩，引起急性腰扭伤。对客观估计不足，思想准备不够，如倒水、弯腰、猛起，甚至打喷嚏等无防备的情况下，也可发生"闪腰岔气"等。

腰部肌肉、筋膜、韧带和关节的急性损伤可单独发生，亦常合并损伤，但不同组织的损伤其临床表现又不完全相同。急性腰扭伤临床常见于急性腰肌筋膜损伤、急性腰部韧带损伤和急性腰椎小关节紊乱等。

本病属中医"筋节伤""节错证"范畴，腰脊为督脉和足太阳经脉所过，经筋所循，络结汇聚，脏腑之维系，运动之枢纽。凡跌仆、闪挫、扭旋撞击，伤及腰脊，筋络受损，或筋节劳损，气滞血瘀，筋拘节错，致使疼痛剧烈，行动牵掣。

二、诊断

（一）急性腰肌筋膜损伤

急性腰肌筋膜损伤是一种较常见的腰部外伤，多因弯腰提取重物用力过猛，或弯腰转身突然闪扭，致使腰部肌肉强烈的收缩，而引起腰部肌肉和筋膜受到过度牵拉、扭捩损伤，严重者甚至撕裂。本病属于中医伤科跌仆闪挫病证。其损伤因受力大小不同，组织损伤程度亦不一样，筋膜损伤，累及血脉，造成局部瘀血凝滞，气机不通，产生瘀血肿胀、疼痛、活动受限等表现。临床以骶棘肌骶骨起点部骨膜撕裂，或筋膜等组织附着点撕裂多见。

1.症状

有明显损伤史，患者常感到腰部有一响声或有组织"撕裂"感；疼痛。伤后即感腰部一侧或两侧疼痛，疼痛多位于腰骶部，可影响到一侧或两侧臀部及大腿后部；轻伤者，损伤当时尚能坚持继

343

续劳动,数小时后或次日症状加重,重伤者,损伤当时即不能站立,腰部用力、咳嗽、打喷嚏时疼痛加剧;活动受限。患者不能直腰、俯仰、转身,动则疼痛加剧。患者为减轻腰部疼痛,常用两手扶住并固定腰部。

2.体征

肌痉挛,肌肉、筋膜和韧带撕裂可引起疼痛,引起肌肉的保护性痉挛,腰椎生理前凸减小;不对称性的肌痉挛引起脊柱生理性侧弯等改变;压痛,损伤部位有明显的局限性压痛点,常见于腰骶关节、第3腰椎横突尖和髂嵴后部,可伴有臀部及大腿后部牵涉痛;功能障碍,患者诸方向的活动功能均明显受限;直腿抬高、骨盆旋转试验可呈阳性。

3.辅助检查

X线检查一般无明显异常。可排除骨折、骨质增生、椎间盘退变等。

(二)急性腰部韧带损伤

1.症状

有明显外伤史;伤后腰骶部有撕裂感、剧痛,弯腰时疼痛加重疼痛可放散到臀部或大腿外侧。

2.体征

(1)肿胀:局部可见有肿胀,出血明显者有瘀肿。

(2)肌肉痉挛:以损伤韧带两侧的骶棘肌最为明显。

(3)压痛:伤处压痛明显,棘上韧带损伤压痛浅表,常跨越两个棘突及以上;棘突间损伤压痛较深,常局限于两个棘突之间;髂腰韧带损伤压痛点常位于该韧带的起点处深压痛;单个棘突上浅压痛常为棘突骨膜炎。有棘上、棘间韧带断裂者,触诊可见棘突间的距离加宽。

(4)活动受限:尤以腰部前屈、后伸运动时最为明显。

(5)普鲁卡因局封后疼痛减轻或消失,也可作为损伤的诊断性治疗方法之一。

3.辅助检查

严重损伤者应做X线摄片检查,以排除骨折的可能性。

(三)急性腰椎后关节滑膜嵌顿

1.症状

有急性腰部扭闪外伤史,或慢性劳损急性发作;腰部剧痛,精神紧张,不能直立或行走,惧怕任何活动;腰部不敢活动,稍一活动疼痛加剧。

2.体征

(1)体位:呈僵直屈曲的被动体位,腰部正常生理弧度改变,站、坐和过伸活动时疼痛加剧。

(2)肌痉挛:两侧骶棘肌明显痉挛,重者可引起两侧臀部肌肉痉挛。

(3)压痛:滑膜嵌顿的后关节和相应椎间隙有明显压痛,一般无放射痛。棘突无明显偏歪。

(4)功能障碍:腰部紧张、僵硬,各方向活动均受限,尤以后伸活动障碍最为明显。

3.辅助检查

X线检查可见脊柱侧弯和后凸,两侧后关节不对称,椎间隙左右宽窄不等。可排除骨折及其他骨质病变。

三、治疗

(一)治疗原则

舒筋活血,散瘀止痛,理筋整复。

(二)手法

一指禅推法、㨰法、按法、揉法、弹拨法、擦法、抖腰法、腰部斜扳法。

(三)取穴与部位

阿是穴、肾俞、大肠俞、命门、三焦俞、秩边、委中等穴位,腰骶部及督脉腰段。

(四)操作

1.急性腰肌筋膜损伤

(1)患者取俯卧位。用一指禅推法和㨰法在腰脊柱两侧往返操作3～4遍,以放松腰部肌肉。然后在伤侧顺竖脊肌纤维方向用㨰法操作,配合腰部后伸被动活动,幅度由小到大,手法压力由轻到重。时间5～8 min。

(2)继上势,用一指禅推法、按揉法在压痛点周围治疗,逐渐移至疼痛处做重点治疗。时间为5 min左右。

(3)继上势,按揉肾俞、大肠俞、命门、秩边、环跳、委中、阿是穴等穴位,以酸胀为度,在压痛点部位做弹拨法治疗,弹拨时手法宜柔和深沉。时间为5 min左右。

(4)继上势,在损伤侧沿竖脊肌纤维方向用直擦法,以透热为度。患者侧卧位,患侧在上做腰部斜扳法。

2.急性腰部韧带损伤

主要是指棘上韧带、棘间韧带和髂腰韧带在外力作用下,导致的撕裂损伤,使韧带弹性和柔韧性降低或松弛。是引起腰背痛的常见原因之一。以腰骶部最为多见。

正常情况下,腰部韧带皆由骶棘肌的保护而免受损伤。当腰椎前屈90°旋转腰部时,棘上韧带和棘间韧带所承受的牵拉力最大,此时突然过度受力,如搬运重物,或用力不当等,超越了韧带的负荷能力,则出现棘上韧带、棘间韧带或髂腰韧带的损伤。此外,腰脊柱的直接撞击也可引起韧带损伤。轻者韧带撕裂,重者韧带部分断裂或完全断裂。可因局部出血、肿胀、炎性物质渗出,刺激末梢神经而产生疼痛。临床上以 L_5～S_1 间韧带损伤最为多见,其次为髂腰韧带、L_4～L_5 间韧带损伤。

(1)患者取俯卧位:用按揉法和㨰法在腰脊柱两侧往返操作3～4遍,然后在伤侧顺竖脊肌纤维方向用㨰法操作,以放松腰部肌肉。时间3～5 min。

(2)继上势,用一指禅推法、按揉法在韧带损伤节段脊柱正中线上下往返治疗,结合指摩、指揉法操作。时间5～8 min。

(3)继上势,点按压痛点,可配合弹拨法操作,对棘上韧带剥离者,用理筋手法予以理筋整复。时间3～5 min。

(4)继上势,在损伤节段的督脉腰段用直擦法,以透热为度。对髂腰韧带损伤者,加用侧卧位,做患侧在上的腰部斜扳法。

3.急性腰椎后关节滑膜嵌顿

亦称腰椎后关节紊乱症或腰椎间小关节综合征。是指腰部在运动过程中,由于动作失误或过猛,后关节滑膜被嵌顿于腰椎后关节之间所引起的腰部剧烈疼痛。本病为急性腰扭伤中症状最重的一种类型。以 L_4、L_5 后关节最为多见,其次为 L_5、S_1 和 L_3、L_4 后关节。其发病年龄以青壮年为多见,男性多于女性。

腰椎后关节为上位椎骨的下关节突及下位椎骨的上关节突所构成。每个关节突是互成直角的两个面,一是冠状位,一是矢状位,所以侧弯和前后屈伸运动的范围较大。腰骶关节,则为小关节面介于冠状和矢状之间的斜位,由直立面渐变为近似水平面,上下关节囊较宽松,其屈伸和旋转等活动范围增大。当腰椎前屈时,其后关节后缘间隙张开,使关节内产生负压,滑膜被吸入关节间隙,此时如突然起立或旋转,滑膜来不及退出而被嵌顿在关节间隙,形成腰椎后关节滑膜嵌顿。由于滑膜含有丰富的感觉神经末梢,受嵌压后即刻引起剧痛,并引起反射性肌痉挛,使症状加重。

(1)患者取俯卧位:用按揉法和㨰法在患者腰骶部治疗。时间 5～8 min。

(2)继上势,根据滑膜嵌顿相应节段,在压痛明显处用按揉法操作,手法先轻柔后逐渐深沉加重,以患者能忍受为限。时间 3～5 min。

(3)继上势,术者双手握住其踝部,腰部左右推晃 10～20 次,幅度由小至大,然后抖腰法操作 3～5 次,以松动后关节,有利于嵌顿的滑膜自行解脱。

(4)解除嵌顿:在上述治疗的基础上,可选以下方法操作。①斜扳法:患者侧卧位,伸下腿屈上腿,对滑膜嵌顿位于上腰段的,按压臀部用力宜大;对滑膜嵌顿位于下腰段的,推扳肩部用力宜大;对滑膜嵌顿位于中腰段的,按压臀部和推扳肩部两手用力应相等。左右各扳 1 次,不要强求"咯嗒"声响。②背法:具体操作见背法。

(5)沿督脉腰段用直擦法,以透热为度。

四、注意事项

(1)患者注意睡硬板床,避免腰部过度活动,以利于损伤的恢复。

(2)注意腰部保暖,必要时可用腰围加以保护。

(3)缓解期应加强腰背肌功能锻炼,有助于巩固疗效。

五、功能锻炼

(一)屈膝收腹

双膝关节屈曲,收腹,双手交叉置于胸前,后背部用力压床,坚持 10 s,重复 6～8 次。

(二)屈伸髋膝

双髋、双膝关节屈曲,双手抱膝,抬头,往上方前倾,坚持 5 s,重复 6～8 次。

(三)俯卧撑

双手撑地,一侧膝关节贴于胸前,另一侧下肢绷直,脚尖着地,腰部慢慢下沉,坚持 5 s。左右交替,重复 6～8 次。

(四)抱膝蹲立

患者立姿,双脚与肩同宽,上体前屈,慢慢下蹲,两手抱膝,坚持 5 s。动作重复 6～8 次。

六、疗效评定

(一)治愈

腰部疼痛消失,脊柱活动正常。

(二)好转

腰部疼痛减轻,脊柱活动基本正常。

(三)未愈

症状无改善。

(乔九星)

第十五节　腰椎退行性脊柱炎

腰椎退行性脊柱炎是指以腰脊柱椎体边缘唇样增生和小关节的肥大性改变为主要病理变化的一种椎骨关节炎,故又称"增生性脊柱炎""肥大性脊柱炎""脊椎骨关节炎""老年性脊柱炎"等。本病起病缓慢,病程较长,症状迁延,多见于中老年人,男性多于女性。体态肥胖、体力劳动者及运动员等发病则偏早。其临床特征主要表现为慢性腰腿疼痛。

一、病因病理

本病分为原发性和继发性两种。原发性为老年生理性退变,人到中年,随着年龄的增长人体各组织器官逐渐衰退,骨质开始出现退行性改变。这种改变主要表现在机体各部组织细胞所含水分和胶质减少,而游离钙质增加,其生理功能也随之衰退,腰椎椎体边缘形成不同程度的骨赘,椎间盘发生变性,椎间隙变窄,椎间孔缩小,椎周组织反应性变化刺激或压迫周围神经,而引起腰腿疼痛。继发性常由于各种损伤、慢性炎症、新陈代谢障碍,或内分泌紊乱等因素,影响到骨关节软骨板的血液循环和营养供给,从而导致软骨的炎性改变和软骨下骨反应性骨质增生,而引起腰腿痛。

本病主要的病理机制为关节软骨的变性、椎间盘的退行性改变。人体在中壮年以后,椎体周围关节的软骨弹性降低,其边缘、关节囊、韧带等附着处,逐渐形成保护性的骨质增生。椎间盘退变表现为髓核内的纤维组织增多,髓核逐渐变性,椎间盘萎缩,椎间隙变窄,椎间孔变小,又加速了髓核和纤维环的变性。椎间盘退变使脊柱失去椎间盘的缓冲,椎体前、后缘应力增加,所受压力明显增大,椎体两端不断受到震荡、冲击和磨损,引起骨质增生。椎体受压和磨损的时间越长,骨质增生形成的机会越多。此外,在椎间盘变性的同时,也会发生老年性的骨质疏松现象,削弱了椎体对压力的承重负荷能力。

本病属中医"骨痹""骨萎证"范畴。中医认为本病与年龄及气血盛衰、筋骨强弱有关。人过中年,内因肝肾亏虚,骨失充盈,筋失滋养;外因风寒湿邪客于脊隙筋节,或因积劳成伤,气血凝滞,节窍黏结,筋肌拘挛,脊僵筋弛而作痛,每遇劳累即发,病程缠绵。

二、诊断

(一)症状

(1)发病缓慢,45岁以后逐渐出现腰痛,缠绵持续,60岁以后腰痛反而逐渐减轻。

(2)一般腰痛并不剧烈,仅感腰部酸痛不适,活动不太灵活,或有束缚感。晨起或久坐起立时腰痛明显,而稍事活动后疼痛减轻,过度疲劳、阴雨天气或受风寒后症状又会加重。

(3)腰痛有时可牵涉至臀部及大腿外侧部。

(二)体征

(1)腰椎弧度改变,生理前凸减小或消失,明显者可见圆背。

(2)两侧腰肌紧张、局限性压痛,有时腰椎棘突有叩击痛。臀上皮神经和股外侧皮神经分布区按之酸痛。

(3)急性发作时腰部压痛明显,肌肉痉挛,脊柱运动受限。

(4)直腿抬高试验、后伸试验可呈阳性。

(三)辅助检查

X线检查可显示腰椎体边缘骨质增生、唇样改变或骨桥形成。椎间隙变窄或不规则,关节突模糊不清,可伴有老年性骨萎缩。

三、治疗

(一)治疗原则

行气活血,舒筋通络。

(二)手法

㨰法、按法、揉法、点法、弹拨法、扳法、摇法、擦法等。

(三)取穴和部位

命门、阳关、气海俞、大肠俞、关元俞、夹脊、委中等穴及腰骶部。

(四)操作

(1)患者取俯卧位。术者用㨰法、按揉法在腰部病变处、腰椎两侧膀胱经及腰骶部往返操作,可同时配合下肢后抬腿活动,手法宜深沉。时间5~8 min。

(2)继上势,用拇指按命门、阳关、气海俞、大肠俞、关元俞等穴,叠指按揉或掌根按脊椎两旁夹脊穴。时间5~8 min。

(3)有下肢牵涉痛者,继上势,在臀部沿股后肌群至小腿后侧,大腿外侧至小腿外侧用㨰法、按揉法、捏法、拿法操作,并按揉、点压委中、承山、阳陵泉等穴位。时间5~8 min。

(4)继上势,在腰部边用㨰法,边做腰部后伸扳法操作,然后改为侧卧位,做腰部斜扳法,左右各1次,以调整脊柱后关节。

(5)患者俯卧位,沿督脉腰段及脊柱两侧夹脊穴用掌擦法,腰骶部用横擦法治疗,以透热为度。然后患者仰卧位,做屈髋屈膝抖腰法,结束治疗。

四、注意事项

(1)对骨质增生明显或有骨桥形成者,老年骨质疏松者,伴有椎体滑移者,不宜用扳法。

(2)有腰椎生理弧度变直或消失者,可采用仰卧位腰部垫枕;对腰椎生理弧度增大者,可采用仰卧位臀部垫枕,以矫正或改善其生理弧度。

(3)注意腰部保暖,慎防受风寒湿邪侵袭。注意适当的功能锻炼。

(乔九星)

第十六节　第三腰椎横突综合征

第三腰椎横突综合征是以第三腰椎横突部明显压痛为特征的慢性腰痛,又称为第三腰椎横突周围炎,或第三腰椎横突滑囊炎。本病是腰肌筋膜劳损的一种类型,多数为一侧发病,部分患者可有两侧发病。本病以青壮年体力劳动者多见。

一、病因病理

由于第三腰椎为腰脊椎的中心，活动度大，其横突较长，抗应力大。为腰大肌、腰方肌起点，并附有腹横肌、背阔肌的深部筋膜。当腰、腹部肌肉强力收缩时，该处所承受的牵拉应力最大。因此，第三腰椎横突上附着的肌肉容易发生牵拉损伤，引起局部组织的炎性出血、肿胀、渗出等病理变化。横突顶端骨膜下假性滑囊形成，渗出液吸收困难，使穿行其间的血管、腰脊神经后支的外侧支受到刺激或压迫，产生腰痛和臀部痛，反应性地引起骶棘肌痉挛。日久横突周围瘢痕粘连，筋膜增厚，神经纤维可发生变性，使症状持续。

本病属中医伤科"腰痛"范畴。常因闪挫扭腰，筋肌损伤，气血瘀滞，筋粘拘僵，时时作痛；或因慢性劳损，或被风寒湿邪所困，致气血痹阻，筋肌失荣，久而黏结挛僵，活动掣痛，发为本病。

二、诊断

（一）症状

（1）腰部常有疲劳、不适感、疼痛等表现，疼痛常以一侧为甚，呈弥漫性。

（2）腰痛多呈持续性，劳累、天气变化、晨起或弯腰时加重，稍事活动疼痛减轻。

（3）少数患者可出现间歇性酸胀乏力、疼痛，可牵涉臀部、股后部及股内侧等部位。

（二）体征

（1）压痛：一侧或两侧的第3腰椎横突顶端有局限性压痛，可触及纤维性结节状或囊性样肿胀。

（2）肌痉挛：病变侧腰部肌肉紧张或肌张力减弱。

（3）活动功能：活动功能基本正常。急性发作时，腰部活动功能可明显受限。

（4）直腿抬高试验可为阳性。

（三）辅助检查

X线检查可发现第3腰椎横突明显过长，远端边缘部有钙化阴影，或左右横突不对称、畸形等。

三、治疗

（一）治疗原则

活血散瘀，舒筋通络。

（二）手法

㨰法、摩法、推法、揉法、按法、点法、弹拨法、擦法。

（三）取穴与部位

阿是穴、环跳、承扶、殷门、委中、承山，腰背部。

（四）操作

（1）患者取俯卧位，术者用㨰法在脊柱两侧的竖脊肌、骶骨背面或臀部操作，并配合用手掌根或肘尖，在病变侧第三横突上下反复地推、揉、按、点等手法操作。时间约 5 min。

（2）继上势，术者以拇指反复按、揉环跳、承扶、殷门、委中、承山等穴，并配合腰部后伸被动活动。时间 3～5 min。

（3）继上势，术者用一手拇指在第3腰椎横突处对结节样或条索状硬块进行弹拨、按揉，操作要围绕横突的顶端、上侧面、下侧面和腹侧面进行操作,用力要由轻到重,以缓解疼痛。时间5～8 min。

(4)医师用掌根沿患侧骶棘肌自上而下的推、摩、按、揉操作;最后在病变侧沿竖脊肌纤维方向做上下往返的擦法,以透热为度。时间2～3 min。

四、注意事项

(1)治疗期间应睡硬板床,可佩戴腰围加以保护。

(2)纠正不良姿势,避免或减少腰部的前屈、后伸和旋转活动。

(3)注意腰部保暖,避免过度疲劳。

五、功能锻炼

同"急性腰扭伤"。

六、疗效评定

(一)治愈

腰痛消失,功能恢复。

(二)好转

腰痛减轻,活动功能基本恢复,劳累后仍觉疼痛不适。

(三)未愈

腰痛未明显减轻,活动受限。

(乔九星)

第十七节　慢性腰肌劳损

慢性腰肌劳损指腰部肌肉、筋膜、韧带等组织的慢性疲劳性损伤,又称慢性腰部劳损、腰背肌筋膜炎等。本病好发于体力劳动者和长期静坐缺乏运动的文职人员。

一、病因病理

引起慢性腰肌劳损的主要原因是长期从事腰部负重、弯腰工作,或长期维持某一姿势操作等,引起腰背肌肉筋膜劳损。或腰部肌肉急性扭伤之后,没有得到及时有效的治疗,或治疗不彻底,或反复损伤,迁延而成为慢性腰痛。或腰椎有先天性畸形和解剖结构缺陷,如腰椎骶化、先天性隐性裂、腰椎滑移等,引起腰脊柱平衡失调,腰肌功能下降,造成腰部肌肉筋膜的劳损。其病理表现为肌筋膜渗出性炎症、水肿、粘连、纤维变性等改变,刺激脊神经后支而产生持续性腰痛。

中医认为,平素体虚,肾气亏虚,劳累过度,或外感风、寒、湿邪,凝滞肌肉筋脉,以致气血不和,肌肉筋膜拘挛,经络阻滞而致慢性腰痛。

二、诊断

(一)症状

(1)有长期腰背部酸痛或胀痛史,时轻时重,反复发作。

(2)天气变化,劳累后腰痛加重,经休息后,或适当活动、改变体位后可减轻。

(3)腰部怕冷喜暖,常喜欢用双手捶腰或做叉腰后伸动作,以减轻疼痛。

(4)少数患者有臀部及大腿后外侧酸胀痛,一般不过膝。

(二)体征

(1)脊柱外观正常,腰部活动一般无明显影响。急性发作时可有腰部活动受限、脊柱侧弯等改变。

(2)腰背肌轻度紧张,压痛广泛,常在一侧或两侧骶棘肌、髂嵴后部、骶骨背面及横突处有压痛。

(3)神经系统检查多无异常。直腿抬高试验多接近正常。

(三)辅助检查

X线检查一般无明显异常。部分患者可见脊柱生理弧度改变、腰椎滑移、骨质增生等;有先天畸形或解剖结构缺陷者,可见第5腰椎骶化、第1骶椎腰化、隐性脊柱裂等。

三、治疗

(一)治疗原则

舒筋通络,活血止痛。

(二)手法

㨰法、推法、按法、揉法、点法、弹拨法、擦法等。

(三)取穴与部位

肾俞、命门、大肠俞、关元俞、秩边、环跳、委中、阿是穴,腰背部和腰骶部。

(四)操作

(1)患者取俯卧位,术者用㨰法或双手掌推、按、揉腰脊柱两侧的竖脊肌。时间约5 min。

(2)继上势,用拇指点按或按揉、弹拨竖脊肌数遍。再用拇指端重点推、按、拨揉压痛点。时间约5 min。

(3)继上势,用双手指指端或指腹按、揉、振肾俞、命门、大肠俞、关元俞、秩边、环跳、委中等穴,每穴各半分钟。

(4)继上势,沿督脉腰段及两侧膀胱经用直擦法,横擦腰骶部,以透热为度。

四、注意事项

(1)保持良好的姿势,注意纠正习惯性不良姿势,维持腰椎正常的生理弧度。

(2)注意腰部保暖,防止风寒湿邪侵袭。

(3)注意劳逸结合,对平素体虚,肾气亏虚者配合补益肝肾的中药治疗。

五、功能锻炼

（一）腰部前屈后伸运动

两足分开与肩同宽站立，两手叉腰，做腰部前屈、后伸各 8 次。

（二）腰部回旋运动

姿势同前。做腰部顺时针、逆时针方向旋转各 8 次。

（三）"拱桥式"运动

仰卧床上，双腿屈曲，以双足、双肘和后头部为支点（五点支撑）用力将臀部抬高，呈"拱桥状"8 次。

（四）"飞燕式"运动

俯卧床上，双臂放于身体两侧，双腿伸直，然后将头、上肢和下肢用力向上抬起，呈"飞燕式"8 次。

六、疗效评定

（一）治愈

腰痛症状消失，腰部活动自如。

（二）好转

腰痛减轻，腰部活动功能基本恢复。

（三）未愈

症状未改善。

（乔九星）

第十八节　膝关节创伤性滑膜炎

膝关节创伤性滑膜炎主要是指膝关节遭受扭挫等外伤或劳损，导致关节囊滑膜层损伤，发生充血、渗出，关节腔内大量积液积血，临床以关节肿胀、疼痛、活动困难为主要特征的一种疾病。本病又称急性损伤性膝关节滑膜炎，可发生于任何年龄。

一、病因病理

膝关节的关节囊分纤维层和滑膜层，滑膜层包裹胫、股、髌关节。正常情况下，滑膜层分泌少量滑液，有利于关节活动和保持软骨面的润滑。当膝关节由于跌仆损伤、扭伤、挫伤、遭受撞击等急性损伤，或过度跑、跳、起蹲等活动及慢性劳损、关节内游离体等因素，使滑膜与关节面过度摩擦，挤压损伤滑膜，导致创伤性滑膜炎的发生。其病理表现为滑膜充血、水肿、渗出液增多并大量积液，囊内压力增高，影响组织的新陈代谢，形成恶性循环。若滑液积聚日久得不到及时吸收，则刺激关节滑膜，使滑膜增厚，纤维素沉积或机化，引起关节粘连，软骨萎缩，从而影响膝关节正常活动。久之可导致股四头肌萎缩，使关节不稳。

本病属中医伤科"节伤""节粘证"范畴。膝为诸筋之会，多气多血之枢，机关之室。凡磕仆闪挫,伤及节窍;或过劳虚寒,窍隙受累,气血疲滞,瘀阻于窍则节肿,筋络受损则痛,拘挛则屈而不能伸,伸而不能屈,久之则节粘不能用。

二、诊断

(一)症状

(1)膝关节有明显的外伤史或慢性劳损史。

(2)膝关节呈弥漫性肿胀、疼痛或胀痛,活动后症状加重。

(3)膝软乏力、屈伸受限、下蹲困难。

(4)急性损伤者,常在伤后5~6 h出现髌上囊处饱满膨隆。

(二)体征

(1)膝关节肿大,屈膝时两侧膝眼饱胀。

(2)局部皮温增高,关节间隙广泛压痛。

(3)膝关节屈伸受限,尤以膝关节过伸、过屈时明显。抗阻力伸膝时疼痛加重。

(4)浮髌试验阳性。

(三)辅助检查

1.膝关节穿刺

可抽出淡黄色或淡红色液体。

2.膝关节X线检查

一般无明显异常,但可排除关节内骨折及骨性病变。

三、治疗

(一)治疗原则

活血化瘀,消肿止痛。

(二)手法

摇法、按法、揉法、㨰法、拿法、摩法及擦法等。

(三)取穴与部位

伏兔、梁丘、血海、双膝眼、鹤顶、委中、阳陵泉、阴陵泉等穴及患侧膝关节周围。

(四)操作

(1)患者仰卧位、伸膝位。术者立于患侧,以㨰法或掌按揉法在膝关节周围治疗,先治疗肿胀周围,然后治疗肿胀部位,并配合揉拿股四头肌。手法先轻,后适当加重,以患者能忍受为度。时间5~8 min。

(2)继上势,术者用拇指依次点按伏兔、梁丘、血海、双膝眼、鹤顶、委中、阳陵泉、阴陵泉等穴,每穴0.5~1 min。

(3)继上势,术者以手掌按于患膝部施摩法,以关节内透热为宜。

(4)继上势,术者将患肢屈髋屈膝呈90°,以一手扶膝部,另一手握踝上,左右各摇晃膝关节6~7次,然后做膝关节被动屈伸运动6~7次。动作要求轻柔缓和,以免再次损伤滑膜组织。

(5)继上势,在髌骨周围及膝关节两侧用擦法,以透热为度。再用两手掌搓揉膝关节两侧。局部可加用湿热敷。

四、注意事项

(1)急性期膝关节不宜过度活动。可内服活血化瘀的中药,外敷消瘀止痛膏。

(2)对严重积液者,可用关节穿刺法将积液或积血抽出,并注入1‰盐酸普鲁卡因3～5 mL及泼尼松12.5～25 mg,再用加压包扎处理。此法可重复2～3次。

(3)患膝注意保暖,避免受风寒湿邪侵袭。

(4)慢性期应加强股四头肌功能锻炼,防止肌萎缩。

五、功能锻炼

急性期过后,做股四头肌等长收缩练习,每次5～6 min,并逐渐增加练习次数,以防肌肉萎缩。慢性期做膝关节屈伸活动,防止或解除关节粘连。

六、疗效评定

(一)治愈
疼痛肿胀消失,关节活动正常。浮髌试验阴性,无复发者。

(二)好转
膝关节肿痛减轻,关节活动功能改善。

(三)未愈
症状无改善,并见肌肉萎缩或关节强硬。

(田爱红)

第十九节　膝关节侧副韧带损伤

膝关节侧副韧带损伤是指由于膝关节遭受暴力打击、过度内翻或外翻引起膝内侧或外侧副韧带损伤,临床以膝关节内侧或外侧疼痛、肿胀、关节活动受限,小腿外展或内收时疼痛加重为主要特征的一种病证。膝关节侧副韧带损伤可分为内侧副韧带损伤和外侧副韧带损伤,临床以内侧副韧带损伤多见。可发生于任何年龄,以运动损伤居多。

一、病因病理

(一)内侧副韧带损伤
膝关节生理上呈轻度外翻。当膝关节微屈(130°～150°)时,膝关节的稳定性相对较差,此时,如果遇外力作用使小腿骤然外翻、外旋,牵拉内侧副韧带造成损伤;或足部固定不动,大腿突然强力内收、内旋;或膝关节伸直位时,膝或腿部外侧受到暴力打击或重物挤压,促使膝关节过度外翻,即可造成内侧副韧带损伤。若损伤作用机制进一步加大,则造成韧带部分撕裂或完全断裂,严重时可合并半月板或交叉韧带的损伤。

(二)外侧副韧带损伤
由于膝关节呈生理性外翻,又有髂胫束共同限制膝关节内翻和胫骨旋转的功能,所以外侧副韧带的损伤较少见。但在小腿突然内翻、内旋；或大腿过度强力外翻、外旋；或来自膝外侧的暴力作用或小腿内翻位倒地掫伤，使膝关节过度内翻，导致膝外侧副韧带牵拉损伤。损伤多见于腓骨小头抵止部撕裂。严重者可伴有外侧关节囊、腘肌腱撕裂，腓总神经损伤或受压，可合并有腓骨小头撕脱骨折。

韧带损伤后引起局部出血、肿胀、疼痛，日久血肿机化、局部组织粘连，进一步导致膝关节活动受限。

本病属中医伤科"筋伤"范畴。中医认为膝为诸筋之会，内为足三阴经筋所结之处，外为足少阳经筋、足阳明经筋所络，急、慢性劳伤，损伤筋脉，气血瘀滞，致筋肌拘挛，牵掣筋络，屈伸不利，伤处为肿为痛。

二、诊断

（一）症状
（1）有明显的膝关节外翻或内翻损伤史。
（2）伤后膝内侧或外侧当即疼痛、肿胀，部分患者有皮下瘀血。
（3）膝关节屈伸活动受限，跛行或不能行走。

（二）体征
1.肿胀

伤处肿胀，多数为血肿。血肿初起为紫色，后逐渐转为紫黄相兼。

2.压痛

膝关节内侧或外侧伤处有明显压痛。内侧副韧带损伤压痛点局限于内侧副韧带的起止部；外侧副韧带损伤时，压痛点常位于股骨外侧髁，或腓骨小头处。

3.放散

痛内侧副韧带损伤，疼痛常放散到大腿内侧、小腿内侧肌群，伴有肌肉紧张或有痉挛；外侧副韧带损伤，疼痛可向髂胫束、股二头肌和小腿外侧放散，伴有肌肉紧张或有痉挛。

4.侧向运动试验

膝内侧或外侧疼痛加剧，提示该侧副韧带损伤。

5.韧带断裂

侧副韧带完全断裂时，可触及该断裂处有凹陷感，做侧向运动试验时，内侧或外侧关节间隙有被"拉开"或"合拢"的感觉。

6.合并损伤

合并半月板损伤时麦氏征阳性；合并交叉韧带损伤时抽屉试验阳性；合并腓总神经损伤时，小腿外侧足背部有麻木感，甚者可有足下垂。

（三）辅助检查

X线检查：内侧副韧带完全断裂时，做膝关节外翻位应力下摄片，可见内侧关节间隙增宽；外侧副韧带完全断裂者做膝关节内翻位应力下摄片，可见外侧关节间隙增宽；合并有撕脱骨折时，在撕脱部位可见条状或小片状游离骨片。

三、治疗

(一)治疗原则

活血祛瘀,消肿止痛,理筋通络。

(二)手法

㨰法、按法、揉法、屈伸法、弹拨法、搓法、擦法等。

(三)取穴与部位

1.内侧副韧带损伤

血海、曲泉、阴陵泉、内膝眼等穴及膝关节内侧部。

2.外侧副韧带损伤

膝阳关、阳陵泉、犊鼻、梁丘等穴及膝关节外侧部。

(四)操作

1.内侧副韧带损伤

(1)患者仰卧位,患肢外旋伸膝。术者在其膝关节内侧用㨰法治疗,先在损伤部位周围操作,后转到损伤部位操作。然后沿股骨内侧髁至胫骨内侧髁施按揉法,上下往返治疗。手法宜轻柔,切忌粗暴。时间 5～8 min。

(2)继上势,术者用拇指按揉血海、曲泉、阴陵泉、内膝眼等穴,每穴约 1 min。

(3)继上势,术者做与韧带纤维垂直方向施轻柔快速的弹拨理筋手法,掌根揉损伤处,配合做膝关节的拔伸和被动屈伸运动,手法宜轻柔,以患者能忍受为限。时间 3～5 min。

(4)继上势,术者在膝关节内侧做与韧带纤维平行方向的擦法,以透热为度。搓、揉膝部,轻轻摇动膝关节数次结束治疗。时间 2～3 min。

2.外侧副韧带损伤

(1)患者取健侧卧位,患肢微屈。术者在其大腿外侧至小腿前外侧用㨰法治疗,重点在膝关节外侧部。然后自股骨外侧髁至腓骨小头处施按揉法,上下往返治疗。手法宜轻柔,切忌粗暴。时间 5～8 min。

(2)继上势,术者用拇指按揉膝阳关、阳陵泉、犊鼻、梁丘等穴,每穴约 1 min。

(3)继上势,术者在与韧带纤维垂直方向施轻柔快速的弹拨理筋手法,掌根揉损伤处,配合做膝关节的拔伸和被动屈伸运动,手法宜轻柔,以患者能忍受为限。时间 3～5 min。

(4)患者俯卧位,术者沿大腿后外侧至小腿后外侧施㨰法治疗。然后转健侧卧位,在膝关节外侧与韧带纤维平行方向施擦法,以透热为度。搓、揉膝部,轻轻摇膝关节数次结束治疗。时间 3～5 min。

四、注意事项

(1)急性损伤有内出血者,视出血程度在伤后 24～48 h 才能推拿治疗。

(2)损伤严重者,应做 X 线摄片检查,在排除骨折的情况下才能推拿。若损伤为韧带完全断裂或膝关节损伤三联征者宜建议早期手术治疗。

(3)后期应加强股四头肌功能锻炼,防止肌萎缩。

五、功能锻炼

损伤早期,嘱患者做股四头肌等长收缩练习,每次 5～6 min,并逐渐增加锻炼次数,以防肌

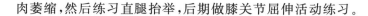

肉萎缩,然后练习直腿抬举,后期做膝关节屈伸活动练习。

六、疗效评定

(一)治愈
肿胀疼痛消失,膝关节功能完全或基本恢复。

(二)好转
关节疼痛减轻,功能改善,关节有轻度不稳。

(三)未愈
膝关节疼痛无减轻,关节不稳,功能障碍。

(田爱红)

第二十节　腓肠肌损伤

腓肠肌损伤主要是指小腿后侧肌群因急、慢性损伤,或受风寒湿侵袭引起小腿部肌肉痉挛、疼痛的一种病证。本病又称损伤性腓肠肌炎、腓肠肌痉挛等。多见于运动员或长时间站立者。

一、病因病理

常因弹跳时用力过猛,小腿肌肉强力收缩,或踝关节过度背伸用力牵拉等原因,造成腓肠肌急性损伤。也可因直接暴力撞击小腿后部造成损伤。伤势较轻者多为小腿腓肠肌牵拉损伤;重者则可能引起腓肠肌部分或全部断裂。慢性劳损一般多见于腓肠肌长期反复受牵拉,超过肌肉负荷所致。损伤常发生在肌腹及股骨内、外侧髁附着处和肌与腱联合部。

此外,少数患者可在游泳、睡眠时发生小腿突然抽筋,或某次剧烈运动后引起疼痛、痉挛。前者可能与小腿受凉有关;后者可能由于运动后乳酸积聚所致。

本病属中医伤科"筋伤"范畴,可分气滞筋拘和血瘀筋僵两种证型。小腿为足太阳经筋所过,凡小腿牵拉过度,或直接扭挫筋肌,伤及太阳经筋,致筋肌挛急,气血瘀滞而肿痛。轻者气滞筋拘,重者血瘀筋僵,筋肌硬结,膝屈不能伸。

二、诊断

(一)症状
(1)多数患者有急、慢性损伤史,或小腿受凉史。

(2)急性损伤时即感小腿后部疼痛,不能行走或踮足尖行走;慢性劳损者多为局部酸痛;小腿受凉者常于游泳、睡眠中突然小腿抽筋、疼痛剧烈。

(3)损伤严重者在伤后数小时出现小腿肿胀、疼痛,可见有弥漫性的皮下出血。

(二)体征
(1)患侧腓肠肌痉挛,局部肿胀可有硬结,有明显压痛。

(2)急性损伤者压痛点多在腓肠肌肌腹或肌腱联合部;慢性劳损者压痛点多在股骨内、外侧髁腓肠肌起点处。

(3)做踝关节主动跖屈或被动背伸时,伤处疼痛加重。

(4)肌纤维断裂或部分断裂时,可见皮下广泛性出血和肿胀。可触及纤维断裂处凹陷,断裂两端隆起。

(5)腓肠肌牵拉试验阳性。

(三)辅助检查

X线片一般无明显异常。

三、治疗

(一)治疗原则

舒筋通络,解痉止痛。

(二)手法

揉法、㨰法、按揉法、拿捏法、擦法及湿热敷等。

(三)取穴与部位

委中、承山、承筋、昆仑等穴及小腿后侧肌群。

(四)操作

(1)患者俯卧位,术者立于患侧,沿其腘窝部经腓肠肌至跟腱部用㨰法往返治疗,手法宜轻柔缓和,并配合做踝关节被动跖屈和背伸运动。时间5～8 min。

(2)继上势,术者以拇指按揉法在委中、承山、承筋、昆仑等穴施术,每穴约1 min。

(3)继上势,术者以掌根揉法沿腓肠肌肌腹至跟腱进行按揉。并用拇指按揉腓肠肌内、外侧头附着处,配合五指拿捏腓肠肌数次。时间3～5 min。

(4)继上势,术者自腘窝至跟腱与腓肠肌平行方向施擦法,以透热为度。局部可加用湿热敷。

(5)患者改仰卧位,屈膝屈髋约45°,术者沿其腓肠肌做轻柔的上下往返的揉拿法,搓揉小腿部结束治疗,时间2～3 min。

四、注意事项

(1)对于腓肠肌完全断裂者,应及早进行手术治疗。部分断裂或肌肉牵拉、慢性劳损者,应按其损伤的情况进行手法治疗。

(2)治疗期间避免过久行走,小腿不宜用力。局部注意保暖。

(3)急性损伤有内出血者,视出血程度在伤后24～48 h才能推拿。

(4)因受凉、游泳时引起的腓肠肌急性痉挛,可立即采用一手扳踝关节背伸,另一手捏拿腓肠肌的方法使其缓解。

五、功能锻炼

急性炎症期要注意适当休息,以减少炎症渗出,平时应加强提足跟锻炼,以提高腓肠肌的肌力,避免损伤。

(田爱红)

第二十一节　踝关节侧副韧带损伤

踝关节侧副韧带损伤是指由于行走时不慎、踏在不平的路面上或腾空后足跖屈落地,足部受力不均,踝关节过度内翻或外翻,致使踝关节外侧或内侧副韧带受到强大的张力作用而损伤。临床以踝部肿胀、疼痛、瘀血,关节活动功能障碍为主要特征的一种病证。本病是临床上常见的一种损伤,任何年龄均可发生,尤以青壮年多见。

一、病因病理

(一)外侧副韧带损伤

外侧副韧带损伤是踝关节最容易发生的损伤,占踝部损伤的70%以上。造成踝关节外侧副韧带损伤的主要因素有三个,一是外踝长,内踝短,外侧副韧带较内侧副韧带薄弱,容易造成踝关节在内翻位的损伤;二是足外翻背屈的肌肉(第三腓骨肌)不如内翻的肌肉(胫前肌)强大,因此足部向外的力量不如向内的力量大;三是踝穴并非完全坚固,位于胫腓骨之间的胫腓横韧带纤维斜向下、向外,同时外踝构成踝穴的关节面比较倾斜,因此腓骨下端能向上或向外适度的活动。

由于上述因素,踝关节容易发生内翻位的损伤。当路面场地不平,跑、跳时失足,或下楼梯、下坡时易使足在跖屈位突然向内翻转,身体重心偏向外侧,导致外侧副韧带突然受到强大的张力牵拉损伤。最易造成损伤的是距腓前韧带,其次是跟腓韧带,距腓后韧带损伤则少见。损伤后,轻者韧带附着处骨膜撕裂,骨膜下出血;重者韧带纤维部分撕裂;更甚者韧带完全断裂,可伴有撕脱性骨折或距骨半脱位。

(二)内侧副韧带损伤

内侧副韧带比较坚韧,损伤机会相对较少。损伤常发生在踝关节突然外翻及旋转时。在跑跳运动中,由于落地不稳,身体重心偏移至足内侧,踝关节突然向外侧掰扭,超过了踝关节的正常活动范围及韧带的维系能力,致使内侧副韧带撕裂损伤。如果外翻的作用力继续增强,可造成内侧副韧带撕脱,伴胫腓下联合韧带撕裂,或胫腓骨下端分离,伴内踝撕脱骨折。

本病属中医伤科"筋伤"范畴。踝为足之枢纽,足之三阴、三阳经筋所结。因足跗用力不当,经筋牵抻过度,致使经筋所结之处撕掰,阳筋弛长,阴筋拘挛,气血离经,为瘀为肿,活动牵掣,屈伸不利,伤处作痛。

二、诊断

(一)症状

(1)有足踝急性内翻位或外翻位损伤病史。

(2)踝关节外侧或内侧即出现肿胀、疼痛,多数有皮下出血。肿胀程度与出血量的多少有关,轻者可见局部肿胀,重者则整个踝关节均肿胀。

(3)踝关节活动受限,行走呈跛行或不敢用力着地行走。

(二)体征

(1)肿胀瘀血:损伤部位常见皮下瘀血、肿胀,轻者局限于外踝前下方或内踝下方,重者可扩散到整个踝关节。伤后2～3 d,皮下瘀血青紫更为明显。

(2)压痛:外侧副韧带损伤时,压痛点主要在外踝前下方(距腓前韧带)或下方(跟腓韧带);内侧副韧带损伤时,压痛点常位于内踝下方。胫腓下联合韧带损伤时,则在胫腓下关节处压痛。

(3)被动活动:外侧副韧带损伤,做足内翻跖屈时外踝部疼痛加剧;内侧副韧带损伤,做足外翻动作时踝内侧疼痛加剧。

(4)伴有撕脱性骨折时,可触及骨折碎片。

(三)辅助检查

X线摄片可明确是否有骨折、脱位及骨折、脱位的程度。做足部强力内翻或外翻位摄片,可见踝关节间隙明显不等宽或距骨脱位的征象,则提示韧带完全断裂。

三、治疗

(一)治疗原则

活血化瘀,消肿止痛。

(二)手法

揉法、擦法、按法、拔伸法、摇法、扳法、擦法等。

(三)取穴与部位

1.外侧副韧带损伤

阳陵泉、足三里、丘墟、解溪、申脉、金门等穴及外踝部。

2.内侧副韧带损伤

商丘、照海、太溪等穴及内踝部。

(四)操作

1.外侧副韧带损伤

(1)患者仰卧位,术者沿其小腿外侧至踝外侧用擦法或按揉法上下往返治疗,手法宜轻柔缓和。并配合按揉足三里、阳陵泉穴。时间3～5 min。

(2)继上势,术者用鱼际或掌根先在损伤周围按揉,待疼痛稍缓解后再在伤处按揉,手法宜轻柔缓和,时间5～8 min。

(3)继上势,术者用拇指按揉丘墟、解溪、申脉、金门等穴,每穴约1 min。

(4)继上势,施拔伸摇法。术者以一手托住患足跟部,另一手握住其足趾部做牵引拔伸,在拔伸的同时轻轻摇动踝关节,并配合做足部逐渐向内翻牵拉,然后再做足部外翻动作。重复3～5次。

(5)继上势,术者在损伤局部施擦法,以透热为度。然后用推抹法自上而下理顺筋肌。局部可加用湿热敷。

2.内侧副韧带损伤

(1)患者取患侧卧位,健肢屈曲,患肢伸直术者自小腿下端经内踝至内侧足弓部施按揉法或擦法上下往返操作。重点在内踝下方,手法宜轻柔,时间3～5 min。

(2)继上势,术者在内踝下用掌根或鱼际揉法,配合按揉商丘、照海、太溪等穴,时间5～8 min。

(3)继上势,施拔伸摇法。术者以一手托住患足跟部,另一手握住其足趾部做牵引拔伸,在拔伸的同时轻轻摇动踝关节,并配合做足部逐渐向外翻牵拉,然后再做足部内翻动作。重复3～5次。

(4)继上势,术者在损伤局部施擦法,以透热为度。然后用揉抹法自上而下理顺筋肌。局部可加用湿热敷。

四、注意事项

(1)急性损伤有出血者,即刻用敷止血。推拿应视出血程度在伤后 24～48 h 才能进行。

(2)急性期患足宜固定,用弹性绷带包扎固定 1～2 周。内侧副韧带损伤者应内翻位固定,外侧副韧带损伤者应外翻位固定,以减少损伤韧带的张力,有利于损伤韧带的修复。

(3)恢复期加强功能锻炼,避免重复扭伤。

五、功能锻炼

外固定期间,应练习足趾的屈伸活动和小腿肌肉收缩活动。拆除外固定后,要逐渐练习踝关节的内、外翻及跖屈、背伸活动,以预防粘连,恢复踝关节的功能。

六、疗效评定

(一)治愈

踝关节肿痛消失,关节稳定,踝关节活动功能正常。

(二)好转

踝关节疼痛减轻,轻度肿胀或皮下瘀斑,关节欠稳,步行乏力,酸痛。

(三)未愈

踝关节疼痛无改善,关节不稳定,活动受限。

（田爱红）

第二十二节　跟　痛　症

跟痛症是指跟骨下组织因急、慢性损伤引起的一种无菌性炎性病证。临床上以跟骨下肿胀、疼痛及足跟部不能着地行走为主要特征。本病包括跟骨下滑囊炎、跟下脂肪垫损伤、跟骨骨膜炎及跟骨骨刺症等。本病以骨刺症引起疼痛最为多见,好发于中老年人及肥胖者。

一、病因病理

跟骨承受人体重量的 50%,跟骨下脂肪垫和滑液囊具有吸收和减轻震荡的作用。当场地太硬,跑、跳时落地姿势欠佳,身体重心落在足跟部,则引起足底部皮下脂肪纤维垫、滑液囊挫伤,表现为脂肪垫充血、肿胀、滑液渗出增多、囊壁增厚、跟骨骨膜增生等病理改变,导致跟底疼痛。由于反复的劳损、肥胖,或过多的运动,使跖腱膜、拇短屈肌、跖方肌和跖长韧带在其附着于跟骨底面结节部分受到反复牵拉,引起慢性炎性反应,吸收与渗出并存并逐渐发展成骨刺。当骨刺方向与着力点成垂直时,则出现跟底痛。

本病属中医伤科"筋粘证"和"骨痹"范畴。跟底为足太阳经筋所结,因足底着力不当,或用力过度,牵掣经筋损伤,气血瘀滞,筋拘黏结,故肿痛。或年老体弱,肝肾亏虚,肝主筋,肾主骨,久虚及骨,以致骨赘形成而为骨痹。

二、诊断

(一)症状

(1)有急、慢性跟底损伤史。

(2)跟底部疼痛,初起时仅为跟底酸胀痛,逐渐发展为疼痛明显。运动后疼痛加重,休息后症状能减轻。

(3)站立、行走、跑、跳时,足跟不敢着地,呈踮足尖跛行。

(二)体征

(1)足底部肿胀,局部皮肤增厚,少数患者肿胀不明显。

(2)足跟部有明显压痛点。脂肪垫损伤和跟骨下滑囊炎的压痛点在跟底中部或偏内侧;跟骨骨膜炎的压痛点在跟底后偏外侧;跟骨骨刺的压痛点在跟底脂肪垫前、跟骨结节前内侧。

(3)跟骨有骨刺者,足底跟骨基底结节处可触及骨性隆起,并有明显压痛。

(三)辅助检查

X线摄片检查可排除跟骨骨折可能。跟骨骨膜炎后期显示骨膜增厚,多数患者在跟骨结节部有粗糙的骨质增生或骨刺形成。

三、治疗

(一)治疗原则

舒筋通络,活血止痛。

(二)手法

一指禅推法、㨰法、揉法、点按法、弹拨法、擦法等。

(三)取穴与部位

然谷、涌泉、阿是穴及跟底部。

(四)操作

(1)患者俯卧位,术者用㨰法自跟底部至足心往返治疗,并与按揉法交替使用,手法宜深沉缓和。时间 3~5 min。

(2)继上势,术者用拇指重点按揉足底跟骨基底结节部,以深层有温热感为佳。并按揉涌泉、然谷等穴。时间 5~8 min。

(3)继上势,术者自跟底部沿跖腱膜方向施擦法,以透热为度。

(4)跟底敲击法。在上述推拿的基础上,患足屈膝 90°,足底朝上。术者以一手握其足跖部使足背屈以固定踝关节,另一手持敲击槌,对准骨刺部位敲击数十次,要求敲击时用腕力,如蜻蜓点水状,频率要快,有节奏感,不能用蛮力。以被敲击部位有麻木感为宜。

(5)敲击完毕后,术者用掌根按揉或摩法操作,结束治疗。

四、注意事项

(1)治疗期间注意患足的休息,避免足底过多与地面等硬物接触。

(2)穿软底鞋,可在鞋内跟底部垫一块海绵,或与骨刺相应部位挖一个洞,以缓冲对骨刺的过度刺激。

(3)可自行对骨刺部位进行敲击,配合湿热敷,每天 1~2 次。

(田爱红)

第十四章　临床常见病证的康复治疗

第一节　偏　头　痛

偏头痛是临床上常见的头痛类型之一，以反复发作性的头痛为特点，发作间歇期正常。根据头痛发作前有无先兆症状，可将偏头痛分为有先兆的偏头痛（典型偏头痛）和没有先兆的偏头痛（普通型偏头痛或单纯性偏头痛）两种。另外，尚有一类临床较少见的特殊类型的偏头痛，也称为复杂型偏头痛，是指具有神经功能缺失体征的偏头痛。本病属于中医"头风""雷头风"的范畴。

一、病因病理

（一）遗传因素

50％～80％的偏头痛患者有阳性家族史。目前，人们对本病的遗传方式有不同的看法，多数人认为与基因遗传有关。

（二）饮食因素

进食富含酪胺或苯乙酸胺的食物，如奶酪、红酒、熏鱼、巧克力、柑橘和柠檬汁等，常可诱发偏头痛；其他食物，如牛奶、面粉、豌豆、鸡蛋等，也可诱发头痛发作。

（三）颅内血管的舒缩异常

这是本病的原发性改变，主要由于三叉神经支配的脑膜中动脉和颅内大动脉发生无菌性神经源性炎症，致使血管舒缩异常。

（四）内分泌因素

本病多见于青春期女性，尤以月经期发作较为频繁，更年期后可逐渐减轻或消失。有人认为，这是由于雌激素的刺激而使催乳素分泌增加，从而间接刺激了前列腺素的分泌，导致血管扩张而引发头痛。

中医认为，寒气颇盛、湿浊颇重、气血虚弱、血络瘀阻、肝气不畅、肝阳上亢均可导致头部经脉的阻塞，进而出现头痛、偏头痛。因此，气候变化、头部受风、情绪不佳、过度劳累、月经期前后均可出现头痛、偏头痛。

二、诊断要点

本病可见于任何年龄，从幼年开始患病，发病率随年龄的增长而增高，30～50岁时发病率可达高峰,此后逐渐下降。首次发病以 20～30 岁者为多。50％以上有家族史,多因劳累、紧张、情绪激动、月经期而发病。有明显的先兆期,如眼前闪光、冒金星、暗点、偏盲、精神不佳、嗜睡、肢体感觉异常、运动障碍,先兆症状可持续数分钟,然后单侧出现剧烈头痛,疼痛部位在额、颞、眼眶部,有时左右交替发作,呈搏动痛及钻痛。

(一)眼肌瘫痪型偏头痛和偏瘫型偏头痛

患者多为年轻人,常在头痛开始减轻时出现同侧眼肌瘫痪,或在头痛发作时出现对侧偏瘫或偏身麻木、失语,然后很快消失或持续数天恢复。

(二)基底动脉型偏头痛

患者多为年轻女性,常有家族史,发作与月经有明显的关系。反复发作性枕颈部疼痛、眩晕,伴有视觉障碍、共济失调、食欲缺乏、呕吐、耳鸣及口、唇、舌麻木等。

(三)视网膜动脉型偏头痛

多见于有典型偏头痛史的年轻人,临床特征是以闪光性暗点为前驱症状,单眼黑蒙,视野缺损变化大,眼底检查显示视网膜水肿,偶可见樱红色黄斑,病因可能是视网膜动脉痉挛。

三、辅助检查

条纹嫌恶试验多为阳性,脑电图检查偶有轻度或中度异常,经颅彩色多普勒可见双侧脑血流速度不对称。此外,还可进行脑成像(包括血管造影)及其他辅助检查。

四、鉴别诊断

(一)原发性高血压

多见于有高血压病史的中老年人。头痛多在晨起严重,常伴有头昏、心悸、面色苍白、出汗等。发作时血压明显增高,控制血压后头痛缓解。

(二)丛集性头痛

这是另一种少见的原发性神经血管性头痛,即一侧眼眶发作性的短时间剧痛,睡眠中易出现,常使患者定时痛醒,活动后可减轻,入睡后又会出现。50％的患者每天均可发作,青年男性多见,饮酒、紧张可导致头痛,伴有眼结膜充血、流泪、面部潮红等症。

(三)头面部器官疾病导致的头痛

1.急性或亚急性闭角型青光眼

眼内房水排出障碍,使眼压增高,导致突发性剧烈的额眶部疼痛,伴有视力减退、虹视、雾视、恶心呕吐。查体见眼球坚硬、结膜充血、瞳孔散大、视力下降、视野缺损及视神经萎缩等。多见于 40 岁以上的女性。

2.鼻窦炎

即鼻窦黏膜的感染性炎症,临床表现为头痛、鼻塞、脓涕、嗅觉减退。

五、中医康复治疗

(一)针刺疗法

1.外感风邪

取外关、风池、率谷、百会、头维。实证用毫针泻法;虚证时,百会及配穴用补法,头维、风池用平补平泻法。

2.瘀血阻络

取风池、曲池、列缺、阳陵泉、合谷、脾俞、血海、三阴交、阿是穴。三阴交、脾俞、血海,用补法;其余穴位用泻法。还可在局部及膈俞行点刺出血。

3.痰热内阻

取头维、丰隆、中脘、阴陵泉、脾俞、足三里、太冲。实证用毫针泻法;虚证取中脘、阴陵泉、脾俞、足三里,用补法。

4.肝阳上亢

取太冲、行间、阳陵泉、悬颅、率谷、太溪、肾俞、肝俞。太溪、肾俞、内庭,用补法;其余穴位用泻法。

(二)耳穴疗法

取枕、额、脑、神门、肝,用王不留行籽贴压。

(三)皮肤针疗法

取太阳、印堂、阿是穴,叩刺出血,加拔火罐。适用于肝阳上亢及瘀阻脑络型头痛。

(赵文平)

第二节　三叉神经痛

三叉神经痛是指面部三叉神经分布区内短暂的、阵发性、反复发作的剧痛。从病因学的角度,可分为原发性三叉神经痛和继发性三叉神经痛两类。原发性三叉神经痛是指临床上未发现神经系统体征,体检未发现器质性病变的疼痛;继发性三叉神经痛是指临床上有神经系统体征,检查发现有器质性病变的疼痛,如肿瘤、炎症等。本病属于中医"面痛""头痛""偏头痛""偏头风"的范畴。

一、病因病理

原发性三叉神经痛,其病因及发病机制尚不清楚。因三叉神经感觉根处脱髓鞘疾病、三叉神经周围支受到压迫或损害而发生脱髓鞘性变。继发性三叉神经痛是指发病有明确的病因,即因三叉神经本身的病变和邻近周围组织的病变,损伤,压迫三叉神经而发病。常见的原因有三叉神经分布区周围肿瘤,如脑桥小脑角区肿瘤、三叉神经根及半月神经节肿瘤、动脉瘤、蛛网膜炎等。

中医认为,由于头面部位唯风可到,故风寒之邪容易入侵;此外,外感风热,肝郁化火,内风上扰,阳明热盛上攻,清窍被扰,或痰凝、血瘀、阴虚阳亢等,都是三叉神经痛的致病因素。

二、诊断要点

(1)多在40岁后发病,女性居多。表现为三叉神经分布区内阵发性剧痛,如同时伴有面部感觉障碍、角膜反射消失、咀嚼肌无力,以及其他神经系统损害,或疼痛呈持续性,应考虑为继发性三叉神经痛。

(2)发病呈单侧性,以第2支、第3支最多。疼痛呈阵发性,骤起骤停,如刀割、针刺、撕裂、烧灼或电击样剧痛。剧痛持续数秒至几分钟,有时疼痛也可持续数小时至数天。发作频率不定,因病情发展而增多。有的患者同侧面肌痉挛，又称"痛性抽搐"。

（3）一般呈间断性发作，间歇时间可以是数月或数年。复发多在面部的相同部位，而且疼痛的区域有扩散的趋势。如进食、说话、洗脸、剃须、刷牙、打哈欠，甚至微风拂面，皆可诱发疼痛。

（4）存在扳机点，常位于上、下唇外侧，鼻翼、口角、牙龈、颊、舌等处，故有"触发点"或"扳机点"之称，轻轻触摸或牵拉扳机点可激发疼痛发作。扳机点位于疼痛的同侧。

三、辅助检查

（1）行耳鼻喉相关检查排除该部位疾病。

（2）磁共振检查排除脑部占位病变。

四、鉴别诊断

（一）脑桥小脑角区肿瘤、三叉神经根或半月节部肿瘤、动脉瘤、蛛网膜炎症

此类疾病表现为面部持续性疼痛和感觉减退、角膜反射迟钝等。行颅底或内听道 X 线片、鼻咽部检查、听力和前庭功能检查、CT 或 MRI 检查，可明确病因。

（二）牙痛

一般为持续性钝痛，可因进食冷、热食物而加剧。

（三）偏头痛

以青年女性多见，发作持续时间为数小时至数天，疼痛性质为搏动性或胀痛，可伴有恶心、呕吐。典型的头痛发作前有眼前闪光、视觉暗点等先兆。

（四）带状疱疹后遗神经痛

该病常累及眼支，疼痛呈持续性。

五、中医康复治疗

（一）针刺疗法

1.主穴

合谷、列缺、内庭透涌泉。

2.配穴

三叉神经第 1 支，加太阳、阳白、头维、本神、鱼腰、眉中；三叉神经第 2 支，加颊车、夹承浆、四白；三叉神经第 3 支，加下关、地仓；风寒外袭，加风门、风池，温针灸；外感风热，加外关、合谷；肝胃实热，加太冲、内庭；阳明热盛，加太冲、足三里；阴虚火旺，加太溪、风池。

3.操作

平补平泻，隔天针刺 1 次，10 次为一个疗程。

（二）耳穴疗法

1.耳针治疗

取额、上颌、下颌、交感，用毫针中等强度刺激，捻转数分钟。

2.耳穴贴压

取面颊、上颌、下颌、神门、枕、肝、额、交感、皮质下、枕、三焦及其相应部位，用王不留行籽耳穴贴压，每天更换 1 次，每天自我按压 3～5 次，5 d 为一个疗程。

（三）穴位注射

用0.3%的盐酸普鲁卡因0.5 mL穴位注射。三叉神经第1支,取攒竹;三叉神经第2支,取四白;三叉神经第3支,取夹承浆。

（四）艾灸疗法

1.穴

下关、合谷、颊车、翳风;颊车、合谷、地仓、阳白、颧髎。这两组穴位交替使用。

2.配穴

外感风寒,加颈5～胸1夹脊穴、风门;风热扰窍,加大椎;阴虚阳亢,加胸9～腰2夹脊穴;肝胆火盛,加胸9～腰2夹脊穴、太冲、风池、太阳、阳白、曲池;风湿阻遏,加风池、丰隆;瘀血阻络,加气海、血海。

3.操作

艾条悬灸,每次选用3个穴位,每穴每次灸3～7壮,每天1次,15 d为一个疗程;艾炷无瘢痕灸,每次选用3个穴位,每穴每次灸7～10壮,每天1次,7 d为一个疗程;温针灸,每次选用3～4个穴位,每穴每次灸3壮,每天1次,7 d为一个疗程。

（五）按摩疗法

患者取坐位,施术者站立其旁,用拇指按压颞部、后颈部、肩部的痛点数次,以酸胀感放射到头面部为佳。并按压风池、率谷、后溪、合谷、下关、颊车、翳风、地仓、阳白、颧髎。每天早、晚各1次。

（六）敷药

（1）白附子3 g,罂粟壳7 g,葱白15 g。将白附子、罂粟壳研细末,与葱白捣成泥状,加少量的凡士林,取黄豆大小1粒,放在纸上,贴在患侧的太阳穴处,1 h左右取下,可以通窍止痛。

（2）取马钱子3 g,乳香、没药各6 g,共研细末,用凡士林适量调成膏状,贴敷患侧太阳穴。

（七）食疗

（1）白菊花10 g,川芎3～9 g,甘草10 g。将三者混合均匀,分数次泡茶,代茶频服。

（2）每次取猪脑1只(洗净),天麻10 g(切碎),桑叶10 g,清水适量,煮成稀粥,每天晨起空腹温服。天麻善祛头风,猪脑专补脑髓,二者合用,既可补益精髓,又可祛头风,实为祛头痛的良好家庭药膳。

（3）每次取核桃仁5个,黄精10 g,冰糖10 g,共研末,搅拌均匀,加入黄酒50 mL,共放锅中,以文火煮10 min,每天2次,温服。本品可活血散寒,祛瘀止痛,对肾亏血瘀头痛有良效。

（4）每次取川芎6 g,白芷9 g,鳙鱼头1只,放入碗中,隔水同蒸,至鱼头熟为度。每天服食1次,10 d为一个疗程。本品可祛头风、除瘀血而止头痛,对三叉神经痛有一定的疗效。

（赵文平）

第三节　脑性瘫痪

脑性瘫痪简称脑瘫,是自受孕开始至婴儿期非进行性脑损伤和发育缺陷所导致的综合征,主要表现为运动障碍及姿势异常,是小儿时期常见的中枢神经障碍综合征。现代医学认为本病的病因是多种因素造成的,而其中早产、窒息、核黄疸是本病的三大原因。

脑性瘫痪的主要功能障碍可表现为以下几方面。①运动功能障碍:可出现痉挛、共济失调、手足徐动、帕金森病、肌张力降低等。②言语功能障碍:可表现为口齿不清,语速及节律不协调,说话时不恰当地停顿等。③智力功能障碍:可表现为智力低下。④其他功能障碍:包括发育障碍、精神障碍、心理障碍、听力障碍等。

本病在传统医学中属于"五迟""五软""五硬"和"痿证"的范畴。五迟是指立迟、行迟、发迟、齿迟、语迟;五软是指头颈软、口软、手软、脚软、肌肉软;五硬是指头颈硬、口硬、手硬、脚硬、肌肉硬。现代康复临床上按运动功能障碍的特点一般将本病分为痉挛型、不随意运动型、强直型、共济失调型、肌张力低下型和混合型。按瘫痪部位可将本病分为单瘫、双瘫、偏瘫、三肢瘫和四肢瘫。

一、康复评定

小儿脑瘫的评定是脑瘫患儿康复的重要环节,通过评定可以全面了解脑瘫患儿的生理功能、心理功能和社会功能,为分析患儿运动功能状况、潜在能力、障碍所在,设计合理的康复治疗方案、判定康复治疗效果提供依据。

(一)现代康复评定方法

1.身体状况的评定

身体状况的评定主要指一般状况及精神心理状况的评定。

(1)一般状况评定:有利于了解患儿的身体素质、患儿对康复治疗的承受能力。

(2)精神状况评定:脑瘫患儿常存在精神心理障碍,因此,治疗前应对患儿的精神状况进行评定,注意性格特点、情绪、行为、反应能力等,以利于制订具有针对性的康复治疗措施。

(3)感知、认知评定:运动障碍与感知认知障碍有关,因此,应掌握婴幼儿的感知、认知发育。

(4)智力评定:合并智力落后将会影响康复治疗效果,因此,进行智力评定对于制订合理可行的康复治疗方案很有必要,可以选择目前国内采用的各类量表进行智力评定。

2.肌张力评定

肌张力是维持身体各种姿势和正常运动的基础,表现形式有静止性肌张力、姿势性肌张力和运动性肌张力。只有这三种肌张力有机结合、相互协调,才能维持与保证人的正常姿势与运动。肌张力的变化可反映神经系统的成熟程度和损伤程度。脑瘫患儿均存在肌张力的异常。肌张力评定的指标量化比较困难,目前评定多从以下几方面进行。

(1)静止性肌张力评定:指肌肉处于安静状态的肌张力评定。检查时患儿保持安静、不活动、精神不紧张,临床多取仰卧位。检查包括肌肉形态、肌肉硬度、肢体运动幅度的改变及关节伸展度。①通过观察可以判定肌肉形态。②通过触诊可以了解肌肉硬度。③用手固定肢体的近位端关节,被动摆动远位端关节,观察摆动幅度大小,判定肌张力状况。④关节伸展度的检查可通过以下检查和测量进行判断:头部侧向转动试验;头背屈角;臂弹回试验;围巾征;手掌屈角;腘窝角;足背屈角;跟耳试验;内收肌角等。

(2)姿势性肌张力评定:姿势性肌张力是在主动运动或被动运动时,姿势变化产生的肌张力。姿势性肌张力在姿势变化时出现,安静时消失。可以利用四肢的各种姿势变化,观察四肢肌张力的变化。利用各种平衡反应观察躯干肌张力,也可转动小儿头部,发生姿势改变时观察肌张力的变化。不随意运动型脑瘫患儿,姿势变化时肌张力变化明显。

（3）运动性肌张力评定：运动性肌张力评定多在身体运动时，观察主动肌与拮抗肌之间的肌张力变化。利用主动或被动伸展四肢时，检查肌张力的变化。①锥体系损伤时，被动运动各关节，开始抵抗增强然后突然减弱，称为折刀现象；②锥体外系损伤时，被动运动时抵抗始终增强且均一，称为铅管样或齿轮样运动；③锥体系损伤时，肌张力增高有选择地分布于上肢，以屈肌及旋前肌明显，下肢多以伸肌明显；④锥体外系损伤时，除上述表现外，可有活动时肌张力的突然增高。

（4）异常肌张力的几种主要表现。①肌张力低下时，可有以下几种表现：蛙位姿势、W 字姿势、对折姿势、倒 U 字姿势、外翻或内翻扁平足，站立时腰椎前弯，骨盆固定差而走路左右摇摆似鸭步、翼状肩、膝反张等。②肌张力增高时，可有以下异常姿势：头背屈、角弓反张、下肢交叉、尖足、特殊的坐位姿势、非对称性姿势等。对肌张力增高的传统分级是分为轻度、中度和重度三个等级，比较粗略。目前较为通用的评定标准多采用 Ashworth 痉挛量表或改良 Ashworth 痉挛量表，两者都将肌张力分为 0～4 级，改良 Ashworth 量表较 Ashworth 量表分得更细。

3.肌力评定

在全身各个部位，通过一定的动作姿势，分别对各个肌群的肌力作出评定。评定中注意以下几点：①局部或全身不同程度的肌力降低，可表现为不能实现抗重力伸展，抗阻力运动差，从而影响运动发育。②对不同肌群的评定，可在全身各个部位，通过一定的动作姿势，分别对各个肌群的肌力作出评定。③评定中所检查的运动方向，主要为屈-伸、内收-外展、内旋-外旋、旋前-旋后。④通常检查关节周围肌群及躯干的肌群。⑤常用的肌力检查方法为手法肌力检查（manual muscle testing，MMT），分级标准通常采用六级分级法，也可采用 MMT 肌力检查的详细分级标准，即在六级分级法的基础上以加、减号进行细化的标准。

4.关节活动度评定

关节活动度（range of motion，ROM）评定是在被动运动下对关节活动范围的测定。当关节活动受限时，还应同时测定主动运动的关节活动范围，并与前者相比较。

（1）决定关节活动度的因素：①关节解剖结构的变化；②产生关节运动的原动肌（收缩）的肌张力；③与原动肌相对抗的拮抗肌（伸展）肌张力。测量可采用目测，但准确的测量多使用量角器。

（2）评定方法：①头部侧向转动试验。正常时下颌可达肩峰，左右对称，肌张力增高时阻力增大，下颌难以达肩峰。②臂弹回试验。使小儿上肢伸展后，突然松手，正常时在伸展上肢时有抵抗，松手后马上恢复原来的屈曲位置。③围巾征。将小儿手通过前胸拉向对侧肩部，使上臂围绕颈部，尽可能向后拉，观察肘关节是否过中线，新生儿不过中线，4～6 个月小儿过中线。肌张力低下时，手臂会像围巾一样紧紧围在脖子上，无间隙；肌张力增高时肘不过中线。④腘窝角。小儿仰卧位，屈曲大腿使其紧贴到胸腹部，然后伸直小腿，观察大腿与小腿之间的角度。肌张力增高时角度减小，降低时角度增大。正常 4 个月龄后该角应大于 90°（1～3 个月 80°～100°、4～6 个月 90°～120°、7～9 个月 110°～160°、10～12 个月 150°～170°）。⑤足背屈角。小儿仰卧位，检查者一手固定小腿远端，另一手托住足底向背推，观察足从中立位开始背屈的角度。肌张力增高时足背屈角减小，降低时足背屈角增大。正常 4～12 个月龄为 0°～20°（1～3 个月 60°、3～6 个月 30°～45°、7～12 个月 0°～20°）。⑥跟耳试验。小儿仰卧位，检查者牵拉足部尽量靠向同侧耳部，骨盆不离开床面，观察足跟与髋关节的连线与桌面的角度。正常 4 个月龄后该角度应大于 90°，或足跟可触及耳垂。⑦股角。小儿仰卧位，检查者握住小儿膝部使下肢伸直并缓缓拉向两侧，尽可能达到最大角度,观察两大腿之间的角度,左右两侧不对称时应分别记录。肌张力增高时角度减小,降低时角度增大。正常 4 个月龄后应大于 90°(1~3 个月 40°~80°、4~6 个月 70°~110°、7~9 个月 100°~140°、10~12 个月 130°~150°)。⑧牵拉试验。小儿呈仰卧位,检查者握住小儿双手向小儿前上方牵拉,正常小儿 5 个月时头不再后垂,上肢主动屈肘用力。肌张力低时头后垂,不能主动屈肘。

(3)对于变形与挛缩的评定:脑瘫患儿易发生挛缩,容易出现关节的变形,如斜颈、脊柱侧弯、骨盆前倾或侧倾、髋关节脱臼或半脱臼、膝关节屈曲或过伸、足的内外翻等。通过被动屈伸及在不同体位下进行关节活动度的检测,通常可以较好地辨别关节是否存在挛缩。变形后容易造成肢体的形态变化,因此还要注意测量肢体的长度及肢体的周径等。

5.反射发育评定

小儿反射发育十分准确地反映中枢神经系统发育情况,是脑瘫诊断与评定的重要手段之一。按神经成熟度,可分为原始反射、姿势反射、平衡反应及正常情况下诱导不出来的病理反射。

(1)原始反射:脑瘫患儿往往表现为原始反射不出现、亢进或延迟消失,临床常检查觅食反射、吸吮反射、手与足握持反射、拥抱反射、张口反射、跨步反射、踏步反射、侧弯反射等。

(2)姿势反射:人生来就有抗重力维持立位和能够立位移动的基本能力,这种抗重力维持姿势的平衡、修正姿势的反射总称为姿势反射,大多是无意识的反射活动。人在活动中保持姿势是多个反射协调的结果,所以姿势反射可以反映神经系统的成熟度,是评定运动障碍的根据。根据神经系统发育状况,不同的姿势反射应在不同时期出现、消失或终生存在。姿势反射主要包括非对称性紧张性颈反射、对称性紧张性颈反射、紧张性迷路反射、各类立直反射、降落伞反射等。

(3)平衡反应:是最高层次(皮质水平)的反应。当倾斜小儿身体支持面,移动其身体重心时,小儿为了保持平衡,四肢代偿运动,调节肌张力以保持整体的正常姿势。平衡反应的成熟发展,可以使人维持正常姿势。脑瘫患儿平衡反应出现延迟或异常,严重痉挛型脑瘫几乎不能建立平衡反应;中、轻度痉挛型脑瘫建立不完全,可被不正常动作或原始动作干扰,出现较晚;不随意运动型脑瘫由于不自主动作和不能控制的姿势和肌张力的变化,虽然大部分反应都可建立,但反应不协调、不直接。不同体位的平衡反应出现时间不同,终生存在。临床通常检查卧位、坐位、跪立位、立位平衡反应。

(4)背屈反应:从背后拉立位的小儿使之向后方倾斜,则踝关节和足趾出现背屈,对于无支持的站立和行走十分重要。正常小儿出生后 15~18 个月出现,不出现或出现延迟为异常。

(5)病理反射:锥体系受到损伤时可以诱发出病理反射、牵张反射亢进、踝阵挛和联合反应。痉挛型脑瘫可以出现病理反射、牵张反射亢进、踝阵挛;痉挛型和不随意运动型脑瘫都有可能出现联合反应,如主动用力、张口闭嘴时发生姿势的改变等。在检查评价和治疗中,要尽力避免和减少患儿的联合反应。

6.姿势与运动发育评定

(1)姿势与运动发育特点:姿势是指小儿身体各部位之间所呈现的位置关系,即机体在相对静止时,克服地心引力所呈现的自然位置。只有保持正常的姿势,才能出现正常的运动。脑瘫患儿存在脑损伤,神经系统发育受阻,神经系统调节障碍,必然导致姿势和运动发育异常。通过评定小儿姿势与运动发育情况,可以早期发现异常,也可以作为康复效果评定的客观指标。小儿脑瘫的姿势运动发育评定应在俯卧位、仰卧位、坐位、立位时进行,也应根据患儿的年龄及临床特点,对体位转换、翻身、四爬、高爬、跪立位、立位及行走等不同体位进行评定。

（2）脑瘫患儿的特点：①运动发育的未成熟性。脑瘫患儿均有不同程度的运动发育落后，可表现为整体运动功能落后，也可表现为部分运动功能落后。②运动发育的不均衡性。运动发育与精神发育的不均衡性，粗大运动和精细运动发育过程中的分离现象，各种功能发育不能沿着正确的轨道平衡发展，对于外界刺激的异常反应而导致的运动紊乱。③运动发育的异常性。运动发育延迟的同时伴有异常姿势和运动模式；四肢和躯干的非对称性；固定的运动模式；抗重力运动困难；做分离运动困难的整体运动模式；发育不均衡，如上肢与下肢、仰卧位与俯卧位、左侧与右侧运动发育不均衡；肌张力不均衡，如异常肌张力、姿势变化时的肌张力增高、降低或动摇；原始反射残存，立直反射及平衡反应出现延迟或不出现；感觉运动发育落后，感觉"过敏"而导致运动失调；联合反应和代偿性运动；违背了运动姿势发育的六大规律。④运动障碍的多样性。锥体系损伤呈痉挛性瘫痪，锥体外系损伤呈不自主运动、肌阵挛或强直，小脑损伤呈平衡障碍、共济失调、震颤等。⑤异常发育的顺应性。脑瘫患儿得不到正常运动、姿势、肌张力的感受，而不断体会和感受异常姿势和运动模式，形成异常的感觉神经通路和神经反馈；发育向异常方向发展、强化而固定下来，异常姿势和运动模式逐渐明显，症状逐渐加重。

一般认为脑瘫患儿发育的主要特征是运动发育延迟 3 个月以上，同时有异常姿势和运动模式。评定姿势与运动发育是否有落后，是否有异常模式，还要动态观察这种状况是否改善或恶化。可采用一些常用的评定量表进行运动功能评定，如 Milani 正常儿童发育评定、粗大运动功能评定、PALCI 评定法、功能独立性评定、Peabody 运动发育评定等。

7.感知认知评定

脑瘫虽以运动功能障碍为主要障碍，可直观地观测和评定，但脑瘫患儿的运动障碍往往与感知、认知障碍紧密相关，特别在脑发育阶段更是如此。因此，掌握和评定婴幼儿感知、认知发育，可以达到整体评定的目的。可以根据儿童发育不同阶段的关键年龄所应具备的感知、认知标准，参考和应用各类量表或自行编制量表进行评定。

8.其他方面的评定

很多脑瘫患儿伴有言语语言障碍、听力障碍、视觉障碍、智力障碍、心理行为异常等，因此，应根据患儿临床表现和需求，进行言语语言、听觉、视觉、智力、心理行为评定和步态分析。评定需要采用必要的辅助器具。

上述各类评定，可根据需求和不同目的，采用国内外公认的评定量表或工具进行评定，也可根据临床经验，采用自制的量表或工具进行评定。

（二）传统康复辩证

1.病因病机

主要有以下 3 个方面。

（1）先天不足：多因父母精血亏虚、气血不足或者近亲通婚，导致胎儿先天禀赋不足、精血亏虚，不能濡养脑髓；母体在孕期营养匮乏、惊吓或是抑郁悲伤，扰动胎儿，以致胎儿发育不良；先天责之于肝肾不足，胎元失养，致筋骨失养，肌肉萎缩，日久颓废。

（2）后天失养：多因小儿出生，禀气怯弱，由于护理不当致生大病，伤及脑髓，累及四肢；后天责之于脾，久病伤脾，痰浊内生，筋骨肌肉失于濡养，日渐颓废。脑髓失养，而致空虚。

（3）其他因素：多为产程中损伤脑髓，或因脑部外伤、瘀血内阻、邪毒侵袭、高热久病、正虚邪盛，营血耗伤，伤及脑髓而致。

2.四诊辨证

通过四诊,临床一般将本病分为以下 3 型。

(1)肝肾不足型:发育迟缓,智力低下,五迟,面色无华,神志不清,精神呆滞,常伴有龟背、鸡胸,病久则肌肉萎缩、动作无力,舌淡苔薄,指纹色淡。

(2)瘀血阻络型:精神呆滞,神志不清,四肢、颈项及腰背部肌肉僵硬,活动不灵活,不协调,舌淡有瘀斑瘀点,苔腻,脉滑。

(3)脾虚气弱型:面色无华,形体消瘦,五软,智力低下,神疲乏力,肌肉萎缩,舌淡,脉细弱。

二、康复策略

为促进患儿正常的运动发育,抑制异常运动模式和姿势,最大限度地恢复功能,小儿脑瘫的康复应做到早诊断、早治疗,才能达到较好的康复效果。目前主要针对患儿的运动障碍采取综合治疗。在整体康复中,中国传统康复疗法有着举足轻重的作用。脑瘫的康复是一个长期复杂的过程,需要在中西医结合的理论指导下,医师、治疗师、护士、家长共同努力完成。

脑瘫传统康复治疗的目的主要在于减轻功能障碍,提高生活质量。大多以针灸、推拿为主要手段。针灸可以有效改善脑血流速度,促进脑组织的血液供应,从而进一步改善中枢神经功能,促进康复。有效的推拿方法对于运动和姿势异常而引发的继发性损害如关节李缩等有良好的预防和康复治疗作用。这里主要介绍针灸康复疗法。

三、针灸康复治疗方法

以疏通经络、行气活血、益智开窍为原则。《素问·痿论》提出"治痿独取阳明"的治法,常选取手足阳明经腧穴进行针刺,辅以头部腧穴。一般选择毫针刺法、灸法、头皮针法等。

(一)毫针刺法

1.主穴

四神聪、百会、夹脊、三阴交、肾俞。

2.配穴

肝肾不足加太溪、关元、阴陵泉、太冲;瘀血阻络加风池、风府、血海、膈俞;脾虚气弱加脾俞、气海;上肢瘫痪加肩髃、肩髎、肩贞、曲池、手三里、合谷、外关;下肢瘫痪加伏兔、血海、环跳、承山、委中、足三里、阳陵泉、解溪、悬钟、太冲、足临泣;言语不利加廉泉、哑门、通里;足下垂加昆仑、太溪;颈软加天柱、大椎;腰软加腰阳关;斜视加攒竹;流涎加地仓、廉泉;听力障碍加耳门、听宫、听会、翳风。

3.具体操作

选用 28 号毫针针刺。一般每次选 2~3 个主穴,5~6 个配穴,平补平泻。廉泉向舌根方向刺0.5~1 寸;哑门向下颌方向刺 0.5~0.8 寸,不可深刺,不可提插。每天或隔天 1 次,留针 15 min,15 次为一个疗程,停 1 周后,再继续下一个疗程。

(二)灸法

灸法是用艾绒为主要材料制成的艾炷或艾条点燃以后,在体表的一定部位熏灼,给人体以温热性刺激以防治疾病的一种疗法,也是针灸学的一个重要组成部分。《灵枢·官能》篇指出:"针所不为,灸之所宜。"《医学入门》也说,凡病"药之不及,针之不到,必须灸之"。均说明灸法可以弥补针刺之不足。

1.主穴

百会、四神聪、足三里、三阴交。

2.配穴

(1)上肢瘫：取曲池、外关。

(2)下肢瘫：取阳陵泉；颈软取大椎。

(3)腰软：取肾俞、腰阳关。

(4)肘部拘急：取手三里、支正。

(5)剪刀步：取风市、阳陵泉、悬钟。

(6)肝肾不足型：取肝俞、肾俞。

(7)脾胃虚弱型：取曲池、外关、合谷、脾俞、中脘、关元。

(8)气滞血瘀型：取大椎、悬钟。

3.操作

(1)艾条灸：艾条是取艾绒 24 g，平铺在长 26 cm，宽 20 cm，质地柔软疏松而又坚韧的桑皮纸上，将其卷成直径约 1.5 cm 的圆柱形封口而成。也可在艾绒中掺入其他药物粉末，称药条。药条处方：肉桂、干姜、丁香、木香、独活、细辛、白芷、雄黄、苍术、没药、乳香、川椒各等分，研为细末，每支药条在艾绒中掺药 6 g。患儿仰卧，艾条火头距离穴位 3 cm 左右进行熏烤，使火力温和缓慢透入穴下深层，皮肤有温热舒适而无灼痛感。每穴灸 10～15 min，至皮肤稍起红晕即可。每天1 次，10～12 d 为一个疗程。休息 5～7 d 后，进行下一个疗程。

(2)艾炷灸：将纯净的艾绒放在平板上，用手指搓捏成圆锥形状，称为艾炷。每燃烧一个艾炷称为 1 壮。将施灸穴位涂敷少许凡士林油以黏附艾炷，放小艾炷点燃，皮肤感到灼痛时即扫除艾炷，更换新的续灸，连灸 3～7 壮，穴下皮肤充血红晕为度。隔天 1 次，7～10 d 为一个疗程。休息5～7 d 后，进行下一个疗程。

(3)艾炷隔姜灸：穴上放厚约 2 mm 的姜片，中穿数孔，姜片上放艾炷，每次选 3～5 穴，每穴灸 3～10 壮，每天或隔天 1 次，7～10 d 为一个疗程。休息 3～5 d 后，进行下一个疗程。

4.灸后的处理

施灸后，出现局部皮肤微红灼热属正常现象，无须处理，很快即可自行消失。如因施灸过量、时间过长，局部出现小水泡，只要注意不擦破，可任其自然吸收。如水泡较大，可用消毒毫针刺破水泡，放出水液，或用注射器抽出水液，再涂以甲紫，并以纱布包裹。如因护理不当并发感染，灸疮脓液呈黄绿色或有渗血现象者，可用消炎药膏或玉红膏涂敷。

(三)头皮针疗法

1.取穴

运动功能障碍取健侧相应部位的运动区；感觉功能障碍取健侧相应部位的感觉区；下肢功能运动和感觉障碍配对侧足运感区；平衡功能障碍配患侧或双侧的平衡区。听力障碍取晕听区；言语功能障碍，配言语 1、2、3 区(具体为运动性失语选取运动区的下 2/5，命名性失语选取言语2 区，感觉性失语选取言语 3 区)。

2.具体操作

一般用 1 寸毫针，头皮常规消毒，沿头皮水平面呈 30°角斜刺，深度达到帽状腱膜下，再压低针身进针，捻转，平补平泻，3 岁以内患儿不留针，每天 1 次，10 次为一个疗程。

(四)耳针法

1.主穴

交感、神门、脑干、枕、肾、脾、皮质下、心、肝、肾上腺、小肠、胃。

2.配穴

(1)上肢瘫痪:取肩、肘、腕、指。

(2)下肢瘫痪:取髋、膝、踝、跟。

3.操作

(1)寻找反应点:可用探针、火柴头、针柄按压,有压痛处即为反应点。亦可用测定耳部皮肤电阻(耳穴探测仪)的方法,其皮肤电阻降低,导电量明显增高处即为反应点,反应点就是针刺的部位。

(2)消毒:用75%乙醇,或先用2%碘酒,后用75%乙醇脱碘。

(3)针刺:根据需要选用0.5寸短柄毫针或用特定的图钉型揿针。毫针进针时,以左手固定耳郭,右手进针。进针深度以穿破软骨但不透过对侧皮肤为度。目前临床也可用磁石、菜籽、王不留行籽等进行压迫刺激。多数患儿针刺后,局部有疼痛或热胀感;少数患儿有酸、重甚至有特殊之凉、麻、热等感觉沿经络线放射传导,一般有这些感觉者疗效较好。

(4)出针:出针后用消毒干棉球压迫针孔,防止出血。必要时再涂以乙醇或碘酒,预防感染。

4.疗程

每次选用4～6穴,采用毫针刺,每次留针20～30 min或用王不留行籽贴压。每天按压刺激2～3次,每天1次或隔天1次,10次为一个疗程,休息3～5 d后,进行下一个疗程。

5.注意事项

(1)严密消毒,预防感染:耳郭冻伤或有炎症的部位禁针。若见针眼发红,患儿又觉耳部胀痛,可能有轻度感染时,应及时用2%碘酒涂擦,或口服消炎药。

(2)耳针亦可发生晕针,需注意预防处理。

(3)进针待耳郭充血发热后,宜嘱其适当活动患部,或对患儿肢体进行按摩,可增加疗效。

(五)穴位注射法

穴位注射法是在穴位中进行药物注射,通过针刺和药液对穴位的刺激及药理作用,从而调整机体功能,改善病理状态的一种治疗方法。

1.选穴

风池、大椎、肾俞、曲池、手三里、足三里、阳陵泉、承山、合谷等。

2.常用药物

根据病情需要,选用各种供肌肉注射的中西药物。常用的有5%～10%葡萄糖溶液、生理盐水、胎盘组织液、维生素 B_1、维生素 B_{12} 及当归、川芎、灯盏花素注射液、神经节苷脂、脑活素等多种中西药注射液。

3.操作方法

根据注射部位的具体情况和药量的不同,选择合适的注射器和针头。常规消毒局部皮肤后,将针头按照毫针法的角度和方向的要求迅速进入皮下或肌层的一定深度,并上下提插出现针感后,若回抽无血,即可将药物注入。因药物及注射部位不同而有差异,如四肢及腰部肌肉丰厚处,可注入药液可达5～10 mL,而头面及耳部等处,一般只注入0.3～0.5 mL;中药浸出液可注入1～2 mL;其他药物,以原药物剂量的1/5～1/2为宜。每次选2～3穴,每天或隔天注射1次,

30 次为一个疗程。休息 7～10 d 后,进行下一个疗程。

4.注意事项

(1)一般药液不宜注入关节腔、脊髓腔和血管内。这些药液误入关节腔,可引起关节红肿、发热、疼痛等反应;误入脊髓腔,有损害脊髓的可能。

(2)在主要神经干通过的部位作穴位注射时,应注意避开神经干,或浅刺以不达到神经干所在的深度为宜。如针尖触到神经干,患者有触电感,要稍退针,然后再注入药物,以免损伤神经。

(3)注射躯干部不能过深,防止刺伤内脏。

(六)手针疗法

手针疗法是针刺手部的一些特定穴位,以治疗疾病的一种方法。将其用于治疗小儿脑性瘫痪是近年来新开展的方法。手针法具有通经活络,调整脏腑功能的作用,可用于治疗病因复杂的小儿脑性瘫痪疾病,有针感强、反应大、取穴少、透穴多,留针时间短等优点。

1.主穴

取肩点(在示指掌指关节桡侧赤白肉际处)、踝点(在拇指掌指关节桡侧赤白肉际处)、脊柱点(在小指掌指关节尺侧赤白肉际处)、坐骨神经点(在第四、五掌指关节间,靠近第四掌指关节处)、腰腿点(在手背腕横纹前 1.5 寸、第二伸指肌腱桡侧和第四伸指肌腱尺侧处)(图 14-1)。

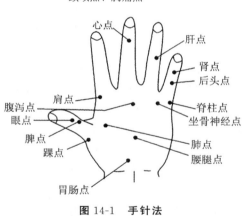

图 14-1　手针法

2.配穴

(1)视力障碍:取眼点(拇指指关节尺侧赤白肉际)。

(2)颈软:取颈项点(在手背面,第二掌指关节尺侧缘)。

(3)上肢运动障碍、咀嚼肌无力:取后头点(在小指第一指关节尺侧赤白肉际处)。

(4)癫痫:取胸痛点(在拇指指关节桡侧赤白肉际)。

(5)踝关节固位不好:取足跟痛点(在胃肠点与大陵穴连线的中点)。

(6)消化不良:取腹泻点(在手背第三、四掌指关节间上 1 寸)。

(7)肝肾不足型:取肝点(在掌面,无名指第一指关节横纹中点)、肾点(在掌面,小指第二指关节横纹中点处)。

(8)脾胃虚弱型:取脾点(在掌面,拇指指关节横纹中点)、胃肠点(在劳宫穴与大陵穴连线的中点处)。

(9)气滞血瘀型:取心点(在掌面,中指第二指关节横纹中点)、肺点(在掌面,无名指第二指关节横纹中点)。

3.操作

用28～30号的0.5～1寸毫针直刺或斜刺进针,一般可刺0.3～0.5寸,用中强刺激,留针3～5 min。每天或隔天针刺1次,10 d为一个疗程,休息2～4 d后,进行下一个疗程。

4.注意事项

(1)手针疗法感应比较强,故治疗前须向患儿充分说明,防止晕针。

(2)手针法针尖宜入肌腱和掌骨之间,不可伤及骨膜。

(3)手针刺腰腿点时,针与皮肤表面呈15°～30°角,针尖向掌侧面,从伸指肌腱和掌骨之间刺入,深0.5～0.8寸。

(4)手针法的选穴常选取对侧手部的相应穴位,左病选右侧穴,右病选左侧穴。

(七)足针疗法

足针法是针刺足部的一些特定穴位,以治疗疾病的一种方法,具有疏通经络、行气活血及调整脏腑功能的作用。近年来用于治疗小儿脑性瘫痪,有针感适宜、反应大、取穴少、透穴多、留针时间短等优点。

1.主穴

5号穴(在足底后缘的中点直上4寸,外旁开3 cm),15号穴(在踝关节横纹中点下5分两旁的凹陷处),18号穴(在足背,第一跖骨底内前凹陷中),30号穴(昆仑穴直上1寸处)。

2.配穴

(1)视听障碍、语言障碍:取2号穴(在足底后缘的中点直上6 cm,内旁开2 cm处)。

(2)癫痫:取7号穴(在足底后缘的中点直上5寸,外旁开2 cm),8号穴(在足底后缘的中点直上9 cm,外旁开2 cm),27号穴(在太白穴与公孙穴连线的中点处)。

(3)消化不良:取6号穴(在足底后缘的中点,直上5寸,内旁开2 cm处),9号穴(在第三趾与第二趾间后4寸处),10号穴(在涌泉穴内旁开1寸处),19号穴(在足背二、三趾间后3寸处)。

(4)竖颈不好:取20号穴(在足背三、四趾间后1寸处)。

(5)上肢功能障碍:取11号穴(在涌泉外旁开2寸处)。

(6)下肢运动障碍:取21号穴(在足背四、五趾间后五分处)。

(7)流涎:取12号穴(在足底第三趾与第二趾间后1寸处),13号穴(在足底小趾横纹中点外1寸处)。

3.操作

用26～28号毫针直刺或斜刺,深0.5～1.5寸,留10～15 min。每天或隔天针刺1次,10 d为一个疗程,休息2～4 d后,进行下一个疗程。

4.注意事项

(1)足针疗法感应比较强,治疗前须向患儿充分说明,以防止发生晕针。

(2)沿骨缘斜刺时,注意不要损伤骨膜;足部特别要注意消毒,防止发生感染。

(3)捻针时,让患儿活动或按摩患处。

(4)左侧病取左侧穴,右侧病取右侧穴,两侧病取双侧穴。

(宋 站)

第四节　脑　卒　中

脑卒中是脑中风的学名，是一种突然起病的脑血液循环障碍性疾病，又叫脑血管意外。其中缺血性脑卒中又称为脑梗死，包括脑血栓形成、脑栓塞和腔隙性脑梗死等。出血性脑卒中包括脑出血和蛛网膜下腔出血。

由于脑损害的部位、范围和性质不同，脑卒中发病后的表现不尽相同，多见一侧上下肢瘫痪无力，肌肤不仁，口眼㖞斜，时流口水，面色萎黄，舌强语謇。久之，则肢体逐渐痉挛僵硬，拘急不张，甚则肢体出现失用性强直、挛缩，进而导致肢体畸形和功能丧失等。可分为运动功能障碍、感觉功能障碍、言语功能障碍、认知障碍、心理障碍以及各种并发症，其中运动功能障碍以偏瘫最为常见。

传统医学认为本病的发生，主要因素在于患者平素气血亏虚，心、肝、肾三脏阴阳失调，兼之忧思恼怒，或饮酒饱食，或房室劳累，或外邪侵袭等因素，以致气血运行受阻，经脉痹阻，失于濡养；或阴亏于下，肝阳暴涨，阳化风动，血随气逆，夹痰夹火，横窜经络，蒙闭清窍而卒然仆倒，半身不遂。

传统康复疗法主要是以针灸、推拿、中药和传统运动疗法等为手段，从而减轻结构功能缺损（残损）程度，在促进患者的整体康复方面发挥重要作用。

一、康复评定

（一）现代康复评定方法

1.整体评定内容

（1）全身状态的评定：包括患者的全身状态、年龄、并发症、主要脏器的功能状态和既往史等。

（2）功能状态的评定：包括意识、智能、言语障碍、神经损害程度及肢体伤残程度等。

（3）心理状态的评定：包括抑郁症、焦虑状态和患者个性等。

（4）患者本身素质及所处环境条件的评定：包括患者爱好、职业、所受教育、经济条件、家庭环境、患者与家属的关系等。

（5）其他：对其丧失功能的自然恢复情况进行预测。

2.具体康复评定

脑卒中康复评定是脑卒中康复的重要内容和前提，它对康复治疗目标和康复治疗效果起着决定作用，且有利于评估其预后。原则上，在脑卒中早期就应进行评定，之后应定期评定。康复评定涉及的内容包括有脑损害严重程度、脑卒中的功能障碍、言语功能、认知障碍、感觉、心理、步态分析、日常生活活动能力等评定。

（二）传统康复辨证

1.病因病机

中医认为本病的发生多因肝肾阴虚，肝阳偏亢，肝风内动为其根本，当风阳暴涨之际，夹气、血、痰、火，上升于巅，闭塞清窍，以致猝然昏迷，横窜经络，气血瘀阻，形成脑卒中。

2.辨证分型

临床上常将本病分为中脏腑与中经络两大类。中脏腑者,病位较深,病情较重,主要表现为神志不清,半身不遂,并且常有先兆及后遗症状出现。中经络者,病位较浅,病情较轻,一般无神志改变,仅表现为口眼㖞斜,语言不利,半身不遂。具体证型如下。

(1)风痰入络:肌肤不仁,手足麻木,突然发生口眼㖞斜,语言不利,口角流涎,舌强语謇,甚则半身不遂,或兼见手足拘挛,关节酸痛等症,舌苔薄白,脉浮数。

(2)阴虚风动:平素头晕耳鸣,腰酸,突然发生口眼㖞斜,言语不利,甚或半身不遂,舌红苔腻,脉弦细数。

(3)气虚血瘀:半身不遂,肢软无力,或见肢体麻木,患侧手足水肿,语言謇涩,口眼㖞斜,面色萎黄,或黯淡无华,舌色淡紫,瘀斑瘀点,苔白,脉细涩无力。

(4)风阳上扰:平素头晕头痛,耳鸣目眩,突然发生口眼㖞斜,舌强语謇,或手足重滞,甚则半身不遂等症,舌红苔黄,脉弦。

二、康复策略

(一)目标

脑卒中康复目标是采用一切有效的措施预防脑卒中后可能发生的残疾和并发症(如压疮、泌尿道感染、深静脉血栓形成等),改善受损的功能(如运动、语言、感觉、认知等),提高患者的日常活动能力和适应社会生活的能力。

(二)治疗原则

(1)只要患者神志清楚,生命体征平稳,病情不再发展,48 h后即可进行康复治疗。

(2)康复治疗注意循序渐进,需脑卒中患者的主动参与及家属的配合,并与日常生活和健康教育相结合。

(3)采用综合康复治疗,包括物理因子治疗、运动治疗、作业治疗、言语治疗、心理治疗、传统康复治疗和康复工程等。

(4)康复与治疗并进。脑卒中的特点是障碍与疾病共存,故康复应与治疗同时进行,并给予全面的监护与治疗。

(5)重建正常运动模式。在急性期,康复运动主要是抑制异常的原始反射活动(如良好姿位摆放等),重建正常运动模式;其次才是加强肌力的训练。脑卒中康复是一个改变"质"的训练,旨在建立患者的主动运动,保护患者,防止并发症的发生。

(6)重视心理因素。严密观察脑卒中患者有无抑郁、焦虑情绪,它们会严重影响康复治疗的进行和效果。

(7)预防复发,即做好二级预防工作,控制危险因素。

(8)根据患者功能障碍的具体情况,采取合理的药物治疗和必要的手术治疗。

(9)坚持不懈,康复是一个持续的过程,重视社区及家庭康复。

偏瘫恢复的不同阶段治疗方法不同。软瘫时以提高患侧肌张力、促进随意运动产生为主要治疗原则;痉挛时要注意降低肌张力,而在本阶段不恰当的针刺治疗易引起肌张力增高,故应特别注意。

三、康复治疗方法

脑卒中的传统康复疗法包括针灸、推拿、中药内服、中药熏洗和气功疗法等,既可单独使用,也可联合应用。多种康复疗法的综合应用，可以优势互补、提高疗效。药物与针灸结合是最常用的康复疗法，体针和头针结合也得到了普遍认可。推拿疗法在改善痉挛状态方面有独特的优势。在康复过程中应特别重视针灸对肌张力的影响。故传统康复技术与现代康复技术的配合应用，可提高脑卒中康复治疗的有效率。

（一）推拿治疗

以舒筋通络、行气活血为原则，病程长者须辅以补益气血、扶正固本。重点选取手、足阳明经脉及腧穴。推拿对于抑制痉挛、缓解疼痛、防止关节挛缩、促进随意运动恢复都有良好作用。

在偏瘫的不同阶段，应采用不同的推拿手法。如在偏瘫弛缓期，多采用兴奋性手法提高患肢肌张力，促使随意运动恢复。可在肢体上进行擦、揉、捏、拿、搓、点、拍等手法。痉挛期，则多采用抑制性手法控制痉挛，一般用较缓和的手法，如揉、摩、捏、拿、擦、擦手法，治疗时间宜长，使痉挛肌群松弛。但不恰当的手法可能会增强肌张力，进一步限制肢体功能的恢复，须特别注意。操作方法如下。

（1）患者取俯卧位（若不能俯卧或较久俯卧者可改为侧卧位，患侧在上），医师立于患侧。从肩部起施以掌根按揉法，自肩后、上背、经竖脊肌而下至腰骶部，上下往返多次按背腰部肌肉。在按压背俞穴基础上，重点按压膈俞、肝俞、三焦俞、肾俞等及督脉大椎、筋缩、腰阳关等穴，约5 min。

（2）继以上体位，在患侧臀部施掌根按揉法和按压环跳、八髎等穴相结合，并配合做髋关节内、外旋转的被动运动。按压承扶、殷门、委中、承山诸穴；掌根按揉股后、腘窝，小腿后屈肌群；重点是拿、捻跟腱并配合踝关节背伸的被动运动，总共5～6 min。

（3）患者仰卧位，医师立于患侧。先掌根按揉三角肌，指揉肩三穴，拿三角肌、肱二头肌、肱三头肌，以肱三头肌为主，并配合肩关节外展、外旋、内旋、内收、前屈等被动运动。继而指揉曲池、手三里，拿前臂桡侧肌群和前臂尺侧肌群，配合肘关节屈伸的被动运动；再指揉外关、阳池，拿合谷，按揉大、小鱼际肌，指揉掌侧骨间肌和背侧骨间肌，配合腕关节屈伸、尺偏、桡偏的被动运动；捻、摇诸掌指、指间关节，总共约5 min。

（4）继以上体位，先在股前、外、内三侧分别施掌根按揉法，按压髀关、伏兔、风市、血海诸穴，拿股四头肌，拿股后肌群，拿股内收肌群，并配合髋关节屈伸和环转的被动运动。以掌根按揉股骨，指揉内外膝眼、阳陵泉、足三里、绝骨、太溪、昆仑诸穴，拿小腿腓肠肌，配合膝关节屈伸的被动运动。再指揉解溪、涌泉及诸骨间肌，抹、捻诸足趾，并配合踝关节及诸足趾的摇法，共5～6 min。

（5）继以上体位，抹前额，扫散两侧颞部，按揉百会、四神聪，拿风池结束治疗。

（二）针灸治疗

以疏通经络、调畅气血、醒脑开窍为原则，可选用体针或头皮针法。

1.体针法

（1）对中风脑出血闭证，以取督脉、十二井穴为主，用毫针泻法及三棱针点刺井穴出血。口眼㖞斜者，初起单取患侧，久病取双侧，先针后灸，选地仓、颊车、合谷、内庭、承泣、阳白、攒竹等穴。半身不遂者初病可单刺患侧，久病则刺灸双侧，初病宜泻，久病宜补，选肩髃、曲池、合谷、外关、环跳、阳陵泉、足三里。

（2）阳闭痰热盛者选穴：水沟、十二井、风池、劳宫、太冲、丰隆，十二井穴点刺放血，其他穴针用泻法，不留针。

（3）阴闭痰涎壅盛者选穴：丰隆、内关、三阴交、水沟，针用泻法，每天1次，留针10 min。

（4）中风，并发高热、血压较高者选穴：十宣、大椎、曲池。十宣点刺放血，其他穴针用泻法，每天1次，不留针。

（5）血压较高者选穴：曲池、三阴交、太冲、风池、足三里、百会，针用泻法，每天1次，留针10～20 min。

（6）语言不利选穴：哑门、廉泉、通里、照海，强刺激，每天1次，不留针。

（7）口眼㖞斜者选穴：翳风、地仓、颊车、合谷、牵正、攒竹、太冲、颧髎，强刺激，每天1次，留针20～30 min。

（8）石氏醒脑开窍法。

主穴：双侧内关、人中、患侧三阴交。

副穴：患肢极泉、尺泽、委中。

配穴：根据合并症的不同，配以不同的穴位。吞咽障碍配双侧风池、翳风、完骨；眩晕配天柱等。

操作方法：①主穴，先针刺内关，直刺0.5～1寸，采用提插捻转结合的手法，施手法1 min，继刺人中，向鼻中隔方向斜刺0.3～0.5寸，采用雀啄手法，以流泪或眼球湿润为度，再刺三阴交，沿胫前内侧缘与皮肤呈45°角斜刺，进针0.5～1寸，采用提插针法。针感传到足趾，下肢出现不能自控的运动，以患肢抽动三次为度。②副穴：极泉穴，原穴沿经下移2寸的心经上取穴，避开腋毛，术者用手固定患侧肘关节，使其外展，直刺0.5～0.8寸，用提插泻法，患者有麻胀并抽动的感觉，以患肢抽动3次为度。尺泽穴取法应屈肘，术者用手拖住患侧腕关节，直刺0.5～0.8寸，行提插泻法，针感从肘关节传到手指或手动外旋，以手动3次为度。委中穴，仰卧位抬起患侧下肢取穴，医师用左手握住患者踝关节，医者肘部顶住患肢膝关节，刺入穴位后，针尖向外15°，进针1.0～1.5寸，用提插泻法，以下肢抽动3次为度。印堂穴向鼻根方向进针0.5寸，同样用雀啄泻法，最好能达到两眼流泪或湿润，但不强求；后用3寸毫针上星透百会，高频率（＞120转/分）捻针，有明显酸胀感时留针；双内关穴同时用捻转泻法行针1 min。每周三次。

治疗时可结合偏瘫不同时期的特点采用不同的治疗方法。如偏瘫 Brunnstrom 运动功能恢复分期，在出现联合反应之前，采用巨刺法，即针刺健侧；出现联合反应但尚无自主运动时，采用针刺双侧的方法；当患肢出现自主运动之后，则采用针刺患侧。巨刺法可促进联合反应和自主运动的出现。但有些脑卒中患者病变范围较广，巨刺法虽可诱发出联合反应，然而促使其出现明显的自主运动仍然比较困难。

2.头皮针法

选择焦氏头针，按临床体征选瘫痪对侧的刺激区。运动功能障碍选运动区，感觉障碍选感觉区，下肢感觉运动功能障碍选用足运感区，肌张力障碍选舞蹈震颤控制区，运动性失语选言语一区，命名性失语选言语二区，感觉性失语选言语三区，完全性失语取言语一至三区，失用症选运用区，小脑性平衡障碍选平衡区。

操作方法：消毒，针与头皮呈30°斜刺，快速刺入头皮下推进至帽状腱膜下层，待指下感到不松不紧而有吸针感时，可行持续快速捻转2～3 min，留针30 min或数小时，期间捻转2～3次。行针及留针时嘱患者活动患侧肢体（重症患者可做被动活动）有助于提高疗效。急性期每天1次，10次为一个疗程，恢复期和后遗症期每天或隔天1次，5～7次为一个疗程，中间休息5～7 d再进行下一个疗程。

不管是体针还是头针治疗,均可加用电针以提高疗效,但须注意选择电针参数。一般软瘫可选断续波,电流刺激后可见肌肉出现规律性收缩为度。痉挛期选密波,电流强度以患者耐受且肢体有细微颤动为度。通电时间:面部 10～20 min,其他部位 20～30 min 为宜。灸法、皮肤针法、拔罐疗法等也可用于偏瘫治疗,但临床上应用相对较少。

(三)传统运动疗法

中风先兆或症状较轻者,可选择练习八段锦、易筋经、五禽戏等功法。通过躯体活动促进气血的运行,调畅气机,舒缓病后抑郁情绪。运动量可根据各人具体情况而定,一般每次练习 20～30 min,每天 1～2 次,30 d 为一个疗程。

(四)其他传统康复疗法

其他传统康复疗法包括中药疗法、刮痧疗法等。

1.中药疗法

中药疗法包括中药内服、中药外治和中医养生保健等方法。

(1)中药内服:络脉空虚,风邪入中,选用大秦艽汤加减;肝肾阴虚,风阳上扰,选用镇肝熄风汤加减;气虚血瘀,脉络瘀阻,可选补阳还五汤加减;肝阳上亢,痰火阻络,选用天麻钩藤饮加减;邪壅经络,选用羌活胜湿汤加减;痰火阻络,选用涤痰汤加减;肝风内动,选用四物汤合芍药甘草汤加减;气血两虚,选用八珍汤加减。风痰阻络,选用解语汤;也可选用大活络丸、人参再造丸、消栓再造丸、华佗再造丸、脑络通胶囊和银杏叶片等中成药。

(2)中药外治。①中药熏洗经验方:制川乌、制草乌、麻黄、桂枝、海桐皮各 15 g,泽兰、伸筋草、艾叶、透骨草、牛膝、鸡血藤、千年健各 30 g、大黄粉(后下)20 g,生姜 60 g,芒硝 90 g,肉桂6 g。使用方法:将上方约加水 3 000 mL 煎成 500 mL 药液兑入浴缸中进行药浴,或放入熏蒸床局部熏蒸,水温应保持在 42 ℃左右。②中药热敷法:取"温经散寒洗剂"(每 1 000 mL 药液中含千年健、川芎、红花、当归、桂枝各 100 g,乳香、没药、苏木各 60 g)适量,用清水稀释 3 倍后,放入毛巾煮沸。待湿毛巾温度下降到 41 ℃～43 ℃时,将其敷于患侧肢体,外包裹塑料薄膜保温,10 min后更换 1 次毛巾(治疗后配合被动运动疗效更佳)。每天 1 次,20 次为一个疗程。

(3)中医养生保健。①药补:可选服一些有助降压、降脂及提高机体免疫功能的中药和中成药,如山楂、枸杞子、冬虫夏草等。中成药有杞菊地黄丸、六味地黄丸、华佗再造丸等。②食补:新鲜蔬菜、水果、豆制品、萝卜、海带及含丰富蛋白质的鸡、鸭、鱼类等。③生活起居:注意劳逸结合,起居要有规律,要保证有效地休息和充足的睡眠,保持心情舒畅,情绪稳定,要顺应气候变化,注意冷暖变化而随时更衣。

2.刮痧疗法

患者取坐位或侧卧位。治疗师以中等力度刮头部整个区域,即从前发际刮至后发际,从中间至两侧,5～10 min;项背部、上肢部、下肢部涂上刮痧介质,项背部刮风池至肩井穴区域,上肢部刮肩髃、曲池、手三里、外关至合谷穴,下肢部刮环跳至阳陵泉、足三里、解溪、太冲穴,刮痧力度适中,刮至局部潮红为度。每天刮治 1 次,20 次为一个疗程。

四、注意事项

(1)推拿操作时力量应由轻到重,强度过大或时间过长的手法有加重肌肉萎缩的危险。在软瘫期,做肩关节活动时,活动幅度不宜过大,手法应柔和,以免发生肩关节半脱位。对于肌张力高的肢体切忌强拉硬扳,以免引起损伤、骨折或骨化性肌炎。

（2）针刺治疗包括电针时,应注意观察患者肌张力的变化。如果发现肌痉挛加重,应调整治疗方法或停止针刺。对于体质瘦弱者,针刺手法不宜过强。针刺眼区、项部的风府等穴及脊柱部的腧穴,要掌握一定的角度,不宜大幅度的提插、捻转和长时间留针,以免伤及重要组织器官;胸胁腰背部腧穴,不宜深刺、直刺。电针时电流调节应逐渐从小到大,不可突然增强,以免造成弯针、折针、晕针等情况。应避免电针电流回路经过心脏。安装心脏起搏器者禁用电针。

（3）灸法操作时应防止因感觉障碍而造成皮肤的烧烫伤。

（萧　峰）

第五节　面神经炎

面神经炎又称特发性面神经麻痹或 Bell 麻痹。常见病因多由病毒感染、面部受凉、神经源性病变、物理性损伤或中毒等引起一侧或者双侧耳后乳突孔内急性非化脓性面神经炎,受损的面神经为周围性,故在此以"周围性面神经麻痹"作重点介绍。本病以口眼㖞斜为主要特点,常在睡眠醒来时发现一侧面部肌肉板滞、麻木、瘫痪,额纹消失,眼裂变大,露睛流泪,鼻唇沟变浅,口角下垂歪向健侧,病侧不能皱眉、蹙额、闭目、露齿、鼓颊。部分患者初起时有耳后疼痛,还可出现患侧舌前 2/3 味觉减退或消失,听觉过敏等症。病程迁延日久,可因瘫痪肌肉出现挛缩,口角反牵向患侧,甚则出现面肌痉挛,形成"倒错"现象。发病急骤,以一侧面部发病为多,双侧面部发病少见。无明显季节性,多见于冬季和夏季,好发于 20～40 岁青壮年,男性居多。

本病属中医学之"口僻""面瘫""吊线风""口眼㖞斜""歪嘴风"等病证范畴。中医认为,"邪之所凑,其气必虚"。本病多由脉络空虚,风寒侵袭,以致经气阻滞·气血不和,瘀滞经脉,导致经络失于濡养,肌肉纵缓不收而发作。

颅内炎症、肿瘤、血管病变、外伤等多种病变累及面神经所致的继发性面神经麻痹与前者不同,不是本节讨论的对象。

一、康复评定

（一）现代康复评定

1.病史

起病急,常有受凉吹风史,或有病毒感染史。

2.表现

一侧面部表情肌突然瘫痪、患侧额纹消失,眼裂不能闭合,鼻唇沟变浅,口角下垂,鼓腮,吹口哨时漏气,食物易滞留于患侧齿颊间,可伴患侧舌前 2/3 味觉丧失,听觉过敏,多泪等。

3.损害部位

耳后乳突孔以上影响鼓索支时,则有舌前 2/3 味觉障碍;若镫骨肌支以上部位受累时,除味觉障碍外,还可出现同侧听觉过敏;损害在膝状神经,可有乳突部疼痛,外耳道和耳郭部的感觉障碍或出现疱疹;损害在膝状神经节以上,可有泪液、唾液减少。

4.脑 CT、MRI 检查

均正常。

5.实验室检查

急性感染性(风湿、骨膜炎等)面神经麻痹者可有:①外周血白细胞及中性粒细胞升高;②血沉增快;③大多数患者脑脊液检查正常,极少数患者脑脊液的淋巴细胞和单核细胞增多。

6.电生理检查

肌电图(EMG)可显示受损的面肌运动单位对神经刺激的反应,测知面神经麻痹程度及有无失神经反应,对确定治疗方针和判定预后及可能恢复的能力很有价值。通常可进行动态观察,在发病 2 周左右,应列为常规检查。神经传导速度(MCV)是判断面神经受损最有意义的指标,它对病情的严重程度、部位以及鉴别轴索与脱髓鞘损害,均有很大帮助。此外,电变性检查对判定面神经麻痹恢复时间更为客观,发病早期即病后 5～7 d,采用面神经传导检查,对完全性面瘫的患者进行预后判定,患侧诱发的肌电动作电位 M 波波幅为健侧的 30％或以上时,则 2 个月内可望恢复;如为 10％～30％,常需 2～8 个月恢复,并有可能出现合并症;如仅为 10％或以下,则需6～12 个月才能恢复,甚至更长时间,部分患者可能终生难以恢复,并多伴有面肌痉挛及联带运动等后遗症。病后 3 个月左右测定面神经传导速度有助判断面神经暂时性传导障碍,还是永久性的失神经支配。

7.功能障碍评定

面神经炎患侧功能障碍和面肌肌力的康复评定(表 14-1 和表 14-2)。

表 14-1 功能障碍分级

分级	肌力表现
0 级	相当于正常肌力的 0,嘱患者用力使面部表情肌收缩,但检查者看不到表情肌收缩,用手触表情肌也无肌紧张感
1 级	相当于正常肌力的 10％,让患者主动运动(如:皱眉、闭眼、示齿等动作),仅见患者肌肉微动
2 级	相当于正常肌力的 25％,面部表情肌做各种运动虽有困难,但主动运动表情肌有少许动作
3 级	相当于正常肌力的 50％,面部表情肌能做自主运动,但比健侧差,如皱眉比健侧眉纹少或抬额时额纹比健侧少
4 级	相当于正常肌力的 75％,面部表情肌能做自主运动,皱眉、闭眼等基本与健侧一致
5 级	相当于正常肌力的 100％,面部表情肌各种运动与健侧一致

(二)传统康复辨证

1.病因病机

中医对本病多从"内虚邪中"立论,认为"经络空虚,风邪入中,痰浊瘀血痹阻经络,以致经气运行失常,气血不和,经筋失于濡养,纵缓不收而发病"。

表 14-2 肌力分级

分级	功能障碍情况
I	正常
II	轻度功能障碍,仔细检查才发现患侧轻度无力,并可察觉到轻微的联合运动
III	轻、中度功能障碍,面部两侧有明显差别,患侧额运动轻微运动,用力可闭眼,但两侧明显不对称
IV	中、重度功能障碍,患侧明显肌无力,双侧不对称,额运动轻微受限,用力也不能完全闭眼,用力时口角有不对称运动
V	重度功能障碍,静息时出现口角㖞斜,面部两侧不对称,患侧鼻唇沟变浅或消失,额无运动,不能闭眼(或最大用力时只有轻微的眼睑运动),口角只有轻微的运动
VI	全瘫,面部两侧不对称,患侧明显肌张力消失,不对称,不运动,无连带运动或患侧面部痉挛

2.辨证

(1)风寒侵袭:见于发病初期,面部有受凉史。症见口眼㖞斜,伴头痛、鼻塞、面肌发紧,舌淡,苔薄白,脉浮紧。

(2)风热入侵:见于发病初期,多继发于感冒发热,症见口眼㖞斜,伴头痛、面热、面肌松弛、耳后疼痛,舌红,苔薄黄,脉浮数。

(3)气血不足:多见于恢复期或病程较长的患者。症见口眼㖞斜,日久不愈,肢体困倦无力,面色淡白,头晕等,舌淡,苔薄白,脉细无力。

二、康复治疗

面神经炎的中医治疗方法日趋多样化,有针灸、推拿、中药内服、外敷、皮肤针、电针、刺络拔罐、穴位注射、割治、埋线等。在临床中应注意诊断,及早治疗,充分发挥中医各种治法的优势,标本兼顾,内外治疗,并中西医结合,各取所长,以达到提高疗效、缩短病程、降低费用的良好效果。

(一)一般治疗

(1)治疗期间,可在局部用热毛巾热敷,每次 10 min,每天 2 次。

(2)眼睑闭合不全者,每天点眼药水 2～3 次,以防感染。

(3)患者应避免风寒侵袭,戴眼罩、口罩防护。

(4)患者宜自行按摩瘫痪的面肌,并适当地进行功能锻炼。

(5)治疗期间,忌长时间看电视、电脑,以防用眼过度,导致眼睛疲劳,影响疗效。

(二)针灸治疗

1.毫针法

(1)治则:活血通络,疏调经筋。

(2)处方:以面颊局部和手足阳明经腧穴为主。

(3)主穴:阳白、四白、颧髎、攒竹、颊车、地仓、合谷(双)、翳风(双)。

随证配穴:风寒证加风池穴祛风散寒,风热证加曲池疏风泻热,鼻唇沟平坦加迎香,人中沟㖞斜加人中、口禾髎,颏唇沟㖞斜加承浆,味觉消失、舌麻加廉泉,乳突部疼痛加风池、外关,恢复期加足三里补益气血、濡养经筋。

2.电针法

取地仓、颊车、阳白、瞳子髎、太阳、合谷(双)等穴,接通电针仪,以断续波刺激 10～20 min,强度以患者面部肌肉微微跳动且能耐受为度。每天 1 次。适用于恢复期(病程已有 2 周以上)的治疗。

3.温针法

取地仓、颊车、阳白、四白、太阳、下关、牵正、合谷(双)等穴,将剪断的艾条(每段 1～1.5 cm)插到针柄上,使艾条距离皮肤 2～3 cm,将艾条点燃,持续温灸 10～20 min,注意在艾条与皮肤之间放置一小卡片(4 cm×5 cm),防止烧伤皮肤,温度以患者有温热感且能耐受为度。每天 1 次。

操作要求:①初期,亦称"急性期",为开始发病的第 1～7 d,此期症状有加重趋势,此乃风邪初入,脉络空虚,正邪交争,治以祛风通络为主。此期宜浅刺,轻手法,不宜使用电针法过强刺激。②中期:亦称"平静期",为发病第 7～14 d,此期症状逐渐稳定,乃外邪入里,络阻导致气血瘀滞,故治当活血通络。此期宜用中度刺激手法,可用电针法、温针法等强刺激手法。毫针法处方、随证配穴、操作等具体方法见上。其中电针法、温针法、穴位敷贴、穴位注射、皮肤针、耳针法等均可酌情选用。③后期:又称"恢复期",为发病 16 d 至 6 个月,此后症状逐渐恢复,以调理气血为主。此期浅刺多穴多捻转有助促进面部微循环,营养面神经及局部组织,同时激活神经递质冲动,利于松肌解痉,恢复面肌正常运动,类似"补法",有别于初期浅刺泄邪之"泻法"。若辅以辨证配穴,补气益血,祛风豁痰,则更显相得益彰。毫针法处方、随证配穴、操作等具体方法见上。可酌情选用电针法、温针法、穴位敷贴、穴位注射、皮肤针、耳针法等。④联动期和痉挛期:发病 6 个月以上(面肌连带运动出现以后),此期培补肝肾、活血化瘀、舒筋养肌、息风止痉。采用循经取穴配用面部局部三线法取穴针灸治疗。在电针法、温针法、穴位敷贴、穴位注射、皮肤针、耳针法无效下可选择手术治疗。

(三)推拿治疗

1.治则

疏通经络,活血化瘀。

2.取穴及部位

印堂、风池、阳白、太阳、四白、睛明、迎香、地仓、颧髎、颊车、下关、听宫、承浆、合谷、翳风。

3.主要手法

一指禅推法、按揉法、抹法、揉法、擦法、拿法。

4.操作方法

以患侧颜面部为主,健侧做辅助治疗。首先患者取仰卧位,医者用一指禅推法自印堂穴开始,经阳白、太阳、四白、睛明、迎香、地仓、颧髎、下关至颊车,往返 5~6 遍。用双手拇指抹法自印堂穴交替向上抹至神庭穴,从印堂向左右抹至两侧太阳穴,从印堂穴向左右抹上下眼眶,自睛明穴向两侧颧骨抹向耳前听宫穴,从迎香穴沿两侧颧骨抹向耳前听宫穴,治疗约 6 min。指按揉牵正、承浆、翳风,每穴约 1 min。用大鱼际揉面部前额及颊部 3 min 左右。在患侧颜面部向眼方向用擦法治疗,以透热为度。然后患者取坐位,用拿法拿风池、合谷穴各 1 min。

(四)中药治疗

根据中医辨证论治施以相应汤药,辅助针灸治疗,针药结合。

(1)治则:祛风通络,化痰开窍。

(2)方药:牵正散加减。白附子 6 g、僵蚕 20 g、全蝎 8 g、蜈蚣 2 条、法半夏 12 g、地龙 15 g。

(3)随证加减:风寒侵袭者,加防风 6 g、羌活 12 g、荆芥 10 g、苏叶 6 g;风热入侵者,加银花 15 g、板蓝根 15 g、菊花 12 g、泽泻 12 g;气血不足者,加黄芪 15 g、党参 15 g、当归 10 g、天麻 15 g。

(4)用法:水煎,每天一剂,分两次服。忌辛辣、生冷食物。

(五)其他传统疗法

1.拔罐疗法

适应于风寒袭络证各期患者。选取患侧的阳白、下关、巨髎、颧髎、地仓、颊车等穴位。采用闪火法,于每穴位区域将火罐交替吸附及拔下约 1 s,不断反复,持续 5 min 左右,以患侧面部穴位处皮肤潮红为度。每天闪罐 1 次,每周治疗 3~5 次,疗程以病情而定。根据病情,亦可辨证选取面部以外的穴位,配合刺络拔罐治疗。

2.穴位敷贴

选地仓、颊车、阳白、颧髎、太阳等穴。将马钱子锉成粉末 1~2 分,然后贴于穴位处,5~7 d 换药 1 次;或用蓖麻仁捣烂加麝香少许,取绿豆粒大一团,敷贴穴位上,每隔 3~5 d 更换1次;或用白附子研细末,加冰片少许做面饼,敷贴穴位,敷药后面部即有紧抽、牵拉、发热的感觉,一般持续 2～4 h,以痊愈为度。恢复期可取嫩桑枝 30 g,槐枝 60 g,艾叶、花椒各 15 g,煎汤频洗面部,先洗患侧,后洗健侧。

3.穴位注射

用维生素 B_1、维生素 B_{12}、胞磷胆碱、辅酶 Q 等注射液注射翳风、牵正等穴,每穴 0.5～1 mL,每天或隔天 1 次,以上穴位可交替使用。

4.皮肤针

用皮肤针叩刺阳白、太阳、四白、牵正等穴,以局部潮红为度。每天 1 次。适用于发病初期,或面部有板滞感觉等面瘫后遗症。

5.耳针法

取神门、交感(下脚端)、内分泌、口、眼、面颊区、下屏尖(肾上腺)等穴,毫针刺法,留针 20～30 min,每天 1 次,适用于面瘫的各期。

6.西医治疗

(1)激素治疗:泼尼松或地塞米松,口服,连续 7～10 d。

(2)改善微循环,减轻水肿:低分子右旋糖酐 250～500 mL,静脉滴注 1 次/天,连续 7～10 d,亦可加用脱水利尿剂。

(3)物理疗法:红外线照射,超短波透热疗法,以助于改善局部血液循环,消除水肿。

(4)手术治疗:久治不愈(2 年以上)者可考虑外科手术治疗。

三、注意事项

(1)多食新鲜蔬菜、粗粮、黄豆制品、大枣、瘦肉等。

(2)平时面瘫患者需要减少光源刺激,如电脑、电视、紫外线等。

(3)需要多做功能性锻炼,如:抬眉、鼓气、双眼紧闭、张大嘴等。

(4)每天需要坚持穴位按摩。

(5)睡觉之前用热水泡脚,有条件的话,做些足底按摩。

(6)面瘫患者在服药期间,忌辛辣刺激食物。如白酒、大蒜、海鲜、浓茶、麻辣火锅等。

(7)用毛巾热敷脸,每晚 3～4 次,勿用冷水洗脸,遇到寒冷天气时,需要注意头部保暖。

(8)应注意保持良好心情。心理因素是引发面神经麻痹的重要因素之一。面神经麻痹发生前,有相当一部分患者存在身体疲劳、睡眠不足、精神紧张及身体不适等情况。所以保持良好的心情,就必须保证充足的睡眠,并适当进行体育运动,增强机体免疫力。

(9)要注意面神经麻痹只是一种症状或体征,必须仔细寻找病因,如果能找出病因并及时进行处理,如重症肌无力、结节病、肿瘤或颞骨感染,可以改变原发病及面瘫的进程。面神经麻痹也可能是一些危及生命的神经科疾病的早期症状,如脊髓灰质炎或 Guillian-Barre 综合征,如能早期诊断,可以挽救生命。

(萧　峰)

第六节　面肌痉挛

面肌痉挛是指一侧面肌不自主、不规则的阵发性抽搐。多发于中年女性，其病因病理不明，病程长，反复发作。本病属于中医"颜面响动""吊线风"的范畴。

一、病因病理

本病可能为面神经通路的任何部位受到病理性刺激所致，一般分为原发性与继发性两类。前者病因不明，有人提出因面神经变性所致。后者也称"症状性面肌痉挛"，有人认为由于椎基底动脉系统的动脉硬化性扩张或动脉瘤压迫，面神经炎后脱髓鞘变性，以及脑桥小脑角区肿瘤、蛛网膜增厚所致，少数为面神经麻痹的后遗症。

中医认为，由于素体阴亏或年老肝肾阴虚，阴血不足，劳累过度或体虚气虚，导致气虚血少，筋失所养，可出现面肌抽搐；或受风寒之邪侵袭，上受于面部，寒性收引，风性主动，以致面肌发作性抽搐。

二、诊断要点

本病多见于中老年人，女性多于男性。通常从一侧眼轮匝肌开始，逐渐向下半部面肌扩展，表现为阵发性不规则的眼轮匝肌和口角肌肉抽动，持续数秒钟至数分钟，疲倦时诱发或加重，睡眠时消失，病变侧眼裂变小。可因精神紧张、情绪波动、失眠、耳鸣诱发，病程久的患者多伴有神经衰弱症状。原发性患者神经系统无阳性体征，部分患者患侧肌力稍弱及轻度肌肉萎缩。此病根治较为困难。

三、辅助检查

（1）肌电图检查。受累侧面肌可记录到同步阵发性高频率反复发作的运动电位。
（2）CT 或 MRI 检查。

四、鉴别诊断

（一）三叉神经痛
面部出现短暂的阵发性剧烈疼痛，严重时可伴有面部肌肉抽搐。

（二）舞蹈病
可出现挤眉弄眼、伸舌及肢体躯干的不自主运动，其范围远远超出面部表情肌的范围，有风湿活动的证据。

（三）癔症性眼睑痉挛
多局限于双侧眼睑肌的痉挛。

（四）继发性面肌抽搐
伴有其他颅神经和传导束受损的症状。

五、中医康复治疗

(一)针刺疗法

1.主穴

阳白、四白、太阳、颊车、合谷、地仓、攒竹、迎香。

2.配穴

风寒侵袭,加风池、大椎、合谷;肝风内动,加太溪、血海、太冲、肾俞;肝肾阴虚,加地仓透颊车、三阴交、肝俞;血虚风动,加足三里、率谷、脾俞、风府。

3.操作

远近取穴或交叉取穴,用泻法或平补平泻法,留针 20 min,每天 1 次,治疗 6 次后休息 1 d。

(二)穴位注射

1.取穴

四白、颊车、阳白。

2.操作

取 2% 的普鲁卡因注射液或苯巴比妥钠注射液 12 mL 注射穴位。每隔 2～3 d 注射 1 次,6 次为一个疗程。

(三)按摩疗法

1.取穴

鱼腰、太阳、四白、下关、听会、颊车、地仓、翳风、合谷。

2.操作

仰卧位,颜面痉挛侧行轻柔的一指禅推法 10 min,点按鱼腰、听会、颊车、地仓、翳风、合谷、手三里 10 min,用轻柔手法按摩痉挛部位,6 d 为一个疗程,休息 1 d,再进行下一个疗程的治疗。

(四)耳穴疗法

取神门、肾、胆、肝、脑、心、面颊、眼、口等穴,用王不留行籽贴压,左、右耳交替,两日换贴 1 次,5 次为一个疗程。

(萧　峰)

第七节　癔　症

癔症是由于精神刺激而引起的大脑皮质暂时性功能失调的一种常见的精神障碍。癔症患者多具有易受暗示性、喜夸张、感情用事和高度自我中心等性格特点,常由于精神因素或不良暗示引起发病。主要表现为性情不稳定,暗示性很高,具有丰富的幻想倾向,如感觉和运动功能障碍、内脏器官和自主神经功能失调以及精神异常。精神因素和暗示作用是癔症发病的主要原因。惊恐、被侮辱、委屈、不如意及亲人的远离等较强烈的精神创伤,往往是癔症第一次发作的诱因。发病年龄多在 19～59 岁,好发于青壮年,女性多于男性。本病属于中医“梅核气”“郁证”“脏躁”“百合病”“失瘖”“暴聋”的范畴。

一、病因病理

(1)心理因素、遗传因素及具有癔症性格特点(如情感丰富、暗示性强、自我中心、富于幻想等)是癔症的易患因素。某些躯体疾病、月经期、疲劳、睡眠不足等因素也易促发本病。一般认为,情绪不稳、喜欢夸张、易受暗示、心胸狭窄、好表现自己和自我中心(即所谓的"歇斯底里性格")的人易患此病。

(2)大多数患者是在负性精神因素的作用下急性发病的,如委屈、气愤、紧张、恐惧、内心冲突或情绪激动、暗示或自我暗示等,表现为急起的短暂的精神障碍、身体障碍(包括感觉、运动和自主神经功能紊乱),这些障碍没有器质性基础。不少学者对于本病的发病机理从心理学、生物学或生理学的不同观点给予解释。

(3)有人认为,本病是由于患者的"心理综合力"减弱而导致"心理分离",将本病的感觉脱失、瘫痪或遗忘等症状解释为由于相应的精神功能从意识中分离出去的结果;弗洛伊德根据压抑原理去解释癔症的发生;巴甫洛夫学派则从高级神经活动病理生理学观点出发解释本病的发病机理。

中医认为,由于郁怒伤肝,思虑伤脾,肝气郁久化火,脾气郁滞生湿,湿火相兼,炼结成痰,痰气结于咽喉,自觉有异物感;或心情抑郁,饮食减少,气血生化之源不足,可引起脾气虚弱,肾阴亏耗。脾气虚,则不能行其津液;肾阴虚,则水不能上济于心火。虚火妄动,以致心神不宁,而成悲怒无常,导致本病的发生。其病位在脑,与心、脾、肝、胆关系密切。

二、诊断要点

(一)精神障碍

常有装模作样的表演,如大哭、大笑、大喊、大叫,乱说乱唱,手舞足蹈,在人多的场合往往表现得更为突出,有的人在感情激动时突然倒地,呼唤不应,全身僵直,四肢抖动。呼吸呈闭气或过度喘气,类似于癫痫样大发作,但无口吐白沫,无舌角及舌体咬伤痕迹,并不伴有意识障碍。

(二)运动障碍

表现为肢体的运动功能增强、减退或消失,如类癫痫发作样抽搐、震颤、肢体麻痹(单瘫、截瘫或偏瘫)。奇特步态(如剪刀步态)等。但瘫痪的患者无腱反射消失,引不出病理反射。

(三)感觉障碍

患者出现皮肤的感觉过敏、减退或消失,呈手套或袜套形分布。当触及感觉过敏区时,患者流露出疼痛难忍的表情。患者感觉下腹部有一气球状物,逐渐上冲,阻塞胃部、咽喉,因而出现呃逆、堵闷及窒息感。耳聋的患者能在睡眠中被人叫醒;失明的患者多突然失明,检查无任何眼疾,发病前有明显的精神因素。

三、辅助检查

电子计算机脑断层扫描、磁共振排除占位病变。

四、鉴别诊断

(一)癫痫大发作

癫痫发作前有先兆,为时短暂,发作场所不定,白天、夜间均可发作,为突然跌倒,发作时意识丧失,发作时有叫声,口吐白沫,发作较有规律,出现二便失禁,瞳孔有改变,对光反射消失,脑电图有癫痫波。

(二)反应性精神病

本病是在严重或持久的精神创伤下发病,不像癔症那样易受暗示,不带夸张性或做作色彩,症状的变化较少,病程持续时间较长,反复发作者少。

五、中医康复治疗

(一)针刺疗法

1.主穴

四神聪透百会、人中、印堂、神门、内关、大椎。

2.配穴

脏躁,加劳宫、曲池;上肢瘫痪,加外关、合谷、手三里、风市、风池;肝气郁滞,加肝俞、太冲、血海、足三里;口唇震颤,加地仓、合谷;面肌痉挛,加下关、颊车;痉挛性斜颈,加风池、绝骨;头项震颤,加天柱、列缺;失语,加哑门;失明,加风池、鱼腰;吞咽不利,加廉泉、通里;呕吐,加天突;多汗,加合谷、复溜;遗尿,加气海、关元。

3.操作

根据病情施行补泻手法。

(二)按摩疗法

1.肝气郁结

肘尖点按心俞,持续重压,令患者有沉重的闭气感。时可闻患者发出叹息样声音,为出语标志,常随之而言出。点按肝俞,揉太冲,按阳陵泉,掐内关。

2.气郁化火

点按心俞、风池,揉按太冲、内关、涌泉。

3.痰气郁结

点按心俞,按压天突、膻中、内关,揉气海。

4.心脾两虚

点按心俞、脾俞,辅以按压中脘、足三里。

5.心气虚弱

点按心俞,揉劳宫、气海、肝俞。

6.阴虚火旺

点按心俞、关元、神门,揉太溪、内庭、郄门。

(三)耳穴疗法

1.取穴

肾上腺、肾、输尿管、膀胱、大脑、垂体、小脑、甲状旁腺、颈项、额、髋。痛敏感区耳穴:神门、胃、皮质下、内分泌、额、咽喉、食道。

2.操作

油菜籽贴压穴位。

(萧　峰)

第八节 神经性耳聋

神经性耳聋是指主观感觉和听觉障碍可由听觉传导通路损害引起,表现为耳聋,以听力减弱、妨碍交谈,甚至听觉丧失、不闻外声、影响日常生活为主症的疾病。临床上耳聋除暴聋之外多由耳鸣发展而来,故初起多与耳鸣并见。本病好发于中老年人。中医认为暴聋多实热,久聋多气虚。

一、病因病机

本病与病毒感染或内耳血液循环障碍有关。恼怒、劳累、外感等原因引起自主神经功能紊乱,循环系统疾病导致内耳血液障碍,也可诱发本病。根据病因的不同,通常将神经性耳聋分为突发性耳聋、药物性耳聋和爆震性耳聋。中医认为,耳为宗脉之海,宗脉虚则风邪乘人、循经袭耳,少阳闭阻,气血瘀阻;或情志不畅、肝郁化火,肝胆湿热,"上气不足""脑海不足"等均可引起耳聋。

二、诊断要点

持续性单耳或双耳听力下降伴有头晕、耳鸣。

三、辅助检查

纯音测听时 26～40 dB 为轻度耳聋,41～70 dB 为中度耳聋,71～90 dB 为重度耳聋。

四、鉴别诊断

(一)药物性耳聋
有用药史,如用庆大霉素、链霉素等。

(二)耳咽管堵塞和发炎
有高烧、疼痛、化脓等症状。

(三)爆震聋
有炮声等震动史。

五、中医康复治疗

(一)针灸疗法
1.实证
针颈 2～6 夹脊穴,加耳门、听宫;外邪侵袭,加风池、迎香、曲池、外关、太阳,用泻法;痰火郁结,加丰隆、内庭,用泻法。
2.神经系统疾病引起的神经性耳聋
取颈 3～7 夹脊穴,加耳门、天容、足三里、太溪、肾俞,用补法。
3.老年性耳聋
取颈 3～5 夹脊穴,加足三里、悬钟、神门、三阴交;肾气不足,加气海、肾俞,用补法。每天

1 次,10 d 为一个疗程。

(二)食疗

(1)枸杞子 12 g,女贞子 15 g。水煎服,每天 2 次,适用于肝肾阴虚者。

(2)枸杞子 9 g,菊花 6 g,麦冬 12 g。煮开后多次冲饮代茶,适用于阴虚火旺者。

(3)莲子 21 粒,红枣 3 枚,核桃仁 3 个。先煮沸莲子,15 min 后再入核桃仁,再煮沸 10 min 入红枣,每天 3 次。

(4)枸杞子 12 g,韭菜子 30 g。水煎服,每天 2 次。补肝益肾。适用于月经紊乱或多或少,或先期或退后,头晕目眩。

(5)酸枣仁 30 g,生地黄 30 g,大米 100 g。煮粥,补阴清热。适用于五心烦热、面热汗出、耳鸣腰酸、烦闷易怒、口苦尿黄、多梦便干等症。

(萧　峰)

第九节　脊 髓 损 伤

脊髓损伤主要是因直接暴力(砸伤、摔伤、刺伤、枪伤等)造成脊柱过度屈曲、骨折、脱位伤及脊神经,其次是因脊髓感染、变性、肿瘤侵及脊髓引起。本节重点介绍外伤性脊髓损伤。

外伤性脊髓损伤根据损伤水平和程度差异,可分为脊髓震荡、脊髓挫伤、椎管内出血和脊髓血肿 4 种类型。本病多造成严重瘫痪致残。胸、腰髓损伤引起双下肢和躯干的部分瘫痪称截瘫,颈髓 C_4 以上损伤上肢受累则称四肢瘫。可伴有损伤水平以下躯干、肢体、皮肤感觉、运动反射完全消失、大小便失禁等症状。

中医认为脊髓损伤多为督脉损伤,从而导致督脉和其他经络、脏腑、气血之间的功能紊乱,出现一系列临床表现。中医古籍中无脊髓损伤这样的病名,也缺乏与脊髓损伤相关疾病的完整记载。《灵枢·寒热病》:"身有所伤,血出多……若有所堕坠四肢懈惰不收,名为体惰。"本句描述了外伤所致的截瘫与脊髓损伤极为类似,提出了中医病名"体惰",可被认为是对本病的最早病名记载。

一、康复评定

(一)现代康复评定方法

康复评定通过对患者功能障碍的性质与程度进行评估,为医师在治疗前制订康复治疗策略做准备。同时,通过治疗前后评估客观指标的变化比较,体现治疗效果,有助于进一步康复治疗与策略的修改。康复评定一般分为初期评定(入院后 1 周)、中期评定(治疗 1 个月后)和末期评定(出院前 1 周)。具体评定项目如下。

1.脊柱脊髓功能评定

脊柱脊髓功能评定包括脊柱骨折类型与脊柱稳定性及脊柱矫形器评定,根据美国脊髓损伤学会(ASIA)标准对脊髓损伤程度的评定,根据肌力评定与感觉评定对脊髓损伤水平的评定。

2.躯体功能评定

躯体功能评定包括关节功能评定,肌肉功能评定,上肢功能评定,下肢功能评定,自助具与步行矫形器的评定,泌尿与性功能评定,心肺功能评定,疼痛评定等。

3.心理功能评定

心理功能评定包括心理状态评定,性格评定等。

4.日常生活活动能力评定

可采用 Barthel 指数评定或独立生活能力评定(FIM)。

5.社会功能评定

一般包括生活能力评定,就业能力评定等。

(二)传统康复辨证

1.病因病机

本病属于中医之"瘫证""痿证""痿躄""体惰"的范畴。坠落、摔伤、挤压、车祸、砸伤及战时火器伤,造成督脉损伤,肾阳不足;迁延日久,阳损及阴,使肝肾亏损。督脉受损,阳气不足,导致临证多变。总之,脊髓损伤病位在督脉;累及肾、脾、肝、肺。在病理性质方面,以经络瘀阻、阳气不足为主,甚则阳损及阴,导致阴阳两虚。故其病因为"瘀血",病机为"督脉枢机不利"。

2.辨证

瘀血阻络证;脾肾阳虚证;肝肾亏虚证。

二、康复策略

确定各种不同损伤水平患者的康复目标,使患者使用尚有功能的肌肉,学习相关的技术,完成尽可能独立地进行自理生活的各种活动,完成从一个地方到另一个地方的转移,甚至要努力重新就业。

康复治疗在很大程度上可以预防或减低脊髓损伤所引起的一系列严重的并发症,如肺部感染、尿路感染、压疮、关节僵硬和挛缩、精神抑郁等。通过装配和使用辅助设施使患者最大限度地恢复日常生活活动和工作、学习娱乐等能力。

脊髓损伤康复在早期即应开始。在受伤后有两种情况:一是需手术治疗,一是保守治疗。只要病情稳定、无其他合并损伤,康复即应开始。当然早期活动不能影响手术效果。主要是活动身体各个关节,保持关节正常活动度,每天活动 2～3 次,每个关节活动不少于 1 min。另外,在医师允许情况下,在护士指导下进行体位更换,也就是定时翻身,防止压疮产生,一般每 2 h 一次,突出骨部分(如肩胛骨、足跟、后背部、骶尾骨、双肢部)加软垫垫起,注意大小便排出通畅,注意体温变化,经常安慰患者,改善患者心理,注意伙食的营养,定时饮水。如果早期康复做得好,会为今后进行全面康复训练创造良好基础。

传统康复治疗对脊髓损伤患者,不论在缩短康复疗程、提高生活自理能力,还是在解除患者病痛方面,都有着不容忽视的作用。它可使脊髓损伤患者的肌力得到不同程度的提高,降低痉挛性瘫痪患者的肌张力,对痉挛有一定的缓解作用,减轻患肢疼痛;改善尿便排泄功能,改善性功能,对泌尿系统感染、继发性骨质疏松和压疮等合并症有很好的防治作用。

脊髓损伤所导致的各种功能障碍和并发症,需采用不同的治疗原则。截瘫或四肢瘫宜疏通督脉,通达阳气;痉挛宜疏通督脉,养血柔肝散寒;骨质疏松应补肾通经,行气活血;直立性低血压应补脾益肾;便秘宜调理肠胃,行滞通便;尿潴留应疏调气机,通利小便;泌尿系统感染宜利尿通淋;脊髓损伤神经痛应通经活血行气止痛。

三、康复治疗方法

(一)推拿治疗

1.原则

疏通经络、行气活血、补益肝肾。选择以足阳明胃经脉和督脉的腧穴为主,辅以足少阳胆经脉、足太阳膀胱经经脉及腧穴。

2.具体操作

患者仰卧位,治疗师位于患侧。治疗师用㨰法沿上肢自上而下操作2～3遍;拿上肢,然后按揉上肢手三阳经穴位合谷、阳溪、手三里、曲池、臂臑、肩贞、肩髃等穴,每穴操作1～2 min。捻五指。用㨰法沿下肢前面自上而下㨰2～3遍。按揉髀关、伏兔、足三里、解溪等穴,每穴操作1～2 min。用拿法从大腿根部拿向小腿至足踝部,操作2～3遍,以腓肠肌部位为重点。患者取俯卧位,治疗师位于患者一侧,用㨰法沿背部膀胱经、督脉来回滚5遍,病变脊椎节段以下手法可稍加重。自下而上对夹脊穴及督脉施捏脊法。用拇指揉法揉腰俞、腰阳关、肾俞、脾俞等穴,每穴按揉1～2 min。拍打脊背部,以皮肤发红为度。拿下肢2～3遍后,用拇指揉环跳、风市、阳陵泉、委中、承山等穴。摇法施于下肢,结束治疗。每天1次,每次30 min,10次为一个疗程。

3.操作要求

推拿手法的轻重可根据患者的体质和瘫痪性质来决定,痉挛性瘫痪患者手法宜轻,时间宜长,以捏、拿为主,放松过高的肌张力,顺其自然缓慢屈伸关节,同时进行上下肢各受限关节的屈伸和牵拉的被动运动3次。弛缓性瘫痪患者手法宜重,时间宜短,以拍、打、抖、震颤为主。如瘫痪部位的肌肉已有一定的自主活动,推拿手法应逐渐加重,常用搓法、㨰法、拿法等手法及揉捏肌肉法、捶拍肢体法,并加强对患肢的被动运动。

4.注意

颈椎骨折所致四肢瘫者,重点用拇指揉、捏、按及弹拨患者双侧颈肩(一般从骨折的上2节段椎旁开始)、上肢及手指,做手指、腕、肘关节的屈伸、肩关节外展和上举的被动运动3次。下肢用同样的方法。腰椎骨折所致截瘫者重点要从骨折上2节段的椎旁开始,沿督脉、膀胱经及下肢足阳明经、足少阳经、足太阴经进行揉、捏、按及弹拨等,最后点压其经络上的部分腧穴以及涌泉穴。伴有继发性骨质疏松者选取肾俞、关元俞、气海俞、脾俞、大杼、阳陵泉、足三里进行按揉。

(二)针灸治疗

1.毫针刺法

毫针刺法是治疗脊髓损伤中应用广泛的一种疗法。以疏通经络、活血化瘀为原则。临床一般常用循经取穴和对症取穴施术。

(1)循经取穴:以足阳明胃经脉、足太阳膀胱经脉、足少阳胆经脉、督脉、任脉为主。胃经取梁门、天枢、水道、归来、髀关、阴市、足三里、上下巨虚;膀胱经取各背俞穴及膈俞;胆经取京门、环跳、风市、阳陵泉、悬钟、丘墟、足临泣;督脉取大椎、陶道、身柱、神道、至阳、筋缩、脊中、悬枢、命门、腰阳关;任脉选中脘、建里、水分、气海、关元、中极。也可酌选足三阴经穴,如章门、三阴交、地机、血海、涌泉等。

(2)对症取穴。①二便障碍:选取八髎、天枢、气海、关元、中极、三阴交;②下肢瘫:下肢前侧选取髀关、伏兔、梁丘,下肢外侧选取风市、阳陵泉、足三里、绝骨,下肢后侧选取承扶、殷门、昆仑;③足下垂选取解溪、商丘、太冲;④足外翻选取照海,足内翻选取申脉;⑤上肢瘫选取肩髃、肩髎、臂臑、曲池、手三里、外关透内关、阳溪、合谷。

另外,还可按脊髓损伤节段取穴:$C_{5\sim7}$节段损伤取手太阴经或手阳明经的穴位,$C_8\sim T_2$节段损伤取手少阴经或手太阳经的穴位;$T_{4\sim5}$节段损伤取双乳头连线相平的背部俞穴;$T_{7\sim9}$损伤取平肋缘或肋缘下方的背部俞穴;T_{10}损伤取脐两旁腰部的穴位;$L_{1\sim5}$损伤取足阳明经和足太阴经的穴位;$S_{1\sim3}$损伤取足太阳经和足少阳经穴位。临床还常用华佗夹脊疗法,一般选取从受损脊柱两侧上1～2椎体至第5骶椎夹脊穴为主。

(3)具体操作:各经腧穴,轮流交替使用。常规方法针刺上述穴位,软瘫宜用补法,痉挛性瘫痪宜用泻法,针感差者常加电刺激。留针30 min,每天或隔天1次,30次为一个疗程。一个疗程结束后休息1周再进行下一个疗程。

2.头皮针疗法

以疏通经络、行气活血为原则。选择焦氏头针进行治疗,截瘫选取双侧运动区上1/5,感觉区上1/5;四肢瘫选取双侧运动区上1/5、中2/5,感觉区上1/5、中2/5及足运感区。痉挛者加取舞蹈震颤区。

具体操作:采用大幅度捻转手法,每次捻针15～20 min,隔天1次。

3.电针疗法

选择损伤脊髓平面上下的椎间隙处督脉穴位,选穴时应避开手术瘢痕。

具体操作:取督脉穴沿棘突倾斜方向进针,针刺的深度以达硬膜外为止,针刺颈段和上胸段时尤应慎重,不可伤及脊髓。针刺到位后,上下两针的针柄上分别连接直流脉冲电针仪的两个输出电极。弛缓性瘫痪,以疏波为主,输入电极正极在下,负极在上;痉挛性瘫痪以密波为主,输入电极正极在上,负极在下。打开开关,电刺激频率为1～5 Hz,电流强度宜从小到大逐渐加大,以引起肌肉明显收缩,患者能够耐受而无痛苦或者以患者下肢出现酸、麻、胀、轻度触电样等感觉为度。对高位损伤的患者强度不宜过大。每天治疗1次,每次30 min,30次为一个疗程。一个疗程结束后,可休息1～2周再进行下一个疗程的治疗。

(三)其他传统康复疗法

1.中药疗法

(1)督脉受损,瘀血阻络:方用通督化瘀汤(当归、赤芍、桃仁、红花各10 g,三七粉3 g,延胡索15 g,大黄8 g,续断、川牛膝各15 g,炮附子10 g),水煎服,每天1剂。

(2)督脉受损,肾阳不足:可用软瘫康(鹿茸15 g,鹿角30 g,干、熟地黄80 g,生地黄20 g,川牛膝25 g,杜仲30 g,山萸肉25 g,炮附子20 g,肉苁蓉20 g,枸杞子30 g,鸡血藤25 g,酒当归30 g,炙地龙15 g,五味子15 g),共为末,炼蜜为丸,麝香为衣,每丸10 g,每次1丸,温开水服下,每天2～3次。

(3)阳损及阴,虚风内动:可用硬瘫康(鹿茸15 g,鹿角20 g,山萸肉20 g,干、熟地黄20 g,生地黄20 g,乳香10 g,没药10 g,五灵脂15 g,酒当归20 g,炮川乌10 g,炙马钱子0.4 g,白附子9 g,全蝎2条,乌蛇肉10 g,白芍60 g,鸡血藤15 g),共为末,炼蜜为丸,麝香为衣,每丸9 g,每次1丸,温开水服下,每天2～3次。

2.灸法

以温通经脉、散寒解痉、舒筋止痛、扶正祛邪为原则。一般根据痉挛部位选择穴位,下肢痉挛取肾俞、委阳、浮郄、承山,隔姜灸或温和灸,每天1次,每穴10～15 min。

3.拔罐疗法

可参照毫针刺法局部取穴，也可用刺络拔罐法；选用大号玻璃罐在股四头肌和肱二头肌的相应皮肤区行闪罐，刺激量以皮肤充血红润为度；或者取督脉、背部膀胱经为主，外涂红花油走罐、闪罐或皮肤针叩刺后闪罐，每天 1 次，10 次为一个疗程。

四、注意事项

（1）脊髓损伤初期，推拿手法宜轻柔，不可用强刺激手法；已有肌肉痉挛者，推拿重点应放在其拮抗肌上，以恢复拮抗肌的肌力为主；背部推拿时，应在不影响脊柱稳定性的前提下进行；运用摇法时注意幅度、频率和力度等。

（2）自主神经过于反射亢进者，慎用针刺治疗。对于体质瘦弱者，针刺眼区、项部的风府等穴及脊柱部的腧穴，要掌握一定的角度，不宜大幅度的提插、捻转和长时间留针，以免伤及重要组织器官；胸胁腰背部腧穴，不宜深刺、直刺。对尿潴留患者小腹部的腧穴，应掌握适当的针刺方向、角度、深度等，以免误伤膀胱等器官。

（3）由于脊髓损伤患者存在不同程度的感觉障碍，施灸法时要注意患者的皮肤温度和颜色，避免造成烫伤。

（4）电针的电流调节应逐渐从小到大，不可突然增强，以免造成弯针、折针、晕针等情况。应避免电针电流回路经过心脏，安装心脏起搏器者禁用电针。

（5）皮肤针叩刺时，重刺而出血者，应及时清洁和消毒，防止感染；拔火罐时应注意勿灼烫伤皮肤。

（6）要积极预防和及时处理并发症。

（7）在开展传统康复疗法治疗脊髓损伤的同时，要积极应用现代康复的技术，如：肌力增强术、关节活动术、关节松动术、体位转移训练、轮椅训练等让患者利用尚有功能的肌肉，完成尽可能独立地进行自理生活的各种活动，使患者最大限度地恢复日常生活活动和工作、学习娱乐等。

（萧　峰）

第十节　颈　椎　病

颈椎病是指颈椎间盘退变及颈椎骨质增生，刺激或压迫邻近的脊髓、神经根、血管及交感神经而引起颈、肩、上肢的一系列复杂的综合征，称为"颈椎综合征"，简称"颈椎病"。主要表现为颈部不适及肩背疼痛、感觉异常、上肢麻木和/或乏力、头晕、耳鸣、恶心、猝倒等。本病好发于 30～60 岁之间的中老年人，尤其多见于长期低头或伏案工作的人群，无性别差异，本病逐渐有年轻化的趋势。好发部位在第 4～5 颈椎、第 5～6 颈椎、第 6～7 颈椎。

目前一般将颈椎病分为颈型、神经根型、脊髓型、椎动脉型、交感型和混合型 6 型。颈椎病的发病机制尚不清楚，但一般认为颈椎长期受风寒、慢性劳损、创伤及轻微外伤、反复落枕、坐姿不当、退行性变、先天性畸形等，是发病的重要原因。

本病属于中医学的"项痹病""项筋急""项肩痛""眩晕"等范畴。中医学认为，本病是由于长期低头工作，使颈部劳损，或外伤，或由于肝肾不足，气血两亏，出现气血瘀阻，经脉痹塞不通所致。

一、康复评定

(一)现代康复评定方法

1.康复问题

(1)疼痛:颈肩及上肢均可出现疼痛、麻木、酸胀,程度及持续时间不尽相同,可坐卧不安,日夜疼痛。因此解除疼痛是康复治疗的主要目的,也是患者的迫切要求。

(2)肢体活动障碍:神经根型颈椎病患者可因上肢活动而牵拉神经根,使症状出现或加重,限制了正常的肢体活动。脊髓型颈椎病患者因锥体束受压或脊髓前动脉痉挛缺血而出现上下肢无力、沉重,步态不稳,易摔倒,肌肉抽动等。

(3)日常生活活动能力下降:颈椎病患者四肢、躯干和头颈部不适等而使日常生活和工作受到很大影响,如梳头、穿衣、提物、个人卫生、站立行走等基本活动明显受限。

(4)心理障碍:颈椎病是以颈椎间盘、椎体、关节突退行性变为基础,影响周围组织结构,并产生一系列症状,这种退行性变无法逆转,尽管临床症状可以通过治疗而缓解或解除,但病理基础始终存在,因此症状可能时发时止,时轻时重,不可能通过几次治疗而痊愈。患者可能出现悲观失望、抑郁、恐惧和焦虑等心理,也可能心灰意冷而放弃康复治疗。

2.康复功能评定

(1)颈椎活动度:颈椎的屈曲与伸展的活动度,枕寰关节占50%,旋转度寰枢关节占50%,所以,颈椎的疾病最易引起颈椎活动度受限。神经根水肿或受压时,颈部出现强迫性姿势,影响颈椎的活动范围。令患者做颈部前屈、后伸、旋转与侧屈活动。

正常范围:前后伸屈各 $35°\sim45°$,左右旋转各 $60°\sim80°$,左右侧屈各 $45°$。老年患者活动度会逐渐减少。

(2)肌力、肌张力评定:主要为颈、肩部及上肢的检查,包括胸锁乳突肌、斜方肌、三角肌、肱二头肌、肱三头肌、大小鱼际肌等。有脊髓受压症状者,要进行下肢肌肉的肌力、肌张力、步态等检查。常用方法:①徒手肌力评定法,对易受累及的肌肉进行肌力评定,并与健侧对照。②握力测定:使用握力计进行测定,测试姿势为上肢在体侧下垂,用力握 $2\sim3$ 次,取最大值,反映屈指肌肌力。正常值为体重的50%。

(3)感觉检查:对神经受损节段的定位有重要意义,主要包括手部及上肢的感觉障碍分布区的痛觉、温觉、触觉及深感觉等检查,均按神经学检查标准进行。如疼痛是最常见的症状,疼痛的部位与病变的类型和部位有关,一般有颈后部和肩部的疼痛,神经根受到压迫或刺激时,疼痛可放射到患侧上肢及手部。若头半棘肌痉挛,可刺激枕大神经,引起偏头痛。常用的疼痛评定方法:视觉模拟评分法、数字疼痛评分法、口述分级评分法、麦吉尔疼痛调查表。

(4)反射检查:包括相关的深反射、浅反射及病理反射,根据具体情况选用。

(5)特殊检查。①前屈旋颈试验:令患者头颈部前屈状态下左右旋转,出现颈部疼痛者为阳性。阳性结果一般提示颈椎小关节有退行性变。②臂丛神经牵拉试验:患者坐位,头稍前屈并转向健侧。检查者立于患侧,一手抵于颈侧,并将其推向健侧,另一手握住患者的手腕将其牵向相反方向。如患者出现麻木或放射痛时,则为阳性,表明有神经根型颈椎病的可能。③椎间孔挤压试验和椎间孔分离试验:椎间孔挤压试验又称压头试验。具体操作方法:先让患者将头向患侧倾斜,检查者左手掌心向下平放于患者头顶部,右手握拳轻轻叩击左手背部,使力量向下传递。如有神经根性损伤,则会因椎间孔的狭小而出现肢体放射疼痛或麻木等感觉,即为阳性。椎间孔分离试验又称引颈试验,与椎间孔挤压试验相反,疑有神经根性疼痛,可让患者端坐,检查者两手分别托住其下颌,并以胸或腹部抵住其枕部,渐渐向上牵引颈椎,以逐渐扩大椎间孔。如上肢麻木、疼痛等症状减轻或颈部出现轻松感则为阳性。神经根型颈椎病患者一般两者均为阳性。④旋颈试验:又称椎动脉扭曲试验,主要用于判定椎动脉状态。具体操作方法:患者头部略向后仰,做向左、向右旋颈动作,如出现头痛、眩晕等椎-基底动脉供血不全症状时,即为阳性。该试验有时可引起患者呕吐或猝倒,故检查者应密切观察,以防意外。

(6)影像学的评定:包括 X 线摄片、CT 检查、MRI 检查等。①X 线摄片:正位示棘突偏斜(不在一条直线上),钩椎关节增生;侧位示颈椎生理曲度异常(生理曲线变直,反张或"天鹅颈"样改变),前纵韧带钙化,项韧带钙化,椎体前后缘增生,椎间隙狭窄,椎体移位,椎管狭窄等;双斜位示椎间孔变形或变小,小关节增生;颈椎过伸过屈位示椎体移位,椎体不稳定等。②CT 检查:着重了解椎间盘突出,后纵韧带钙化,椎管狭窄,神经管狭窄,横突孔大小等。对后纵韧带骨化症的诊断有重要意义。③MRI 检查:了解椎间盘突出程度(膨出、突出、脱出)、硬膜囊和脊髓受压情况,髓内有无缺血和水肿灶,脑脊液是否中断,神经根受压情况,黄韧带肥厚,椎管狭窄等。

3.专项评定

有颈椎稳定性评定、颈椎间盘突出功能损伤的评定和脊髓型颈椎病的功能评定等。针对脊髓型颈椎病可以采用日本骨科学会(Japan Orthedic Association,JOA)对脊髓型颈椎病的 17 分评定法,17 分为正常值,分数越低表示功能越差,以此评定手术治疗前、后功能的变化。

(二)传统康复辨证

1.病因病机

传统医学认为,本病多因肾气不足,卫阳不固,风寒湿邪乘虚而入,或因跌仆损伤、动作失度及长期劳损,导致颈部经脉闭阻,气血运行不畅而致。肝肾亏虚,气血不足为内因,风寒湿邪入侵和长期劳损为外因。

2.辨证

(1)风寒湿型:症见颈、肩、上肢窜痛麻木,以痛为主,头有沉重感,颈部僵硬,活动不利,恶寒畏风。舌淡红,苔薄白,脉弦紧。

(2)气滞血瘀型:症见颈肩部,上肢刺痛,痛处固定,伴有肢体麻木。舌质黯,脉弦。

(3)痰瘀阻络型:症见头晕目眩,头重如裹,四肢麻木不仁,纳呆。舌质黯红,苔厚腻,脉弦滑。

(4)肝肾不足型:症见眩晕头痛,耳鸣耳聋,失眠多梦,肢体麻木,面红目赤。舌红少津,脉弦。

(5)气血亏虚型:症见头晕目眩,面色苍白,心悸气短,四肢麻木,倦怠乏力。舌淡苔少,脉细弱。

二、康复治疗

(一)康复策略

目前,本病的康复治疗多采用非手术疗法,以牵引、推拿,针灸疗法最为有效。本病初期多实,当视其不同证情,应用祛风散寒、除湿通络、活血化瘀等法以祛邪;久病多虚,或虚实错杂,则选益气养血、滋补肝肾等法以扶正,或扶正祛邪兼顾治之。在康复治疗的同时,颈椎病必须与颈部风湿症、肩背部肌间筋膜炎、进行性肌萎缩、前斜角肌综合征、类风湿颈椎炎、颈椎结核、脊髓肿瘤、脊髓空洞症、原发性或转移性肿瘤、颈肋综合征、锁骨上窝肿瘤等病鉴别。

颈椎病具体证型表现及治疗分析如下。

1.颈型

约占3％,多见于青壮年,症状较轻,以颈部症状为主,预后较好,多可自愈。临床主要表现为反复落枕、颈部不适、僵硬、疼痛、活动受限,少数患者有一过性上肢麻木、痛、感觉异常;体征可见颈项僵直,颈肌紧张,患椎棘突间有压痛,颈两侧、两冈上窝、两肩胛区可有压痛,头颈部活动时颈痛,头颈活动范围缩小;X线提示颈椎生理曲度变直,椎间关节不稳定,椎体移位。

以牵引、推拿、针灸、中药为主,辅以运动疗法。平时要养成良好的日常生活习惯。

2.神经根型

约占60％,是最常见的一个类型。临床主要表现为颈僵不适、活动受限,头、枕、颈、肩、臂痛、酸,手臂有触电样、针刺样串麻;体征可见颈椎棘突、横突、冈上窝、肩胛内上角和肩胛下角有压痛点,压顶试验阳性,臂丛牵拉试验阳性,低头试验和仰头试验阳性,手肌肉萎缩,上肢皮肤感觉障碍;颈椎正、侧、双斜位片子提示生理曲度异常,椎体前后缘增生,椎间隙狭窄,钩椎关节增生,小关节增生,前纵韧带、韧带钙化,椎间孔狭窄。

急性期慎用牵引,以推拿、针灸为主。慢性期以推拿、针灸、牵引为主,辅以其他康复疗法、运动疗法。治疗的同时,要养成良好的日常生活习惯。

3.脊髓型

占10％～15％,是颈椎病中最严重的一种类型,由于起病隐匿、症状复杂,常被漏诊和误诊。临床主要表现为下肢无力、酸胀,小腿发紧,抬腿困难,步态笨拙,下肢、上肢麻,束胸感,束腰感,手足颤抖,严重者大小便失控,单瘫、截瘫、偏瘫、三肢瘫、四肢瘫(均为痉挛性瘫痪);体征可见上下肢肌紧张,肱二头肌、三头肌腱反射亢进或降低(前者病变在颈高位,后者在低位),膝、跟腱反射亢进,腹壁反射、提睾反射、肛门反射减弱或消失,Hoffmann征、Rossoiimo征、Babinski征等病理反射阳性,踝阵挛阳性,低、仰头试验阳性,屈颈试验阳性;侧位X线或断层检查提示颈椎后缘增生、椎间隙狭窄、椎管狭窄、后纵韧带钙化、椎间盘膨出、突出、脱出、硬膜囊或脊髓受压变形。

以推拿、针灸为主,禁用牵引,辅以其他传统康复疗法、运动疗法,平时要养成良好的日常生活习惯。此类型致残率高,应引起重视。提倡早期诊断、及时治疗,阻止病情的发展。

4.椎动脉型

占10％～15％,临床主要表现为发作性眩晕(可伴有恶心、呕吐)、耳鸣、耳聋、突然摔倒;体征可见椎动脉扭曲试验阳性,低、仰头试验阳性;颈椎正、侧、双斜位片提示钩椎关节增生、椎间孔变小;椎动脉造影提示72％～85％有椎动脉弯曲、扭转、骨赘压迫等;脑血流图检查提示枕乳导联,波幅低、重搏波消失、流动时间延长。转颈或仰头、低头时,波幅降低更明显。

以推拿、针灸为主,慎用牵引,辅以其他传统康复疗法、运动疗法。平时要养成良好的日常生活习惯。

5.交感神经型

约占10％,临床主要表现为枕颈痛、偏头痛、头晕、恶心、呕吐、心慌、胸闷、血压不稳、手肿、手麻、怕凉,视物模糊,疲劳、失眠,月经期可诱发,更年期多见;体征可见心率过速、过缓,血压高低不稳,低头和仰头试验可诱发症状产生或加重;颈椎正、侧、双斜位片提示颈椎退行性变;脑血流图提示额乳导联和枕乳导联的波幅明显增高。

辅以其他传统康复疗法、运动疗法。平时要养成良好的日常生活及活动习惯。

6.混合型

同时存在两型或两型以上的症状和体征,即为混合型颈椎病。其疗策略为对症治疗,具体方法参考以上各型。

(二)治疗方法

1.卧床休息

可减少颈椎负载,有利于椎间关节创伤炎症的消退,症状可以消除或减轻。但要注意枕头的选择与颈部姿势。枕头应该是硬度适中、圆形或有坡度的方形枕头。习惯于仰卧位休息,可将枕头高度调至 12～15 cm,将枕头放置于颈后,使头部保持略带后仰姿势;习惯于侧卧位休息,将枕头调到与肩等高水平,维持颈椎的生理曲度,使颈部和肩胛带的肌肉放松,解除颈肌痉挛。

2.颈围领及颈托的使用

颈围领和颈托可起到制动和保护颈椎,减少对神经根的刺激,减轻椎间关节创伤性反应,并有利于组织水肿的消退和巩固疗效,防止复发的作用。只是长期应用颈托和围领可以引起颈背部肌肉萎缩,关节僵硬,所以穿戴时间不宜过久。

3.推拿治疗

中医认为推拿治疗可以调和气血,祛风散寒,舒筋通络,从而达到解痉止痛的作用。适用于除了严重颈脊髓受压的脊髓型以外的所有各型颈椎病。其手法应刚柔结合,切忌粗暴,常用手法程序如下。

(1)在颈背部反复掌揉、㨰法和一指禅推法,然后在颈肩部的督脉、手三阳经的部分腧穴如风池、风府、肩内俞、肩井、天宗、缺盆等穴作点、压或拿法,再在斜方肌与提肩胛肌处行弹拨法。若为神经根型,手法治疗应包括肩、肘、手的主要穴位;若为椎动脉型,应包括头面部的百会、太阳等穴位。接着用旋扳手法。最后以抹法、叩击、拍法作结束。

(2)施行旋扳手法时,先嘱患者向一侧旋转颈部,施术者两手分别置于患者的下枕部和枕后部顺势同时稍用力旋转头颈。此时必须注意:①旋转角度不可过大。②不可片面追求旋颈时可能发出的"咔嗒"声。③脊髓型及椎动脉型颈椎病不做旋扳手法。

4.针灸治疗

针灸治疗颈椎病的主要作用在于止痛,调节神经功能,解除肌肉和血管痉挛,改善局部血液循环,增加局部营养,防止肌肉萎缩,促进功能恢复。

(1)治疗原则:祛风散寒、舒筋活络、通经止痛。

(2)选择穴位。①主穴:大椎、后溪、天柱、颈夹脊。②配穴:颈型加风池、阿是穴等;神经根型加肩外俞、肩井、合谷等穴;椎动脉型加风池、天柱、百会等穴;脊髓型加肩髃、曲池等穴;交感神经型加百会、太阳、合谷等穴;混合型随证加减,多循经取穴。颈肩疼痛加外关、阳陵泉、大椎、肩井;上肢及手指麻痛甚者加曲池、合谷、外关;头晕、头痛、目眩者加百会、风池、太阳;恶心、呕吐加内关、足三里。

(3)具体操作:可单用毫针刺法,泻法或平补平泻。寒证所致者局部加灸。疼痛轻者取大椎、肩井、阿是穴拔罐;疼痛较重者先在局部用皮肤针叩刺出血,然后再拔火罐或走罐(出血性疾病者禁用)。

5.传统运动疗法

运动疗法可增强颈部、肩部、背部肌肉的肌力,使颈椎结构稳定,减少神经刺激,改善颈椎间各关节功能,增加颈椎活动范围,解除或减轻肌肉痉挛,纠正不良姿势。常用的运动疗法有易筋经、八段锦、太极拳等。

6.其他传统康复疗法

(1)颈椎牵引疗法:主要作用是解除颈肩肌痉挛、增大椎间隙与椎间孔、减轻骨赘或突出椎间盘对神经根的压迫、减少椎间盘内压力、牵开被嵌顿的关节滑膜。通常用枕颌布带法,患者多取坐位(也可卧位),牵引角度按病变部位而定,$C_{1\sim4}$ 用 $0°\sim10°$,$C_{5\sim6}$ 用 $15°$,$C_6\sim T_1$ 用 $25°\sim30°$,治疗时间 $15\sim30$ min,牵引重量由 6 kg 开始,每治疗 $1\sim2$ 次增加 $1\sim1.2$ kg(或 1.5 kg)。治疗过程中要经常了解患者的感觉,如出现头晕、心慌、胸闷或原有症状加重,应立即停止治疗。对于牵引后有明显不适或症状加重,经调整牵引参数后仍无改善者,脊髓受压明显、节段不稳严重者,年迈椎骨关节退行性变严重、椎管明显狭窄、韧带及关节囊钙化骨化严重者要严禁操作。

(2)药物治疗:药物在颈椎病的治疗中可以起到辅助的对症治疗作用,常用的西药有非甾体类消炎止痛药(如口服芬必得、布洛芬,或用吲哚美辛栓,肛内塞药每晚 1 次,有较好的止痛作用)、扩张血管药物(如地巴唑、复方路丁、维生素 C、维生素 E)、营养和调节神经系统的药物(如维生素 B_1、维生素 B_{12} 口服或肌内注射等)、解痉药物(如氯美扎酮 0.2 g,每天 2 次)。

风寒湿型:祛风散寒,祛湿止痛,方用蠲痹汤加减。

气滞血瘀型:活血化瘀,舒经通络,方选血府逐瘀汤加减。

痰瘀阻络型:祛湿化痰,通络止痛,方选涤痰汤加减。

肝肾不足型:滋水涵木,调和气血,方选独活寄生汤加减。

气血亏虚型:益气活血,舒筋通络,方用归脾汤加味。

口服中成药:骨仙片、天麻片、颈复康、根痛平冲剂等。

(3)注射疗法:常用方法有局部痛点封闭,颈段硬膜外腔封闭疗法和星形神经节阻滞。

(4)日常生活及活动指导:不良的姿势可诱发颈椎病或使颈椎病症状加重,故对患者日常生活活动的指导非常重要。如行走要挺胸抬头,两眼平视前方;不要躺在床上看书;喝水、刮胡子、洗脸不要过分仰头;缝纫、绣花及其他手工劳作不要过分低头;看电视时间不宜太长;切菜、剁馅、擀饺子皮、包饺子等家务劳动,时间也不宜太长。

三、注意事项

(1)低头或伏案工作不宜太久,宜坚持做颈保健操。

(2)注意颈肩部保暖,避免受凉。

(3)睡眠时枕头高低和软硬要适宜。

(4)使用被动运动手法治疗时,动作应缓和、稳妥,切忌暴力、蛮力和动作过大,以免发生意外。

(5)对于椎动脉型颈椎病不宜施用旋转扳法治疗,该类型患者也禁忌做颈部旋转锻炼。

(6)牵引疗法面对脊髓压迫严重、体质差或牵引后症状加重者不宜做牵引,神经根型和交感型急性期、脊髓型硬膜受压、脊髓轻度受压暂不用或慎用牵引。

(7)脊髓型颈椎病预后不好,应考虑综合治疗(例如手术治疗)。

(李　艳)

第十一节　肩关节周围炎

肩关节周围炎是指肩关节及其周围的肌腱、韧带、腱鞘、滑囊等软组织较为广泛的无菌性炎症,从而引起以肩部周围疼痛甚至肩关节功能活动受限为主症的一种疾病,简称肩周炎。

引起肩周炎的原因有:一是肩关节周围病变,如:冈上肌肌腱炎、肱二头肌肌腱炎等慢性炎症和损伤均可波及关节囊和周围软组织,引起关节囊的慢性炎症和粘连;肩关节的急性创伤引起局部炎性渗出、出血、疼痛、肌肉痉挛,将会导致肩关节囊和周围组织粘连;肩部功能活动减少,上肢固定过久均可导致肩关节周围软组织粘连发生。二是肩外疾病引发,如:颈源性肩周炎,先有颈椎病的症状和体征,而后再发生肩周炎;冠心病患者也可并发肩周炎,常以左肩为多。此外与精神心理因素、体内感染病灶、内分泌紊乱及自身免疫反应等有关。本病多发于 50 岁左右的老年人,女性患者多于男性。

本病又名"五十肩""冻结肩""漏肩风""肩痹"等名称。中医学认为该病的发生,主要内因是气血不足,五旬之人更有肝肾虚损,致使筋肌失养;外因多为肩部劳损甚至外伤,致使气血凝滞,或因腠理空虚,卫阳失固,汗出当风,风寒湿邪乘虚侵袭,致使经气闭阻,气血运行不畅,筋肌挛缩,经筋功能失常,机枢失利所引起。

一、康复评定

(一)现代康复评定

1.发病年龄及病史

本病多发于 50 岁左右的老年人,女性患者为多,有肩部劳损、感受风寒、或曾遭受过外伤的病史。

2.症状及体征

肩部周围疼痛,尤以夜间为甚,患者不敢患侧卧位,肩部周围可找到相应的压痛点。严重者肩关节活动明显受限,尤其不能做前屈、外展及后伸动作,更甚者可发生肩臂肌肉失用性萎缩。

3.特殊试验(肌肉抗阻力试验)

使欲检查的肌肉主动做功,并被动施加阻力,引起该肌起、止点的疼痛者为阳性,并可证实其病变之所在。如检查三角肌时,嘱患者主动将肩关节外展,术者同时施以一定阻力加以对抗,若出现疼痛加重,表示该肌受累。

4.X 线摄片

年龄较大或病程较长者,肩部正位片可见肩部骨质疏松,或肱骨头骨质增生,或冈上肌腱、肩峰下滑囊钙化症。

5.肩关节活动度的评定

采用量角器测量患者肩关节的屈、伸、外展、内旋和外旋等活动度。正常肩关节的活动度:前屈 0°～180°,后伸 0°～50°,外展 0°～180°,内旋 80°,外旋 30°。评定量表可参照 Brunnstrom 等级评估:关节无运动(0 分);关节运动达正常活动范围的 1/4(1 分);关节运动达正常活动范围的 1/2(2 分);关节运动达正常活动范围的 3/4(3 分);关节运动达正常活动的全范围(4 分)。

6.日常生活活动能力(ADL)评定

患臂需进行 ADL 评定,如患者有穿脱上衣困难,应了解其受限程度;询问如厕、个人卫生及洗漱(梳头、刷牙、洗澡等)受限的程度;了解从事家务劳动如洗衣、切菜、做饭等受限情况。

(二)传统康复辨证

1.病因病机

中医认为年老体衰,精血不足,筋脉失于充分濡养,日久筋脉拘急而肩关节不用;或久居潮湿之地,淋雨受风,夜卧漏肩,以致外邪侵袭血脉之间,因湿性黏滞、重浊、寒性凝滞,血受寒则凝,脉络拘急而疼痛,或寒湿之邪淫溢于筋肉关节导致关节屈伸不利。跌仆闪搓,筋脉受损,或久劳致损,瘀血闭阻关节,脉络不通,不通则痛,日久关节筋脉失养,拘急不用。

2.辨证

(1)风寒侵袭:肩部疼痛较轻,病程较短,疼痛局限于肩部,多为钝痛或隐痛,或有麻木感,不影响上肢活动。局部发凉,得暖或抚摩则痛减。舌苔白,脉浮或紧。多为肩周炎早期。

(2)寒湿凝滞:肩部及周围筋肉疼痛剧烈或向远端放射,昼轻夜甚,病程较长。因痛而不能举肩,肩部感寒冷、麻木、沉重、畏寒,得暖稍减。舌淡胖,苔白腻,脉弦滑。

(3)瘀血阻络:外伤后或久病肩痛,痛有定处。局部疼痛剧烈,呈针刺样,拒按,肩活动受限;或局部肿胀,皮色紫黯。舌质紫黯,脉弦涩。

(4)气血亏虚:肩部酸痛麻木、肢体软弱无力、肌肤不泽、神疲乏力;或局部肌肉挛缩,肩峰突起。舌质淡,脉细弱无力。

二、康复策略

肩周炎和其他软组织慢性损伤性炎症一样,为自限性疾病,预后良好,但处理不当会加重病变,延长病期,遗留永久性功能障碍。目前,本病的治疗多采用传统康复疗法。在传统康复疗法中,又以针灸、推拿为主,目的主要为缓解疼痛和恢复关节活动度,易为患者所接受。同时,在康复治疗时必须与颈椎病、肿瘤压迫臂丛神经等病鉴别,以免造成误诊、漏诊和误治。

三、康复治疗方法

(一)针灸治疗

可疏通经络,调和气血,缓解疼痛。①选取穴位:肩井、天宗、肩髃、肩髎、曲池、手三里、外关等。②针刺手法:平补平泻,得气后留针 30 min,可用灸法或者电针。每天 1 次,10 次为一个疗程。瘀血阻络者可以刺络拔罐治疗。

(二)推拿治疗

1.早期

宜采用轻手法,目的是改善患肢血液、淋巴循环,消除水肿,缓解疼痛,保持肩关节功能。待疼痛减轻可增加主动运动。常用手法主要是能作用于浅层组织和深部肌肉的一些手法,如揉捏、㨰法、拿法、弹拨等。

2.慢性期

采用稍重手法,并结合被动运动,目的是缓解疼痛,松解粘连,扩大活动范围,恢复肩胛带肌肉功能。常用手法主要是能作用到深层组织或带有被动运动性质的一些手法,如揉捏、拿法、运法、颤法等。具体手法如下。

(1)松解放松法:患者坐位,医者站于患侧,用一手托住患者上臂使其微外展,另一手用㨰法或拿揉法施术,重点在肩前部、三角肌部及肩后部。同时配合患肢的被动外展、旋外和旋内活动,以缓解肌肉痉挛,促进粘连松解。

(2)解痉止痛法:接上势,医者用点压、弹拨手法依次点压肩井、秉风、天宗、肩内陵、肩贞、肩髃等穴,以酸胀为度,对有粘连部位或痛点施弹拨手法,以解痉止痛,剥离粘连。

(3)活动关节法:接上势,医者一手扶住患肩,另一手托住其肘部,以肩关节为轴心作环转摇动,幅度由小到大。然后做肩关节内收、外展、内旋、外旋以及前屈、后伸的扳动。本法适用于肩关节功能障碍明显者,具有松解粘连,滑利关节的作用。

(4)舒筋活血法:按上势,医者先用搓揉、拿揉手法施于肩部周围,然后握住患者腕部,将患肢慢慢提起,使其上举,并同时作牵拉提抖,最后用搓法从肩部到前臂反复上下搓动3~5遍,以放松肩臂,从而达到舒筋活血的作用。

(三)口服西药

酌情选用消炎镇痛、缓解肌肉痉挛的药物,如短期服用布洛芬0.3 g,每天2次,也可选用阿司匹林、萘普生等。

(四)局部注射

对疼痛明显并有固定压痛点者均可使用。该方法能止痛、松弛肌肉和减轻炎症水肿。常用的有可的松和透明质酸钠,长期效果并不理想。

(五)中药内服

风寒侵袭型内服蠲痹汤加减以祛风散寒,通络止痛;寒湿凝滞型内服乌头汤加减以散寒除湿,化瘀通络;瘀血阻络型内服活络效灵丹与桃红四物汤合并加减以活血化瘀,通络止痛;气血亏虚型内服黄芪桂枝五物汤以益气养血,祛风通络。

四、注意事项

(1)注意休息和肩部保暖,防止劳累和复感风寒而使症状加重。

(2)肩周炎后期强调肩关节功能锻炼,可做蝎子爬墙、体后拉肩、手拉滑轮、吊单杠以及肩关节内收、外展、前屈、上举及后伸等各个方向的活动。活动幅度由小到大,直至做到最大限度。因为怕疼而在小范围内的活动锻炼意义不大。

(3)肩周炎的推拿治疗,初期以舒筋活血止痛为主,手法宜轻柔。后期以松解粘连为主,手法宜深沉有力,并加强肩关节的被动运动。肩部软组织粘连日久的患者,可因失用而发生肩部骨质疏松,故在摇、扳关节时用力以患者能耐受为度,切忌猛烈施术,活动范围由小而大,戒盲目求功,防止造成意外损伤。年老体衰者亦可在卧位施以手法治疗。

(李 艳)

第十二节 腰 腿 痛

腰腿痛是一组以腰腿部疼痛,可伴有功能活动受限为主的一类病证。常见的有急性腰肌扭伤、慢性腰肌劳损、腰椎间盘突出症、腰椎椎管狭窄症、坐骨神经痛、梨状肌综合征等。本病属中医"痹症"范畴。多为素体禀赋不足,或年老精血亏虚,或感受外邪,或腰部闪挫、劳损、外伤等因素,使筋脉、肌肉受损、失于濡养,导致气血瘀滞、不通则痛;气血失运,不荣则痛。

一、康复评定

(一)现代康复评定方法

1.脊柱形态

脊柱形态包括外观形态、生理弧度测量、脊柱侧弯的测量、腰骶角度的测量、两侧肩部、骨盆高低倾斜的测量等内容。

2.脊柱活动度测定

可用脊柱活动度的简易评价或方盘量角器作脊柱屈伸、左右侧弯及旋转的活动度检查。也可用三轴位运动测量器,置于两侧肩胛骨之间的背部,紧贴胸椎棘突,嘱患者做脊柱最大可能的前屈、后伸、左、右侧屈和旋转,并记录其活动幅度。活动受限可因肌痉挛、椎间盘突出、小关节退行性变及韧带挛缩引起。

3.肌力测定

临床一般分六级测定。

(1)0级:无可测知的肌肉收缩。

(2)Ⅰ级:有轻微收缩,但不能引起关节活动。

(3)Ⅱ级:在减重状态下能做关节全范围运动。

(4)Ⅲ级:抗重力不抗阻力做关节全范围运动。

(5)Ⅳ:抗重力抗一定阻力运动。

(6)Ⅴ级:抗重力抗充分阻力运动。

4.影像学的评定

影像学的评定包括 X 线摄片、CT 和 MRI 检查等。

(1)X 线摄片:正侧位、过屈过伸位,定量测量腰椎稳定性及腰椎曲度。

(2)CT 或 MRI 检查:可将腰椎间盘突出症依程度分为膨出、突出及脱出 3 型;腰椎 MRI 还可分析腰背部双侧肌肉横截面积,了解肌肉形态及分布比例,排除肿瘤、结核等。

5.肌电图和神经传导的测定

表面肌电图检查主要反映局部肌肉疲劳程度。

6.日常生活及活动能力

日常生活及活动能力包括翻身、起立、站立、行走、弯腰等内容。

(二)传统康复辨证

1.病因病机

中医认为,本病主要因感受风寒,或坐卧湿地,风寒湿邪浸渍经络,经络之气阻滞;或湿热邪气浸淫,或湿浊郁久化热,或机体内蕴湿热,流注膀胱经;或长期从事较重的体力劳动,或腰部闪挫撞击伤未完全恢复,经筋、脉络受损,瘀血阻络;或年老精血亏虚,腰部脉络失于温煦、濡养。上述因素均可使腰部经络气血郁滞,导致腰、臀、腿疼痛麻木,功能活动受限。

2.四诊辨证

一般临床主要分为 5 型。

(1)寒湿阻络型:腰腿冷痛,酸胀重浊,转侧不利,下肢一侧或双侧麻木疼痛,阴雨天气或受潮湿发作或加重,得热痛减,舌质淡,苔白腻,脉濡数或弦数。

(2)湿热阻络型:腰腿疼痛,痛处伴有热麻感,常于夏季或长夏季节症状加重,口苦,小便黄赤,舌红,苔黄腻,脉濡数或弦数。

(3)瘀血阻络型:腰及一侧或双侧下肢疼痛,痛有定处,日轻夜重,活动、负重疼痛加重,舌质紫黯或有瘀斑,脉涩。

(4)气血不足型:腰痛绵绵,一侧或双侧下肢麻木疼痛,软弱无力,过度劳累则疼痛加重,常伴气短乏力,面色少华,纳呆,舌淡苔薄白,脉沉弱无力。

(5)肝肾亏虚型:腰膝酸软疼痛,下肢一侧或双侧隐隐作痛,喜按喜揉,遇劳更甚。偏于阳虚者,则手足不温,舌淡苔白,脉沉细。偏于阴虚者,则手足心热,舌红少苔,脉弦细数。

二、康复治疗

(一)康复策略

目前,本病的康复治疗多采用非手术疗法,其中以推拿、牵引疗法最为有效。也易被患者所接受。但在康复治疗中,要排除腰腿部肿瘤、结核、炎症、风湿性疾病、妇科及其他内外神经科疾病和重大脊柱创伤等病,方能实施传统康复疗法。

1.急性腰肌扭伤

急性腰肌扭伤是指腰骶、骶髂及腰背两侧的肌肉、筋膜、韧带、关节囊及滑膜等软组织急性损伤,从而引起腰部疼痛及功能障碍的一种病证。本病俗称"闪腰岔气",是腰痛疾病中最常见的一种。多发生于青壮年体力劳动者,长期从事弯腰工作和平时缺乏锻炼、肌肉不发达者。临床主要表现为外伤后腰部疼痛剧烈,不能伸直,活动明显受限,仰卧转侧均感困难,患者常以两手撑腰,以免加重疼痛。严重时不能坐立和行走,有时可伴下肢牵涉痛,咳嗽、打喷嚏、用力解大便时可使疼痛加剧,脊柱多呈强直位。X线摄片提示腰椎生理前凸消失和肌性侧弯。必要时让患者腰椎屈曲位拍摄和斜位X线片,以显示病理改变。如棘上、棘间韧带断裂者,则可见棘突间隙加宽。

急性期以针灸、卧床休息为主,症状缓解后可加用推拿、物理疗法等。如治疗及时,手法运用恰当,疗效极佳。若治疗不当或失治,可致损伤加重而转变成慢性腰痛。

2.慢性腰肌劳损

腰肌劳损主要是指腰骶部肌肉、筋膜等软组织慢性损伤。在慢性腰痛中,本证占有相当的比重。临床主要表现为腰痛反复发作。腰骶部一侧或两侧酸痛不舒,时轻时重,缠绵不愈。酸痛在劳累后加剧,休息后减轻,并与气候变化有关。体征可有广泛压痛,压痛一般不甚明显。急性发作时,可有腰肌痉挛,腰脊柱侧弯,下肢牵扯掣痛等。X线片可了解腰椎一般情况,排除其他腰椎病变。

以牵引、推拿、针灸为主,辅以物理疗法、运动疗法等。

3.腰椎间盘突出症

腰椎间盘突出症又称"腰椎间盘纤维环破裂髓核突出症",简称"腰突症"。是临床常见的腰腿痛疾病之一。本病好发于30~50岁的体力劳动者,男性多于女性。其发病主要是在椎间盘退变的基础上,受到相应的损伤或外力作用所致,造成纤维环破裂和髓核组织突出。发病部位以$L_{4\sim5}$和$L_5\sim S_1$之间突出者为最多见,其他腰椎间盘也可发生。可以单节或多节段发病。突出方向以向后外侧突出压迫神经根最为常见,临床表现有外伤或受凉史,腰痛和一侧下肢放射痛。腰部各方向活动均受限,翻身转侧困难,咳嗽、打喷嚏或大便用力时疼痛加重,卧床时减轻。久病或神经根受压严重者患侧下肢麻木、肌力减弱、患肢不温、怕冷;亦可向后方突出压迫硬膜囊甚至马尾神经,如阴部麻木、刺痛,排便及排尿障碍或失控,男子阳痿,或双下肢不全瘫痪等。直腿抬高试验及加强试验阳性、屈颈试验阳性、股神经牵拉试验阳性、跟、膝腱反射减弱或消失,以上试验可以辅助诊断。CT、MRI、X线等影像学检查提示:正位片可显示腰椎侧凸,椎间隙变窄或左右不等,患侧间隙较宽;侧位片显示脊柱腰曲前凸消失,甚至后凸,椎间盘突出时椎间隙为后宽前窄,椎体边缘骨质增生。CT、MRI检查可反映出硬脊膜囊及神经根受压的状态。

急性期卧硬板床休息,症状缓解后以电针、拔罐、中药熏蒸和牵引联合疗法为主,辅以物理、运动疗法。

4.梨状肌综合征

由梨状肌损伤、炎症刺激压迫坐骨神经引起臀部及下肢疼痛,称为梨状肌综合征。梨状肌损伤在临床腰腿痛患者中占有一定比例。查体可有梨状肌肌腹压痛,有时可触及条索状隆起肌束;直腿抬高试验小于60°时,梨状肌紧张,疼痛明显,大于60°时,疼痛反而减轻,梨状肌试验阳性。

急性期卧床休息,症状缓解后以推拿、针灸为主,辅以物理疗法。

(二)治疗方法

1.推拿治疗

此法治疗腰腿痛临床疗效肯定,而且具有简便、舒适、有效、安全的特性,为患者所接受。

(1)放松方法:患者俯卧位,治疗师站于患侧,在腰背部、臀部及腿部用按、揉、拿、擦等放松方法操作3～5遍。

(2)腰腿部疼痛:以舒筋通络,活血化瘀,解痉止痛为原则。推拿选择部位以腰背部的背阔肌、腰方肌、竖脊肌等肌肉为主;并选择循行于腰腿部的足太阳膀胱经脉、督脉腧穴,如双侧环跳、患侧承扶、殷门、委中、承山、悬钟等。

(3)腰腿部活动功能障碍:以舒筋通络、整复错位、松解粘连、滑利关节为原则。推拿选择部位以腰背部的背阔肌、腰方肌、竖脊肌等肌肉为主,并选择循行于腰腿部的足太阳膀胱经脉、督脉所属穴位,如环跳、承扶、殷门、委中、承山、悬钟等。

(4)腰腿部肌力减弱:以疏通经络、行气活血为原则。推拿选择部位以腰背部的背阔肌、腰方肌、竖脊肌等肌肉为主;并选择循行于腰腿部的足太阳膀胱经脉、督脉腧穴,如环跳、承扶、委中、悬钟等。手法以按法、揉法、摩法、拍法、擦法、推法为主。

(5)整理手法:上述诸法结束后,再直擦腰部两侧膀胱经和患侧承扶、殷门、委中、承筋、承山、悬钟,横擦腰骶部,以透热为度。达到温经通络、活血散瘀、消肿止痛的目的。

2.针灸治疗

(1)治疗原则:补肾壮腰、舒筋活血、通络止痛。

(2)治疗作用:针刺拔罐具有解除局部肌肉痉挛、止痛、消除神经根部血肿和水肿的作用,可减轻椎间隙的压力,改善腰肌及骶髂肌的痉挛。

(3)取穴方法:以选取足太阳膀胱经、足少阳胆经、督脉经穴为主,足太阴脾经腧穴为辅。①主穴:肾俞、大肠俞、腰阳关、委中、悬钟、阿是穴。②配穴:腰肌劳损、扭伤引起者加水沟、腰痛穴;腰椎间盘突出引起者配夹脊穴;脊正中痛加水沟;脊柱两侧疼痛配委中、后溪;伴有大腿后侧放射痛者配委中;小腿外侧放射痛者配承山、阳陵泉、悬钟。血瘀者配血海、膈俞;寒湿证配肾俞、腰阳关;湿热证配阴陵泉、三阴交;肝肾亏虚配太溪、命门、悬钟。

(4)操作步骤:针灸并用,还可配合选择电针、拔罐、穴位注射、外敷等方法。患者取俯卧或侧卧位,选用 1.5～2.5 寸毫针,得气后可连接电针治疗仪,选择连续波、中频率,电流以患者能够耐受为度,留针 30 min 后出针。再用腰灸盒等灸疗工具在针刺处艾灸 15 min。后用闪火法在针刺部位拔罐,留罐经 5～10 min 起罐。寒湿腰痛、瘀血腰痛用泻法;肾虚腰痛用补法,急性腰肌损伤引起者结合运动针法。

3.传统运动疗法

八段锦、五禽戏、易筋经、太极拳、少林内功都对腰腿痛有一定的防治作用,临床上可选择其中的某些动作进行单项练习。如八段锦中的"两手攀足固肾腰"等,五禽戏中的"熊戏、猿戏"等,太极拳强调以腰为轴,注重对腰腿力量的锻炼,均可练习。

4.其他传统康复疗法

其他传统康复疗法包括腰椎牵引、中药内服和熏蒸疗法、针刀疗法等。

(1)腰椎牵引:操作方法:患者仰卧位,平躺于牵引床上,用牵引带固定腰部和骨盆处,启动开关,牵引力缓缓调整至患者能够耐受为度(一般以 30～50 kg 为宜)。治疗 1 周后逐渐递增到 55～70 kg,牵引 30 min。

(2)中药疗法。①内服:以中成药为宜,可长期服用,以补肾壮骨,如壮腰健肾丸、六味地黄丸、健步虎潜丸等。②熏蒸:选用活血化瘀、祛风除湿、温肾助阳、通络止痛类的中草药,常用药物如红花、威灵仙、川芎、艾叶、制川乌、制草乌、桂枝、鸡血藤、独活、木瓜、伸筋草、透骨草、杜仲等。熏蒸 30 min 后,擦干局部水分,用弹力腰围固定。

(3)小针刀疗法。①操作部位:压痛点或阿是穴。②操作方法:选择医师操作方便、患者被治疗时自我感觉舒适的体位(多采用俯卧位),在选好的治疗点作局部无菌消毒,医师戴无菌手套,最后确认进针部位,并做标记(对于身体大关节部位或操作较复杂的部位可敷无菌洞巾,以防止操作过程中的污染)。为减轻局部操作时引起的疼痛,可作局部麻醉,阻断神经痛觉传导。

5.日常生活及活动指导

急性疼痛期应卧硬板床休息 3～4 周,以减少椎间盘承受的压力,避免加重疼痛;注意腰部保暖,避免受凉,忌贪凉饮冷。腰部须用弹力腰围固定以利恢复;多吃含钙量高的食物,如牛奶、虾皮、芝麻酱等。不良的姿势也可诱发腰腿痛或使腰腿痛症状加重,故对患者日常生活活动的指导非常重要,如避免腰部超量用力;捡拾物品时以下蹲代替弯腰;腰部动作须平稳,有控制;避免用力过猛;避免在腰部侧弯、扭转姿势下用力;携带重物时尽量贴近躯干,减轻腰椎负荷;座椅不宜过低,靠背应与腰部向平;坐位工作时桌椅的高度适当,维持腰椎正常的生理曲度。

三、注意事项

(1)推拿对于治疗腰腿痛效果显著,但应根据病因灵活运用。急性损伤慎用推拿手法,可根据患者具体情况选择药物或针灸治疗或局部制动以消炎止痛,防止充血水肿进一步发展,如针灸解除腰腿部肌肉痉挛,或选用脱水药物如甘露醇等消除水肿,非甾体类药物双氯芬酸等消除炎症止痛;急性期过后,可先做轻柔的手法以解痉止痛。运用拔伸法时切忌暴力拔伸,以免造成医源性损伤,拔伸过程中不可忽松忽紧。在治疗神经源性腰腿部肌力减弱的同时,应积极逆转神经病变,并尽力维持关节活动功能;治疗失用性腰背肌肌力减弱的同时,尽量做关节的主动运动及抗阻力运动。

(2)长期的腰腿痛会伴有躯干部、臀部及患肢肌力的减弱,而躯干肌力的不足,会影响脊柱的稳定性,是导致腰痛迁延难愈的原因之一,因此在临床上应重视腰背肌和腹肌肌肉力量的锻炼,使其保持适当的平衡,维持良好的姿势,以保持腰椎的稳定性。一般当患者症状初步缓解后,宜尽早开始卧位时的腰背肌和腹肌锻炼。

(李　艳)

第十三节　高　血　压

高血压是一种常见病、多发病,是引起心脑血管疾病死亡的主要原因之一。康复治疗可以有效地协助降低血压、减少药物使用量及对靶器官的损害、干预高血压危险因素,是高血压治疗的必要组成部分。对于轻症患者可以单纯用康复治疗使血压得到控制。高血压的传统康复治疗能最大限度地降低心血管的发病率,提高患者的活动能力和生活质量。

现代研究尚未明确高血压的发病机制。但可以肯定,外界不良刺激引起的长时间、强烈及反复的精神紧张、焦虑和烦躁等情绪波动,会导致或加重血压升高而发病。高血压早期无明显病理改变,长期高血压会引起动脉粥样硬化的形成和发展。

一、康复评定

(一)现代康复评定方法

血压评定:根据血压值,高血压分为 3 级(表 14-3)。

表 14-3　高血压分级

类别	收缩压(mmHg)	舒张压(mmHg)
1 级高血压(轻度)	140~159	90~99
2 级高血压(中度)	160~179	100~109
3 级高血压(重度)	≥180	≥110

(二)传统康复辨证

1.病因病机

本病可参考中医学中眩晕症治疗,常因情志内伤,气郁化火等致肝阳上亢;或肾阴亏虚,肝失所养,以致肝阴不足,阴不制阳,肝阳上亢;或劳倦过度,气血衰少,气血两虚,清阳不展,脑失所养而发。本病病位在清窍,与肝、脾、肾三脏关系密切,以虚者居多。

2.四诊辨证

(1)辨脏腑:本病位虽在清窍,但与肝、脾、肾三脏功能失常关系密切。肝阴不足,肝郁化火,均可导致肝阳上亢,兼见头胀痛,面潮红等症状。脾虚气血生化乏源,兼有纳呆,乏力,面色㿠白等;脾失健运,痰湿中阻,兼见纳呆,呕恶,头重,耳鸣等;肾精不足者,多兼腰酸腿软,耳鸣如蝉等。

(2)辨虚实:本病以虚证居多,夹痰夹火亦兼有之;一般新病多实,久病多虚,体壮者多实,体弱者多虚,呕恶、面赤、头胀痛者多实,体倦乏力、耳鸣如蝉者多虚;发作期多实,缓解期多虚。病久常虚中夹实,虚实夹杂。

(3)辨体质:面白而肥多为气虚多痰,面黑而瘦多为血虚有火。

(4)辨标本:本病以肝肾阴虚、气血不足为本,风、火、痰、瘀为标。其中阴虚多见咽干口燥,五心烦热,潮热盗汗,舌红少苔,脉弦细数;气血不足则见神疲倦怠,面色不华,爪甲不荣,食欲缺乏,舌淡嫩,脉细弱。标实又有风性主动,火性上炎,痰性黏滞,瘀性留著之不同,要注意辨别。

二、康复治疗

(一)康复策略

高血压的康复治疗应在患者病情减轻,血压控制稳定时进行。高血压的传统康复主要有中药疗法、针灸疗法、传统运动疗法等,通过传统康复治疗可以降低血压,控制疾病发展,改善患者心血管系统功能,减少并发症,提高患者日常生活质量。

针对高血压阴阳失调、本虚标实的基本病理,高血压的康复当以调和阴阳、扶助正气为原则,综合运用多种传统康复治疗方法。

(二)治疗方法

1.中药疗法

针对本病阴阳失调、本虚标实的主要病因病机,中药治疗当以调和阴阳、扶助正气为原则,采用综合方法,以达到身心康复的目的。阴虚阳亢者治宜滋阴潜阳,方用镇肝熄风汤加减;肝肾阴虚者治宜滋补肝肾,方用杞菊地黄汤加减;阴阳两虚者治宜调补阴阳,方用二仙汤加减。

2.针灸疗法

(1)毫针刺法:以风池、百会、曲池、内关、合谷、足三里、阳陵泉、三阴交为主穴。肝阳偏亢者可加行间、侠溪、太冲;肝肾阴亏者可加肝俞、肾俞;痰盛者可加丰隆、中脘、解溪。每天或隔天1次,7次为一个疗程。

(2)耳针法:取皮质下、降压沟、脑点、内分泌、交感、神门、心、肝、肾等,每天或隔天1次,每次选1~2穴,留针30 min。亦可用埋针法,或用王不留行籽外贴。

(3)皮肤针法:部位以后颈部及腰骶部的脊椎两侧为主,结合乳突区和前臂掌面正中线,轻刺激,先从腰骶部脊椎两侧自上而下,先内后外,再叩刺后颈部、乳突区及前臂掌面正中线。每天或隔天1次,每次15 min。

(4)穴位注射法:取足三里、内关,或三阴交、合谷,或太冲、曲池。三组腧穴交替使用,每穴注射0.25%盐酸普鲁卡因1 mL,每天1次,或取瘿脉穴,注射维生素B_{12} 1 mL,每天1次,7次为一个疗程。

3.推拿疗法

一般是以自我推拿为主,常用方法如揉攒竹、擦鼻、鸣天鼓、手梳头、揉太阳、抹额、按揉脑后、推桥弓、搓手浴面、揉腰眼、擦涌泉等,并辅以拳掌拍打。

4.传统体育疗法

传统体育是高血压康复的有效手段,既可起到一定的降压效果,又能调整机体对运动的反应性,从而促使患者康复。

(1)打太极拳:太极拳动作柔和、姿势放松、意念集中,强调动作的均衡和协调性,有利于高血压患者放松和降压。一般可选择简化太极拳,不宜过分强调高难度和高强度。

(2)练气功:气功的调心、调息和调神有辅助减压的效果,能稳定血压、心率及呼吸频率,调节神经系统。一般是以静功为主,辅以动功。初始阶段可取卧式、坐式,然后过渡到立式、行式,每次30 min,每天1~2次。

5.其他疗法

(1)音乐疗法:聆听松弛镇静性乐曲。如《二泉映月》《渔舟唱晚》等,以移情易性,保持心情舒畅,精神愉快,消除影响血压波动的有关因素。

(2)饮食康复:饮食需定时定量,不可过饥过饱,不暴饮暴食。肥胖与钠摄入量高均与高血压有明显关系,因此日常宜采用低脂、低热量、低盐饮食,尤其应重视低盐饮食。一般摄盐应控制在每天 6 g 以下,病情较重者应限制在每天 2 g 以下。在限盐的同时,适当增加钾的摄入量(蔬菜水果中含量较丰富)。然而,也不必过分拘泥而长期素食,以防止顾此失彼,造成营养不良或降低人体抵抗力而罹患其他疾病。

三、注意事项

(1)急进性高血压,重症高血压或高血压危象,病情不稳定的Ⅲ期高血压患者不宜传统康复治疗。

(2)伴随其他严重并发症,如严重心律失常、心动过速、脑血管痉挛、心力衰竭、不稳定型心绞痛等不宜传统康复治疗。

(3)出现明显降压药不良反应而未能控制、运动中血压过度增高[收缩压＞29.3 kPa(220 mmHg)或舒张压 14.7 kPa(110 mmHg)]不宜传统康复治疗。

(4)继发性高血压一般应针对其原发疾病进行治疗。

（李　艳）

参 考 文 献

[1] 李西亮.现代针灸与推拿临床治疗学[M].哈尔滨:黑龙江科学技术出版社,2020.

[2] 刘志勇.新编中医诊治学[M].开封:河南大学出版社,2022.

[3] 王柏阳.临床针灸推拿特色疗法[M].南昌:江西科学技术出版社,2021.

[4] 麦建益.常见病中医诊断与治疗[M].开封:河南大学出版社,2022.

[5] 杜义斌.当代中医临床诊疗精要[M].天津:天津科学技术出版社,2020.

[6] 马宁.现代中医内科诊疗进展[M].长春:吉林科学技术出版社,2020.

[7] 魏立新,佟晓英,赵长龙.中医针灸临证经验及特色疗法[M].北京:北京科学技术出版社,2021.

[8] 刘书敏.临床常见疾病中医诊疗精粹[M].济南:山东大学出版社,2022.

[9] 曹伟.现代针灸推拿与康复治疗学[M].哈尔滨:黑龙江科学技术出版社,2020.

[10] 招柏明.临床实用针灸特色疗法[M].北京:科学技术文献出版社,2020.

[11] 李其信.实用中医疾病诊疗学[M].开封:河南大学出版社,2022.

[12] 邵瑛,于娟.小儿推拿学[M].北京:人民卫生出版社,2021.

[13] 杜革术.中医临床诊断与治疗技术[M].西安:陕西科学技术出版社,2022.

[14] 黄福忠.中医诊治常见疾病[M].成都:四川科学技术出版社,2021.

[15] 李慧梅.传统中医针灸推拿与康复[M].天津:天津科学技术出版社,2020.

[16] 孔庆雪.常见病推拿与针灸治疗[M].长春:吉林科学技术出版社,2020.

[17] 郑宾.临床常见病针灸与推拿[M].哈尔滨:黑龙江科学技术出版社,2021.

[18] 徐俊伟.实用中医临床治疗要点[M].开封:河南大学出版社,2021.

[19] 乔巧.现代临床针灸推拿精要[M].长春:吉林科学技术出版社,2020.

[20] 许桂青.实用中医诊疗与康复[M].北京:科学技术文献出版社,2020.

[21] 吕美珍.针灸推拿技术[M].济南:山东人民出版社,2022.

[22] 王艳君,王鹏琴,龚利.针灸推拿康复学[M].北京:中国中医药出版社,2020.

[23] 梁少华.临床中医诊疗学[M].长春:吉林科学技术出版社,2020.

[24] 李宁,吕建琴.针灸学[M].成都:四川大学出版社,2021.

[25] 郭学峰.精编中医内科疾病诊疗[M].哈尔滨:黑龙江科学技术出版社,2020.

[26] 陈序庚.实用临床中医诊疗实践[M].天津:天津科学技术出版社,2020.

[27] 谢庆斌.实用中医临床诊疗学[M].开封:河南大学出版社,2021.

［28］王文娟.中医针灸临床实践［M］.汕头：汕头大学出版社，2022.

［29］王少英.临床中医诊疗精粹［M］.北京：中国纺织出版社，2020.

［30］王锋.常见中医疾病专科诊疗学［M］.天津：天津科学技术出版社，2020.

［31］李瑞凤.临床常见病中医特色辨证治疗［M］.哈尔滨：黑龙江科学技术出版社，2021.

［32］孙春银.临床常见病中医诊疗指南［M］.北京：科学技术文献出版社，2020.

［33］黄龙徵.临床中医诊疗与针灸［M］.哈尔滨：黑龙江科学技术出版社，2020.

［24］彭荣琛.针灸精要［M］.北京：中国医药科技出版社，2022.

［35］张晓阳.中医临床诊疗学［M］.长春：吉林科学技术出版社，2020.

［36］李辉.针灸推拿联合中药治疗腰椎间盘突出症的临床疗效［J］.内蒙古中医药，2022，41(6)：112-113.

［37］郭宝英.针灸治疗经络疼痛的效果［J］.医药卫生，2022，(5)：232-235.

［38］武云云.祛痰通窍方结合针灸推拿辅治脑卒中偏瘫疗效观察［J］.实用中医药杂志，2022，38(4)：628-630.

［39］黄彩彬，赖甜莲.针灸推拿结合康复技术治疗肩周炎的临床效果［J］.内蒙古中医药，2021，40(5)：99-100.

［40］赵钟.针灸治疗血管性痴呆的研究［J］.医学信息，2022，35(15)：175-178.